Histoire et épistémologie de l'anatomie et de la physiologie en art dentaire

De l'Antiquité à la fin du XXe siècle

Acteurs de la Science

Fondée par Richard Moreau,
professeur honoraire à l'Université de Paris XII
Dirigée par Claude Brezinski,
professeur émérite à l'Université de Lille

La collection Acteurs de la Science est consacrée à des études sur les acteurs de l'épopée scientifique moderne ; à des inédits et à des réimpressions de mémoires scientifiques anciens ; à des textes consacrés en leur temps à de grands savants par leurs pairs ; à des évaluations sur les découvertes les plus marquantes et la pratique de la Science.

Dernières parutions

Simon BERENHOLC, *L'Homme social, à son corps dépendant. Analogies comportementales entre les cellules biologiques et les sociétés humaines*, 2015.
Robert LOCQUENEUX, *Baromètres, machines pneumatiques & thermomètres, Chez & autour de Pascal, d'Amontons & de Réaumur,* 2015.
Pierre de FELICE, *Mille ans d'astronomie et de géophysique. D'Aristote au Haut Moyen Age,* 2014.
Charles BLONDEL, *La psychanalyse*, 2014.
Philippe LHERMINIER, *La valeur de l'espèce. La biodiversité en questions*, 2014.
Roger TEYSSOU, *Freud, le médecin imaginaire... d'un malade imaginé*, 2014.
Robert LOCQUENEUX, *Sur la nature du feu aux siècles classiques. Réflexions des physiciens & des chimistes*, 2014.
Roger TEYSSOU, *Une histoire de la circulation du sang, Harvey, Riolan et les autres, Des hommes de cœur, presque tous...*, 2014
Karl Landsteiner. L'homme des groupes sanguins, édition revue et augmentée, 2013.
Jean-Pierre Aymard, *Karl Landsteiner. L'homme des groupes sanguins, édition revue et augmentée*, 2013.
Michel Gaudichon, *L'homme quelque part entre deux infinis,* 2013.
Roger Teyssou, *Paul Sollier contre Sigmund Freud. L'hystérie démaquillée,* 2013.
Gérard Braganti, *Histoire singulière d'un chercheur de campagne. L'invention de l'exploration cardiaque moderne par Louis Desliens, vétérinaire*, 2013.

Gilles GROS

Histoire et épistémologie de l'anatomie et de la physiologie en art dentaire

De l'Antiquité à la fin du XXe siècle

L'Harmattan

Du même auteur

Histoire et épistémologie de l'art dentaire (pp.51-60)

Gilles Gros,

(Contribution à une œuvre collective, sous la direction de Gilles Freyer)

Santé, Société, Humanité - Manuel de sciences humaines en médecine - PACES

Collection « Sciences humaines en médecine »,

Paris, Editions Ellipses, 2e édition, 2012.

Le clou de girofle en médecine bucco-dentaire

Gilles Gros,

Collection « Médecine à travers les siècles »

Paris, 2013, Editions l'Harmattan,

Histoire des liaisons épistémologiques entre l'art dentaire et la chimie de l'Antiquité à la fin du 20e siècle

Gilles Gros,

Collection « Epistémologie et Philosophie des Sciences »

Paris, 2013, Editions l'Harmattan

Ecrits épistémologiques sur l'anatomie du 16e au 19e siècle

Gilles Gros,

Collection « Acteurs de la science »

Paris, 2014, Editions l'Harmatttan

5-7, rue de l'École-Polytechnique, 75005 Paris
www.harmattan.fr
diffusion.harmattan@wanadoo.fr
harmattan1@wanadoo.fr
ISBN : 978-2-343-06750-6
EAN : 9782343067506

A mes parents,

A tous ceux qui me sont chers.

PREFACE

Depuis la nuit des temps ou, plus précisément, depuis que l'homme écrit l'histoire, l'art dentaire recourt à l'anatomie, à la physiologie et à la technique. Il appartient donc à ces disciplines chirurgicales qui au fil du temps occupent une place de plus en plus éminente au même titre que d'autres disciplines du domaine de la santé, privilégiant le pragmatisme au détriment du dogmatisme, favorisant les sciences expérimentales aux dépens des systèmes spéculatifs dont l'histoire regorge à foison.

Celse, célèbre médecin romain du temps d'Auguste, est, semble-t-il, le premier à s'intéresser aux avulsions, aux ondontalgies, aux fractures mandibulaires et à leur traitement. Dix siècles plus tard, c'est Albucasis qui innove en fabriquant des instruments et des prothèses. Il élabore une technique de détartrage et codifie le traitement de l'épulis. Guy de Chauliac au XIIIe siècle étudie l'anatomie des dents et décrit un davier double pour en faciliter l'extraction. Attentif aux souffrances infligées au malade, il recommande pour les prévenir le *philonium romanum,* électuaire constitué de dix-sept composants dont l'opium, le pavot blanc et la jusquiame. Les premières obturations avec de la feuille d'or sont proposées par Giovanni Arcolani vers 1460. Quant au premier ouvrage consacré entièrement à la dentisterie, il paraît à Leipzig, en 1530 : c'est le *Artznei Buchlein,* compilation anonyme de travaux contemporains. Walter Hermann Ryff publie en 1548, à Wurzburg, un traité de médecine domestique, le *Nützlicher Bericht*, consacré pour les deux tiers à la dentisterie, le dernier tiers concernant les maladies oculaires et indiquant les moyens de préserver sa vue. Ambroise Paré donne la description de nombreux instruments dentaires et propose des dents artificielles en os. Eustache, fidèle à sa réputation d'anatomiste rigoureux, décrit minutieusement les premières et secondes dentitions. Moins rigoureux — mais il garde le privilège d'avoir le premier publié une monographie consacrée à l'anatomie bucco-dentaire — Urbain Hémard, chirurgien du cardinal Georges d'Armagnac, publie à Lyon, en 1582, la *Recherche de la vraye anathomie des dents nature et propriétés d'icelles.*

L'ouvrage de Gilles Gros nous apprend combien est déterminante l'influence des anatomistes de la Renaissance, notamment Fallope, Eustache mais surtout Vinci. Peintre, dessinateur, ingénieur, architecte et anatomiste, Vinci complète et contrôle les constatations anatomiques par une vision en trois dimensions des organes non plus de façon statique mais dynamique, le corps et ses constituants en mouvement étant interprétés dans leur dimension fonctionnelle.

Le XVIIe siècle porte la marque de Leeuwenhoek. Son insatiable curiosité de chasseur de l'infiniment petit l'a amené à observer, en 1683, les minuscules canaux qui traversent la substance de l'ivoire de la cavité centrale jusqu'à l'émail, découverte complétée par celle de Clopton Havers qui, en 1691, interprète la membrane qui recouvre les racines comme une expansion de la muqueuse. C'est en 1685 que le britannique Charles Allen publie à York tout un ouvrage consacré à l'art dentaire : *The operations for the teeth*.

Evénements administratifs considérables, deux décrets royaux en 1619 puis en 1699 officialisent la profession de dentiste et lui permettent de développer son autonomie même si elle reste dépendante des théories de Galien et soumise à un empirisme respectueux des anciens et de leurs traditions. Néanmoins ces décisions du pouvoir arrivent à temps pour pallier une dégradation de la profession que Fauchard se plait à souligner dans la seconde édition de son ouvrage *Le chirurgien dentiste ou traité des dents* ... imprimée à Paris en 1746 : *Les plus célèbres chirurgiens ayant abandonné cette partie de l'art, ou du moins l'ayant peu cultivée, leur négligence a été cause que des gens sans théorie & sans expérience s'en sont emparez & la pratiquent au hazard, n'ayant ni principe ni méthode*.

Evidemment, l'œuvre de Fauchard reste l'ouvrage majeur du siècle des lumières en matière de dentisterie. La première édition date de 1728, la seconde de 1746 : on y trouve la description de la pyorrhée alvéolo-dentaire. Mais deux autres praticiens illustrent l'histoire de l'art dentaire de cette époque de mutations radicales de la société : Exupère Joseph Bertin et John Hunter. Bertin, vers 1754, identifie trois sortes de fibres de l'émail dentaire : rayonnées, parallèles et obliques. Il assimile la forme de la racine à celle d'un cône et regarde les molaires comme constituées par quatre canines. Il remarque que les incisives de la mandibule sont moins larges que celles du maxillaire supérieur ce qui réduit l'arc de cercle qu'elles dessinent et fait que leurs surfaces s'affrontent de telle façon que la face externe des incisives inférieures glisse sur la face interne des incisives supérieures. Elémentaire, mon cher Watson ! Immense anatomiste et chirurgien illustre, John Hunter publie en 1771, *The natural history of the human teeth*. Il introduit l'expérimentation dans l'étude de la dentition. Il procède à des injections et emploie la garance pour montrer que l'émail n'est jamais atteint et ne contracte aucune coloration. Il décrit le développement et la croissance des maxillaires et leur relation avec les muscles de la mastication. Sept ans plus tard, en 1778, il exploite ses découvertes et expose le résultat de ses recherches dans *A practical treatise on the diseases of the teeth*. Il décrit notamment les parodontopathies et propose la transplantation d'une dent directement de la mâchoire d'un donneur à celle d'un receveur. C'est un fiasco total. Thomas Berdmore, en 1768, publie *A treatise of the disorders and deformities of the teeth and gums*, qui comporte une étude microscopique des maladies de la bouche et des dents.

Au XIXe siècle, les chirurgiens dentistes intègrent tardivement les préceptes de la science expérimentale de Claude Bernard, notamment la notion de milieu interne, développés dans les *Leçons sur les propriétés physiologiques et les altérations pathologiques des liquides de l'organisme* parues en 1859. L'idée selon laquelle il existe une relation étroite entre le fonctionnement de l'organisme dans sa totalité et celui de la sphère bucco-dentaire met longtemps à influencer la profession concernée. Peu à peu l'acceptation de cette conception plus universaliste de l'interdépendance des différents appareils de l'organisme va stimuler le progrès de l'art dentaire sous la double impulsion d'un empirisme hérité du passé et d'un juvénile rationalisme. En 1800, Christian Schreger décrit des ondulations dessinées par les tubes de dentine à leur origine près de la pulpe. Alexander Nasmyth laisse son nom à l'une des deux couches de l'émail dentaire, la couche externe ou cuticulaire qu'il décrit en 1839. Un autre Anglais, Richard Owen identifie, en 1840, la ligne éponyme visible à travers la dentine et due à des irrégularités dans l'axe des tubes de dentine. Ce sont encore des sujets de sa gracieuse majesté, qui, entre 1848 et 1865, décriront successivement divers constituants microscopiques de la dent : William Sharpey voit les lames concentriques parallèles à la surface de la pulpe en 1848 ; John Tomes, les fibrilles des canalicules de l'ivoire en continuité avec la pulpe en 1850 ; Samuel Salter, des solutions de continuité de la dentine, et depuis sa trouvaille qui date de 1865, on parle désormais de la ligne incrémentale de Salter. Trois français apportent leur contribution à la connaissance des tissus de la cavité buccale, Louis Charles Malassez qui étudie le ligament alvéolo-dentaire, Emile Magitot qui, si l'on en croit le Grand dictionnaire Larousse du XIX^è^, *a voulu, par une étude approfondie de la médecine et de l'anatomie, se mettre au niveau de la science et faire de la chirurgie dentaire une science et un art positifs et raisonnés.* Avec Charles Robin, il publie des travaux innovants sur l'histologie normale et pathologique de la bouche et de la dentition. Très précocement, les rayons X découverts par Roentgen en 1895, sont appliqués à la dentisterie. Seul l'encombrement de l'appareillage en limite le développement. En effet, un an après la communication du physicien de Würzburg faite le 28 décembre 1895, Frank Harrison en Angleterre et William James Morton aux Etats-Unis, publient sur le sujet.

Cette découverte majeure qui va bouleverser le monde des physiciens, des médecins et des chirurgiens-dentistes fait une entrée fracassante dans le XX^è^ siècle. En art dentaire, elle va permettre de substituer les mesures intra-céphaliques aux mensurations extra-céphaliques qui avaient cours jusque-là. Elle ouvre la voie à une recherche de la normalité autre que mathématique. Peu pratiquée avant 1920, elle s'impose dès que le matériel se perfectionne, permettant notamment des temps d'irradiation courts. Très vite l'habitude de prendre un cliché avant et après un traitement endocanalaire s'imposera.

Charles Godon est certainement le meilleur représentant de la nouvelle orientation donnée à l'enseignement de l'art dentaire en France. Son approche du malade est globale. Il promeut la clinique non pour se substituer au médecin mais pour prévenir tout accident au cours d'un acte spécialisé pas toujours anodin.

Gilles Gros souligne à ce propos l'évolution du général vers le particulier d'une profession très soumise à une technique intrinsèquement généraliste, encline à toujours appliquer des principes généraux qu'elle croit universels. Ce phénomène commun à toutes les branches des métiers de santé aboutit à bien distinguer ce qui relève du phénotype commun à l'espèce de ce qui dépend du génotype spécifique à chaque individu. On se dirige vraisemblablement vers une médecine pour laquelle chaque malade sera l'archétype unique d'une maladie à laquelle il donnera sa personnalité. On ne traitera plus la maladie d'untel mais le malade untel. On arrive à ce paradoxe étonnant qui fait que la médecine du futur avec ses moyens d'exploration de plus en plus sophistiqués rejoint celle de l'Antiquité. En ces temps révolus, la variété infinie dans la proportion et la répartition des humeurs chez chaque individu abolissait la notion de spécificité. Il n'y avait pas tant de maladies que des malades avec leur tempérament inné confronté à un environnement lui-même influencé par la course des planètes dans le ciel et des phénomènes atmosphériques sur la terre. Les Anciens déterminaient la proportion des diverses humeurs, atrabile, bile, pituite et sang, dans le corps du sujet pour lequel ils avaient l'intuition de la singularité. Il leur fallait bien admettre que la maladie ne reflétait pas tant l'action d'une cause spécifique précise que la réaction propre à un organisme précis confronté à un environnement hostile. Ce principe de singularité revient en force. On retrouve la complexité de la physiologie de Fernel ou de Stahl dans l'abord psychologique mais aussi biologique du malade tel qu'il s'ébauche actuellement. Cette unicité va nous obliger à prendre en compte non pas simplement le corps en tant qu'objet mais en tant que sujet. La complexité de l'être humain reflète non seulement les rouages de ses métabolismes triviaux et subtils mais aussi les engrenages virtuels et redoutables de sa psyché. La prise en compte par les chirurgiens dentistes de la réalité et de la prééminence des structures anatomiques et de leur fonctionnement, les contraint à en respecter l'architecture et la mécanique. Cette connaissance approfondie les amène à promouvoir l'étude de tous ces facteurs et à les prendre en compte dans leur pratique quotidienne. Ainsi l'activité agoniste qui se manifeste entre les systèmes nerveux, endocrinien et immunitaire leur fait prendre conscience des répercussions sur la sphère bucco-dentaire des désordres qui affectent ces trois systèmes. On retrouve ici la notion d'un organisme vivant certes dissécable et descriptible dans son étude mais totalement indissociable et intangible dans l'abord de son fonctionnement global. D'où la conviction de l'existence d'un échange permanent d'informations entre le système nerveux et la fonction immunitaire notamment en pathologie parodontologique. Sans oublier le rôle de l'écosystème que constitue la flore buccale.

La lecture de l'ouvrage de Gilles Gros procure le sentiment d'un travail exhaustif. Cette complétude est évidemment un objectif inaccessible, la perfection étant un but inatteignable par les humbles mortels que nous sommes. Néanmoins, l'auteur peut être certain qu'il est très proche du but. D'autant qu'il explore un domaine jusqu'ici ignoré des historiens des sciences et des épistémologues. On peut donc le placer parmi les livres leader en leur domaine.

Roger Teyssou

INTRODUCTION

Dans les sciences odontologiques, en particulier, comme dans les sciences médicales, en général, l'anatomie et la physiologie participent à la réinvention philosophique de l'homme et il nous a donc semblé primordial de nous intéresser à l'une et à l'autre, d'étudier leur développement épistémologique respectif en même temps que leur contribution au développement épistémologique de l'art dentaire. Nous nous sommes toujours intéressé aux déterminants du développement épistémologique de l'art dentaire et, précédemment, dans notre *Histoire des liaisons épistémologiques entre l'art dentaire et la chimie de l'Antiquité à la fin du 20e siècle*[1], nous avons souligné à quel point la chimie représente un déterminant majeur du développement épistémologique de l'art dentaire. Mais, à l'époque, nous avions éprouvé une certaine frustration de nous être limité à l'étude du développement épistémologique de l'art dentaire par rapport à ce seul déterminant. Déjà, notre envie avait été grande de considérer deux autres déterminants importants de ce développement épistémologique, en l'occurrence l'anatomie et la physiologie. En effet, pour le développement épistémologique de chacun des trois types d'activité qui définissent l'art dentaire, c'est-à-dire l'activité chirurgicale, l'activité mécanique et l'activité médicale, il est constamment fait appel aux connaissances anatomiques et aux connaissances physiologiques. Néanmoins, cette place de l'anatomie d'abord, de la physiologie ensuite, dans le corpus épistémologique de l'art dentaire de l'Antiquité à la fin du 20e siècle, nous avait paru si majeure et si étendue, qu'il nous avait semblé sage d'en différer l'étude afin de prendre un certain recul pour la réflexion et la recherche. Nous n'avions pas voulu envisager une tâche si immense et si exigeante en investigations historiques, scientifiques et épistémologiques, sans avoir accumulé au préalable une masse de notes et de documents relatifs au développement épistémologique de l'anatomie et à celui de la physiologie. Ce travail nous était apparu d'autant plus démesuré que seule, une étude conjointe du développement épistémologique de l'anatomie et de la physiologie en art dentaire aurait pu revendiquer une réelle pertinence. Indéniablement, nous étions donc conscients que la réunion dans notre étude épistémologique de l'anatomie et de la physiologie en art dentaire, de surcroît durant une période de l'histoire aussi longue, constituerait un travail titanesque et, en plus, un vrai défi épistémologique. De plus, ce défi épistémologique consistait non seulement à vouloir étudier à la fois l'anatomie et la physiologie mais aussi à mettre l'accent sur la résolution des

---

[1] G. Gros, *Histoire des liaisons épistémologiques entre l'art dentaire et la chimie de l'Antiquité à la fin du 20e siècle*, Paris, Editions L'Harmattan, 2013

chirurgiens-dentistes à afficher leur détermination à réunifier ce que Claude Bernard avait cherché à disjoindre, c'est-à-dire la structure et la fonction. Nous avions donc décidé de mûrir ce projet avant de lancer cet immense chantier épistémologique et nos *Ecrits épistémologiques sur l'anatomie du 16e au 19e siècle*[2] nous avaient semblé un excellent moyen d'introduction à ce travail. En même temps, ce dernier ouvrage représentait à nos yeux une occasion irremplaçable de montrer combien l'anatomie dépasse le cadre épistémologique de l'art médical et de l'art dentaire et permet de mettre en valeur l'esprit interdisciplinaire qui préside à toute recherche sur la connaissance. Il nous restait donc à nous engager dans cette vaste recherche épistémologique associant l'anatomie et la physiologie, recherche que nous avons choisi de limiter à l'art dentaire.

Nous allons donc maintenant nous évertuer à analyser le grand canevas de l'histoire épistémologique de l'anatomie et de la physiologie en art dentaire, de l'Antiquité à la fin du 20e siècle, dans lequel nous avons choisi d'intégrer l'histoire de l'implication de l'une et de l'autre dans l'évolution épistémologique de l'art dentaire durant la même période historique. Ainsi, nous envisagerons le développement épistémologique de l'anatomie et de la physiologie en art dentaire comme un prélude au développement épistémologique de l'art dentaire. L'anatomie et la physiologie constitueront donc une propédeutique à la généalogie de l'art dentaire et de ses disciplines. Nous serons alors amenés à porter notre regard sur les différents morceaux de ce grand canevas que nous venons de définir, morceaux qui en s'assemblant montrent leur cohésion et leur enchaînement, même si, par ailleurs, il existe des moments historiques de rupture épistémologique. Nous ne manquerons pas de nous arrêter sur ces moments qui viennent interrompre par de véritables plissures l'uniformité de l'étendue de ce canevas historique et épistémologique.

Indubitablement, le but global de notre livre est donc quelque peu ambitieux et ce, pour deux raisons. D'abord, parce que nous nous proposons de présenter au lecteur une perspective historique et épistémologique d'une exceptionnelle étendue puisqu'elle englobe l'anatomie, la physiologie, et l'art dentaire dans son ensemble. Ensuite, parce que nous souhaitons montrer dans quelle mesure elle nous aide à mieux comprendre les sciences odontologiques d'aujourd'hui. En réalité, pour cette étude historique et épistémologique, nous nous sommes fixé un objectif majeur, celui de convaincre nos lecteurs des vertus de l'épistémologie en les invitant à suivre le long travail des savants, à découvrir leurs concepts, les paradigmes et les styles de pensée qui ont permis à l'anatomie, à la physiologie, et à l'art

---

2 G. Gros, *Ecrits épistémologiques sur l'anatomie du 16e au 19e siècle*, Paris, Editions L'Harmattan, 2014, 380 p.

dentaire d'évoluer. Nous nous appliquerons à montrer combien l'épistémologie est enrichissante et peut, d'une certaine manière, aider à développer l'esprit épistémocritique de chacun d'entre nous, condition sine qua non pour progresser dans la connaissance et développer de nouvelles théories. Nous espérons vivement qu'en nous accompagnant, le lecteur satisfera son désir de connaître et suivra ainsi la voie tracée par Aristote pour qui, comme l'indique Michel Foucault, « le désir de connaître suppose et transpose [...] le rapport préalable de la connaissance, de la vérité et du plaisir. »[3]

Si l'histoire du développement épistémologique de l'anatomie et de la physiologie en art dentaire, et de l'implication de celles-ci dans l'évolution épistémologique de l'art dentaire, nous a inspiré un si vif intérêt, nous a autant passionné, c'est parce que l'anatomie et la physiologie facilitent une meilleure connaissance de l'homme et dépassent de beaucoup les autres thèmes d'étude épistémologique qui pourraient retenir notre attention. C'est aussi parce que cette histoire revêt des dimensions scientifique et philosophique. A l'évidence, cette histoire nous restitue tout un patrimoine philosophique, intellectuel et culturel, dont nous prenons conscience et nous sommes fiers. Cette histoire exerce aussi, d'une certaine façon, une fonction de guide scientifique puisqu'elle nous offre un tableau contrasté qui permet d'objectiver la limite entre science et non-science. Elle regorge d'enseignements sur la transdisciplinarité, sur l'édification des connaissances et sur les modes d'enrichissement épistémologique, sur les débats d'idées, sur les discussions nées autour de théories qui s'affrontent, autour de l'empirisme, autour du rationalisme, etc. Cette histoire nous permet de suivre aussi l'évolution des Ecoles de pensée, qu'elles soient grecques, arabes ou occidentales. Elle nous éclaire sur nos limites, nous oblige à rechercher la distinction entre le vrai et le faux, à prendre conscience des difficultés qui nous assaillent lors de cette recherche. A qui sait bien lire cette histoire, il n'échappe pas non plus qu'elle représente une forme d'encouragement à rester sur la voie de la rigueur scientifique et de celle de l'ouverture. En outre, cette histoire offre la possibilité de puiser dans le lent processus d'épistémologisation de l'art dentaire des sujets de réflexion susceptibles d'engendrer des débats intemporels ou même de relever de certains défis de notre histoire contemporaine. En dernier lieu, cette histoire du développement épistémologique de l'anatomie et de la physiologie en art dentaire et de l'implication de ces deux entités dans l'évolution épistémologique de l'art dentaire, constitue aussi un éloge de l'esprit philosophique qui — comme le reconnaît Claude Bernard, malgré sa

[3] M. Foucault, *Leçons sur la volonté de savoir*, Paris, Editions Seuil/Gallimard, 2011, p. 219

méfiance vis-à-vis des systèmes philosophiques (et médicaux)[4] — « est celui dont les aspirations élevées fécondent les sciences en les entraînant à la recherche de vérités qui sont actuellement en dehors d'elles, mais qui ne doivent pas être supprimées par cela qu'elles s'éloignent et s'élèvent de plus en plus à mesure qu'elles sont abordées par des esprits philosophiques plus puissants et plus délicats. »[5]

Nous envisagerons trois grandes périodes pour cette histoire et épistémologie de l'anatomie et de la physiologie en art dentaire. Une première période, très longue, s'étendra de l'Antiquité à la fin du 17e siècle. Une seconde période correspondra aux 18e et 19e siècles et une troisième période couvrira le 20e siècle. Nous avons délibérément choisi de faire coïncider ce découpage historique du développement épistémologique de l'anatomie et de la physiologie en art dentaire avec celui du développement épistémologique de l'art dentaire parce qu'il nous semble pertinent. A première vue, ce choix, quelque peu arbitraire, s'est imposé à nous pour des raisons didactiques et de cohérence. En effet, grâce à lui, il nous est possible d'intégrer, à tout moment, l'histoire et l'épistémologie de l'anatomie et de la physiologie en art dentaire dans l'histoire et l'épistémologie générales de l'art dentaire. Cependant, par souci de rigueur intellectuelle, nous nous devons de donner quelques précisions qui atténuent l'assimilation, quelque peu forcée, des périodes historiques qui bornent l'histoire du développement épistémologique de l'anatomie et de la physiologie en art dentaire avec celles qui délimitent le développement épistémologique de l'art dentaire. Pour ce faire, nous signalerons les trois principales discontinuités qui marquent l'histoire de l'anatomie et de la physiologie en art dentaire tout le long de leur parcours épistémologique. La première discontinuité dans l'évolution de ce parcours épistémologique se situe à la Renaissance quand, avec Vésale, prend fin l'ère épistémologique s'étendant de l'Antiquité à la fin du Moyen Âge, ère durant laquelle la connaissance anatomique était très peu remise en question et semblait acquise pour l'éternité. Durant cette ère, la physiologie humorale ne laissait pas d'espace au développement d'autres théories physiologiques et c'était donc une physiologie, essentiellement ancrée sur les théories d'Hippocrate et de Galien, qui dominait l'univers physiologique de l'art dentaire. A la Renaissance, Vésale introduit de grands changements dans l'approche de l'anatomie. Il n'est pas le seul à contribuer à l'essor de l'anatomie et à son renouvellement. Eustache, son rival, et bien d'autres anatomistes de l'Ecole italienne vont réaliser bien des découvertes sur la structure du corps humain. Comme les progrès de l'anatomie ne peuvent pas être sans conséquences sur la physiologie, ces anatomistes de

[4] A. Fagot-Largeault, *Médecine et philosophie*, Paris, Editions P.U.F, 2010, p. 7

[5] C. Bernard, *Introduction à l'étude de la médecine expérimentale*, Paris, Editions Garnier-Flammarion, 1966, p. 308

l'Ecole italienne, de Padoue pour la plupart, vont donner ainsi à la physiologie les premiers fondements de son étude de l'organisation. En France, pour sa part, la physiologie, telle qu'elle est conçue par Fernel, témoigne d'un nouvel esprit scientifique en médecine. Fernel adopte et préconise une attitude de recherche différente de celle de Vésale pour la connaissance du corps. Alors que Vésale appréhende le corps en tant qu'architecture, Fernel l'étudie en tant qu'organisme vivant. Mais la physiologie, dans ses grandes lignes, obéit toujours aux théories humorales des Anciens, même si Paracelse, avec sa théorie alchimique de la vie, préfigure un autre type de physiologie dont les problèmes seraient résolus grâce à la chimie. La Renaissance inaugure donc une période au cours de laquelle l'anatomie se renouvelle et la physiologie voit se profiler de nouveaux schémas d'explication. Ainsi, la Renaissance représente la première discontinuité dans l'histoire et l'épistémologie de l'anatomie et de la physiologie en art dentaire. Puis, au 17e siècle, deux grands savants, Harvey et Descartes vont — pour le premier, par sa découverte de la circulation du sang, et pour le second, par ses théories — imprimer un esprit nouveau à l'anatomie et à la physiologie qui se traduira ultérieurement par des changements profonds. Harvey va introduire, avec la circulation du sang, une vision systémique de l'anatomie, ce qui obligera les chirurgiens-dentistes à envisager plus tard une anatomie moins portée sur les parties et plus holiste. De plus, avec la circulation du sang, il remet en cause toute la physiologie générale et oblige les physiologistes à revoir les physiologies locales et régionales. En révélant ce nouveau mode d'exploration épistémologique, d'ordre systémique, Harvey va contribuer au rapprochement durable entre l'anatomie et la physiologie. Quant à Descartes, à la recherche d'une "science universelle", avec sa vision mécanique de l'anatomie animata, il donne une allure particulière à la physiologie en lui conférant des modèles de fonctionnement qui se basent sur les lois de la physique connues au 17e siècle. Selon Descartes, le corps fonctionne à l'instar d'une machine bien réglée. A la fin du 17e siècle, à la suite des travaux et des réflexions d'Harvey et de Descartes s'opère donc ainsi une seconde discontinuité dans le cours de l'histoire de l'anatomie et de la physiologie. Cette discontinuité marque ainsi l'entrée dans une deuxième période de l'histoire de l'anatomie et de la physiologie en art dentaire, celle des 18e et 19e siècles. Cette période, durant laquelle l'anatomie poursuit son développement et connaît un essor inégalable, est aussi celle durant laquelle la physiologie s'affirme et occupe une place de plus en plus grande parmi les déterminants du développement épistémologique de l'art dentaire. Cette période des 18e et 19e siècles aurait pu être à son tour divisée en deux sous-périodes, étant donné qu'à la fin du 18e siècle, la Révolution, en réduisant à néant les références institutionnelles de l'art dentaire, a bien malmené en France le cours du développement épistémologique de l'anatomie et de la physiologie en art dentaire. Mais si la conquête épistémologique de l'anatomie, de la physiologie et de l'art dentaire dans son ensemble, subit en quelque sorte un coup d'arrêt en France, elle continue son cours aux Etats-Unis. Enfin, au cours des années 1880 et à l'orée du 20e siècle, se dessine une troisième discontinuité dans l'histoire épistémologique de l'anatomie, de la physiologie, et de l'art dentaire. Elle se produit en France quand l'art dentaire réintègre les grandes institutions de savoir et de recherche. Un puissant courant de mutations imprime alors sa marque sur l'anatomie et la physiologie de ces dernières décades du 19e siècle. C'est ainsi que de nombreux paradigmes généraux, au nombre desquels il faut compter l'anatomo-clinique, la médecine expérimentale, le pastorisme, vont amener les chirurgiens-dentistes à revoir tout le cheminement épistémologique de l'art dentaire. En se basant sur l'idée, développée par Claude Bernard, que la maladie représente une variation quantitative de l'état physiologique, les chirurgiens-dentistes vont avoir l'opportunité de revoir toute leur façon d'aborder la physiologie sur le plan épistémologique. Cette troisième discontinuité, observée en France, coïncide d'ailleurs sensiblement avec celle que l'on observe dans le reste de l'Europe et aux Etats-Unis, alimentée par d'autres raisons que partage d'ailleurs aussi la France. En effet, dans tous les pays occidentaux, ce moment est aussi celui de la Révolution industrielle avec toute sa kyrielle de nouveaux moyens techniques et de sources nouvelles d'exploration comme l'anesthésie, l'électricité et les rayons X. Désormais, avec les rayons X et l'image radiographique obtenue grâce à eux, les anatomistes disposent d'un autre moyen que la dissection pour explorer certaines zones anatomiques. De plus, la vision systémique des fonctions, développée par Cuvier, va profondément influencer les chirurgiens-dentistes des deux dernières décennies du 19e siècle, dans leur nouvelle façon d'appréhender leurs objets d'étude. Plus que jamais, les dents et la bouche ne sont pas isolées du reste de l'organisme, aussi bien au niveau anatomique que fonctionnel. En physiologie, la reprise, par les chirurgiens-dentistes, du concept de sécrétion interne élaboré par Claude Bernard, va donner une réelle impulsion au développement épistémologique de la physiologie en art dentaire au 20e siècle. En effet, cette reconnaissance du milieu intérieur permettra à la physiologie en art dentaire d'accéder à deux domaines — l'endocrinologie et l'immunologie — et, par là même, de s'enrichir. Cet enrichissement rejaillira d'ailleurs sur le développement épistémologique de l'art dentaire. De plus, le concept de "milieu intérieur" aura le mérite d'entraîner un changement d'échelle dans l'approche des phénomènes physiologiques et de provoquer une véritable révolution du regard des chirurgiens-dentistes, les conduisant à de nouvelles façons de construire le réel. Désormais, ces phénomènes vont être considérés avec un regard microscopique, et il en résultera donc une perception "contre-intuitive" du vivant. En outre, les chirurgiens-dentistes s'approprieront la méthode expérimentale, prônée par Claude Bernard, qui s'avérera être un moyen efficace pour leurs recherches épistémologiques. De plus, de nombreux physiologistes, disciples de Claude Bernard, parmi lesquels Malassez, Ranvier,..., fourniront à l'histologie dentaire et à la physiologie de la sphère bucco-dentaire d'importantes données pour son développement épistémologique. Durant le 20e siècle, au niveau de la sphère bucco-dentaire, les anatomistes ne font pour ainsi dire pas de nouvelles découvertes si ce n'est qu'ils parviennent à approfondir leur connaissance de l'anatomie du réseau canalaire et de la zone apicale des dents. Par contre, la physiologie évolue considérablement au 20e siècle et cette évolution va avoir un impact déterminant sur celle de chacune des disciplines de l'art dentaire et sur celle de l'art dentaire dans son ensemble.

Pour chacune des trois grandes périodes historiques qui balisent notre histoire épistémologique, nous étudierons en détail l'évolution épistémologique de l'anatomie et de la physiologie en art dentaire. Nous verrons comment l'anatomie et la physiologie ont permis d'ouvrir un nouvel espace du penser et ont doté l'art dentaire d'une réelle capacité d'inventer, de définir de nouveaux profils épistémologiques. Par contre, nous n'aborderons la contribution de l'anatomie et de la physiologie à l'évolution épistémologique des disciplines dentaires que lorsqu'elles ont commencé à se constituer, c'est-à-dire au cours de la période des 18e et 19e siècles. Nous prendrons alors soin de recenser les liens étroits qui ont existé entre l'anatomie, la physiologie, et ces disciplines. Nous noterons les nouveaux périmètres d'étude des phénomènes et les nouveaux enjeux que s'est fixé l'art dentaire grâce à l'anatomie et à la physiologie. Nous relèverons les changements qui sont intervenus dans des disciplines à caractère essentiellement mécanique, comme la prothèse et l'orthodontie. Nous constaterons que ces disciplines ont pris de plus en plus en considération les données anatomiques et physiologiques dans leur corpus épistémologique, se rapprochant ainsi de plus en plus du vivant. Nous verrons comment la clinique bucco-dentaire, encore balbutiante au 18e siècle, est parvenue à progresser au 19e siècle en s'emparant, d'une part, des connaissances anatomo-pathologiques et physiopathologiques et, d'autre part, de la méthode expérimentale de Claude Bernard. Nous remarquerons combien la place incontestée de l'anatomie dans le capital épistémologique de la chirurgie bucco-dentaire s'est renforcée au cours du 18e siècle et combien cette connaissance a surtout été destinée à éviter les complications infectieuses tant redoutées. Au 19e siècle, nous observerons non seulement que la connaissance anatomique est demeurée un préalable incontournable et incontestable pour la pratique de l'art dentaire dans son ensemble, mais qu'elle a été aussi un agent important de l'évolution épistémologique de l'art dentaire. De même, il ne nous échappera pas que la connaissance physiologique deviendra elle aussi un réquisit indispensable pour préserver de mieux en mieux le vivant au cours des interventions bucco-dentaires et pour l'édification épistémologique de tout l'art dentaire.

Au 20e siècle, nous passerons en revue les principaux acteurs et déterminants du regain de développement épistémologique de l'anatomie et de la physiologie en art dentaire. Nous examinerons ensuite la participation de l'anatomie et de la physiologie à l'organisation et à l'évolution épistémologique de l'art dentaire au sein de son nouveau paysage disciplinaire. Nous réexaminerons le rôle de l'anatomie et de la physiologie dans l'évolution épistémologique de l'O.D.F et de la prothèse et nous nous rendrons compte à quel point il est nettement plus important au 20e siècle que durant la période des 18e et 19e siècles. Nous suivrons avec application l'impressionnant développement de la physiologie de l'occlusion et nous assisterons à l'émergence d'une véritable formation interdisciplinaire, l'occlusodontologie. Nous étudierons le rôle de l'anatomie et de la physiologie dans l'évolution épistémologique de la clinique bucco-dentaire au 20e siècle. Enfin, nous nous pencherons plus particulièrement sur deux disciplines qui sont nées au 20e siècle et dont le développement a été très tributaire de celui de l'anatomie et de la physiologie ; il s'agit de la parodontologie et de l'endodontie. Nous verrons comment l'anatomie pathologique et la physiologie ont manifestement joué un rôle de premier plan dans la naissance et le développement de la parodontologie ainsi que dans la genèse et l'évolution de la classification des pathologies parodontales durant le 20e siècle. De plus, nous suivrons comment l'histologie et l'histopathologie, mais aussi la microphysiologie et la microbiologie ont permis la lecture de l'univers tissulaire et microscopique et l'ont mise au service d'une meilleure compréhension des processus parodontopathiques et du développement épistémologique de la parodontologie. Il ne nous restera plus alors qu'à considérer les rôles respectifs de l'anatomie macroscopique et de l'anatomie microscopique, de la physiologie macroscopique et de la physiologie microscopique, dans la connaissance du complexe dentino-pulpaire, puis dans l'émergence et le développement épistémologique de l'endodontie au cours de ce 20e siècle.

Nous ne manquerons pas de rappeler combien la chimie et sa descendance ont, du 18e au 20e siècle, contribué à l'essor épistémologique de la physiologie en même temps qu'à celui de l'art dentaire dans son entièreté. Nous montrerons que la chimie de Lavoisier a effectivement fourni des réponses à des questions concernant les phénomènes vivants au niveau de la sphère bucco-dentaire. Nous dévoilerons aux lecteurs combien la physiologie en art dentaire, après s'être laissée guider par une vision mécanique des phénomènes, n'a pu s'y limiter et a, au 20e siècle, pris conscience de la nécessité d'intégrer la connaissance des phénomènes chimiques propres aux vivants pour développer son épistémologie. Qu'il nous soit permis de rappeler ici que dans notre ouvrage *Histoire des liaisons épistémologiques entre l'art dentaire et la chimie*, nous avons très longuement montré à quel point la chimie représente l'un des déterminants principaux du développement épistémologique de l'art dentaire et de la physiologie en particulier. Aussi est-il possible, avec le présent ouvrage, d'établir un pont entre ces deux ouvrages et d'offrir ainsi aux lecteurs une vision plus étendue de l'histoire et de l'épistémologie de l'art dentaire, vision néanmoins incomplète puisqu'elle ne repose que sur trois des principaux déterminants du développement épistémologique de l'art dentaire : la chimie, l'anatomie et la physiologie.

Finalement, cette *Histoire et épistémologie de l'anatomie et de la physiologie en art dentaire* sera aussi l'occasion de démontrer à quel point les concepts de structure, de fonction et de milieu ont été déterminants pour le développement épistémologique de l'art dentaire et de ses disciplines. Elle nous révélera combien le problème des normes et du normal a guidé les chirurgiens-dentistes dans leurs recherches et leurs inventions, aussi bien au niveau anatomique, qu'au niveau physiologique. Elle nous rappellera combien, même si l'entreprise scientifique en art dentaire ne peut le plus souvent se passer de la technique, elle s'appuie aussi sur une entreprise théorique et discursive, c'est-à-dire logothéorique. Cette histoire soulignera aussi l'espace privilégié qui est réservé à la temporalité dans l'épistémologie de l'art dentaire, l'orientation des recherches épistémologiques de l'art dentaire étant tout entière déterminée par l'obsession du temps, par le souci d'en effacer les traces les plus évidentes, le vieillissement et la dégénérescence du vivant.

CHAPITRE I

L'ANATOMIE ET LA PHYSIOLOGIE EN ART DENTAIRE DE L'ANTIQUITE A LA FIN DU 17^{E} SIECLE

1-1– L'anatomie et la physiologie en art dentaire durant l'Antiquité

Dès l'Antiquité, l'anatomie a été source de curiosité et d'étude et ce, dans chacune des brillantes civilisations de l'Antiquité. En Chine, par exemple, il a été découvert un traité datant de 3000 à 2000 avant J.-C., dans lequel l'anatomie des gencives et des maxillaires est abordée. De même, en Inde, dès le 6e siècle avant J.-C., Sushruta et Charaka avaient su décrire les deux maxillaires, leurs trente-deux alvéoles et leurs dents. En Amérique précolombienne, les Aztèques possédaient de bonnes connaissances anatomiques. Plus près de nous, les Egyptiens, les Grecs et les Romains de l'Antiquité avaient eux aussi des connaissances anatomiques.

1-1-1. L'anatomie et la physiologie en art dentaire dans la Grèce antique

Dans la Grèce antique, à l'époque d'Homère, la littérature nous révèle déjà des traces de vocabulaire anatomique et les textes désignent déjà parmi les blessures d'Irus, celles des arcades dentaires appelées *erkos odnton*. Pour sa part, Epicharme de Sicile (540-450) distingue les molaires (gomphios), des canines (kunodous). Mais en fait, dans l'ensemble, le niveau des connaissances anatomiques laisse à désirer. D'ailleurs, l'Ecole hippocratique ne parvient pas à distinguer les nerfs des tendons, considère le cerveau comme une glande et affirme que les artères sont remplies d'air. Hippocrate ignore quasiment la distribution des veines et il affirme que le maxillaire inférieur est le seul os qui reçoit une veine. A partir de cette affirmation, il fonde une théorie singulière pour expliquer comment cet os, seul entre les autres, produit les dents. [6] L'existence des vaisseaux dentaires au maxillaire inférieur est bien reconnue ainsi que celle de pertuis au sommet de chacune des dents inférieures pour le passage des vaisseaux nourriciers. Suivons Emile Littré, dans son analyse de l'anatomie telle qu'elle est étudiée par Hippocrate. D'abord, il nous explique pourquoi l'anatomie positive d'Hippocrate a pris son départ avec la morphologie et n'est pas allée plus loin : « en effet, qu'avaient les anciens observateurs devant les yeux ? Non pas les parties profondes, les muscles, les nerfs, les viscères, encore moins les parties fines, qu'une dissection soigneuse met à nu, encore bien moins les parties si ténues qu'elles échappent à l'œil et que le microscope seul en révèle l'existence, la forme et la texture ; mais ils avaient le corps entier, cet ensemble si complexe d'organes. »[7] Ensuite, Emile Littré souligne certaines carences de l'approche anatomique d'Hippocrate en précisant : « les muscles, aperçus en gros, n'avaient point été séparés et dénommés, de sorte que la théorie des mouvements était tout à fait rudimentaire. »[8] Par contre, Emile Littré ne manque pas de signaler que ce qui est le plus accessible à la connaissance — les os maxillaires et les dents, immédiatement soumis à l'observation —, est relativement bien traité. Mais si les structures molles sont mal connues, Emile Littré reconnaît aussi que les notions d'anatomie sur les os et sur les articulations, leurs usages, le sont beaucoup mieux. Hippocrate en a « tiré le plus heureux parti pour la pathologie chirurgicale dans ses beaux livres *des Fractures et des Articulations.* »[9]

Pour ce qui est de la physiologie, elle n'est pas non plus absente du discours médical d'Hippocrate puisqu'il aborde le fonctionnement de l'organisme. Il le fait en adoptant la théorie des quatre éléments d'Empédocle, car il considère lui aussi que ces éléments participent au fonctionnement de l'organisme. La santé n'est pour Hippocrate que le résultat d'un équilibre harmonieux entre toutes les parties du corps et entre les quatre humeurs : le sang, la bile, l'atrabile (bile noire) et le phlegme. La physiologie d'Hippocrate est donc une physiologie humorale.

Aristote, pour sa part, soumet à la dissection tout ce qui se présente à lui et il étudie particulièrement les mammifères. Il traite ainsi des problèmes d'anatomie et de physiologie animale et humaine. Dans le *Problème XXXIV*, il étudie la bouche. En anatomie bucco-dentaire, il décrit les foramens

---

6 J. **Rouot**, *L'art dentaire dans l'Antiquité*, pp. 123-137, in M. Martiny, J. Poulet et J. Ch. Sournia, *Histoire de la médecine, de la pharmacie, de l'art dentaire et de l'art vétérinaire*, tome 2, op. cit., p. 127

7 E. Littré, *La science au point de vue philosophique*, Paris, Librairie Arthème Fayard, 1997, p. 214

8 Ibid.

9 Ibid., p. 215

apicaux des dents et la vascularisation de celles-ci ne lui échappe pas, puisqu'il écrit à ce sujet : « parmi les autres vaisseaux de cette ramification, les uns font le tour de la tête, les autres débouchent dans les organes des sens et dans les dents par de très fines veinules. »[10] Aristote observe la largeur et l'épaisseur de la mâchoire inférieure au niveau des molaires et son étroitesse à proximité de l'orifice buccal. Il est le premier Grec à décrire les alvéoles dentaires. Au lieu d'opter pour une division de la nature en trois règnes, minéral, végétal et animal, il préfère une partition dichotomique entre l'inerte et le vivant. Dans son livre *De Anima*, il énonce les trois caractéristiques permettant de définir la vie : « Par "vie" nous entendons le fait de se nourrir, de grandir et de dépérir par soi-même. »[11] Cette troisième caractéristique intègre à la fois la vieillesse, la maladie et la mort dans la définition même du vivant. Selon Aristote, « on meurt de vivre », « vivre, c'est mourir de soi et par soi. » Pour Aristote, « la mort n'est ni une agression, ni un accident survenant de dehors, elle est inhérente au vivant et à son essence. Elle n'est pas le contraire de la vie mais son expression. »[12] Afin de réaliser ses recherches sur le vivant, Aristote réserve une place importante à la dissection mais aussi à la vivisection. Aristote codifie d'ailleurs avec précision et rigueur les acquis scientifiques de la dissection dans son ouvrage *Anatomai*. Il aborde ensuite successivement l'anatomie, l'anatomie comparée et l'anatomie sur le vivant. Comme le précise Emile Littré, il est le premier à donner à l'anatomie comparée et à la physiologie une forme précise, à commencer « [...] à établir de vraies généralités sur les conditions auxquelles la vie est soumise dans ses manifestations. »[13] En physiologie, Aristote concentre ses recherches autour de trois fonctions principales, la nutrition, la respiration et la reproduction. P. Pignarre nous indique qu'Aristote s'emploie à établir une sorte de « téléologie organique »[14], et il cherche à expliquer en termes d'utilité fonctionnelle à quoi sert chaque partie du corps. Force est de reconnaître, à l'instar de Jean Lombard, tout le mérite d'Aristote d'avoir « construit un immense édifice à la fois anatomique et physiologique qui restera comme chacun sait incontournable pendant des siècles. »[15] Néanmoins, il faut bien admettre aussi combien J. Lombard a raison de dénoncer un certain nombre de tares

[10] H. E. Lässig et R. Müller, *L'art dentaire – Histoire – Art – Culture*, Paris, Editions Jacques Legrand, 1989, p. 25

[11] Aristote, *De l'âme*, trad. J. Tricot, II, 1, 412 a 10, Paris, Editons J. Vrin, 1995, p. 66

[12] C. Jaquet, *Le Corps*, Paris, Editions PUF, 2001, p. 88

[13] E. Littré, *La Science au point de vue philosophique*, op. cit., p. 217

[14] P. Pignarre (sous la dir. de), *Histoire de la lutte contre la maladie*, Le Plessis Robinson, Institut Synthélabo pour le progrès de la connaissance, 1999, p. 36

[15] J. Lombard, *Aristote et la médecine – Le fait et la cause*, Paris, Editions L'Hrmattan, 2004, p. 73

épistémologiques relevées en anatomie et en physiologie chez Aristote. Par exemple, « faute d'une anatomie et d'une physiologie suffisamment pertinentes, le système explicatif va reposer sur le recours à l'analogie, sur la référence permanente à ce qui peut être observé pour rendre compte de ce qui ne peut pas l'être. »[16]

1-1-2. L'anatomie et la physiologie en art dentaire en Egypte durant la période ptolémaïque

L'Ecole d'Alexandrie possède des salles de dissection et des anatomistes de renom, comme Erasistrate et Hérophile, qui font de cette école le fleuron de l'Antiquité, en livrant à leurs contemporains des observations nouvelles leur permettant de distinguer les nerfs moteurs, des nerfs sensitifs. En faisant cette distinction cruciale, la médecine d'Alexandrie nous montre aussi, implicitement, son intérêt pour la physiologie. La médecine alexandrine fait de l'anatomie et de la physiologie les deux piliers de ses fondements épistémologiques, autant dire que la connaissance de la sphère bucco-dentaire repose sur la connaissance de l'anatomie et de la physiologie de cette sphère.

1-1-3. L'anatomie et la physiologie en art dentaire durant la période romaine

Durant la période romaine, le système d'étude du corps humain, développé par Galien, se fonde sur la pratique de la dissection, en anatomie, et sur l'expérience, en physiologie. De son expérience initiale de médecin des gladiateurs à Pergame est née la passion de Galien pour l'anatomie. En soignant les blessures des gladiateurs, Galien a pu observer les muscles, les nerfs, les tendons ainsi que leurs rapports respectifs. En restant fidèle à la tradition expérimentale de l'Ecole d'Alexandrie, il est convaincu de l'importance de la dissection pour ses recherches anatomiques et il considère l'anatomie comme primordiale. Il s'évertue à employer un langage précis et concis pour ses définitions anatomiques. Néanmoins, se limitant à la dissection des singes, puisque la dissection des cadavres humains était interdite à son époque, son répertoire anatomique comprendra des erreurs dont certaines seront relevées par Vésale, à la Renaissance.

En observant les conséquences des blessures, Galien a pu toucher du doigt la physiologie musculaire, la plus primaire, c'est-à-dire celle se limitant au fonctionnement mécanique des muscles. Pour ce qui est de la physiologie générale, Galien l'aborde d'un point de vue humoral puisqu'il s'inspire beaucoup de la théorie humorale d'Hippocrate. Ainsi, la théorie des quatre

---

[16] J. Lombard, *Aristote et la médecine – Le fait et la cause*, op. cit., p. 77

éléments (le feu, l'air, l'eau et la terre), issus eux-mêmes de l'union de la matière des quatre qualités premières du monde élémentaire (chaud, froid, sec et humide), se trouve à la base de sa théorie. Galien ne manque pas d'appliquer cette loi quaternaire à la physiologie en rappelant que l'organisme est constitué de quatre humeurs coexistantes : le sang, la pituite, la bile noire et la bile jaune.

Finalement, malgré les tares de l'œuvre anatomique de Galien, les progrès enregistrés en myologie aideront ses disciples, à la fois à se faire une meilleure idée des corps vivants et à mieux traiter les problèmes se présentant au niveau des structures vivantes de la sphère bucco-dentaire.

1-2– L'anatomie et la physiologie en art dentaire durant le Moyen Âge

A la chute de l'Empire romain, les recherches anatomiques sont pratiquement au point mort ; néanmoins, l'anatomie des dents, décrite par Galien, va être quelque peu complétée par Aetius d'Amide (502-575). Ce dernier observe en effet quelques détails comme la présence, au sommet des racines dentaires, d'orifices laissant le passage à de fins filets nerveux issus du nerf trijumeau. En ce début de Moyen Âge, les recherches en anatomie vont être ensuite très vite suspendues et les monastères vont se contenter d'être les dépositaires du savoir anatomique, mais ils ne le font pas évoluer. Pour l'essentiel, le terrain anatomique de la sphère bucco-dentaire n'est que très peu défriché et ce, jusqu'à la fin du premier millénaire. De même, plus tard, malgré leur intérêt pour la connaissance anatomique, les Arabes ne peuvent guère aller plus loin que leurs prédécesseurs dans la recherche anatomique et physiologique puisque leur religion leur interdit formellement la dissection du corps humain. Cependant, les Arabes vont recueillir et revisiter les connaissances anatomiques et physiologiques issues du monde gréco-romain, des Perses, des Indiens et même des Chinois. Ils en dresseront ensuite un inventaire complet dans lequel l'anatomie et la physiologie de la sphère bucco-dentaire ne seront pas délaissées. Cet inventaire, dont héritera l'Occident, sera bien utile aux anatomistes européens de la dernière période du Moyen Âge.

Ainsi, dans son ouvrage *Kitab al Mansuri*, Rhazès (860-923) de Bagdad réserve le premier volume à l'anatomie dentaire. Il y décrit les trente deux dents, seize à chaque mâchoire et les distingue en incisives centrales (2), en incisives latérales (2), en canines (2) et en molaires (10). Il observe la présence de trois ou quatre racines aux molaires supérieures et de deux racines aux molaires inférieures et remarque la présence d'une seule racine pour toutes les autres dents. En outre, Rhazès a été en mesure de décrire correctement le mouvement en avant de la mâchoire inférieure lors de la mastication.

De son côté, Avicenne (980-1037) corrigera l'erreur d'Hippocrate, reprise par Galien puisque ces deux derniers avaient vu en la mandibule deux os réunis par la symphyse alors qu'il s'agissait d'un seul os.

Enfin, Abulcasis (936-1013) fonde une école dont la renommée s'étendra jusqu'à Montpellier et dans laquelle il s'illustre par son grand intérêt pour l'anatomie et la chirurgie. Il insiste sur la nécessité de bien maîtriser les connaissances en anatomie pour pratiquer la chirurgie.

Au 12e siècle, l'anatomie va retrouver des conditions plus favorables à son expansion épistémologique. Les barbiers et les chirurgiens vont pouvoir s'emparer des actes opératoires grâce au concile de Clermont du 18 novembre 1130, interdisant aux religieux d'exercer la médecine, et à l'Edit de 1163, *Ecclésia abhorreta sanguine*, dans lequel l'église refuse aux moines le droit de verser le sang et donc de pratiquer la chirurgie. Aux 13e et 14e siècles, l'anatomie va bénéficier d'un contexte institutionnel et juridique encore plus propice à son développement. En effet, les barbiers souhaitent promouvoir une "nouvelle chirurgie", de qualité, reposant sur l'anatomie et la dissection. En conséquence, sous la houlette de Jean Pitard (1238-1315), ils vont fonder le Collège de Saint Côme. Se plaçant sous la protection de Saint Côme et de Saint Damien, les barbiers finissent par constituer la confrérie de Saint Côme et de Saint Damien. Cette confrérie sera officiellement reconnue en 1311 par un édit de Philippe le Bel stipulant, comme condition préalable à tout exercice de la chirurgie, l'obligation d'avoir été préalablement examiné par des maîtres chirurgiens jurés.

Henri de Mondeville (1260-1320) et Guy de Chauliac (1298-1368), tous deux chirurgiens enseignant à la faculté de Montpellier (créée en 1221), mettent l'anatomie au centre de leur dispositif d'enseignement de la chirurgie. Ils s'appuient sur les textes anciens et, pour sa part, Guy de Chauliac élabore ses cours théoriques d'anatomie à partir des textes d'Hippocrate, de Galien et des Arabes Avicenne, Abulcasis et Ali Ibn Abbas. Guy de Chauliac ne conçoit pas de ségrégation entre la théorie et la pratique et il consacre le premier tome de sa *Grande chirurgie* à l'anatomie pour deux raisons. La première raison, c'est qu'il la considère comme la base de la connaissance chirurgicale et la seconde raison, c'est qu'elle permet de situer "les lieux de son sujet". Il précise d'ailleurs sa position vis-à-vis de la connaissance anatomique en écrivant : « tout artisan est tenu de savoir ou connaître le sujet sur lequel il travaille ; autrement il erre en oeuvrant. Et tels sont les mauvais cuisiniers desquels a dit Galien qu'ils ne tranchent pas selon les jointures, mais brisent, cassent et déchirent. Il s'ensuit donc qu'il est nécessaire aux chirurgiens de savoir l'anatomie. »[17] Puis, en 1371, en France, Charles V décide la réunion des chirurgiens de Saint Côme et des barbiers dans une même corporation. Jusque là, les barbiers jouissaient donc de bonnes conditions de travail, mais en 1425, il n'en est plus de même puisqu'il leur est interdit de pratiquer toute intervention chirurgicale. Les barbiers ne pourront recouvrir le droit d'exercer la chirurgie qu'en 1465 et ils ne seront autorisés à suivre les cours d'anatomie de la faculté de médecine qu'en 1494. Sans conteste, à la fin du Moyen Âge, dans un environnement culturel de plus en plus rationnel, plus personne ne nie le caractère indispensable, essentiel, de l'enseignement de l'anatomie pour une pratique chirurgicale raisonnée. L'anatomie connaît d'ailleurs un degré de développement important qui s'accentuera dès le début de la Renaissance.

Frédéric II, empereur d'Allemagne et roi des deux Siciles, est fortement conscient du caractère crucial de la parfaite maîtrise des connaissances en anatomie pour pratiquer la médecine. En 1230, il émet une ordonnance prescrivant une durée d'étude de l'anatomie d'au moins une année pour avoir le droit d'exercer la médecine. Dans toute l'Italie, durant la seconde moitié du Moyen-Age, la diffusion des textes anatomiques va aller de pair avec la redécouverte des textes médicaux de l'Antiquité et surtout les traductions des manuscrits des médecins arabes, réalisées par Constantin l'Africain en Italie et par Gérard de Crémone en Espagne. Les écoles de médecine de Padoue, de Ravenne, de Vérone et de Bologne, fondées au 11e siècle, bénéficieront des mêmes sources gréco-arabes. L'intérêt pour l'anatomie de la bouche et des dents renaît ainsi.

En Italie, les grands textes d'Aristote et de ses commentateurs arabes, Averroès et Avicenne, sont à l'honneur alors qu'en France, au même moment, les autorités ecclésiastiques de Paris menacent d'excommunication tout enseignant qui diffuserait les idées scientifiques d'Aristote, en public ou en privé. Dans toute l'Italie, une forme d'optimisme progressiste se manifeste quelque peu et, en anatomie, le milieu universitaire de Bologne s'imprègne des écrits des Arabes. Cette influence pousse les anatomistes bolognais à aller plus loin que les savants arabes qui ne pratiquaient pas la dissection. Les savants bolognais vont ainsi commencer à pratiquer des autopsies et à donner un réel essor à l'étude de l'anatomie. En 1315, Mondino de Liuzzi réalise la première dissection humaine en public à Bologne et il s'emploie à déployer tout son zèle pour restaurer l'image de l'anatomie et démontrer son utilité. Néanmoins, l'enseignement de

---

[17] G. de Chauliac, cité dans M. J. Lamothe et A. Velter, *les outils du corps*, Paris, Editions Hier et Demain, 1978, p. 105

l'anatomie à partir du corps humain ne se banalisera qu'au milieu du 16e siècle.

1-3– L'anatomie et la physiologie en art dentaire durant la Renaissance

1-3-1. L'anatomie en art dentaire durant la Renaissance

1-3-1-1 – Un environnement culturel et scientifique favorable au développement de l'anatomie en art dentaire

A la Renaissance, l'homme est au centre du monde et l'être humain devient objet d'observation et de connaissance. Les savants s'adonnent à l'observation et à l'analyse des faits et lèvent définitivement le tabou de la dissection des cadavres, ce qui favorise un développement prodigieux de l'anatomie. L'emprise de la religion sur les hommes n'est pas si forte que durant le Moyen Âge et les hommes de la Renaissance aspirent à rendre possible "la possession du paradis sur terre". Pour y parvenir, il leur faut échapper aux maladies et manifester un certain refus du vieillissement en s'obligeant à avoir une bonne hygiène de vie. La connaissance de soi est aussi nécessaire pour satisfaire ces conditions et ceci implique bien sûr une connaissance anatomique de son corps. La réforme va favoriser la montée d'une pensée laïque distincte de la religion et rendre possible l'accroissement significatif de l'esprit critique dans le milieu savant. Au lieu de se cantonner dans une vision médiévale uniciste qui « proclame l'impossibilité de concilier la foi avec la connaissance, le subjectif avec le rationnel, l'humain avec le divin »[18], Luther a le mérite d'établir une séparation entre philosophie et théologie. Il rappelle à chacun que « Dieu demande à chacun d'œuvrer, de travailler pour déployer les "talents" dont le créateur l'a pourvu [...]. »[19] Luther contribue ainsi à l'émergence de la pensée moderne. Pour sa part, Erasme (1469-1536), autre figure emblématique de la Renaissance, proclame : « le croire ne dispense pas du savoir et le savoir du croire pas plus que le penser de l'agir. »[20]

Les savants de la Renaissance se considèrent comme les héritiers de l'Antiquité classique et ils sont attachés au passé. De ce fait, ils vont s'intéresser aux textes anciens d'anatomie mais, s'ils se réfèrent à eux, ils ne

---

[18] M. Tubiana, *Histoire de la pensée médicale – Les chemins d'Esculape*, Paris, Editions Flammarion, 1995, p. 90

[19] A. Baudart, *La Renaissance*, pp. 105-148, in J. Russ (sous la dir. de), *Histoire de la philosophie -2- L'invention du monde moderne*, Paris, Masson et Armand Colin éditeurs, 1997, p. 130

[20] Ibid., p. 127

veulent pas que cela prenne un caractère dogmatique. En adoptant cette attitude, ils sont en mesure de se renouveler, de revisiter l'anatomie en gommant les erreurs passées, si possible. Tous les jalons sont ainsi posés pour l'épanouissement de l'anatomie et ce, d'autant plus que le retour en arrière est ici « méthode sûre pour s'orienter plus adéquatement dans les méandres du présent et construire une temporalité neuve, ouverte sur un futur inédit. »[21] Mais, nous explique Anne Baudart, si ce retour en arrière s'avère fructueux durant la Renaissance, c'est parce que « la création s'abreuve à la tradition en lui octroyant une seconde existence rythmée par un autre temps, d'autres exigences, d'autres découvertes scientifiques ou techniques, d'autres appréhensions de l'espace, d'autres aspirations mentales, religieuses, morales, politiques, économiques. »[22] En fait, à la Renaissance, on assiste au vacillement de l'hégémonie de la pensée antique.

A l'évidence, la Renaissance atteste d'une dynamique intellectuelle sans pareille et offre l'image d'un espace temporel où les savoirs se compénètrent et se fécondent mutuellement. A l'inverse des savants de l'Antiquité, ceux de la Renaissance ne méprisent pas le travail manuel et les arts mécaniques. Comme l'écrit Gérard Chazal, « les hommes de la Renaissance prennent conscience que sans cesse le progrès des savoirs doit se faire par le retour de la main sur la pensée, même s'il faut, par un mouvement inverse, féconder le geste par la pensée théorique. »[23] Autant dire que dans ces conditions, l'anatomie qui fait tant appel à la main, mais aussi à l'esprit, trouve donc un terrain propice à son développement et à son évolution. Un autre point positif de plus pour l'essor de la recherche anatomique durant la Renaissance, c'est que l'univers des hommes de la Renaissance est essentiellement visuel, leur pensée même est visuelle ; or, l'anatomie n'est rien sans le toucher et la perception visuelle.

> En outre, « les structures mentales des savants de la Renaissance sont ébranlées par les découvertes de la cosmogonie copernicienne qui dérangent la vision ptolémaïque ancrée dans les esprits jusqu'à la première moitié du 16e siècle. Montaigne (1533-1592), en fidèle témoin de son époque, n'hésite pas à traduire cet ébranlement des certitudes par son célèbre "Que sais-je ?" et dans ses *Essais*, il est facile de percevoir combien il participe, par certains de ses jugements, à l'ébranlement du monde des certitudes. En effet, il écrit : « Ainsi, quand il se présente à nous quelque doctrine nouvelle, nous avons grande occasion de nous en

---

[21] A. Baudart, *La Renaissance*, pp. 105-148, in J. Russ (sous la dir. de), *Histoire de la philosophie -2- L'invention du monde moderne*, op. cit., p. 109

[22] Ibid.

[23] G. Chazal, *L'ordre humain ou le déni de la nature*, Seyssel, Editions Champ Vallon, 2006, p. 148

défier et de considérer qu'avant qu'elle fût produite, sa contraire était en vogue ; et, comme elle a été renversée par celle-ci, il pourrait naître à l'avenir une tierce invention qui choquera de même la seconde. »[24] Enfin, « au cours du 16e siècle, la nature se trouve mécanisée, manipulée, transformée, disséquée et perçue comme maîtrisable. »[25] Aussi n'est-il pas étonnant que le corps humain soit l'objet de toutes les attentions et qu'une ardeur particulière se manifeste pour son étude, sa dissection, ..., et qu'un véritable élan pour la recherche anatomique se déploie.

1-3-1-2 – L'anatomie mise en valeur par les artistes de la Renaissance

Déjà, dès 1435, dans son ouvrage *De pictura*, Alberti affirmait la nécessité pour le peintre, non seulement de regarder le corps humain vivant, mais aussi d'explorer sous la chair, la forme, la structure et l'emplacement des muscles, ainsi que ceux des os : « [...] il faut d'abord en esprit placer en dessous les os, parce que, ne pliant pas du tout, ils occupent toujours un emplacement fixe. Il faut ensuite que les nerfs et les muscles soient attachés à leur place ; il faut ensuite montrer les os et les muscles revêtus de chair et de peau. »[26]

De grands artistes de la Renaissance, comme Michel Ange et Léonard de Vinci, vont être persuadés de la nécessité d'analyser la structure de la charpente du corps, mais aussi le jeu des muscles sous la peau, pour reproduire la beauté du corps humain. Ils vont donc avoir la volonté d'étudier le corps humain et de pratiquer des dissections sur des cadavres. La maîtrise de la connaissance de la morphologie de l'intérieur du corps constitue une condition impérieuse pour représenter le corps humain. A l'Académie des arts de Florence, un enseignement de l'anatomie est même rendu obligatoire.

En France, à partir des années 1540-1550, les sculpteurs français multiplient la figuration du nu après avoir été influencés d'abord par Alberti, puis par Léonard de Vinci au début du 16e siècle. Ces deux maîtres de l'art les ont, d'une certaine manière, incités à connaître l'intérieur du corps afin de mieux en rendre l'enveloppe charnelle. La quête de la vérité de l'intérieur du corps se confirme ainsi tout au long du 16e siècle. Pour ce qui est de Léonard de Vinci (1452-1519), artiste le plus représentatif de la Renaissance, sa méthode repose sur une certitude : il faut regarder pour voir. Non seulement,

---

[24] M. De Montaigne, *Essais*, livre II, chapitre 12, in Œuvres complètes, Paris, Editions du Seuil, 1964, p. 237

[25] P. Acot, *L'histoire des sciences*, Paris, Editions PUF, 1999, p. 16

[26] L. B. Alberti, *De la peinture*, trad. française J.L. Schefer, Paris, Editions Macula, 1992 (éd. originale 1435), Vol. 2, p. 163

il s'intéresse à l'anatomie mais il pratique aussi des dissections. De plus, il sait saisir la mesure et les proportions de la figure humaine en soulignant l'harmonie de la forme vivante. Au-delà du dessin, il pousse l'analyse minutieusement et tel un scientifique, il divise, subdivise, mesure, compare. Il s'efforce dans son étude de chaque partie, de l'isoler pour mieux la détailler et en même temps de l'examiner dans ses rapports aux autres, sans perdre de vue l'ensemble du corps humain.

Même si les principes premiers de son approche sont ceux de tous les artistes et se rapportent principalement à l'aspect extérieur du corps, Léonard de Vinci les dépasse parce qu'il sait combien l'apparence ne s'explique que par les parties profondes. Insensiblement, il conduit tous ceux qui s'intéressent au corps humain à une approche anatomique relayée par une approche fonctionnelle, dans laquelle il dévoile les mécanismes intimes des mouvements du corps humain. Rien n'échappe à Léonard de Vinci et tout ce qui touche le corps humain est pour lui, source de curiosité. Il s'intéressera au vieillissement et saura, en particulier, analyser et reproduire les modifications de la face et de ses différents étages au cours de son vieillissement après avoir, au préalable, défini ces étages. Léonard de Vinci nous a offert les premiers dessins valables, non seulement des dents, des mâchoires (deux pages complètes dans son *Anatomie* sont réservées aux maxillaires), mais aussi des muscles masticateurs et des lèvres en mouvement. Certains des dessins de Léonard de Vinci concernent aussi l'anatomie de la face, du sinus maxillaire dont l'existence était d'ailleurs ignorée des hommes de l'Antiquité et du Moyen-Age. Par ses dessins de coupe, Léonard de Vinci nous montre les rapports des racines des molaires supérieures avec les sinus maxillaires et l'innervation des dents. Mais, sous la main du génie, l'erreur peut se glisser ; ainsi en est-il quand il écrit dans ses carnets : « aucun membre ne met en jeu autant de muscles que la langue. Il en est vingt-quatre de connus, en dehors de ceux que j'ai découverts. »[27] Nous savons tous aujourd'hui que la langue compte seulement dix-sept muscles, dont huit pairs et un impair. De même, il se trompe en prenant des vaisseaux sanguins pour des nerfs ; « ce ne sont pas des nerfs qui accèdent à la partie occipitale du cerveau, mais des vaisseaux sanguins. »[28] Léonard de Vinci se trompe encore quand il dessine les prémolaires comme des molaires.

Tout en considérant l'anatomie comme une science fondamentale d'importance cruciale pour appréhender le corps humain, ses contours et ses volumes, Léonard de Vinci met en place une théorie rigoureuse qui prône

---

27 E. Maccurdy, *Les carnets de Léonard de Vinci*, tome 1, trad. L. Servicen, Paris, Editions Gallimard, 1942, p. 150

28 J.-P. Changeux, *Raison et plaisir*, Paris, Editions Odile Jacob, 1994, p. 76

l'imitation mathématique des proportions antiques. Ainsi, il reprend à son compte la division du visage, c'est-à-dire de la face (visio), en trois unités égales, choisie par Cennini au 14e siècle et figurant au chapitre XXX de son *Libro dell'arte*, pour définir le module de base de la mesure du corps. Comme Cennini, il fait correspondre le visage à la partie de la tête allant du menton à la racine des cheveux et il le subdivise en trois étages égaux : le premier est celui du front et il est compris entre la racine des cheveux et la ligne bi-sourcilière, le second part de la ligne bi-sourcilière et s'arrête à la pointe du nez, et le troisième s'étend de la pointe du nez à la pointe du menton. Léonard de Vinci démontre comment une forme géométrique simple comme le carré joue le rôle d'un principe organisateur au niveau des deux étages moyen et inférieur de la face. Si Léonard de Vinci attache autant d'importance au visage, c'est parce qu'il appartient à la tête ; à l'instar des hommes du Moyen Âge gothique, comme François Villard de Honnecourt, Léonard de Vinci considère avec respect ce siège de la spiritualité. D'une certaine façon, Léonard de Vinci sait jouer de l'abstraction dans ses dessins en simplifiant les descriptions habituelles, en les résumant. Il est le fondateur d'une véritable anatomie figurée.

Dürer (1471-1528), de son côté, écrit le traité des proportions du corps humain en 1525 et ses dessins du corps humain sont d'une grande précision car, en les réalisant, il s'applique à retrouver de justes proportions pour la représentation des corps. Sa conception platonicienne de l'art fait qu'il cherche à donner un fondement théorique à ses travaux. Mais les contraintes de construction ainsi établies, son besoin de respecter un certain parti pris esthétique, le poussent parfois à transiger avec la vérité anatomique. Dürer, comme d'autres avant lui, a parfaitement vu que les proportions varient au cours de la croissance ; il représente un enfant dont la tête correspond au quart de sa hauteur totale. En examinant les nombreuses figures d'adultes, nous sommes surpris d'y retrouver les types principaux (longiligne, normoligne, bréviligne) ainsi que les sous-types des écoles modernes de typologie.

Sans conteste, les dessins anatomiques de Léonard de Vinci et de Dürer sont remarquables ; ils offrent une description plus naturaliste du corps et de ses parties que les illustrations schématiques, véritables représentations idéalisées et simplifiées, du Moyen Âge. Si les dessins anatomiques de Léonard de Vinci sont si réalistes, c'est parce qu'il respecte ses consignes exposées dans son *Traité de la peinture*. Dans ce livre, il aborde la question de la figuration anatomique et insiste sur la nécessité pour peindre de bien connaître l'anatomie : « Il est nécessaire, pour rendre parfaitement les membres des nus dans les attitudes et les gestes qu'ils peuvent exécuter, que le peintre connaisse l'anatomie des nerfs, os, muscles et tendons, afin de savoir, pour chaque effort ou mouvement, quels tendons ou muscles l'ont causé et ne faire paraître que ceux-là et non tous à la fois. »[29] Léonard de Vinci recommande aux peintres une parfaite connaissance de l'anatomie et il s'en explique : « un peintre qui aura une connaissance exacte des nerfs, des muscles et des tendons, saura bien, dans le mouvement d'un membre, combien de nerfs y concourent, et de quelle sorte et quel muscle venant s'enfler, est cause qu'un nerf se retire, et quels tendons et quels ligaments se ramassent autour d'un muscle pour le faire agir ; et il ne fera pas comme plusieurs Peintres ignorans, lesquels, dans toutes sortes d'attitudes, font toujours paroître les mêmes muscles aux bras, au dos, à l'estomac et aux autres parties. »[30]

Cet impérieux besoin des artistes de connaître l'anatomie est à l'origine du rapprochement naturel entre artistes et anatomistes, puis de l'instauration d'une collaboration entre eux de plus en plus fructueuse et fréquente. Les artistes vont être de plus en plus sollicités pour l'illustration des traités d'anatomie. Vésale demandera à l'élève de Titien, Jean-Etienne Calcar, d'illustrer ses sept livres sur *La structure du corps humain.* Une même ferveur pour l'anatomie caractérise toute l'Italie du Nord mais Padoue, avec son école de médecine, reste la ville-phare pour le développement de l'anatomie. Ainsi l'ouvrage de Berengario da Capri (1470-1530), *Isagogae breves*, imprimé en 1522, sera amplement illustré de figures des mâchoires et des muscles masticateurs. Jonas Eichmann, dit Dryander (1500-1560) nous offre la première monographie consacrée à l'anatomie de la tête et de la bouche, mais si ses illustrations sont honorables, elles sont encore gauches.

1-3-1-3 – Les anatomistes et l'anatomie en art dentaire durant la Renaissance

Avant la Renaissance, l'absence d'esprit critique, le respect inconditionnel des écrits galéniques transmis par les byzantins, notamment par Oribase et Paul d'Egine, ont empêché toute remise en cause de ces écrits, ce qui fait que de grossières erreurs n'ont pas été corrigées dans ces traités. Les dissections de cadavres qui avaient cessé depuis presque quinze cents ans, reprennent à la Renaissance, suite à la levée de l'interdiction papale de disséquer les cadavres, mais elles sont soumises à des formalités draconiennes. Elles vont permettre néanmoins à la fois les progrès de la science anatomique et le renouveau de la chirurgie dont l'art dentaire bénéficiera.

A la Renaissance, l'anatomie a vraiment "le vent en poupe". Les dissections et l'étude de l'anatomie apparaissent comme un préalable incontournable à

---

29 L. de Vinci, *La peinture,* trad. A.. Chastel, Paris, Libraire Hermann, 1964, p. 79

30 L. de Vinci, *Traité de la peinture*, Paris, chez Déterville, Libraire, 1796, p. 30

toute pratique authentiquement chirurgicale, et Jean Fernel, affirmant la primauté de l'observation personnelle sur l'écoute béate des cours magistraux, clame à ses étudiants : « l'anatomie est aussi indispensable à la médecine que la géographie l'est à l'histoire. »[31] En 1501, paraît la publication posthume d'une terminologie anatomique en grec dont Giorgio Valla est l'auteur. Alexandre Benedetti (1456-1525) s'intéresse à l'anatomie de la bouche et des dents et reprend à ce sujet une partie des écrits de Galien et d'Aristote. Al Achillini (1463-1525) fait la découverte et la description du canal de Wharton, avant Wharton qui le mettra en évidence en 1656.

Nous ne reviendrons pas sur les anatomistes dont nous avons mentionné l'étroite collaboration avec les artistes, à l'exception de Vésale par qui nous commencerons cette étude des anatomistes de la Renaissance car il représente la figure emblématique de l'anatomie de cette période. Nous réserverons une place particulière à Ambroise Paré car son approche de l'anatomie est particulière. C'est celle d'un chirurgien et la finesse de son regard sur le corps humain résulte de la finesse de son besoin de réaliser des actes opératoires précis et d'améliorer ses interventions.

Nous n'oublierons ni Fallope, ni Eustache, car ils se sont particulièrement illustrés en anatomie bucco-dentaire et ils représentent, avec Vésale, les plus grands anatomistes de la Renaissance. Nous évoquerons aussi Volter Coiter , simplement pour rappeler qu'il a prouvé que la dent n'est pas un os. Nous suivrons le discours anatomique d'Urbain Hémard, non pas pour l'originalité de son travail — puisque nous verrons qu'elle est très contestable — mais pour sa contribution à la diffusion des connaissances anatomiques en France. Nous ne mettrons à l'écart ni Colombo, ni Girolamo Fabrizi d'Acquapendente, car, sans eux, l'anatomie n'aurait pas pris cette orientation fonctionnelle qui, au 17e siècle, sera si profitable à William Hunter quand il abordera le système cardio-vasculaire et découvrira la circulation sanguine. Nous n'omettrons pas non plus le nom de Riolan I car il a compté dans le monde anatomique du 16e siècle, et nous citerons pêle-mêle d'autres noms comme Charles Estienne, Rondelet, Bauhin, Michel Servet, Gunther d'Andenach.

ANDRE VESALE (1514-1564), LA REDECOUVERTE DU CORPS HUMAIN

Vésale est bien placé pour décrire les mandibules et les os du corps humain car il les a beaucoup observés, notamment à Paris. Il écrit d'ailleurs : « au cimetière des Innocents, j'ai vu une grande collection de mandibules aussi bien que d'autres os [...] Après que nous les avions étudiés longuement et

[31] M.-J. Lamothe et A. Velter, *Les outils du corps*, op. cit., p. 134

sans repos, nous nous lancions le défi de reconnaître n'importe quel os par le toucher, les yeux fermés en une demi-heure. » Après avoir suivi à Paris les cours du grand anatomiste Sylvius (Jacques Dubois), Vésale, contrairement à son maître, ne va pas rester asservi au culte de Galien. Il quitte donc Paris pour Padoue où se trouve la plus célèbre école de médecine européenne, car il veut juger par lui-même, "oculis ac rationibus" (par ses yeux et sa raison). Dans cette ville-phare de l'anatomie, il est nommé à vingt trois ans professeur de chirurgie, après avoir obtenu son titre de docteur en médecine avec mention, en 1537. Il devient donc lecteur en chirurgie et en anatomie ; contrairement à ce qui se faisait auparavant, il procède lui-même à toutes les dissections. C'est pour lui l'occasion de s'apercevoir de certaines discordances entre ce qu'il découvre et ce que Galien décrit. Il réserve à ses étudiants un enseignement révolutionnaire en inaugurant une série de cours d'anatomie avec dissection de cadavres, durant lesquels il remplit lui-même à la fois les rôles de chirurgien, de disséqueur, de démonstrateur, et fait preuve d'une véritable innovation pédagogique.

Unanimement, les historiens des sciences considèrent Vésale comme le plus grand anatomiste de son temps et voient en lui le "Copernic de l'anatomie". Canguilhem, pourtant hostile à cette manie des historiens des sciences d'user de superlatifs, de céder à la tentation de toujours être à la quête de précurseurs ou d'êtres exceptionnels, se sent lui-même obligé de reconnaître en Vésale un homme qui a su élever l'œil et la main à la dignité d'instruments d'enseignement et de connaissance. Vésale est bien l'un des principaux acteurs du retour à l'observation anatomique, abandonnée depuis l'école d'Alexandrie. En pratiquant lui-même les dissections, il peut vérifier ou infirmer les descriptions des anciens. Il a fallu du courage à Vésale pour braver les interdits moraux et scolastiques par amour de la vérité. Il constate ainsi que l'on ne peut se fier systématiquement à ce que Galien avait annoncé et il ose dénoncer les erreurs de ce dernier. A Bologne, il démontre que parmi les descriptions anatomiques de Galien qui s'avèrent erronées, certaines correspondent à des observations réalisées sur un corps de singe et non sur celui d'un homme. Vésale relève plus de trois cents erreurs dans les descriptions anatomiques de Galien. Parmi elles, des erreurs d'insertion des muscles ; et des méprises sur les trajets des vaisseaux et des nerfs.

Vésale, défenseur inspiré de l'anatomie, n'hésite pas à qualifier l'anatomie de "branche de la philosophie naturelle". En 1543, il publie son ouvrage majeur *De humani corporis fabrica libri septem*, magnifique ouvrage de plus de six cents pages, divisé en sept chapitres ou livres. Cet ouvrage, outil capital pour la compréhension du corps humain, véritable fleuron des ouvrages médicaux de la Renaissance, va contribuer à l'émancipation de la chirurgie et à celle de l'art dentaire. En effet, les chirurgiens-dentistes commenceront à puiser leurs connaissances dans cet ouvrage et à se détacher de Galien. Le premier livre de cet ouvrage a pour sujet les os et les articulations, et contient les dessins du crâne. Le livre II traite des muscles et représente la partie la plus célèbre pour ses illustrations. Le livre III a pour objet le cœur et les vaisseaux. Le système nerveux est exposé dans le livre IV. Vésale y conclut que les nerfs ne sont pas creux (c'est ce que pensait Galien). Le livre V traite des organes contenus dans l'abdomen alors que le livre VI est consacré à ceux du thorax. Le livre VII décrit le cerveau dont des parties jamais citées auparavant. Cette œuvre colossale comprend trois cents planches. Dans cet ouvrage, Vésale donne une méthode pour étudier l'anatomie et il fournit la première description rigoureuse de l'anatomie humaine. Vésale plonge son regard jusqu'au tréfonds de la fabrique du corps humain et il s'applique à étudier chaque muscle, chaque organe, dans ses rapports cinétiques avec les activités du corps vivant. Dans *la Fabrica*, Vésale émet des réserves vis-à-vis de Galien et nourrit même de grands doutes sur l'ensemble du système galénique. Il espère que ses disciples « animés de l'amour de la vérité, se défendront de cette attitude (rétrograde), deviendront moins emphatiques et commenceront à se fier à leur propre raison, plutôt qu'aux écrits de Galien. »[32] Vésale instaure ainsi un certain scepticisme et par son questionnement constant, il montre le chemin de la vérité, tracé essentiellement par nos sens. Il introduit le début d'une méthode scientifique en anatomie en dénonçant plus les insuffisances méthodologiques de ses prédécesseurs que leurs erreurs d'observation. Ses ouvrages serviront de modèles à l'iconographie médicale pendant deux siècles au moins. Si Vésale accorde une place capitale à l'anatomie, c'est parce qu'il estime nécessaire de posséder des connaissances approfondies en anatomie pour prétendre pratiquer la médecine. Pour l'acquisition de ces connaissances, Vésale privilégie toujours les observations sur le corps humain par rapport à la lecture des livres des Anciens. En outre, il s'insurge contre l'absurde séparation de la médecine et de la chirurgie. Dans un chapitre de *la Fabrica*, Vésale ne manque pas de montrer son intérêt pour la pratique de la médecine — celle-ci étant selon lui le "plus sacré des arts" — et pour la clinique en particulier, en y faisant figurer des commentaires sur les altérations anatomiques produites par la maladie. Pour Philippe Hubinois, dans la pensée occidentale, Vésale passe pour être le véritable "inventeur" du corps, « dissociant l'homme de son cadavre, amas sans vie de chair et d'os. »[33] Philippe Hubinois estime aussi qu'avec Vésale on passe « de l'anatomie — outil de savoir pour apprentis — médecins et peintres, à l'anatomie-outil-de-connaissance, pour traiter la maladie devenue "organique", la maladie séparée de ses composantes sacrée, sociale,

---

32 S. B. Nuland, *Les héros de la médecine*, Paris, Presses de la Renaissance, 1989, p. 85

33 P. Hubinois, *Petite philosophie de la chirurgie*, Paris, Edition Michalon, 2006, p. 47

culturelle, psycho-somatique. »[34]Vésale débarrasse les hommes de la Renaissance de la conception platonicienne selon laquelle le travail manuel est réservé à l'esclave et la spéculation intellectuelle à l'homme libre. L'acte manuel est de moins en moins dédaigné. Un résumé de son livre, *l'Epitomé*, paraît au même moment que la *Fabrica*. Vésale fait traduire *l'Epitomé* en allemand, ce qui rend un fier service aux barbiers-chirurgiens et à tous ceux qui ne lisent pas le latin. Grâce à l'anatomie et l'étude du corps humain, la chirurgie peut se développer, en particulier sur les nombreux champs de bataille, alors qu'au même moment, la médecine stagne, faute de connaissance en physiologie. Les barbiers-chirurgiens pratiquent des extractions dentaires en tenant compte des leçons du traité d'anatomie de Vésale. Ils consultent cet excellent ouvrage pour améliorer leurs connaissances anatomiques et ainsi mieux maîtriser la pratique de la chirurgie buccale et dentaire.

L'ostéologie de la face de Vésale est un chef-d'œuvre. Vésale démontre la non persistance chez l'homme adulte de l'os intermaxillaire et l'unicité de la mandibule (la mâchoire inférieure n'est pas formée de deux os réunis au menton mais d'un seul), prouvant ainsi que la *gnathologie de Galien* est celle du singe ou du chien. Il en tire une leçon : « les observations anatomiques réalisées sur des animaux ne peuvent servir de base pour l'étude et la connaissance de l'homme. »[35] Ses erreurs sont minimes : il méconnaît l'indépendance du vomer et des cornets inférieurs (pris pour des dépendances de l'ethmoïde, considéré lui-même à tort comme un os pair), tout en l'accordant à l'os planum, de sorte qu'il ne compte que douze os de la face alors que, pour Fallope, il n'y en a que onze, et pour Colombo, treize. Sa myographie bucco-faciale est remarquablement exacte, mais il ignore le ptérygoïdien externe et le géno-hyoïdien, découvert par Fallope. De plus, il commet l'erreur de faire partir les digastriques de l'apophyse styloïde du temporal. Sa description de l'os hyoïde est inexacte et prouve que, pressé de finir son ouvrage, il suit l'exemple de Galien en décrivant celui du chien. Il se trompe en considérant les nerfs trijumeaux comme la troisième paire de nerfs crâniens. Vésale n'ignore pas les différences anatomiques entre les races. Il s'efforce par ailleurs de définir un type normal de crâne, à partir duquel il décrit les variantes qu'il considère comme anormales, reprenant ainsi la craniologie de Galien.[36] Il ne décrira pas le canal de la moelle

---

34 P. Hubinois, *Petite philosophie de la chirurgie,*op. cit., p. 47

35 S. Catania, *La découverte de l'anatomie de la dent, du papyrus d'Ebers à l'aube du 19e siècle*, Université Claude Bernard (U.F.R. d'Odontologie de Lyon), Lyon, 1988, Thèse de doctorat n° 88 LYO1 D 108, p. 47

36 A. Besombes, *L'art dentaire du Moyen-Age au 18e siècle*, pp. 53-81, in M. Martiny, J. Poulet et J-C. Sournia, *Histoire de la médecine, de la pharmacie, de*

épinière et c'est Fernel qui le fera. En odontologie, Vésale, comme ses prédécesseurs, recense les incisives, les canines et les molaires mais il ne décrit que les dents définitives puisqu'il ne les distingue pas des dents de lait. Comme il observe l'égression des dents n'ayant pas d'antagonistes, il en conclut à tort la croissance continue des dents, étant donné "qu'elles sont davantage nourries par les os". A l'instar de Galien, il identifie les dents à des os sensibles puisque elles sont pourvues autour de leurs racines de fibres nerveuses "molles". Vésale offre à l'art dentaire les premières descriptions et les premiers dessins de la chambre pulpaire, mais il n'en saisit pas la fonction. Il ne distingue pas l'émail de la dentine.

Il constate que les "dente sensu" ou dents de sagesse peuvent rester incluses totalement ou seulement en partie. Pour des raisons chirurgicales, il décrit la forme des racines dentaires : " la canine a la racine la plus longue, celle de l'incisive latérale est plus courte que celle de l'incisive centrale ; quant aux dernières molaires, leurs racines sont plus petites que les premières."

En embryologie, Vésale se fourvoie quand il émet sa théorie appendiculaire sur le développement des dents. Dans cette théorie, il soutient que la dent de lait n'est qu'un prolongement de la dent permanente et qu'elle se détache de la définitive au cours de la croissance. Dent temporaire et dent permanente, dans l'optique de Vésale, constituent une unité physiologique comme la diaphyse et l'épiphyse d'un os long.[37] Vésale a poussé jusqu'au bout l'analogie entre la dent et l'os, attribuant même à la dent de six ans (dont il observe la carie précoce) le pouvoir de "régénération". Son odontogénèse est une vue de l'esprit, confusément exprimée.[38]

AMBROISE PARE (1510-1590) : UN BARBIER-CHIRURGIEN ET L'ANATOMIE

Ambroise Paré publie des traités en français, comme *La brève collection de l'administration anatomique* (1550) ; ce faisant, il enrichit la langue française de nombreux mots médicaux francisés : cervical, capillaire, abcès, mastoïde, caillot, kyste, thyroïde, arthrite, etc. On voit ainsi surgir dans ses traités des mots comme "inflammatoire" en 1549 et "désinfecter" en 1556, mais Ambroise Paré conserve aussi souvent le mot grec ou latin, sans le franciser : virus, zygma, etc. Néanmoins, il reprend aussi certains termes du

---

l'art dentaire et de l'art vétérinaire, tome 6, Paris, Editions Albin Michel/Laffont/Tchou, 1979, p. 62

37 A. Besombes, *L'art dentaire du Moyen-Age au 18e siècle*, pp. 53-81, in M. Martiny, J. Poulet et J-C. Sournia, *Histoire de la médecine, de la pharmacie, de l'art dentaire et de l'art vétérinaire*, op. cit., p. 62

38 Ibid.

Moyen Âge, tels que les "oeillères" et les "mâchelières", pour désigner respectivement les canines supérieures et les molaires. Dans son traité volumineux des *Dix livres de chirurgie* dont l'introduction comprend des études anatomiques, Ambroise Paré exprime cette médecine nouvelle, empreinte d'humanisme et soucieuse de promouvoir l'expérience directe. Il y décrit la structure macroscopique des dents en précisant le nombre de celles-ci, leur rôle et leur situation. Ambroise Paré confère aux dents un "sentiment" qui serait dû à « certains rameaux de nerfs qui sortent de la troisième conjugaison. »[39] Comme Galien, il se trompe donc sur l'origine des nerfs dentaires inférieurs et supérieurs, en situant leur provenance de la troisième paire de nerfs crâniens au lieu de la cinquième. Ambroise Paré reprend la théorie de la membrane (la pulpe dentaire) de Fallope et de Vésale, en lui attribuant la sensibilité de la dent. Si les dents « se peuvent scier et limer sans douleur » c'est qu'elles « ne sentent point la douleur par leur partie externe mais seulement par une membrane qu'elles ont en dedans. »[40] Selon A. Paré, les sinus maxillaires assurent la nutrition des dents. Il se trompe mais l'élève et assistant de Vésale, Réaldo Colombo (1514-1599) corrigera cette méprise en affirmant la fonction nourricière des vaisseaux pulpaires pour les dents. Enfin, A. Paré réserve une place conséquente à l'étude de la formation des dents et de leur développement. Il affirme que les dents sont minéralisées "in utéro". Il croit que les dents de lait sont engendrées en deux temps : "in utéro" et après la naissance avant l'âge de sept ans ; il sera démenti par Réaldo Colombo qui prouvera, à partir de dissections sur les nouveaux-nés, que ces dents sont formées "in utéro".

Anatomiquement, Ambroise Paré considère la dent comme « un os intérieurement revêtu d'une membrane ; celle-ci apparaît nettement, lorsque l'on casse une dent fraîchement extraite ».[41] Même s'il croit lui aussi que "les dents sont du nombre des os", il veut en souligner les différences avec les os, mais elles sont erronées. En effet, selon lui, elles se régénèrent quand elles tombent et elles sont dotées d' « un accroissement continuel jusqu'à la mort.»[42] Il nomme à tort "gomphosis" la liaison dent-alvéole.

---

39 S. Catania, *La découverte de l'anatomie – de la dent, du papyrus d'Ebers à l'aube du 19e siècle*, op. cit., p. 62

40 Ibid., p. 63

41 P. Sassier, *L'art dentaire du Moyen-Age au 19e siècle*, pp. 571-586, in Laignel-Lavastine (sous la dir. de) *Histoire de la médecine, de la pharmacie, de l'art dentaire et de l'art vétérinaire*, tome 2, Paris, Edition Albin Michel, 1936, pp. 579-580

42 S. Catania, *La découverte de l'anatomie – de la dent, du papyrus d'Ebers à l'aube du 19e siècle*, op. cit., p. 63

GABRIEL FALLOPE (1523-1562), UNE ETUDE DE LA FORMATION DES DENTS

Vésale et Ambroise Paré ne sont pas les seuls à avoir favorisé les progrès de la connaissance anatomique en art dentaire. Gabriel Fallope qui a été l'élève de Vésale à l'école de médecine de Padoue, lui succède à la chaire d'anatomie. Il y écrit ses *Observations anatomicae* en 1561, ouvrage dans lequel il relate ses travaux les plus instructifs pour les dentistes, c'est-à-dire ceux ayant trait plus particulièrement à la formation des os et à celle des dents. Il est le premier à découvrir la première dentition et à décrire le follicule dentaire.

Fallope affirme que la qualité des dents est fonction de leur nourriture : le sang dans le fœtus, le lait pour l'enfant et les aliments solides chez l'adulte. Avec clairvoyance, Fallope révèle ses découvertes dans ses *Observationes anatomicae.* Il y rend hommage à Vésale mais cela ne l'empêche pas de rejeter avec force la théorie appendiculaire de son maître. Ses observations lui font remarquer que douze dents se développent "in utero" dans chaque mâchoire. Il montre aussi que chaque dent est composée d'une partie osseuse et il assimile lui aussi les dents aux os. Néanmoins, Fallope est un observateur consciencieux. « Il est convaincu que la partie molle va s'ossifier progressivement et devenir la racine. »[43] Il souligne l'unité organique de la dent et de l'alvéole et il signale la disparition de l'alvéole après la chute des dents. Il soutient la calcification de certaines dents "in utero". Fallope insiste sur l'asynchronisme du développement des germes et il va décrire le mécanisme d'éruption des dents et "l'iter dentis". Il décrit le gubernaculum dentis et le follicule. Pour lui, le follicule dentaire comprend deux prolongements, l'un est postérieur avec nerf, artère et veine, et l'autre est antérieur et se termine par une sorte de "queue" allant jusqu'à la gencive dans un canal osseux et étroit appelé "iter dentis". Alors que la partie antérieure s'ossifie, la partie postérieure est le siège de la formation d'une substance molle et blanche. Ainsi, « chaque dent se développe le long du canal osseux qui se dilate, la partie dure sort sur l'arcade, et la partie postérieure s'ossifie lentement pour devenir la racine. »[44] Il affirme à tort que les dents de lait tombent vers sept ans, leurs racines n'ayant pas eu le temps de se développer et que la deuxième molaire de lait n'est jamais remplacée. Pour lui, toutes les molaires, mêmes permanentes, ont la possibilité de se régénérer.

---

[43] S. Catania, *La découverte de l'anatomie – de la dent, du papyrus d'Ebers à l'aube du 19e siècle*, op. cit., p. 53

[44] Ibid.

BARTHOLOMEO EUSTACHI (1500-1574) : POUR LA BOUCHE ET LES DENTS, UN ANATOMISTE DE GENIE

Eustache participe lui aussi au progrès de la médecine et de la médecine dentaire de la Renaissance en publiant une série remarquable d'ouvrages, mais aussi de textes, en particulier sur les dents. Professeur d'anatomie à Rome, il publie ses *Tables anatomiques* en 1550. Avec Eustache, l'ostéologie et l'anatomie de la tête font de grands progrès. De plus, il présente en 1563 le *Libellus de Dentibus*, première monographie décrivant la morphologie des dents, monographie dont les dessins anatomiques révèlent des connaissances anatomiques plus précises et plus étendues que celles de Vésale. Eustache prend le soin d'accompagner chaque dessin d'une échelle graduée qui en donne les proportions exactes. Dans ce livre de cent trente huit pages, Eustache procure à ses contemporains une synthèse systématique de la biologie des dents, la première de tous les temps, répartie dans trente chapitres. L'anatomie, l'embryologie, la physiologie et même l'histologie des dents[45] y sont abordées et Eustache va s'appliquer à bien structurer ses conceptions sur la biologie des dents avant de les diffuser à ses disciples.

Eustache affirme que les dents ne sont pas des os et il s'en explique en précisant qu'elles sont dépourvues d'ébauche cartilagineuse. Sur ce point, il contredit Galien et il prouve que la dent n'est pas un os mais une substance sui generis faite de deux tissus superposés, différents de la matière osseuse : « le premier entoure le second comme l'écorce entoure le bois ou comme l'anneau de fer encercle la pointe de la lance : il est blanc, poli et ressemble au marbre ; quant au second, cadré à l'intérieur, recouvert par le premier, il est un peu foncé, rugueux et moins dense. »[46] Eustache a donc reconnu l'émail et l'ivoire. Dans son étude anatomique, il ridiculise l'appellation "dent de l'oeil" pour la canine, puisque celle-ci atteint à peine le bord inférieur de la narine.

A partir de son étude des textes de Galien et des résultats de ses observations sur des dents d'animaux domestiques, obtenues lors de dissections, Eustache parvient à comprendre le rôle de la pulpe. Il le fait à partir de considérations théoriques puisque la dissection la plus habile ne lui permet pas de suivre nerfs et vaisseaux sur tout leur parcours. « Sachant qu'il n'est pas nécessaire de voir une chose pour quelle existe »[47], il conclut à l'existence de nerfs et de vaisseaux même dans les canaux radiculaires les plus fins. Il en profite pour

---

[45] A. Besombes, *L'art dentaire du Moyen-Age au 18e siècle*, pp. 53-81, in M. Martiny, J. Poulet et J-C. Sournia, *Histoire de la médecine, de la pharmacie, de l'art dentaire et de l'art vétérinaire*, op. cit., p. 62

[46] Ibid., p. 63

[47] Ibid.

émettre également une théorie au sujet de la sensibilité dentinaire : « lorsque le germe n'est pas encore calcifié, le nerf en se ramifiant pénètre dans toutes ses parties, donc dans celles qui se calcifieront plus tard. Cette sensibilité n'est pas uniformément répartie, mais se concentre dans la partie dure intérieure "que l'émail recouvre comme l'écorce entoure l'arbre". Cet émail étant en contact avec l'air extérieur, perd sa sensibilité tout en restant perméable aux facteurs (température, goût) qui exciteront la partie intérieure. »[48]

En dressant six tableaux synoptiques de toutes ses observations sur la morphologie radiculaire des dents, il contredit les affirmations de Galien et de Vésale à ce sujet. A aucun moment il ne parle de la résorption des racines temporaires, sans doute parce qu'il ne comprend pas le phénomène.

En somme, le génie d'Eustache s'exprime pleinement à maintes reprises. D'abord, quand il dresse le tableau morphologique des deux dentures (temporaire et permanente). Puis, quand il étudie le développement des dents et la formation "in utero" de tous les germes dentaires. Enfin, quand il constate l'asynchronisme de leur croissance. En fait, Eustache a mis en œuvre des dissections de fœtus, d'enfants mort-nés et d'animaux sacrifiés à des âges différents pour démontrer que la calcification n'est pas simultanée pour toutes les dents. Il prouve ainsi l'achèvement presque total des couronnes des incisives lactéales à la naissance alors que celles des molaires de lait et de la première molaire permanente en sont encore réduites à l'état d'ébauche. La théorie appendiculaire de Vésale vole en éclats quand Eustache, à partir d'observations concomitantes à des dissections sur des nouveaux-nés, déclare que les germes des dents permanentes non encore développés, sont séparés des dents temporaires par une mince lamelle osseuse et décrit, en lui consacrant deux pages, le sac folliculaire « qui couvre la dent comme la pelure entoure le fruit avec cette seule différence qu'une de ses extrémités présente une petite ouverture par où la dent progresse vers la gencive. »[49] Eustache décrit la première dentition et la deuxième dentition. Il note que les dents permanentes se développent à partir de follicules dentaires, mais pas à partir des racines des dents de lait, comme l'avait postulé Vésale. Eustache donne un tableau chronologique exact de l'éruption des dents et montre comment la dent se nourrit pour assurer sa croissance : « non pas par la moelle osseuse de la mâchoire comme le croyaient les Anciens, ni par la moelle contenue dans sa cavité comme

---

48 S. Catania, *La découverte de l'anatomie de la dent, du papyrus d'Ebers à l'aube du 19e siècle*, op. cit., p. 49

49 Ibid.

l'affirmait Vésale, mais par le sang que lui apportent ses vaisseaux sanguins. »[50] Il est le premier à décrire le ligament alvéolo-dentaire.

Eustache décrit l'occlusion chez l'homme et chez les animaux. Il s'intéresse à l'harmonie dento-maxillaire et, à ce propos, il met en garde ses collègues contre les affirmations de Galien qui proclamait que : « les dents inférieures se moulent à l'image des supérieures, que leur symétrie est parfaite, que le nombre des racines est fonction du volume des couronnes et que ce volume varie avec la place que peut leur octroyer la bouche. »[51] Il considère que les dents sont plus belles si elles sont "droites" c'est-à-dire si « les racines ne sont ni courbées par rapport à la couronne, ni inclinées par rapport à la base osseuse. »[52] Eustache remarque que des agénésies ou des dents surnuméraires compromettent le bon équilibre des arcades, que l'harmonie de celles-ci est rompue si la disposition des dents est irrégulière puisque les dents donnent alors « à la bouche un aspect tordu». Il attribue cette irrégularité à une erreur de la nature et il nous précise les circonstances dans lesquelles ceci peut se produire : ① « lorsque les dents elles-mêmes sont "tordues" ; ② lorsque les dents, étant droites, font leur éruption dans un os alvéolaire qui ne l'est pas ; ③ lorsqu'un maxillaire est plus long que l'autre ou lorsque sa partie antérieure avance trop. »[53] Eustache a ainsi reconnu grosso modo, il y a quatre siècles, les trois classes fondamentales des dysmorphoses dento-faciales.

VOLCHER COITER (1534-1576), LA DENT N'EST PAS UN OS

Volcher Coiter, néerlandais, disciple de Fallope et ami d'Eustache, publie en 1572 *Externarum et internarum principalium humani corporis partium tabulae*, ouvrage dans lequel il compare le squelette d'un adulte à celui d'un fœtus et à celui d'un enfant de six ans. Dans un très court chapitre sur les dents, il affirme que la couronne atteint son volume définitif dès le début de la calcification et que celle-ci progresse de la face occlusale vers l'apex, sans stade cartilagineux, ce qui prouve que la dent n'est pas un os.

---

50 Ibid., p. 50

51 Ibid.

52 Ibid.

53 A. Besombes, *L'art dentaire du Moyen-Age au 18e siècle*, in M. Martiny, J. Poulet et J-C. Sournia, *Histoire de la médecine, de la pharmacie, de l'art dentaire et de l'art vétérinaire*, tome 6, op. cit., p. 63

URBAIN HEMARD (1548-1616), UNE ŒUVRE ANATOMIQUE CONTESTABLE

Comme la plupart de ses prédécesseurs, Urbain Hémard juge indispensable la connaissance anatomique pour la pratique de la chirurgie dentaire et de la médecine dentaire. Sans elle, "rien ne peut être parfait ni accompli". Il clame d'ailleurs : « anatomie se doit apprendre voyant faire et non pas par écrit »[54] Ceci ne l'empêche pas de vouloir faire bénéficier ses contemporains de ses observations anatomiques grâce à ses écrits ; il aborde l'anatomie dans le traité le plus complet du 16e siècle, *Recherche de la vraye anatomie des dents, nature et propriété d'icelles avec les maladies qui leur adviennent*, écrit en vieux français et publié en 1582 à Lyon. Hémard y emploie les termes de "fendants" pour dents de lait, "tranchants" pour incisives, "marteaux" pour molaires, "rouillure" pour tartre et "esgassure" pour stupor dentis. Dans son ouvrage, Hémard reprend l'erreur de Galien en attribuant la sensibilité des maxillaires et des dents à la troisième paire de nerfs crâniens au lieu de la cinquième. Mais l'ouvrage d'Hémard est un véritable plagiat du *Libellus de Dentibus* d'Eustache. Ce plagiat a été rendu possible par la faible diffusion de l'ouvrage d'Eustache en Italie et dans les autres pays, et par l'oubli rapide dans lequel est tombée cette oeuvre vingt ans après sa parution. Conséquence logique de ce plagiat : la plupart des observations exposées par Hémard reviennent en réalité à Eustache. Ainsi en est-il quand Hémard nous explique que les racines des dents ont chacune un fort ligament qui les attache à leurs étuis ou alvéoles. Là encore il reprend la description d'Eustache : « elles (les dents) ont chacune un fort ligament auquel elles sont attachées en leurs racines [...] »[55] L'ampleur du plagiat est impressionnante ; en effet, les emprunts littéraux d'Hémard à Eustache occupent trente-trois pages, soit environ les deux tiers des cinquante-deux pages consacrées à l'histoire naturelle des dents. Dans ces conditions, comment ne pas douter de la véracité de ses observations quand il affirme avoir disséqué lui-même en présence de témoins ? Si Hémard s'était contenté de traduire intégralement le *Libellus de Dentibus* d'Eustache, il aurait pu faire partager à ses contemporains les découvertes d'Eustache. Ainsi, le mal aurait été moindre puisque l'héritage anatomique et scientifique d'Eustache aurait été assuré. Mais malheureusement, il en a rien été et, par conséquent, pendant un siècle on ignorera encore bien des vérités énoncées par Eustache. Il en sera ainsi de la distinction de l'émail et de la dentine, de l'inexistence de rapports de dépendance entre les dentures temporaire et permanente, de la présence de racines aux dents de lait, de l'absence de moelle dans la chambre pulpaire mais de la présence de vaisseaux et de nerf dans celle-ci. Bien plus, les

---

[54] U. Hémard, *Recherche de la vraye anatomie des dents, nature et propriété d'icelles*, Lyon, Libraire Rigaud Benoist, 1581, p. 41

[55] Ibid., p. 52

étudiants qui liront *la Recherche* au lieu du *Libellus*, nous explique C. Gysel, non seulement ne bénéficieront pas d'une partie des connaissances exposées par Eustache mais ne se rendront pas compte non plus que la vérité ne se découvre pas uniquement par de patientes et laborieuses dissections, mais qu'il faut aussi en interpréter les résultats, choses que le *Libellus* met parfaitement en lumière.[56] Hémard a donc pris des libertés avec le texte originel du *Libellus* d'Eustache puisqu'il en a transformé une partie du contenu et a fait abstraction des découvertes du maître italien. Ainsi, alors qu'Eustache montre que Vésale s'est trompé à propos des appendices dentaires, Hémard affirme que toutes les dents, y compris les grosses molaires, se renouvellent, et il accrédite en même temps la théorie vésalienne des appendices dentaires, en l'attribuant d'ailleurs par erreur à Fallope. Dans sa *Recherche de la vraye anatomie des dents, nature et propriété d'icelles*, Hémard se trompe aussi quand il indique que la troisième paire de nerfs crâniens assure l'innervation des parties voisines de la dent. En outre, il continue à se tromper en estimant que la liaison entre la dent et l'os est une gomphose, en comparant ce type de lien à celui d'un « clou fiché dans du bois ».[57]

Mais même si les observations décrites par Hémard ne lui sont pas toutes propres, loin s'en faut, celles qui ont trait aux germes dentaires, réalisées selon une vision anatomique, ont au moins le mérite de donner à tous les praticiens de son époque, et aux dentistes français en particulier, une description minutieuse de la formation des dents. Il dit préférer donner son opinion sur ce sujet, non « par conjecture, que par la vraie recherche et démonstration anatomique des dents. »[58] Il prétend s'employer à travailler sur des cadavres de nouveaux-nés et leur "ouvrir" les mâchoires. Il le fera seul mais aussi « en la présence de ses plus intimes amis capables de cette démonstration », il va « anatomiser plusieurs avortons », auxquels il a « trouvé que les dents se formaient dans la matrice. »[59] Bien que sa recherche soit à caractère embryologique, c'est bien, comme il le dit lui-même une véritable approche anatomique qui lui permet de répondre à ses questions. Hémard se pose la question de la formation des dents sur l'enfant venu au monde, étant « attendu que extérieurement il n'y a point encore aucune apparence d'elle jusqu'au septième mois de sa naissance. »[60] Il va

56 C. Gysel, *Appréciation d'Urbain Hémard et de sa « recherche de la vraye anatomie des dents »*, in A.O.S. (sous la dir. de M. Benoist), n° 139, 1982 Paris, 1982, p. 404

57 U. Hémard, *Recherche de la vraye anatomie des dents, nature et propriété d'icelles*, op. cit., p. 52

58 Ibid, p. 35

59 Ibid.

60 Ibid., p. 40

donc essayer de comprendre à partir d'observations qu'il va mener sur des avortons et nouveaux-nés et même sur des chevreaux. Il nous donne un compte rendu précis de son observation : « Ayant coupé l'os de la mâchoire, j'ai trouvé toutes les dents incisives, les canines et trois des mâchelières, encore molles et imparfaites, étant cachées dans leurs petits étuis et alvéoles, distinguées d'un entre deux osseux, et à chacune une petite peau blanche mucilagineuse et tenace, laquelle était enveloppée d'une membrane ainsi qu'un fruit de son écorce, laquelle se trouve percée vers la partie haute pour donner passage à la première dent, qui commence à sortir. Mais tant plus cette petite peau se montre mucilagineuse, et éloignée de la nature de la membrane, que ce petit commencement de dent est tendre. Ayant levé cette membrane incontinent se manifeste la matière de la dent, partie osseuse, partie mucilagineuse. Et cette partie qui doit la première sortie en lumière hors la gencive, se montre cave et vide vers la fin, ce que l'on voit encore mieux aux incisives, parce que ce sont les premières endurcies et mieux formées, et après elles les canines et les moins de toutes, les trois mâchelières. »[61]

Sous les dents de lait, Hémard découvre la présence d' « un entre-deux osseux, lequel ayant pareillement ôté, il se présente de dessous autant de dents incisives et canines, toutes presque mucillagineuses représentant la substance d'un blanc d'œuf à demi cuit, moindres pourtant que les précédentes, étant cachées dans les mêmes étuis après les premières. »[62] Hémard ne veut établir ses conclusions qu'à partir de « l'anatomie à laquelle (comme dit Galien) il s'en faut rapporter ». Et il cite encore Galien : « Celui (dit il) qui veut bien rechercher les œuvres de nature et contempler ce qu'elle a fait en la fabrique du corps humain, il ne faut pas qu'il croit ce qu'il en trouvera par les livres, mais bien a ce qu'il en verra de ces yeux. »[63]

Enfin, en admettant que les recommandations exposées dans les écrits d'Hémard, à propos de la démarche scientifique, soient de lui, elles vont influencer ses contemporains. Il leur montre comment ils peuvent prétendre à une démarche scientifique, il leur fournit les moyens pour y parvenir ; d'abord, en soumettant à ses pairs ses observations, et ensuite, en écartant celles qui n'ont pas été vérifiées plusieurs fois, « parce que des choses rares en la médecine on n'en fait pas une loi, je n'en ferai pas grand récit. »[64]. Dans ce cas, nous pouvons au moins affirmer qu'Hémard a favorisé l'émergence d'un esprit scientifique chez les barbiers-dentistes de la Renaissance.

Hémard a la prétention d'adopter une attitude scientifique, expérimentale mais comme bon nombre de ses contemporains, il n'échappe pas à ce travers d'avoir les yeux rivés sur les écrits des auteurs de l'Antiquité et de reprendre ceux-ci sans les vérifier. Par exemple, selon lui, si les enfants ont leur dentition de lait à un âge variant entre cinq mois et sept mois, les uns plus tôt, les autres plus tard, c'est « selon qu'ils sont allaités d'un lait qui soit fait

[61] Ibid., p. 42
[62] Ibid., p. 36
[63] Ibid., p. 42
[64] Ibid., p. 48

d'un sang chaud, comme déclare très bien Aristote en son septième, de l'histoire des animaux. »[65]

COLOMBO (1510-1599) CORRIGE CERTAINES DONNEES ANATOMIQUES BIEN ETABLIES

Colombo pratique la vivisection et peut ainsi corriger un certain nombre d'erreurs de Galien, de ses successeurs, et même de Vésale. Contrairement à Galien et à Vésale qui associaient le cœur, les poumons et les artères pour les représenter comme un véritable système respiratoire d'alimentation du cœur en air froid et de refroidissement du sang, Colombo, constatant que les artères sont pleines de sang, distingue des fonctions différentes pour l'ensemble cœur-artères d'une part, et poumons d'autre part. Dans son livre majeur *De re anatomica*, Colombo ne regroupe pas les trois types de vaisseaux (veines, artères, nerfs) en un seul chapitre comme le faisaient Galien et Vésale, mais il traite chaque type de vaisseaux avec l'organe auquel il se rattache. Ainsi, pour les dents, Colombo précise que la chambre pulpaire « contient les nerfs, artères et veines qui y pénètrent par le foramen radicis. »[66] Signalons, en outre, qu'avec Colombo, le cerveau devient le roi des viscères.

AVEC GIROLAMO FABRIZI D'ACQUAPENDENTE (1522-1619), LA PREFIGURATION D'UNE ANATOMIE FONCTIONNELLE

De son côté, Girolamo Fabrizi d'Acquapendente est à la fois anatomiste et chirurgien et par ses recherches, il préfigure une anatomie fonctionnelle dont profitera un de ses élèves qui deviendra célèbre : William Harvey. Pendant trente-deux ans, il occupe la chaire d'anatomie et de chirurgie de Padoue, grand centre intellectuel du renouveau de l'aristotélisme, après avoir succédé à son maître Gabriel Fallope. Il fait construire à Padoue le premier amphithéâtre pour les démonstrations de dissection de cadavres humains.

JEAN RIOLAN I (1539-1606), UNE ANATOMIE BUCCO-DENTAIRE RETROGRADE

Méconnaissant délibérément l'œuvre originale d'anatomistes modernes comme Fallope et Eustache, Jean Riolan I va s'employer à préserver, voire à restaurer l'autorité des Anciens. Il impose ainsi à la faculté de Paris un esprit réactionnaire, d'immobilisme, de suffisance et d'intolérance, qui perdurera

---

65 U. Hémard, *Recherche de la vraye anatomie des dents, nature et propriété d'icelles*, op. cit., p. 43

66 S. Catania, *La découverte de l'anatomie – de la dent, du papyrus d'Ebers à l'aube du 19e siècle*, op. cit., p. 51

jusqu'à la Révolution. La morphologie dento-faciale, pourtant si brillamment inaugurée au 16e siècle va s'engager sur le chemin de la décadence au 17e siècle, et ce, de la faute de Riolan I et de celle de son fils Riolan II.

D'AUTRES ANATOMISTES ONT EXPLORE L'ANATOMIE DE LA SPHERE ORALE

Jacques Dubois (Sylvius) jette les bases d'une nomenclature pour l'anatomie qui est restée fondamentale.[67] Charles Estienne (1503-1564) décrit le nerf trijumeau et en 1545, il rédige un ouvrage sur la dissection, *De dissectione,* dans lequel il fait état du vomer. Rondelet (1507-1574), à qui nous devons l'observation princeps de l'ankylose de la mandibule, va se découvrir une vocation d'anatomiste. En Suisse, Gaspard Bauhin (1560-1624) réserve une vingtaine de pages à l'odontologie dans son ouvrage *Theatrum anatomicum.* Il y mentionne l'existence des artères dentaires qui sont repérées par certaines de leurs manifestations, les pulsations de la douleur, mais aussi par l'observation des hémorragies pulpaires. Il se trompe, comme ses prédécesseurs, quand il affirme que « les nerfs dentaires proviennent de la quatrième paire de nerfs crâniens et non de la troisième comme on le pensait jusqu'alors. »[68] Bauhin prétend que dans une même alvéole la dent temporaire et la dent définitive sont séparées par une cloison osseuse. Michel Servet et Gunther d'Andernach étudieront eux aussi l'anatomie de la bouche et des dents.

1-3-1-4 – L'anatomie, un moteur pour le développement de la chirurgie bucco-dentaire de la Renaissance et vice-versa

CONSIDERATIONS GENERALES SUR LES RAPPORTS EPISTEMOLOGIQUES ENTRE L'ANATOMIE BUCCO-DENTAIRE ET LA CHIRURGIE BUCCO-DENTAIRE

Durant la Renaissance, les connaissances anatomiques puisées dans les écrits du passé sont soumises à la lumière de l'expérience. Ainsi traitées, elles permettront de nombreuses avancées nosologiques qui profiteront autant à la chirurgie qu'à la médecine générale et donc à l'épistémologie dentaire. La théorie scolastique est ainsi rejetée au profit de la pratique. Par la pratique de la dissection sur cadavre, l'anatomie va donc se développer et le capital de connaissances anatomiques des chirurgiens et des barbiers chirurgiens va

---

67 A. Besombes, *L'art dentaire du Moyen-Age au 18e siècle*, pp. 53-81, in M. Martiny, J. Poulet et J-Ch Sournia, *Histoire de la médecine, de la pharmacie, de l'art dentaire et de l'art vétérinaire*, tome 6, op. cit., p. 61

68 S. Catania, *La découverte de l'anatomie de la dent – Du papyrus d'Evers à l'aube du 19e siècle*, op. cit., p. 58

s'enrichir. Grâce à l'anatomie, la chirurgie bucco-dentaire va connaître un certain essor et, en retour, la pratique chirurgicale va contribuer au renouvellement de l'anatomie. En effet, la chirurgie constituera un moteur pour le développement de l'anatomie et ce, de deux façons. D'abord, par les découvertes qui seront réalisées sur le "vif" lors des interventions chirurgicales sur les champs de bataille. Ensuite, par une certaine résurgence de la théorie, offrant ainsi des outils pédagogiques efficaces aux enseignants et assurant le nécessaire retour de la main à la pensée. De plus, en reconnaissant le pouvoir fécond de la théorie sur la pratique de la chirurgie, les chirurgiens s'attirent les bonnes grâces des médecins. Il se produira donc une réelle accalmie dans les querelles entre médecins et chirurgiens, d'une part, et entre chirurgiens et barbiers-chirurgiens, d'autre part. Cette accalmie sera aussi maintenue par un compromis conclu entre médecins et chirurgiens. Par ce compromis, les chirurgiens obtiennent le contrôle des barbiers et la Faculté conserve sa haute juridiction sur les chirurgiens et les barbiers-chirurgiens. Ainsi, la Faculté intervient donc dans la réception des maîtres en chirurgie et ceux-ci gardent le droit de traiter les affections courantes. Autant dire que, de cette façon, les barbiers-chirurgiens reçoivent donc un enseignement à la fois anatomique et chirurgical des chirurgiens et que le développement de l'anatomie bucco-dentaire et de la chirurgie bucco-dentaire s'en trouve amélioré. De plus, il s'instaure un terrain de plus grande confiance des médecins vis-à-vis des chirurgiens et des barbiers-chirurgiens. Ceux-ci peuvent aussi s'adonner sans complexe à la chirurgie bucco-dentaire dont les interventions constitueront une source d'enrichissement épistémologique pour la chirurgie bucco-dentaire, elle-même participant au développement de l'anatomie bucco-dentaire. Témoin de ces progrès en anatomie bucco-dentaire, la médecine générale va bien s'intéresser au corps humain "de la tête aux pieds" mais sans oublier la cavité bucco-dentaire. Laurent Joubert, médecin de Henri III le prouve en déclarant : « il ne faut oublier la bouche pour conserver les dents, les gencives et la bonne haleine, qui est de très grande importance à la santé. Car l'air qu'on inspire et retire assez par la bouche, au rencontre des dents et des gencives mal nettes, s'infecte de mesure, et étant ainsi corrompu offense le poumon et le cœur de sa mauvaise qualité, de sorte que plusieurs pour cette seule occasion deviennent finalement tabides. »[69]

[69] L. Joubert, *Erreurs populaires au fait de la Médecine et Régime de santé*, Bordeaux, S. Millanges imprimeur du Roi, 1578, p. 432

AVEC AMBROISE PARE, LE DEVELOPPEMENT DE L'ANATOMIE ET CELUI DE LA CHIRURGIE SONT INTIMEMENT LIES

Ambroise Paré, d'abord aide d'un barbier-chirurgien, puis barbier-chirurgien, est, par la suite, chirurgien des armées royales. Revenu des champs de bataille du Piémont, il se rend célèbre et devient chirurgien à robe longue. Il accède alors à la charge de chirurgien du roi et il sera le chirurgien des quatre rois successifs, Henri II et ses fils, François II, Charles IX et Henri III. Doté d'une habilité manuelle indéniable, Ambroise Paré fait progresser la chirurgie de façon empirique et pragmatique.

Il est le digne représentant des chirurgiens de la Renaissance. Ses observations cliniques minutieuses lui permettent de s'opposer à certaines habitudes néfastes. Il privilégie la pratique et s'abstient de tout verbiage ; il préfère réaliser des dissections pour approfondir ses connaissances et vérifier les notions acquises. Il démontre que tous les actes dont l'exactitude semble automatique, couper, coudre, nouer, sont la face visible d'un puissant processus de synthèse intellectuelle et de logique. L'opération, contrairement à ce que voudraient faire croire les médecins, ne peut être rangée uniquement parmi les tâches les plus pratiques. Elle exige déjà un savoir technique considérable et ce, dans les moindres détails de son exécution, sans oublier une connaissance approfondie de l'anatomie. Ce qui en fait, bien sûr, l'une des opérations les plus abstraites.

A l'instar d'Ambroise Paré, appelé très justement le père de la chirurgie moderne, les barbiers- chirurgiens vont poser les problèmes en termes opératoires et mettre sur l'avant-scène un élément crucial : l'expérience. Ils vont s'habituer à améliorer toute technique, mise à l'essai en fonction des observations faites au cours de son utilisation. Les découvertes consécutives à leurs tâtonnements empiriques, les conduisent à apporter progressivement des améliorations à leurs instruments. La place de la technique s'affirme et se développe en focalisant l'attention des barbiers-chirurgiens sur l'observation des faits, plutôt que sur la nature des choses, comme le faisait la métaphysique aristotélicienne. Les barbiers-chirurgiens vont se tourner naturellement vers les écrits de leur père spirituel, Ambroise Paré, d'autant plus que sa pratique constitue la matière de ses écrits. Il écrit en français et il rend ainsi service à tous ceux qui ne maîtrisent pas ou mal les langues anciennes, plus particulièrement aux barbiers-chirurgiens. Il contribue fortement à la diffusion du savoir en chirurgie et en chirurgie bucco-dentaire en France mais aussi à une reconnaissance plus grande des arts manuels. Après A. Paré, la rédaction de plus en plus fréquente d'ouvrages en français va avoir pour conséquence l'accélération de l'accès à la connaissance anatomique des barbiers-chirurgiens. De plus, elle va libérer certains d'entre eux de l'exploration systématique des textes anciens en leur procurant plus de temps pour l'observation. Les barbiers-chirurgiens seront donc désormais moins soumis à l'influence des auteurs de l'Antiquité. Ce détachement relatif des textes anciens s'accompagnera de la naissance d'un courant critique vis-à-vis d'eux.

LA POSITION D'URBAIN HEMARD VIS-A-VIS DU RAPPORT EPISTEMOLOGIQUE ENTRE ANATOMIE BUCCO-DENTAIRE ET CHIRURGIE BUCCO-DENTAIRE

En 1582, Urbain Hémard, de son côté, montre dans son ouvrage *Recherche de la vraye anatomie des dents, nature et propriété d'icelles*, à quel point il place la chirurgie au niveau d'un art premier "capable de surmonter", par cette opération de la main "les œuvres que Nature (sans son aide) ne peut mener à bonne fin". Se référant à Guy de Chauliac, il reprend sa déclaration : "la chirurgie ne peut se faire sans connaissance anatomique au risque d'opérer comme des bouchers, sans prendre en considération la diversité des parties et de déchirer à tort et à travers". Hémard s'adresse aux chirurgiens et pour appuyer son discours, il cite les grands anatomistes de son temps : Fallope, Paré, Eustache... Il cite aussi Vésale et il met ainsi un peu de distance entre la pratique de son temps et celle des Anciens sans pour autant renier Hippocrate, Aristote, Galien, Celse, Avicenne et bien d'autres...

Hémard estime absurde de traiter la chirurgie de mécanique et de délaisser la connaissance anatomique. Mais, s'il juge la connaissance anatomique indispensable pour la pratique chirurgicale, Hémard demande de "voir faire" car « les opérations de chirurgie ne se puissent si bien comprendre par écrit, comme voyant faire. »[70] Il énumère tous les accidents (fracture de mâchoire, hémorragies graves) dus à des pratiques intempestives n'ayant pas tenu compte des précautions élémentaires requises au cours de l'extraction et à une connaissance anatomique insuffisante.

A l'évidence, l'anatomie occupe une place primordiale à la Renaissance et Georges Canguilhem a raison de nous rappeler que les médecins anatomistes, « du début du 16e siècle, en fondant l'anatomie, avaient privilégié l'aspect statique, délimité, de la forme vivante. »[71] Pourtant, l'ébauche de "l'anatomia animata", de la physiologie, est déjà annoncée par des dessins d'artistes, en particulier ceux de Léonard de Vinci, où il figure les contractures des muscles, consécutivement à sa découverte, en 1506, du texte de Galien : *De l'usage des parties du corps*. Les représentations du

---

[70] U. Hémard, *Recherche de la vraye anatomie des dents, Nature et propriété d'icelles*, op. cit., p. 74

[71] G. Canguilhem, *Le normal et le pathologique*, Paris, Editions Quadrige/PUF, 2003, op. cit., p. 136

corps humain, par Léonard de Vinci, sont ainsi appréciées par Rudolf Arnheim : « [...] Chaque partie du corps humain était pour Léonard de Vinci à l'image des machines agencées par les inventeurs. La forme de chaque muscle, de chaque os, de chaque tendon lui apparaissait comme adaptée à sa fonction, et il les représentait comme s'il s'agissait d'un outil. Il utilisait les rapports spatiaux pour mettre en valeur des relations fonctionnelles. »[72] Léonard de Vinci adopte la même démarche que celle d'Alberti, il s'intéresse non seulement à l'anatomie mais il la veut aussi dynamique et rapportée aux problèmes du mouvement et du déplacement, « le travail de l'artiste consiste à montrer dans le corps une mécanique pesante et productrice d'énergie, c'est-à-dire capable à la fois d'inertie et d'effort. »[73]

1-3-2. La physiologie en art dentaire durant la Renaissance

Malgré la traduction par Thomas Linacre du traité de physiologie de Galien, il faudra attendre Jean Fernel (1497-1556) pour définir en 1542 la physiologie comme la première partie dont se compose la médecine. Son objet sera alors précisé comme « la nature de l'homme sain, de toutes ses forces et de toutes ses fonctions. »[74] Fernel attribue donc au terme de "physiologie" le sens de "science des fonctions du corps humain en état de santé". Dans son acte de naissance, la physiologie sera alors définie « comme étude distincte de la pathologie et la précédant, la pathologie précédant elle-même l'art du diagnostic, l'hygiène et la thérapeutique. »[75] En 1554, Jean Fernel publiera alors *les sept livres de physiologie.*

Durant la Renaissance, l'anatomie est encore souveraine mais, comme nous l'avons fait remarquer précédemment en étudiant l'anatomie bucco-dentaire durant cette période de l'histoire, à côté d'une anatomie statique, descriptive, une anatomie dont l'approche est plus dynamique voit le jour. Sur les champs de bataille de cette période, les blessés sur lesquels les chirurgiens interviennent leur offrent la possibilité de découvrir, sur le vivant, l'anatomie des plans plus profonds, donc de pratiquer déjà des "autopsies physiologiques".[76] Le questionnement physiologique se met donc à germer dans l'esprit des savants mais peu de thèmes de recherche physiologique émergent au niveau bucco-dentaire. La physiologie humorale, si ancrée dans

---

72 R. Arnheim, *La pensée visuelle*, Paris, Editions Flammarion, 1976, p. 326

73 N. Laneyrie-Dagen, *L'invention du corps – La représentation de l'homme du Moyen Age à la fin du 19e siècle*, Paris, Editions Flammarion, 2006, p. 45

74 G. Canguilhem, *Etudes d'histoire et de philosophie des sciences, concernant les vivants et la vie*, Paris, Editions Librairie philosophique J. Vrin, 1994, p. 226

75 Ibid.

76 C. Bernard, *Introduction à la médecine expérimentale*, Paris, Editions Garnier-Flammarion, 1966, p. 222

la communauté des savants laisse peu d'espace à d'autres développements que ceux qui répondent à sa vision des choses. Il est facile de s'en rendre compte quand on aborde les thérapeutiques médicales se destinant aux pathologies bucco-dentaires. En effet, elles sont conçues, pour la plupart, en s'appuyant sur un raisonnement humoral. Ces thérapeutiques sont ainsi censées rétablir l'équilibre des humeurs et une physiologie bucco-dentaire normale. Cette physiologie bucco-dentaire se trouve ainsi envisagée selon les principes de la physiologie humorale, les mêmes que ceux énoncés par Galien. Néanmoins, il faut bien reconnaître qu'avec Paracelse, la théorie humorale de Galien subit le premier sérieux coup de boutoir. En lançant la médecine iatrochimique, Paracelse tente ainsi de s'affranchir du carcan galénique. Pour Paracelse, la chimie représente la clé de tous les problèmes de physiologie. Selon lui, les causes immédiates de la maladie sont les substances chimiques qui composent le corps, en l'occurrence le mercure, le sel et le soufre ; la maladie apparaît quand il se produit un déséquilibre entre ces trois éléments et que l'un deux prédomine. Il proclame, avec une audace extraordinaire, de nouveaux principes physiologiques, empruntés d'ailleurs à l'alchimie et à la cabale. Même si la théorie alchimique de la vie, proposée par Paracelse, s'avère complètement fausse, elle a le mérite d'être à l'origine d'un réel renouvellement des idées en physiologie. Paracelse combat l'héritage galénique et envoie donc un coup de semonce dans l'édifice épistémologique hérité des grands maîtres de l'Antiquité. Malgré tout, cet édifice est peu ébranlé et les premiers effets de ce coup de semonce sont sans conséquences pour le moment. Par contre, l'esprit insufflé par Paracelse aura une influence sur les premiers développements de la chimie aux siècles suivants. Au 16e siècle, la physiologie humorale fait toujours l'unanimité auprès des savants et Ambroise Paré nous en apporte la preuve dans ses écrits. Ainsi, dans son ouvrage *Oeuvres*, publié en 1575, en dissertant sur les maladies des dents et leur traitement, il expose sa volonté de respecter les thèses galéniques et la théorie humorale. Ambroise Paré écrit donc que la pituite, humeur âcre et légère, peut corroder les dents jusque dans les racines. Il rend aussi l'excès de pituite responsable de la mobilité dentaire.

Urbain Hémard n'est pas indifférent à la physiologie bucco-dentaire et s'intéresse beaucoup au "sentiment" des dents et de l'os et il veut comprendre la physiologie de la douleur. Il lie la douleur des gencives à la tension de leurs tissus qui compriment les nerfs. Il se demande « si les dents ont un sentiment propre ou bien par sympathie ou communication. »[77] Il passe donc en revue des théories qui s'opposent et examine ainsi ce que disent, sur la sensibilité des dents, Galien, Arétée, Faloppe et bien d'autres. Avant d'exposer son point de vue, Hémard nous fait part de ses observations

77 U. Hémard, *Recherche de la vraye anatomie des dents, nature et propriété d'icelles*, op. cit., p. 14

sur les impressions ressenties par ses patients durant le limage des dents. Il note ainsi l'absence de "sentiment" de l'émail au début du limage puis, dès que l'émail est franchi, une plus grande sensibilité du patient au limage. Hémard va donc s'interroger sur la sensibilité de la dent et comparer celle-ci à celle de l'os. Se rendant compte que la sensibilité au limage est de plus en plus intense au fur et à mesure que l'on se rapproche de la membrane située à l'intérieur de la cavité de la dent, il va désigner celle-ci comme responsable de la sensibilité des dents. Selon Hémard, si la dent peut supporter l'agression du limage, de la chaleur, c'est parce que l'émail est dur et à distance du nerf de la membrane (pulpaire). Hémard établit un lien entre la calcification de l'émail et la faible sensibilité de celui-ci. Le nerf principal situé dans le corps de la dent émettrait d'abord des prolongements dans la masse gélatineuse de la couronne dentaire. Puis, c'est la calcification secondaire de celle-ci qui serait à l'origine de la faible sensibilité perçue au niveau de l'émail. Cette calcification de l'émail provoquerait ainsi le relatif isolement des fins filaments nerveux de l'émail du tronc nerveux principal du corps de la dent et expliquerait donc la quasi-interruption de la transmission de la sensation nerveuse.

Ce qui pénalise Hémard au niveau de son approche physiologique, c'est son trop fort attachement à la matière inerte. De ce fait, il appréhende les phénomènes du vivant en assimilant la matière vivante à la matière inerte, en calquant son approche des phénomènes ayant lieu sur le vivant sur celle des phénomènes ayant lieu sur la matière inerte. Il assimile ainsi le tissu dentaire à de la pierre, ou à du bois vermoulu... Les analogies sur lesquelles Hémard s'appuie, constituent donc pour lui un handicap majeur car elles le limitent énormément dans sa compréhension des phénomènes se produisant au niveau du vivant. Elles verrouillent toute spéculation de sa pensée et empêchent même toute hypothèse nouvelle. Malgré tout, sa recherche physiologique comprend des aspects positifs puisqu'il n'est pas question pour Hémard de cautionner l'obscurantisme. Il affiche résolument sa volonté de fonder la recherche en physiologie en suivant le chemin de la raison et de l'expérience, « rejetant les superstitieux et la plupart des vulgarités empiriques, desquelles on en voit aucun profit. »[78]

La physiologie de la douleur peut donner lieu à des théories particulières. C'est ce sur quoi Montaigne a été éclairé quand il a été victime d'une pulpite aiguë lors d'un séjour en Italie (séjour organisé pour y soigner sa gravelle). Montaigne écrit dans son journal de voyage : « Le 27 août 1581, après dîner je fus cruellement tourmenté d'un mal de dents, très vif, tellement que j'envoyai chercher le médecin. Le médecin ayant tout examiné, vu

[78] U. Hémard, *Recherche de la vraye anatomie des dents, nature et propriété d'icelles*, op. cit., p. 71

principalement que la douleur s'était apaisée en sa présence, jugea que cette espèce de fluxion n'avait pas de corps ou n'en avait que fort peu ; mais que c'étaient des vents mêlés de quelque humeur qui montaient de l'estomac à la tête et me causaient ce malaise ; ce qui me paroissait d'autant plus vraisemblable, que j'avais éprouvé de pareilles douleurs entre d'autres parties de mon corps. »[79] Cette causalité centrée sur les flatulences s'explique puisqu'en 1557, un médecin parisien, Adrianus Alemanus Sorcensus avait traduit en latin le *Traité des vents* (*De Flatibus*) d'Hippocrate qui connut une véritable vogue. Cette causalité de la douleur pulpaire est toujours d'actualité un an après l'accident pulpaire de Montaigne puisqu'en 1582, Jean Feyens, médecin anversois, publie un traité concernant toutes les maladies causées par les flatulences, dans lequel plusieurs pages sont consacrées aux symptômes de" l'odontalgie flatulente". Cet auteur spécialisé dans le traitement des maladies causées par les flatulences distingue nettement l'odontalgie flatulente de l'odontalgie classique, causée par la catarrhe : « son diagnostic est facile. La douleur qu'elle cause n'est pas constante, ni aussi véhémente que dans le cas du catarrhe, mais s'aggrave à intervalles rapprochés, comme quand on enfonce rapidement un clou. »[80] Montaigne pouvait donc à bon droit trouver plausible l'explication donnée par le médecin.[81]

1-3-3. Réflexions finales sur l'implication de l'anatomie et de la physiologie dans le développement épistémologique de l'art dentaire durant la Renaissance

A la Renaissance, l'environnement culturel plus attentif au corps, au système bucco-dentaire et à l'esthétique bucco-faciale, a bien sûr contribué au plus fort attrait des savants pour l'anatomie bucco-dentaire et la physiologie bucco-dentaire. De plus, avec Vésale, son rival Eustache, et l'Ecole italienne d'anatomie qui fournit des anatomistes à toute l'Europe, de nombreuses découvertes sont réalisées sur la structure du corps humain et c'est ainsi que la physiologie, se basant sur l'étude de l'organisation, peut commencer. Parmi tous ces anatomistes, Fabrice d'Acquapendente est certainement celui qui a donné le plus d'impulsion à l'ensemble de la physiologie. Pendant la Renaissance, l'un des faits les plus marquants pour le devenir et l'avenir de l'épistémologie de l'art dentaire s'est trouvé être la remise en cause par Vésale de certains écrits des Anciens et de ceux de Galien, en particulier, dont il avait constaté l'invalidité de certains énoncés. Malgré le caractère sacré de ces énoncés, Vésale a ainsi inauguré une nouvelle attitude vis-à-vis

---

79 C. Gysel, *Michel de Montaigne (1533-1592), la médecine et les dents*, in A.O.S (sous la dir. de M. Benoist), n° 185, mars 1994, Paris, Editions CDP, 1994, p. 22

80 Ibid., p. 23

81 Ibid.

des savants de l'Antiquité. Nonobstant un attachement très prononcé aux Maîtres de l'Antiquité et une certaine réticence à contester leur autorité, les savants de la Renaissance ont alors, à la suite de Vésale, osé réexplorer les connaissances léguées par leurs prédécesseurs, ou même parfois celles exposées par leurs contemporains. Conséquence inéluctable, certaines des connaissances anatomiques de Vésale ont, à leur tour, été remises en question. Il s'en est suivi un processus de libération vis-à-vis des maîtres de l'Antiquité mais aussi vis-à-vis de tous les maîtres de la Renaissance, donc vis-à-vis de tous les anatomistes quelque soit la période de l'histoire à laquelle ils appartiennent. Il est ainsi né un esprit critique, indispensable et déterminant pour la multiplication des corrections et des découvertes anatomiques du moment. Ce faisant, les anatomistes ont signé l'avènement d'une véritable démarche scientifique.

A la Renaissance, l'anatomie aura donc constitué une discipline fondamentale, objet de toutes les attentions, aussi bien des médecins que des chirurgiens et des barbiers-chirurgiens. Vésale, Paré, Fallope, Eustache..., et même Urbain Hémard, ont tous réservé à l'anatomie une place privilégiée, voire même centrale pour la constitution épistémologique des arts de guérir. L'anatomie a été considérée plus spécialement par les barbiers-chirurgiens comme une discipline de base, constituant le socle de tout l'édifice épistémologique de l'art dentaire.

La contribution d'Ambroise Paré à la mise en valeur simultanée de l'anatomie bucco-dentaire et de la chirurgie bucco-dentaire n'a pas été négligeable. Elle a joué un rôle certain dans le développement épistémologique de l'art dentaire. De plus, l'intérêt d'Ambroise Paré pour la bouche et les dents a été déterminant pour une meilleure compréhension entre chirurgiens et médecins. Il a permis aussi la juste reconnaissance des pratiques manuelles, en général, et de l'art dentaire, en particulier. La pratique chirurgicale a aussi favorisé une approche sur le vif, une approche physiologique des phénomènes bucco-dentaires

En faisant de la dissection un outil de réflexion, en adoptant et en partageant de nouvelles méthodes, en passant subrepticement de l'anatomie purement statique à l'anatomie animata, c'est-à-dire en se familiarisant peu à peu avec la physiologie dynamique, les hommes de l'art dentaire ont pu mettre en commun leurs observations et la connaissance. Ils sont aussi parvenus à donner à l'art dentaire un profil épistémique plus lisible, plus précis, plus affirmé et plus étendu.

Certes, l'œuvre d'Hémard aurait été plus bénéfique au développement épistémologique de l'anatomie bucco-dentaire et de la physiologie bucco-dentaire si Hémard s'était contenté de copier fidèlement l'œuvre d'Eustache.

Cependant, en tournant au ridicule toutes les superstitions de son époque, Hémard a eu au moins le mérite d'encourager les savants de l'art de guérir à adopter un nouvel esprit plus critique, donc plus favorable à l'amorce d'une scientifisation de l'art dentaire. D'autre part, quoique contestable sur bien des points, l'ouvrage d'Hémard, *Recherche de la vraye anathomie des dents, nature et propriété d'icelles*, est le premier à être entièrement consacré à l'odontologie et ce, en français. Toutes ces raisons font que le livre d'Hémard devait être cité. Ce livre deviendra d'ailleurs, par la suite, un ouvrage de référence pour les barbiers-dentistes du 17e siècle et même pour Fauchard au 18e siècle.

1-4- L'anatomie et la physiologie en art dentaire durant le 17e siècle

1-4-1. Le 17e siècle, un siècle de transition pour le développement épistémologique de l'anatomie et de la physiologie en art dentaire

Au cours du 17e siècle, différents courants philosophiques vont participer aux nouvelles théories sur le corps. Ce contexte philosophique sera favorable au développement de l'anatomie et de la physiologie en art dentaire. Ce siècle assure la transition entre cette longue période de l'histoire qui s'étend de l'Antiquité à la fin du 16e siècle et celle des temps modernes qui débutera quand le 17e siècle s'achèvera. L'illustre Galilée trace une voie nouvelle se caractérisant par l'observation, l'expérimentation, et l'énonciation de lois à partir des mesures. Il va entraîner dans son sillage les générations de savants qui lui succèderont au 17e siècle. Mais Galilée n'est pas le seul à développer des idées nouvelles et c'est l'ensemble du contexte philosophique, culturel et scientifique du 17e siècle qui aura d'abord un certain retentissement sur le développement épistémologique de l'anatomie et de la physiologie du 17e siècle mais dont l'influence se fera encore plus ressentir au 18e siècle.

OBSERVATION, QUESTIONNEMENT, RETOUR AU LOGOS ET À L'ECRITURE : DES CONDITIONS FAVORABLES AU DEVELOPPEMENT EPISTEMOLOGIQUE DE L'ANATOMIE ET DE LA PHYSIOLOGIE

L'anatomie et la physiologie trouvent au 17e siècle les conditions favorables à leur développement épistémologique, c'est-à-dire un recours à l'observation, un questionnement important, un retour au logos et à l'écriture. Comme l'indique Michel Foucault dans *L'ordre du discours*, le passage de la Renaissance au 17e siècle correspond à un tournant caractéristique d'une « époque ou apparaît, en Angleterre surtout, une science du regard, de l'observation, du constat, une certaine philosophie naturelle. »[82] Antonio R. Damasio qualifie d'ailleurs le début du 17e siècle, « d'âge du fait observable. »[83] Au 17e siècle, s'établit donc un véritable rapport entre les choses et les yeux ; ce rapport va être défini par l'histoire naturelle. La vue est alors le sens de l'évidence et de l'étendue. Dans *les mots et les choses*, Michel Foucault traduit très bien ce que ceci signifie : « Observer, c'est donc se contenter de voir. De voir systématiquement peu de choses. De voir ce qui, dans la richesse un peu confuse de la représentation, peut s'analyser, être reconnu par tous, et recevoir ainsi un nom que chacun pourra entendre. L'objet propre de l'histoire naturelle, c'est l'étendue dont sont constitués les êtres de la nature, —étendue qui peut être affectée de quatre variables. Et de quatre variables seulement : forme des éléments, quantité de ces éléments, manière dont ils se distribuent dans l'espace les uns par rapport aux autres, grandeur relative de chacun. »[84] Michel Foucault nous indique ainsi le chemin suivi qui a permis de passer de l'observation à la description, description supposant l'affectation de quatre variables à l'étendue : « [...] Chaque partie, visiblement distincte, d'une plante ou d'un animal est donc descriptible dans la mesure où elle peut prendre quatre séries de valeurs. Ces quatre valeurs qui affectent un organe ou élément quelconque et le déterminent, c'est ce que les botanistes appellent sa structure. »[85] L'étude de la structure ne va pas se limiter aux plantes et aux animaux, elle va s'étendre au corps humain et à la sphère bucco-dentaire. Par l'étude de la structure, l'anatomie adopte à son tour une approche quantitative des phénomènes. A l'évidence, en ce début du 17e siècle, l'érudition livresque et la ratiocination scolastique ont donc cédé la place à d'autres moyens de connaissance : à l'observation, à l'expérimentation et à la réflexion mathématisée. Néanmoins, il est encore difficile de se détacher de l'approche qualitative des phénomènes, si chère à Aristote. Preuve en est, puisqu' « en 1642, l'Université d'Utrecht interdisait encore d'enseigner toute autre philosophie que celle d'Aristote. »[86]

Le 17e siècle est aussi le siècle du "questionnement fertile". Selon Antonio R. Damasio, Shakespeare, dans Hamlet, nous révèle parfaitement le questionnement de cette époque en nous montrant Hamlet s'interrogeant en

---

[82] M. Foucault, *L'ordre du discours*, Paris, Editions Gallimard, 1971, p. 64

[83] A. R. Damasio, *Spinoza avait raison, Joie et tristesse, le cerveau des émotions*, Paris, Editions de poche Odile Jacob, 2005, p. 231

[84] M. Foucault, *Les mots et les choses*, op. cit., p. 146

[85] Ibid., p. 147

[86] F. Kaplan, *La vérité – Le dogmatisme et le scepticisme*, Paris, Editions Armand Colin, 1998, p. 70

toute occasion, « troublé par le comportement humain et perplexe quant au sens que pourraient revêtir la vie et la mort. »[87]

Pendant le second quart du 17e siècle, un nouveau cours de la pensée voit le jour, dans les années 1630-1650, avec Descartes principalement. « Le logos, instrument de la démonstration qui était l'apanage des philosophes dans l'Antiquité devient une faculté universelle (...). »[88] Descartes est clair sur ce point et au début du *Discours de la méthode*, il écrit : « le bon sens est la chose du monde la mieux partagée [...]. Ce qu'on nomme le bon sens ou la raison est naturellement égale en chaque homme. »[89] En soulignant l'aptitude de chacun à chercher la vérité dans les sciences, « Descartes instaure en fait un devoir de lire »[90] et invite bien entendu aussi à écrire. Ce contexte émancipateur incite les chercheurs à publier leurs travaux. Wharton, Leeuwenhoek, Malpighi, Bellini, Willis, Stenon et bien d'autres, en publiant leurs découvertes, participeront à l'essor de l'épistémologie relative à la bouche et aux dents. Dans son *Discours de la méthode*, Descartes dénonce la philosophie spéculative enseignée dans les écoles et lui préfère une philosophie pratique afin de « nous rendre comme maîtres et possesseurs de la nature. »[91] L'art dentaire ne peut être indifférent à cette philosophie pratique qui nous explique que « l'esprit dépend si fort du tempérament et de la disposition des organes du corps que, s'il est possible de trouver quelque moyen qui rende communément les hommes plus sages et plus habiles qu'ils n'ont été jusqu'ici, je crois que c'est dans la médecine qu'on doit le chercher. »[92] Descartes indique ainsi le chemin à suivre par les hommes désireux de préserver leur santé : s'intéresser à la médecine et par conséquent, bien sûr à l'anatomie et à la physiologie. Dans ces conditions, l'intérêt pour l'anatomie et la physiologie bucco-dentaire ne peut que se développer. Et ce, d'autant plus que Descartes énonce un principe qui fait date pour l'anatomie et la physiologie bucco-dentaire : « un corps vivant est en tous points comparable à une machine très perfectionnée, et peut accomplir l'ensemble de ses fonctions, y compris celles qui consistent à réagir d'une manière déterminée à une circonstance extérieure, "par la seule disposition de ses organes", c'est-à-dire des parties de la matière qui le

---

87 A. R. Damasio, *Spinoza avait raison, Joie et tristesse, le cerveau des émotions*, Paris, Editions de poche Odile Jacob, 2005, p. 231

88 B. Bensaude-Vincent, *La science contre l'opinion – Histoire d'un divorce*, Paris, Editions Les empêcheurs de tourner en rond, 2003, p. 36

89 R. Descartes, *Discours de la méthode,* 1re partie, Introduction, dossier et notes par Denis Moreau, Paris, Librairie générale de France, 2000, p. 67

90 B. Bensaude-Vincent, *La science contre l'opinion – Histoire d'un divorce*, op. cit., p. 37

91 D. Collin, *La matière et l'esprit – Science, philosophie et matérialisme*, Paris, Armand Colin, 2004, p. 7

92 Ibid.

compose. »[93] Marcello Malpighi (1628-1694), célèbre anatomiste italien, en prendra acte et il adhérera sans réserve à ce principe cartésien du mécanisme. A propos des machines de notre corps, Malpighi écrira dans son ouvrage *De pulmonibus,* en 1661, qu'elles s'apparentent à des « cordes, des filaments, des poutres, des fluides s'écoulant des citernes, des canaux, des filtres, des cribles et autres machines semblables. » (Malpighi, 1944 :40)[94] En tendant à voir en l'homme une machine, la philosophie de Descartes associe tout naturellement anatomie, physiologie et mécanisme. Jean-Christophe Godard nous explique tout ce que représente le "mécanisme" pour le 17e siècle : « le mécanisme, (...) est la véritable nouveauté et la véritable originalité du 17e siècle, dans la mesure où il fondait la possibilité d'une science universelle des corps en général, (...). » [95] J.-C. Godard nous dévoile cette philosophie en l'opposant à celle d'Aristote : « pour l'essentiel, le mécanisme consiste dans l'exploitation des propriétés ou caractéristiques de tout objet, par référence non à une fin ou à une fonction (comme chez Aristote), mais à la seule disposition ou configuration de ses parties. L'opposition mécaniste à la philosophie d'Aristote s'exprime, par ailleurs, dans la tentative d'expliquer les phénomènes d'un point de vue quantitatif et non plus qualitatif. »[96]

LA NAISSANCE DE LA SCIENCE MODERNE, UNE OPPORTUNITE POUR LE DEVELOPPEMENT DE LA PHYSIOLOGIE

Auparavant, la Nature était l'objet de contemplation et de respect, et l'homme n'avait que très peu d'emprise sur elle. Mais désormais, les philosophies du 17e siècle sont à la conquête de la Nature. En effet, chacun de son côté, Bacon dans le *Novum Organum* et Descartes dans *Le discours de la méthode*, proposent « une nouvelle ambition à la connaissance humaine : devenir maître et possesseur de la nature (selon les termes de Descartes), obéir à la nature pour mieux la dominer (selon ceux de Bacon). »[97] Bacon et Descartes bouleversent ainsi la définition de la nature. Ainsi, le 17e siècle est celui de l'émergence d'une nouvelle science et d'une nouvelle nature, d'un savoir humain où la connaissance scientifique occupe une place essentielle. « La science moderne qui commence au 17e siècle, se fonde sur la conviction que la nature peut être connue par l'outil de la mesure, donc quantifiée (ce

---

[93] J. Russ (sous la dir. de), *Histoire de la Philosophie – 2 - L'invention du monde moderne*, op. cit., p. 169

[94] M. Malpighi, *De pulmonibus seguito dalla Risposta apologetica,* Editions S. Baglioni, Rome 1944, p. 40, cité dans P. Rossi, *Aux origines de la science moderne*, Paris, Editions du Seuil, 1999, p. 193

[95] J.-C. Goddard, *Le corps*, Paris, Librairie philosophique J. Vrin, 2005, p. 104

[96] Ibid., p. 104

[97] N. Farouki, *La métaphyqique*, Paris, Editions Flammarion, 1995, p. 70

qui appelle un développement des mathématiques). »[98] L'univers rigoureux des mathématiques se substitue au cosmos qualitatif des Anciens.

Le vrai départ de la découverte physiologique et des fonctions est donné par Descartes pour qui le corps fonctionne indépendamment de l'âme, comme une machine automatique : « ces fonctions suivent naturellement, en cette Machine, de la seule disposition de ses organes, ne plus ne moins que font les mouvements d'une horloge ou autre automate, de celles de ses contrepoids et des ses roues. »[99] Mais si Descartes s'intéresse à la physiologie, c'est aussi parce qu'il « est préoccupé de soulager la souffrance, de guérir la maladie, plutôt que de leur donner un sens. »[100]

En plaçant hiérarchiquement la médecine au-dessus de toutes les sciences et en faisant en sorte que celles-ci soient au service de la médecine, Leibniz (1646-1716) facilite le développement de la science du vivant et donc de l'anatomie et de la physiologie qui vont indéniablement progresser à la fin du 17e siècle et au début du 18e siècle. Ceci se vérifie quand on suit les avancées de Boerhaave en clinique, avancées obtenues en introduisant la précision dans la sémiologie et en décrivant de nouvelles entités morbides, comme les purpuras, les neuropathies et le rachitisme. En effet, en opérant ainsi, Boerhaave a aussi projeté sur ces entités un questionnement favorable à l'essor de la recherche physiologique. En outre, faut-il le rappeler, dans les dernières décennies du 17e siècle apparaissent de nouvelles formes de pensée critique avec notamment Bayle et Fontenelle. Dans ce contexte, l'évolution épistémologique en anatomie et en physiologie rencontre des conditions favorables et ses acteurs se nomment Francis Glisson, Thomas Willis et Niels Steenson. Grâce à eux, l'organisation structurelle du cerveau et des grands nerfs, mais aussi les glandes endocrines, ont été découvertes et sont alors de nouveaux sujets d'étude physiologique. Enfin, comme nous l'avons écrit dans notre précédent ouvrage, « le 17e siècle est le moment de la coupure galiléenne, moment déterminant dans l'évolution épistémologique de l'art dentaire. Cette coupure va se manifester par la jonction entre deux courants, celui de la tradition du livre et celui de la machine, de la technique. »[101] Or, la jonction de ces deux courants va être aussi le point de départ de la science moderne et représenter une condition essentielle pour le développement de la physiologie en art dentaire. Tout contribue à un

---

[98] F. Parot et M. Richelle, *Introduction à la psychologie – Histoire et méthode*, Paris, Presses universitaires de France, 1992, p. 40

[99] R. Descartes, *Traité de l'Homme*, AT XI Œuvres et lettres, Paris, Gallimard, La Pléiade, 1953, pp. 130-131

[100] J. C. Godard, *Le corps*, op. cit., p. 109

[101] G. Gros, *Histoire des liaisons épistémologiques entre l'art dentaire et la chimie*, op. cit., p. 93

véritable bouillonnement d'idées et celui-ci est à l'origine des modifications des mentalités et de la naissance du siècle des Lumières.

1-4-2. L'anatomie en art dentaire au 17e siècle

UNE ANATOMIE DENTAIRE RETROGRADE

Bien que la Renaissance ait fait naître un corps moderne, capable de se libérer des forces occultes, de l'influence des planètes et de trouver en lui-même le ressort de sa survie, la chirurgie est toujours à la fois admirée et rejetée. En effet, les médecins ont du mal à accepter les nouvelles méthodes des chirurgiens et leur nouvelle approche de l'anatomie. A la faculté de médecine de Paris, Riolan I (le père) est le chef de file d'un courant rétrograde en anatomie et il passe le témoin à son fils Riolan II à la fin du 16e siècle. Au 17e siècle, Riolan II juge les illustrations nuisibles au bon entendement de l'anatomie. Il continue, comme son père, à manifester une fidélité sans faille aux Anciens mais il est tout de même considéré par ses contemporains comme le coryphée des anatomistes. Il se vante d'avoir disséqué plus de cent cadavres en vingt-quatre hivers. Harvey lui-même, face à ses détracteurs — dont Riolan II fait partie — l'estime le seul digne de discussion et le qualifie d'"Anatomicorum Corypheus". Au cours du 17e siècle, avec Riolan II, André du Laurens, et Bauhen, l'anatomie de la sphère bucco-dentaire, élaborée au 16e siècle en Europe, régresse.

Riolan II présente une ostéologie de la face demeurant incertaine quant au nombre des os qui la composent, mais tenant compte de la découverte du sinus maxillaire. L'odontologie de Riolan II montre néanmoins une certaine volonté de concilier les Anciens et les Modernes mais, de ce fait, elle est confuse. Identifiant os et dent, Riolan II méconnaît l'unité biologique du système dent-alvéole, mise en évidence par Fallope. Il ignore également la distinction entre l'ivoire et l'émail, la topographie et la chronologie du renouvellement des dents, l'existence des racines des dents temporaires (pourtant décrite par Eustache). Grâce à leur notoriété, l'odontologie des Riolan père et fils sera parvenue à éclipser le *Libellus de Dentibus* d'Eustache. Riolan II n'accepte pas les explications d'Harvey sur sa découverte de la circulation sanguine et, de sa faute, jusqu'à la mort de Guy Patin (1672), la faculté de Paris continuera à développer des thèses s'opposant à la circulation sanguine décrite par Harvey. Malgré tout, en matière d'anatomie générale, la mort de Riolan II laissera en France un vide qui ne sera comblé, à la fin du siècle, que par Duverney.

Les œuvres anatomiques de Diemerbroeck et d'Hormus et les ouvrages de vulgarisation, *Dissertation sur les dents* (1679) de Bernardin Martin et *Conservations anatomiques* (1672) de Bourdelot mettent aussi en évidence cette régression. "L'esprit" anatomique décline et Ysbrand Van Diemerbroëck (1608-1674) nous le prouve à plusieurs reprises dans son *Anatomie* de 1672. Selon lui, si une incisive n'apparaît pas sur l'arcade après un traumatisme de la dent lactéale et si cet espace qui lui était réservé est comblé, c'est que ce comblement est assuré par le grossissement des dents adjacentes. De toute évidence, Van Diemerbroëck n'a même pas pensé à la migration des deux dents qui se trouvaient de part et d'autre de la dent de lait quand celle-ci a disparu. Il a encore moins pensé au refoulement du germe de la dent définitive sous la pression exercée par l'apex de la dent de lait sur le germe de la dent définitive et ensuite à son maintien en inclusion par suite de la migration des deux dents qui étaient de part et d'autre de l'espace laissé libre, consécutivement à la chute de la dent lactéale qui occupait cet espace. De même, Van Diemerbroëck nous donne une explication erronée de la naissance de la dent permanente à partir de la racine de la dent temporaire. Selon lui, à une époque donnée la racine se ramollit, puis se durcit à nouveau et si elle ne tombe pas à temps, elle portera deux couronnes, l'ancienne et la nouvelle. De son côté, B. Martin affirme dans sa *Dissertation sur les dents*, l'impossibilité pour les dents de lait, par leur nature même, d'avoir des racines. Il croit encore à la croissance continue des dents, alors qu'elle était déjà contestée par des anatomistes sérieux comme Duverney. Il écrit que les dents « croissent incessamment et jusques à la fin de la vie. »[102] Les connaissances anatomiques de Martin sont déplorables. Pour le développement des dents, il rappelle la théorie d'Hippocrate en particulier : « la génération des dents est triple (...). La première se fait du sang dans la matrice, la seconde du lait, et la troisième des aliments solides. »[103] Martin explique « que c'est ce qui fait que les dernières dents qui nous viennent, sont plus fermes, plus stables et plus dures que celles qui sont faites du lait et du sang, lesquelles sont plus molles et tombent bien plus facilement. »[104] Martin écrit même que « les dents reviennent quand on les a perdues et renaissent plusieurs fois. »[105] D'autres énormités peuvent être relevées dans sa *Dissertation sur les dents* ; ainsi, pour Martin, ce sont les nerfs, les veines et les artères au lieu des dents qui sont « articulés aux deux mâchoires par gomphose. »[106] Martin ne connaît pas non plus l'existence du ligament puisqu'il dit que les dents « [...] sont fichées dans les mâchoires comme des clous, où elles sont si bien affermies par les nerfs, les membranes et les

---

102 B. Martin, *Dissertation sur les dents*, op. cit., p. 4
103 Ibid., p. 9
104 Ibid.
105 Ibid., p. 4
106 Ibid., p. 3

chairs des alvéoles et des gencives, qu'elles n'en peuvent être arrachées qu'avec effort. »[107]

AVEC DUVERNEY ET RAU, FIN DE LA RETROGRADATION DE L'ANATOMIE DENTAIRE

A la fin du 17e siècle, deux auteurs, Duverney et Rau, vont s'intéresser particulièrement à la formation des dents et vont mettre fin à la rétrogradation de l'anatomie dentaire. Auteur d'un *Mémoire sur les dents* (1689), qui rend hommage à la biologie dentaire d'Eustache[108], Guichard-Joseph Duverney (1648-1730) est en rupture avec le courant rétrograde de l'anatomie dentaire qui règne en France. Comme l'explique C. Gysel, *Le mémoire sur les dents* de Duverney « est le premier écrit du 17e siècle où les principes biologiques fondamentaux du développement de la denture, découverts au 16e siècle par Fallope et Eustache, sont remis en valeur. »[109] Depuis Jean Riolan le fils (1577-1657), l'anatomie était tombée dans le discrédit et « les maîtres de l'interrègne, Descartes, Perrault, Pecquet et Vieussens n'avaient jamais obtenu une audience universelle »[110] et ce, même si Pecquet avait donné son nom à la "citerne" et Vieussens, le sien, à une artère.

Pour la morphologie de la denture, Duverney est le véritable héritier d'Eustache (1500-1574) et il contribue à faire connaître l'œuvre de ce dernier jusqu'alors restée méconnue, dénaturée et plagiée par Urbain Hémard. Pour sa part, Duverney ne plagie pas les auteurs classiques et s'il a probablement emprunté à l'*Essai* de Martin (1679) le mot "émail", il n'est pas question pour lui d'en faire plus. Quand il réfute, dans son *Mémoire sur les dents*, la curieuse théorie odontogénétique de Diemerbroeck, il restaure la synthèse élaborée au 16e siècle. C. Gysel nous expose les grandes lignes de sa théorie. « Distinguant dans le germe la "choroïde" et le "noyau" il a ébauché une théorie de l'ossification qui lui est particulière. Le noyau fournit un suc blanc et visqueux qui se durcit de sa surface formant la première couche de la dent. Sur celle-ci se forme une deuxième et ainsi de suite et cet amas de couches est tel que les extérieures sont tendres et se peuvent facilement emporter, au

107 B. Martin, *Dissertation sur les dents*, op. cit., p. 8

108 C. Gysel, *L'odontologie à la fin de la renaissance, sous le règne de Galien et des deux Riolan*, in A.O.S (sous la dir. de Benoist M.), n 135, sept 1981, Paris, Editions CDP, p. 388

109 C. Gysel, *Les contributions à l'anatomo-physiologie bucco-dentaire de Duverney*, in A.O.S., (sous la dir. de P. Cernéa), n° 112, déc. 1975, Paris, Editions Julien Prélat, 1975, p. 499

110 Ibid.

lieu que les intérieures sont beaucoup plus dures. »[111] Comment le suc provenant du noyau passe-t-il par les couches déjà ossifiées pour s'y étendre et durcir à leur tour ? Duverney ne s'en explique pas nettement mais sa pensée est claire, compte tenu de la science de son temps. Plus loin, en effet, il explique l'accroissement des tissus durs de la dent par les sucs des vaisseaux de la cavité qui passent dans les embouchures des tuyaux qui les composent, "les enfilent en tout sens et font croître la dent selon toutes ses dimensions, en prenant beaucoup plus de nourriture qu'il ne s'en échappe". Qui ne voit que Duverney associe, ici, la théorie cartésienne de la croissance des organes aux découvertes de Malpighi et de Leeuwenhoek qui suggèrent une structure tubulaire de l'émail et de la dentine ? Le mécanisme biologique, alors en vogue, bien qu'âprement discuté, est encore appliqué à l'éruption et au raffermissement d'une dent réimplantée[112] (effet de l'élasticité des fibres) ainsi qu'à la disparition de l'alvéole après celle de la dent (effet de l'écrasement des fibres) et à la pression masticatrice sur les dents considérées comme des leviers dont le grand bras est enchâssé.[113]

Enfin, il est remarquable que Duverney ait décrit la mâchoire du fœtus « si mince qu'il paraît au dehors autant de bosses qu'il y a d'alvéoles », la situation respective des racines des dents temporaires et permanentes chez le jeune enfant et la résorption des racines des dents de lait, comme le montreront les gravures d'Albinus plus d'un siècle après lui.[114] Par ce qui précède, on voit que Fauchard, au 18e siècle, — qui n'a pas mentionné notre auteur — a cependant beaucoup profité de lui pour élaborer la partie anatomique de son traité.

Rau Johann (1668-1719) accorde, lui aussi, beaucoup d'intérêt pour la formation des dents et ce fut d'ailleurs le thème de sa soutenance de thèse à Leyde en 1694. Il décrit les rapports entre dents de lait et dents définitives : « les incisives définitives sont situées en arrière des dents temporaires correspondantes, les canines sont devant leurs dents de lait et les molaires, sont situées au-dessous des molaires temporaires. »[115] Rau décrit le filet nerveux innervant chaque dent et il en suit le trajet. Il arrive alors à retracer le trajet des deux branches nerveuses maxillaires et à en déduire ainsi correctement la provenance de ces deux rameaux nerveux de la 5e paire de nerfs crâniens. A partir de la distribution des nerfs dans les maxillaires, Rau

---

111 C. Gysel, *Les contributions à l'anatomo-physiologie bucco-dentaire de Duverney*, op. cit., p. 501

112 Ibid.

113 Ibid.

114 Ibid., pp. 501-502

115 S Catania, *La découverte de l'anatomie – de la dent du papyrus d'Ebers à l'aube du 19e siècle*, op. cit., p. 73

met en évidence le trajet des vaisseaux sanguins. Ainsi, il nous fait suivre la division en deux ramifications de la branche carotide externe. La première branche vascularise les dents du maxillaire supérieur tandis que la seconde fournit les vaisseaux des dents du maxillaire inférieur. Rau décrit aussi le parcours des veines des deux maxillaires vers la jugulaire interne. Enfin, Rau montre que pour chaque dent une membrane réunit les deux vaisseaux (artère et veine) et le nerf en un pédicule vasculo-nerveux.

EN ANATOMIE GENERALE, DE NOUVEAUX CONCEPTS VOIENT LE JOUR

Si l'anatomie dentaire développée jusqu'en 1689 est peu digne d'intérêt, par contre, l'anatomie générale progresse. Au 17e siècle, l'anatomie générale connaît un véritable essor. En France, après avoir été nommé en 1676 membre de l'Académie royale des Sciences (fondée en 1666), Duverney se voit attribuer par Louis XIV la chaire d'anatomie et de chirurgie au Jardin du Roi où il a été le premier à enseigner l'ostéologie et les maladies des os. En Europe, les théâtres de dissection, comme celui de Padoue et de Waag, se multiplient et la dépouille devient un matériel scientifique de connaissance. Il faut voir, parce que "voir c'est savoir". Dans la quasi-totalité des villes universitaires européennes, l'enthousiasme pour l'anatomie se manifeste. L'anatomie s'avère donc comme un passage obligé pour aller plus avant dans la connaissance. Le 17e siècle fait l'apologie du corps mécanisme, corps-fonction réduit à des poulies, des tendons et des forces. Le tableau de Rembrandt, *la leçon d'anatomie du Docteur Tulp* donnée dans le théâtre d'anatomie de Waag à Amsterdam, un siècle après les leçons de Vésale, est là pour en témoigner. Ce tableau nous éclaire sur ce qu'est la science anatomique en ce début des temps modernes. Il célèbre aussi l'ère nouvelle qui s'ouvre avec l'étude du corps et de ses fonctions auxquelles se sont attelés, chacun à sa façon, William Harvey et Descartes. Descartes opposait d'un côté l'esprit et de l'autre, le corps et le cerveau. Rembrandt soutient implicitement ces nouveaux concepts dans la présentation de son tableau en concentrant notre regard, en même temps que celui des chirurgiens réunis autour de la table de dissection, sur le mouvement des doigts et l'anatomie de la main. Il parvient ainsi à nous faire saisir les nouvelles prétentions de l'anatomie. L'anatomie du 17e siècle ne se veut plus figée, elle est mouvement. Mais, au 17e siècle, l'essence du vivant apparaît encore difficile à saisir et à représenter du fait de sa complexité et de son dynamisme propre. Pour tenter d'y parvenir, les méthodes fleurissent et de grands noms, Descartes, Gasendi, Leibniz, Locke, Stahl, Spinoza... en conçoivent. De même, de son côté, « Harvey ne conçoit de science du vivant que par la mise en évidence de l'usus des organes suivant leurs propriétés fonctionnelles respectives ou actions propres et suivant l'intégration de celles-ci en des ensembles de structures organiques. Cette conception de l'usus permet de dépasser le stade de l'observation et de la simple description (Historia) et de construire une inférence vraisemblable concernant la nature des organes ou des ensembles complexes d'organes concernés. »[116] En utilisant un tel instrument méthodologique, et en complétant l'étude de Michel Serveto et de Colombo, William Harvey (1578-1657) parviendra à découvrir la circulation du sang. Il démontre toutes les erreurs de Galien, dans son ouvrage *L'exercice anatomique sur le mouvement du cœur et du sang chez les animaux*. Harvey suit l'exemple de son maître Fabrici en donnant une autre dimension à l'anatomie. Il ne la limite pas à une simple description des structures, il lui confère une allure dynamique en lui reconnaissant non seulement l'analyse des parties mais aussi « la conception de l'action, de l'usage, de l'utilité des parties ainsi analysées. »[117]

DES DECOUVERTES SONT REALISEES EN ANATOMIE BUCCALE

En anatomie buccale, les anatomistes vont faire des découvertes qui seront importantes pour les barbiers-chirurgiens. Certaines d'entre elles vont bouleverser les théories en place. Parmi les théories remises en question, il y a celle des Anciens ayant trait à la salivation. Cette théorie, d'ailleurs soutenue par Vésale au 16e siècle et par Descartes au 17e siècle, précise que la salive n'est que la condensation de vapeurs montant de l'estomac vers la bouche dont tous les tissus glanduleux ont pour fonction d'absorber la pituite, cause de l'inflammation.

Ainsi, l'anatomiste de Cambridge, Thomas Wharton (1610-1673) découvre en 1656 le canal d'écoulement de la glande sous-maxillaire, connu aujourd'hui sous le nom de canal de Wharton. Mais dans son *Adenographia* (1656), Wharton compte à tort, parmi les glandes, le cerveau et la langue. De plus, Wharton donne une origine erronée de la salive; sa matière viendrait surtout du suc nerveux, apporté par les nerfs supposés être creux (doctrine de Descartes).

Le danois Stensen (1638-1686), connu en France sous le nom de Sténon, découvre, en 1660, le canal qui conduit dans la bouche la salive secrétée par la glande parotide, canal qui portera son nom. Selon lui, la salive est exclusivement fournie par le sang artériel, les nerfs ne servant qu'aux mouvements nécessaires à l'expulsion du liquide. En aucun cas la salive ne provient de la pituite découlant du cerveau à travers le sphénoïde, thèse

---

116 F. Duchesneau, *Les modèles du vivant de Descartes à Leibniz*, Paris, Librairie philosophique Jean Vrin, 1998, p. 31

117 Ibid., p. 32

encore défendue par Deusing (1612-1661), professeur à Groningue.[118] *La Disputatio* de 1661 révèle l'existence, sur l'animal, des multiples conduits excréteurs de la sublinguale et des petites glandes des joues et du palais, appelées aujourd'hui glandes salivaires accessoires. Ces glandes salivaires accessoires sont décrites chez l'homme par Van Horne, dans son *Microcosmos* de 1662 : « la région de la joue, comme tout l'intérieur de la bouche est pourvue sous la tunique intérieure de multiples petites glandes qui, par de minuscules vaisseaux, irriguent abondamment la bouche de salive. »[119]

Sylvius (1614-1672), titulaire de la chaire pratique de Leiden, distingue les glandulae conglomeratae (les glandes proprement dites) des glandulae conglobatae (ganglions lymphatiques).

Le 22 avril 1661, Sténon rapporte à Thomas Bartholin qu'en réexaminant la topographie de la parotide et de la glande sous-mandibulaire, il a trouvé trois "glandes" d'une autre nature, reliées par des vaisseaux. L'une reçoit des vaisseaux lymphatiques de la parotide, l'autre de ceux de la sous-mandibulaire.[120] Des deux premières descendent des vaisseaux vers la troisième, située dans le cou, d'où partent de nouveaux vaisseaux (lymphatiques) dont il n'a pas pu suivre le cours. En disséquant ultérieurement des veaux et des chiens, Sténon remarque que la troisième glande qu'il appelle maintenant la "glande commune" reçoit des vaisseaux d'autres glandes lymphatiques, situées dans la région de la gorge près des amygdales . Les vaisseaux qui descendent de cette glande commune se déchargent dans la veine cave à l'endroit de sa bifurcation en veine jugulaire et celle, axillaire, qui reçoit le canal thoracique.[121] Sténon identifie ainsi les ganglions lymphatiques et nous donne la première description du système lymphatique de la tête et du cou.

Les sources de la salive représentées par les six "principaux réservoirs de la salive" sont bien mentionnées par Duverney ainsi que leurs canaux excréteurs qui viennent d'être découverts par Sténon, Wharton et Rivinus. Néanmoins, Duverney en note plusieurs autres « qui ont moins d'étendue et de volume, qui naissent de nombre de glandes qui doivent être regardées

---

118 C. Gysel, *Le conflit à propos de la parotide entre Nicolas de Sténon (1638-1686) et Gérard Blasius (1625-1682)*, in A.O.S. (sous la dir. de M. Benoist) n° 196, décembre 1996, Paris, Editions CDP, 1996, p. 533

119 Ibid.

120 Ibid., p. 532

121 Ibid., p. 533

comme des salivaires auxiliaires. »[122] Pour lui, la salive n'est pas acide et il se refuse d'accorder un quelconque crédit à la théorie iatrochimique de Sylvius « parce que tous les faits par lesquels on prétend établir cette doctrine nouvelle sont très équivoques, qu'on peut expliquer aussi bien par les alkalis que les acides et qu'ils ne concluent rien » et « que les levains qui servent à la dissolution de la nourriture sont des menstrues fort composées et qu'on ne peut guère leur attribuer une nature particulière. »[123]

Thomas Willis (1621-1675), anatomiste et physiologiste anglais, publie *Cerebri anatome*, l'étude anatomique la plus complète du système nerveux central. Cette étude comprend une classification des nerfs crâniens dans laquelle figure, bien sûr, la description de la cinquième paire, celle se destinant aux deux maxillaires.

Duverney fait, lui aussi, progresser la névrologie. Comme Vieussens, il est un des grands anatomistes du système nerveux et il a su nous rendre dans les moindres détails le parcours du nerf trijumeau. Il a, d'autre part, su mettre en évidence les rapports entre les nerfs dentaires, oculaires et auriculaires. Il a aussi décrit la langue en tant qu'organe des sens. En outre, en ostéologie de la face, Duverney a donné une bonne description du sinus maxillaire mais il ne compte que neuf os à la face. De plus, Duverney a beaucoup consacré de temps à la myologie et le chirurgien Portal reconnaît l'ampleur de son travail. « Portal estime qu'il a des notions assez exactes sur la myologie : c'est celui qui a donné des noms particuliers à presque tous les muscles surtout à ceux qui meuvent la mâchoire inférieure, le larynx et le pharynx ».[124]

Ces savants confèrent au 17e siècle un caractère moderne pour deux raisons. La première est qu'ils rompent avec le plus grand nombre de leurs contemporains voués à l'exégèse des écrits des auteurs classiques. La seconde raison est qu'ils se méfient des spéculations et renoncent au raisonnement par analogie comme on le faisait jusque là. D'ailleurs Sténon écrit dans ce sens : « il faut mettre fin à l'erreur qui consiste à vouloir expliquer les phénomènes de la nature par d'autres qui leur sont

---

122 C. Gysel, *Les contributions à l'anatomo-physiologie bucco-dentaire de Duverney*, op. cit., p. 506

123 Ibid.

124 C. Gysel, *L'odontologie à la fin de la renaissance, sous le règne de Galien et des deux Riolan*, op. cit., p. 379

semblables. »[125] Ces savants font confiance à un raisonnement fondé sur l'observation et l'expérience.

LA NAISSANCE DE L'ANATOMIE MICROSCOPIQUE

Le microscope va aider les anatomistes à franchir les frontières de l'infiniment petit et à ouvrir le registre de l'anatomie microscopique de la bouche et des dents. Les verres grossissants, connus dès le 13e siècle, ne connaîtront leur niveau de perfection qu'au 17e siècle. Le naturaliste hollandais, Antonie Van Leeuwenhoek (1632-1723) obtient des verres grossissants satisfaisants en taillant et polissant de minuscules lentilles semblables à du cristal de roche ; les microscopes construits par ses soins permettent de percevoir des détails de l'ordre de 1,5 millième de millimètre. La préparation et la fixation de ses coupes lui demandent des montages ingénieux et une grande dextérité. De tous les pionniers de la microscopie, Leeuwenhoek est le plus grand, et ses travaux pour examiner le vivant vont s'étaler de la seconde moitié du 17e siècle aux premières décennies du 18e siècle. Le microscope, instrument de prédilection de Leeuwenhoek, apparaît aux hommes du 17e siècle comme le seul moyen de surmonter une certaine faiblesse constitutionnelle de nos sens et de permettre à l'esprit, comme l'écrit Sébastien Charles, « d'accéder par la vue même au fond secret des choses, aux éléments premiers et aux causes occultes de la nature matérielle. »[126]

Cet espoir remarquable conduit les hommes du 17e siècle à un idéal d'autopsie instrumentale, d'accès visuel direct « à ce qui constitue l'intériorité des choses matérielles et aux éléments les plus subtiles de la nature, où se jouent, croit-on, les véritables causes des phénomènes. »[127] L'utilisation du microscope est loin de faire l'unanimité auprès des anatomistes pendant la première moitié du 17e siècle. Par contre, au cours de la seconde moitié de ce siècle, les réticences vis-à-vis de cette utilisation sont balayées et l'empirisme scientifique prend une tonalité franchement visuelle. François Duchesneau rappelle ainsi que « la plupart des experimental philosophers, à commencer par Boyle — dont le traité *The origin of forms and qualities according to the corpuscular philosophy* (1666) fera école — et certains autres membres fondateurs de la Royal Society, tels que Robert Hooke, concevaient qu'une analyse, capable de diviser de plus en plus l'objet à

---

125 M. Tubiana, *Histoire de la pensée médicale – Les chemins d'Esculape*, op. cit.,p. 159

126 P. Hamou, *Microscopes et minima visuels : Berkeley critique de l'autopsie instrumentale*, pp. 103-126, in S. Charles, *Science et épistémologie selon Berkeley*, Laval, Les Presses de l'Université, 2004, p. 106

127 Ibid., p. 110

étudier, s'avèrerait de plus en plus conforme à la réalité véritable de cet objet : ils privilégiaient donc de ce fait les recherches microscopiques et les investigations chimiques concernant les corps de l'expérience sensible. »[128] En conséquence, il n'est pas étonnant que Leeuwenhoeck ait choisi de présenter ses observations devant les membres de la Royal Society. Parmi ses observations, Leeuwenhoek décrit en 1660, dans une lettre envoyée à la Royal society de Londres, l'existence d'animalcules microscopiques à la surface de ses dents. La Royal society, doutant de sa découverte, demande à Robert Hooke de construire un microscope pour vérifier l'existence de ces animalcules et Hooke la confirme. Dans une note (n° 39) de 1683, Leeuwenhoek parvient à différencier différents types de microbes de la bouche et ses descriptions prouvent qu'il a réussi à identifier les cocci, les spirochètes et les bâtonnets. Il fait d'autres communications sur la bouche et les dents et les animalcules en 1692, 1697 et 1708. Parmi ces communications, certaines ont trait aux observations des tissus dentaires réalisées par ses soins au microscope. Elles témoignent de sa contribution au dévoilement des structures microscopiques de la dent. Au 19e siècle, Louis Mandl nous en fait part dans son *Mémoire sur la structure intime des cartilages, des os et des dents.*[129] « Leeuwenhoëk (n. 1, a, 1678, et c, vol. I, part. 3,p. 1, 1687) voit les dents composées de tuyaux droits, minces et transparents, plus ou moins serrés (fig. 27) qui prennent leur origine dans la cavité du bulbe et s'étendent jusqu'à la périphérie ; ils sont six à sept cents fois plus minces qu'un poil, et se présentent sous forme de globules, lorsqu'on les coupe en travers ; ils forment des zigzags dans l'ivoire. »[130] Louis Mandl précise aussi que « Leeuwenhoëk n'a pas pu trouver des anastomoses dans les tuyaux ; mais plusieurs passages font présumer qu'il a connu la couche osseuse qui entoure les racines (p. 7), et peut-être aussi les prismes de l'émail de jeunes animaux (p. 8). La couche externe de la dent (l'émail) présente plusieurs cercles qui sont les traces du passage de la dent à travers la gencive. »[131] Malheureusement les découvertes de Leeuwenhoëk sont trop précoces par rapport à l'évolution de la science du 17e siècle et elles sont restées ignorées de ses contemporains. D'ailleurs, après lui, que ce soit à la fin du 17e siècle ou au 18e siècle, des savants comme De la Hire, Broussonet, Hérissant, Hunter, Gagliardi, etc, n'examineront les dents qu'à l'œil nu ou à de faibles grossissements, ce qui explique qu'ils parlent tous de la structure des dents en la qualifiant de fibreuse ou de cristalline.

[128] F. Duchesneau, *Les modèles du vivant de Descartes à Leibniz*, op. cit., p. 256

[129] L. Mandl, *Mémoire sur la structure intime des cartilages, des os et des dents*, Paris, Librairie J.-B. Baillière, 1838

[130] L. Mandl, *Mémoire sur la structure intime des cartilages, des os et des dents*, pp. 111-125, in L. Mandl, *Mémoires divers sur des questions d'anatomie*, Paris, J.-B. Baillière, libraire de l'Académie royale de médecine, 1838, p. 117

[131] Ibid.

Leeuwenhoëk est donc en avance sur eux mais il ne parvient pas à établir de lien entre la présence d'animalcules sur les tissus dentaires et les maladies de ces tissus. Comme l'écrit François Jacob, « il ne suffit pas de "voir" un corps jusque-là invisible pour le transformer en objet d'analyse »[132], « il faut encore qu'une théorie soit prête à l'accueillir. »[133] En d'autres termes, au cours de sa leçon inaugurale du 7 décembre 1854, Pasteur avait d'ailleurs dit à peu près la même chose : « dans les champs de l'observation, le hasard ne favorise que les esprits préparés. »[134]

Ainsi, au 17e siècle, les esprits ne sont pas préparés et ce, d'autant plus que des savants, comme Locke et Sydenham, montrent leur scepticisme vis-à-vis de toute décomposition analytique qui, selon eux, « nous fait perdre l'intelligibilité immédiate que représente la corrélation des signes observables dans leur ordre. »[135] Pour Locke et Sydenham, nous précise François Duchesneau, « la différence d'échelle de l'observation n'impliquerait pas que nous nous situions de fait à un niveau de connaissance plus adéquat, sans compter que l'objet sur lequel on expérimente subit des altérations en quelque sorte contre nature, ce qui nous en cache l'organisation vitale. »[136] Dans ces conditions, comment les observations microscopiques de Leeuwenhoek pourraient-elles changer le cours des choses ?

Mais Leeuwenhoek n'est pas le seul à être passionné de microscopie et à réaliser des observations d'anatomie microscopique. Marcello Malpighi (1628-1694) sait manier, lui aussi, le microscope, et l'utilisation de celui-ci lui permet une bien meilleure connaissance de la nature de la dent. Il constate que les organismes vivants sont constitués par des tissus et que chaque tissu est à son tour formé d'unités invisibles à l'œil nu, mais visibles à son microscope : les cellules. En 1686, il met en évidence la structure fibrillaire de l'émail alors que Leeuwenhoek avait découvert en 1683 la structure tubulaire de l'ivoire, celui-ci étant composé de tubes transparents "pas plus gros de section qu'un cheveu" et que Ruysch fait état d'une "troisième substance dentaire", sans qu'il soit possible d'y reconnaître indubitablement le cément. En 1687, Malpighi remarque des petites formations globuleuses correspondant aux unités sécrétoires des glandes salivaires, les acini (du latin acinus, "petite baie", "grain de raisin"). En outre, il découvre les corpuscules du goût de la langue, nommés plus tard corpuscules de Malpighi. Sur le plan histologique, il distingue au niveau des

---

132 F. Jacob, *La logique du vivant – Une histoire de l'hérédité*, Paris, Editions Gallimard, 1970, p. 23

133 Ibid., p. 24

134 S. B. Nuland, *Les héros de la médecine*, op. cit., p. 338

135 F. Duchesneau, *Les modèles du vivant de Descartes à Leibniz*, op. cit., p. 255

136 Ibid., p. 256

muqueuses buccales, à la frontière entre l'épithélium de recouvrement et le tissu conjonctif, une couche de cellules appelée depuis couche basale de Malpighi. En outre, Malpighi va découvrir les globules rouges de son propre sang et la gaine qui entoure les fibres nerveuses.

En 1689, Gagliardi Domenico, dans son ouvrage *Anatome ossium novis inventis illustrata*, décrit avec soin l'émail des dents. Selon lui, l'émail est formé de fibres parallèles et contiguës, collées entre elles par un suc qui acquiert par la suite une consistance plus dure que l'os.

En 1691, Clopton Havers, suivant en cela ses prédécesseurs, étudie les dents dans son traité d'ostéologie. Il y mentionne le fait que dès que l'émail est bien formé, le follicule dentaire ne lui fournit plus aucune nourriture. Il observe au microscope des petits canaux contenant des nerfs ; il dit les voir traverser l'ivoire jusqu'au périoste et il leur attribue la sensibilité dentaire.

1-4-3. La physiologie en art dentaire au 17e siècle

La physiologie du 16e siècle était surtout ancrée en Italie dans des centres comme Padoue mais l'anatomie y constituait encore la référence suprême et le mouvement insufflé au corps par certains artistes ne parvenait pas à changer complètement le regard des hommes du 16e siècle. A l'aube du 17e siècle, l'anatomie demeure essentiellement statique et il n'est pas encore question de physiologie de la croissance et très peu de physiologie, d'une façon générale. Quand la physiologie est abordée, elle l'est, le plus souvent, de façon tautologique. Bertrand Russel résume très bien la situation en écrivant : « l'humanité a trouvé plus difficile d'être scientifique à propos de la vie qu'à propos des corps célestes ; au temps de Newton, ce qui existait en matière de biologie était encore profondément entaché de superstition. La puissance de croître possédée par toutes les choses vivantes, et la puissance de se mouvoir, spontanément en apparence, que possèdent les animaux, semblaient mystérieuses. »[137]

DEUX GRANDES FIGURES DE LA PHYSIOLOGIE AU 17E SIECLE : HARVEY ET DESCARTES

Puisque la médecine du temps de Molière (1622-1673) est ridicule et globalement inefficace sur le plan thérapeutique, il ne reste plus aux savants qu'à poursuivre leurs investigations en anatomie et à initier des programmes de recherche en physiologie. Il faudra attendre la fin de la seconde décennie du 17e siècle pour que ce mouvement qui anime les structures change

---

137 B. Russel, *La connaissance humaine, sa portée et ses limites*, Paris, Librairie philosophique J. Vrin, 2002, p. 67

véritablement le regard des hommes du 17e siècle sur le corps humain. Il s'en suivra de grandes découvertes en physiologie.

En 1628, Harvey décrit et justifie l'existence de la circulation sanguine en ayant une démarche dont la scientificité est quasi irréprochable. Cette découverte inaugure "l'anatomia animata", la physiologie, puisque la fonction circulatoire est la première fonction à être élucidée. En fait, à la mort d'Harvey en 1657, il persiste encore une inconnue, la jonction entre les artères et les veines. Marcello Malpighi complètera le tableau de la circulation en découvrant au microscope, dans le poumon de la grenouille, le mouvement sanguin dans les capillaires. La circulation sanguine est le point de départ de la nouvelle biologie mécaniste et elle introduit une conception fonctionnelle de la vie. Au cours des siècles suivants, le développement de la physiologie bucco-dentaire et de l'épistémologie dentaire sera conditionné par la compréhension de la circulation générale. Comme l'écrit Georges Canguilhem, Sigerist place cette découverte dans l'histoire intellectuelle de la civilisation et il montre ainsi que les arts plastiques de la fin du 16e siècle et du début du 17e siècle ont fixé le style baroque, ont libéré partout le mouvement. Harvey appartient bien à cette période baroque qui s'intéresse plus au mouvement qu'à la forme, au regard qu'à l'œil, à ce qui va être qu'à ce qui est. Sigerist voit en l'homme du baroque quelqu'un qui « ne s'intéresse pas à ce qui est, mais à ce qui va être. »[138] Pour lui, « le baroque est infiniment plus qu'un style dans l'art ; il est l'expression d'une forme de pensée qui règne à cette époque dans tous les domaines de l'esprit : la littérature, la musique, le monde, l'état, la façon de vivre, les sciences. (107-41) »[139] Sigerist démontre ainsi que cet environnement culturel rassemble toutes les conditions propices à la naissance de la physiologie. Harvey, précise Georges Canguilhem, « quoique anatomiste, ne voyait pas dans le corps la forme, mais le mouvement. Ses recherches ne sont pas fondées sur la configuration du cœur, mais sur l'observation du pouls et de la respiration, deux mouvements qui ne cessent qu'avec la vie. »[140] Et Georges Canguilhem, de conclure : « l'idée fonctionnelle en médecine rejoint l'art de Michel Ange et la mécanique dynamique de Galilée. »[141]

Quant à Pecquet, il découvre la lymphe et il décrit la circulation lymphatique et les trajets empruntés par la lymphe. Il montre que la nourriture peut aller directement dans le sang par le biais des lymphatiques. Pecquet fait voir que le chyle se jette directement dans le sang sans passer par le foie et que la

---

138 G. Canguilhem, *Le normal et le pathologique*, op. cit., p. 136
139 Ibid., p. 126
140 Ibid., p. 136
141 Ibid., p. 137

terminaison des vaisseaux chylifères ne se fait pas au foie, mais dans la citerne à laquelle il a donné son nom.

Avec ces deux circulations, celle du sang et celle de la lymphe, ces deux grands novateurs, Harvey et Pecquet mettent fin aux certitudes physiologiques du galénisme et à ses mille cinq cents ans d'immobilisme, ébranlent l'édifice de la médecine antique et provoquent une véritable coupure avec le passé. De plus, comme le déclare William Osler en 1906, devant le collège des médecins, la modeste monographie de soixante-douze pages de Harvey où est développée la circulation du sang représente « l'acte de naissance de la médecine expérimentale. »[142] Le nouveau centre de la médecine et de la biologie n'est plus gréco-latin, il est anglais ou nordique. La physiologie du 16e siècle était encore inféodée à certains des principes d'Aristote et de Galien qui établissaient la tripartition entre végétaux, animaux et humains. Ainsi, la végétation correspondait aux fonctions d'accroissement, de nutrition et de reproduction, l'animalité à la sensibilité et à la motricité et l'homme à l'intellectualité. La physiologie du 17e siècle se détache de ces principes et ne veut plus avoir de traits communs avec cette physiologie immatérielle, finalisée et hiérarchisée. Deux camps adverses vont diviser la physiologie au 17e siècle. Il y a, d'une part, les disciples de Paracelse, les iatrochimistes, qui croient que les fonctions peuvent être expliquées en termes chimiques. Il y a, d'autre part, les iatromécanistes qui adhérent au modèle cartésien et affirment que des principes mécaniques sont à la base de toutes les fonctions de l'organisme.

Avant Descartes, la plupart des hommes de l'art considéraient leurs patients dans leur intégralité, mais, avec Descartes, une séparation rigide, entre esprit et corps, est instituée. Les praticiens se mettent alors à négliger conséquemment les aspects psychologiques, sociaux et environnementaux de la maladie, ce qui évite une dispersion des chercheurs sur de nombreux thèmes d'étude et initie des progrès en biologie. Le 17e siècle est celui du *Traité de l'homme* de Descartes. Certes, les explications des principales fonctions corporelles données par Descartes ne sont pas plus scientifiques que celles de l'origine des planètes et des comètes, mais ceci ne constitue pas vraiment un problème. Pierre Guenancia nous rassure, à cet effet : « cela n'invalide nullement le projet cartésien et n'en affaiblit même pas la signification et la portée. L'apport cartésien consiste plus dans la critique qui est faite des fausses sciences et dans la formation des concepts

142 S.B. Nuland, *Les héros de la médecine*, op. cit., p. 140

fondamentaux de la science moderne que dans l'accroissement du savoir scientifique proprement dit. »[143]

En passant « presque insensiblement de l'explication du monde matériel à celle des corps vivants ou animés, de la machine du monde à celle du corps humain »[144], Descartes ne peut que séduire les barbiers-dentistes, eux qui sont toujours confrontés aux deux univers matériel et vivant. Descartes leur simplifie la vie et désormais ils peuvent envisager ces deux univers de la même façon. L'esprit du *Traité de l'homme* imprégnera les esprits des chirurgiens-dentistes des 18e, 19e et 20e siècles et la modélisation cartésienne restera très présente dans la pensée dentaire du 18e à la fin du 20e siècle, en particulier au niveau de la branche biologique de l'arbre épistémologique de l'art dentaire. La dernière phrase du *Traité* en résume bien l'esprit : « toutes les fonctions attribuées à la machine corporelle suivent naturellement de la seule disposition de ses organes, ni plus ni moins que font les mouvements d'une horloge, autre automate, de celle de ses contrepoids et de ses roues. »[145] *Le traité de l'homme* ne porte pas sur l'homme, être qui a une âme et un corps, mais seulement sur le corps de l'homme dont la machine est tout à fait semblable à celle des animaux.

Dès le 17e siècle, on s'interroge sur la digestion et les zoologistes, en étudiant les oiseaux et les serpents qui avalent sans mâcher, vont fragiliser les thèses des physiologistes qui voient en la digestion chez l'homme un phénomène reposant uniquement sur la trituration. Van Helmont ramènera la digestion à une suite d'opérations fermentaires, traçant ainsi une voie de recherche biochimique. Le 18e siècle n'aura plus qu'à continuer sur cette lancée. Descartes sera néanmoins suivi par les chirurgiens dentistes du 18e siècle quand ils adopteront ses lois de la mécanique pour explorer la physiologie de l'ensemble bucco-dentaire. L'assimilation réductrice de cet ensemble à un système uniquement mécanique correspond aux déclarations faites dès la fin du 17e siècle, par Baglivi Georgius (1668-1707), médecin des hôpitaux, assistant de Malpighi à Bologne : « examinez avec quelque attention l'économie physique de l'homme : qu'y trouvez-vous ? Ces mâchoires armées de dents, qu'est-ce autre chose que des tenailles. L'estomac c'est une cornue ; les veines, les artères, le système entier des vaisseaux, ce sont des tubes hydrauliques ; le cœur c'est un ressort ; les

143 P. Guenancia, *Descartes – bien conduire sa raison*, Paris, Editions Gallimard, 1996, p. 45

144 Ibid., p. 44

145 Ibid., p. 46

viscères ne sont que des cribles, des filtres ; le poumon n'est qu'un soufflet...(Praxis medica, 1695) »[146]

Néanmoins, si tous les physiologistes n'adoptent pas forcément la voie toute nouvelle tracée par Descartes, tous suivront sa méthode qui consiste d'abord dans la décision de lever l'implicite. Pierre Guenancia souligne combien le *Traité de l'homme* place Descartes dans une position radicalement novatrice : « la clarification que le traité cartésien fait du concept de corps, le style de l'explication de la relation entre le corps et l'âme, le souci de la précision matérielle dans la localisation des fonctions corporelles et l'idée, l'idée directrice, que toute la machine corporelle dépend de la grandeur, de la figure et des mouvements des éléments qui la composent, voilà ce qui signale qu'une rupture irréversible est faite avec le passé et que le seuil de la science moderne a été franchi. »[147]

En ce qui concerne la physiologie nerveuse, Willis nous met sur la piste du réflexe qu'il distingue du mouvement volontaire. La physiologie sensori-motrice, comme la digestion, intéresse particulièrement la chirurgie dentaire. Au 17e siècle, l'ébauche de la distinction anatomique des nerfs sensitifs et moteurs de la bouche amorce une approche physiologique des phénomènes sensoriels et moteurs. La vision du système bucco-dentaire commence à être moins statique. Canguilhem nous montre comment Descartes approfondit très nettement le sillon tracé par Galien pour assurer la distinction entre système sensitif et système moteur. « Depuis longtemps Galien s'était intéressé et avait défriché le terrain de la sensibilité et de la motricité, séparé les nerfs sensitifs (mous) des nerfs moteurs (durs), détrôné le cœur aristotélicien, reconnu l'importance du cerveau et situé dans l'encéphale l'origine de ce "pneuma" qui coule dans les nerfs, gonfle les muscles et décide du mouvement. Au 17e siècle, Descartes amplifie cette manière de voir.[...] Or la neurophysiologie du 17e siècle vivra principalement de son opposition, plus ou moins convaincante à cette conception, à ce système que bien des physiciens enrichiront et soutiendront. » Même si le système mécanique de Descartes présente des carences, il donnera à la biologie une orientation différente, influencée par les physiciens pour lesquels analyse des corps et examen des vivants ne sont pas séparés ; de plus, il sort la biologie de son "ornière empirique". Puis la physiologie prendra le chemin de l'Angleterre pour connaître à nouveau le terreau empirique dont elle ne peut se passer.

146 P. Mazliak, *Descartes – De la science universelle à la biologie*, Paris, Editions Vuibert/Adapt, 2005, p.197

147 P. Guenancia, *Descartes – bien conduire sa raison*, op. cit., p. 46

LA PHYSIOLOGIE BUCCO-DENTAIRE SUBIT L'INFLUENCE DE LA CHIMIE, D'UNE PART, ET DU MECANISME CARTESIEN, D'AUTRE PART

L'attrait de Van Helmont pour les théories chimiques le conduit à expliquer la vie par la chimie. Il est ainsi amené à réserver une place importante aux ferments et à s'intéresser particulièrement à la digestion (plus précisément aux diverses digestions qu'il imagine, en particulier la première, la principale, celle de l'estomac). Des discussions sur la digestion s'engagent souvent entre les dentistes quand il s'agit de comprendre le rôle de la bouche et des dents.Van Helmont trouve dans l'estomac le suc gastrique, de nature acide ; il le considère à juste titre de premier ordre dans les phénomènes de la digestion. Il a, le premier, l'intuition géniale du rôle joué par les ferments dans l'état de santé et dans l'état de maladie. Van Helmont prétend que les phénomènes organiques relèvent uniquement des réactions chimiques, à l'opposé des iatro-physiciens pour qui ces phénomènes sont la résultante des lois physiques.

Quant au pharmacien français Nicolas Lémery (1645-1715), il tend à faire se rencontrer la doctrine iatrochimique et celle de la philosophie mécanique. Dans ses *Principes de chymie*, il affirme que « ces principes sont encore divisibles en une infinité de parties, qui pourraient à plus juste titre être appelées Principes. » (Lémery, 1628 : 8)[148] Il concourt ainsi à établir un rapport entre le corpuscularisme de la philosophie mécanique et la doctrine des éléments en chimie. Grâce à Nicolas Lémery, les chirurgiens-dentistes vont pouvoir entrevoir un lien durable entre matière inerte et matière vivante, entre physique et chimie, entre mécanique et physique, entre médecine dentaire et chimie. Ils acquérront ainsi une vision plus unitaire de leur épistémologie. De son côté, Robert Hooke participe aux débats sur la constitution de la matière. Sylvius (1614-1672), professeur à Leiden, l'un des pionniers de la chimie clinique moderne s'efforce lui aussi de sensibiliser ses contemporains au rôle de la chimie dans la compréhension des phénomènes. Il considère en effet que le corps humain est le siège de processus chimiques qui y jouent un rôle important. Il étudie en particulier l'influence des sels sur la digestion. Il va innover dans le milieu universitaire en fondant le premier laboratoire universitaire à Leiden et en créant, dans cette université mondialement connue, un enseignement de la iatrochimie. Il réunit autour de lui une équipe de chercheurs, parmi lesquels Reinier de Graaf et Jan Swammerdam.

Pour ce qui est de Duverney, il se penche sur la physiologie sensitive, mais il le fait en s'inspirant du cartésianisme. Duverney aurait voulu écrire un traité

---

[148] P. Rossi, *Aux origines de la science moderne*, Paris, Editions du Seuil, p. 217

sur les organes des sens mais il s'est limité à la langue, pour le plus grand bien de l'oro-anatomie. Pour lui, la langue représentant l'essentiel de l'organe du goût « comme une espèce de main, recueille et ramasse la nourriture qui est dispersée ça et là dans la bouche. »[149] Elle comprend trois enveloppes (l'épiderme, le corps réticulaire et la membrane tendineuse) et comporte plusieurs plans de fibres ainsi que trois sortes d'éminences recouvrant soit toute la surface de la langue, soit la pointe, soit la base. A partir de l'observation qu'une langue ulcérée ne donne qu'une sensation d'attouchement et non de saveur, Duverney en déduit que l'organe du goût ne se trouve pas dans sa chaire, mais dans une des enveloppes dans les petites éminences de la pointe « et c'est pour cette raison que quand on veut goûter du vin, on le roule sur la pointe de la langue et on l'applique à plusieurs reprises contre le palais pour l'obliger à pénétrer plus avant et à ébranler plus fortement les fibres des mamelons. »[150]

Mais, nous indique Duverney, l'organe du goût siège aussi dans le palais et pour s'en rendre compte, il suffit de « couvrir la langue d'une feuille d'or ou d'argent et appliquer ensuite un grain de poivre contre le fond du palais. »[151] Duverney explique « la cause du goût par les esprits qui remplissent les mamelons par l'intermédiaire des nerfs, la salive qui sert à détremper la nourriture et la configuration des sels qu'elle transporte. » Comme l'écrit Gysel, « cette association de la mécanique de parties étendues et de l'antique notion des esprits c'est du cartésianisme pur »[152] et cette approche mécanique est particulièrement développée dans ce qui suit : « lorsque les parties des aliments qui sont pour l'ordinaire gras et visqueux, ont pénétré les pores des enveloppes de la langue, elles s'y arrêtent et les bouchent de telle sorte que les parties d'un nouvel aliment n'y peuvent plus entrer, ce qui fait que cet aliment nouveau paraît insipide c'est pour cette raison qu'on ne peut goûter le vin qu'après qu'on a mangé quelque chose de doux et qu'il faut pour en sentir la saveur, manger du salé ou du fromage un peu affiné pour rouvrir les pores de la langue. »[153] Les parties salines, mêlées à d'autres principes vont donner les saveurs. Des molécules ainsi formées « les unes sont propres à chatouiller les nerfs de la langue, les autres à les piquer plus ou moins, les unes à les déchirer, les autres à la limer et à les ronger ; ce sont de ces différents ébranlements que naissent les différentes saveurs. »[154]

---

149 C. Gysel, *Les contributions à l'anatomo-physiologie bucco-dentaire de Duverney*, op. cit., p. 504
150 Ibid., p. 505
151 Ibid.
152 Ibid.
153 Ibid., p. 505-506
154 Ibid., p. 506

En ce qui concerne la physiologie générale, Duverney porte de l'intérêt à la croissance. Il a noté en particulier, au cours de ses observations, le changement des proportions au cours de la croissance. En fait, Dürer l'avait déjà bien montré et Saltzmann, professeur à Strasbourg, dès 1669, en étudiant les proportions du fœtus, avait souligné dans son petit ouvrage *Varia observata anatomica hactenus inedita* la disproportion existant entre les parties supérieures de la tête et les parties inférieures, comparativement aux observations réalisées sur les mêmes parties chez les sujets adultes.

Au niveau clinique, la clinique hippocratique est assurée par les médecins traditionalistes dont Thomas Sydenham (1624-1689), surnommé l'Hippocrate anglais, est le représentant le plus célèbre ; ces médecins restent fidèles à l'observation des malades et hostiles aux discussions théoriques des iatrochimistes et des iatrophysiciens, sur les maladies. Malgré son esprit très conservateur, Thomas Sydenham va savoir relier la pathologie à la physiologie et il va être l'un des premiers nosographes ; il ramène les pathologies à des espèces bien précises et bien déterminées en s'inspirant des botanistes. Au 17e siècle, les dentistes, comme les médecins, sont plus instruits que leurs prédécesseurs mais leurs connaissances sont encore insuffisantes et parfois même erronées, ce qui fait que les pratiques dentaires et médicales progressent peu. De toute façon, malgré les progrès enregistrés en physiologie, le praticien du 17e siècle continue à soigner en suivant les recommandations d'Hippocrate et de Galien, essentiellement conçues à partir des théories humorales.

Malgré tout, l'intérêt de l'art dentaire pour la physiologie ne sera vraiment effectif qu'au 19e siècle et ce, peut-être parce que jusque là il s'intéresse plus à l'artifice qu'au naturel, qu'à la vie. Il y a une forme de fatalité à accompagner la mort des organes dentaires, des tissus ou même à précipiter celle-ci en enlevant des organes dentaires sains, à penser surtout à les remplacer. Cependant, c'est bien par le biais des obstacles pathologiques que l'art dentaire va s'intéresser à la physiologie. Georges Canguilhem explique, en effet, que « c'est l'anormal qui suscite l'intérêt théorique pour le normal. »[155] Ainsi les troubles de l'articulé et leurs répercussions sur les articulations temporo-mandibulaires mais aussi sur le parodonte éveilleront les chirurgiens-dentistes à la physiologie de l'articulation temporo-mandibulaire. Les pathologies telles que le rachitisme pousseront les chirurgiens-dentistes à s'investir dans les connaissances physiologiques de l'alimentation, de la nutrition, de la croissance osseuse. L'ODF pour traiter les dysfonctions devra d'abord s'intéresser à chaque problème physiologique. Or, comme le dit Sigerist, « chaque problème physiologique conduit aux sources de la vie et permet des échappées sur l'infini. (107-

[155] G. Canguilhem, *Le normal et le pathologique*, op. cit., p. 139

41) »[156] Ce qui amènera l'art dentaire à faire de nombreuses incursions dans de nombreuses disciplines, en particulier dans le dernier quart du 19e siècle et pendant tout le 20e siècle où ce mouvement s'accélèrera très nettement.

Pour ce qui est de la physiologie bucco-dentaire, Martin s'essaie à donner des explications physiologiques aux phénomènes observés, mais il les fonde toutes sur la physiologie humorale instituée par Galien. Ainsi, il nous donne une interprétation particulière de la douleur dentaire : « Il faut remarquer que la plupart de ceux qui sont sujets au mal de dents, ont le foie chaud, et que la trop grande chaleur cause une effervescence des humidités contenues dans l'estomac, lesquelles montent à la tête, et redescendent sur les parties inférieures plus que sur les autres, ce qui fait des rhumes et des fluxions de plusieurs manières ; et c'est l'endroit par où les dents périssent, parce qu'elles en sont les premières humectées. »[157] L'attachement de Bernardin Martin à la physiologie humorale montre combien les démarches nouvelles ont du mal à se mettre en place. Puisque « Dieu est créateur de toutes choses »[158], point n'est besoin de se poser des questions sur l'odontogenèse. Martin a beau avoir présenté en 1679 son ouvrage *Dissertation sur les dents* à l'Académie des Sciences, ça ne l'empêche pas, soit d'être indifférent aux problèmes bucco-dentaires du moment, soit de les aborder de façon tautologique. Ainsi, « puisque la cavité dentaire contient des nerfs »[159], il se refuse à expliquer les douleurs de la dentition par des « effumations de la bile qui montent à la tête. » (p. 5)[160] La présence de nerfs lui semble suffisante pour expliquer le phénomène. Il n'est donc pas étonnant qu'il semble ne pas apporter un grand crédit à la cautérisation du nerf de la dent par la pierre infernale et préfère pratiquer l'extraction de la dent.

LE BILAN EPISTEMOLOGIQUE DE L'ANATOMIE ET DE LA PHYSIOLOGIE A LA FIN DU 17E SIECLE

Descartes a donc opéré une rupture épistémologique majeure entre la pensée "animiste" des Anciens et son "rationalisme cartésien", en introduisant l'explication mécaniste en biologie. Le retentissement de cette rupture épistémologique sera sensible dans la pensée dentaire et l'approche physiologique des dentistes s'en trouvera modifiée. Les dentistes auront désormais recours aux lois de la mécanique et ce nouveau paradigme du mécanisme sera bénéfique à l'art dentaire surtout au cours des siècles suivants, puisqu'il dominera tout l'art dentaire moderne. La volonté de

156 G. Canguilhem, *Le normal et le pathologique*, op. cit., p. 136
157 B. Martin, *Dissertation sur les dents*, op. cit., p. 79
158 C. Gysel, *Bernardin Martin et sa dissertation sur les dents*, op. cit., p. 63
159 Ibid., p.63
160 Ibid.

Descartes de débusquer les erreurs, de chasser les préjugés, d'employer un langage adéquat, plus fidèle à la pensée, aura permis aux barbiers-dentistes, mais aussi aux savants curieux des phénomènes bucco-dentaires, d'opter pour les mêmes objectifs et de fertiliser notablement le terrain épistémique de l'art dentaire. Avec le paradigme de la mécanique galiléo-newtonnienne, les hommes de l'art dentaire pourront disposer d'une nouvelle méthode pour découvrir la vérité.

Influencés aussi par les idées de l'anglais Bacon, les hommes de l'art dentaire se sont dégagés progressivement de la pratique où ils s'étaient cantonnés jusqu'à la Renaissance. Ils ont uni, ce qui avant Bacon était dissocié, tant dans la pensée que dans la société : la science aristotélicienne qui spécule sur l'ordre de la nature, et un art de la manipulation, celui de la tradition alchimiste. Ils vont suivre les préconisations de Bacon pour "changer la science", c'est-à-dire associer théorie et pratique, la faculté rationnelle et la faculté expérimentale.[161] Dénigré par les hommes de la faculté de médecine, l'art dentaire s'était développé sur le terrain et il s'appuyait essentiellement sur la pratique. Désormais, les hommes de l'art dentaire vont s'intéresser aussi aux théories et vont les développer à partir de leur pratique expérimentale. Un tournant est ainsi pris qui annonce déjà Fauchard. Les hommes de l'art dentaire ont pris conscience de "l'utilité" de leur art et ils vont s'employer à développer leur action dans la société.

Malgré des idées et une vision nouvelles du monde, des découvertes importantes au niveau de l'anatomie microscopique par Leeuwenhoek, l'art dentaire du 17e siècle n'est pas parvenu, ou très peu, à les exploiter et il y a peu de retombées au niveau de la pratique. La connaissance en clinique n'a que très peu évolué et la thérapeutique en a tiré aucun profit.

1-5- Réflexions ultimes sur l'anatomie et la physiologie en art dentaire, de l'Antiquité à la fin du 17e siècle

Cette première période, de l'Antiquité à la fin du 17e siècle, la plus longue de l'histoire de l'art dentaire, est d'une manière générale, essentiellement caractérisée par la pratique. C'est celle des premiers travaux des praticiens et du début de leur art, celle aussi de nombreuses erreurs, de préjugés et même de superstitions. Cette période surtout caractérisée par l'empirisme, la routine, l'apprentissage et la transmission orale du savoir, peut être qualifiée d'empirique et de pratique. Cependant, le désir naturel de connaissance

---

161 F. Parot et M. Richelle, *Introduction à la psychologie – Histoire et méthodes*, op. cit., p. 39

postulé par Aristote —« tous les hommes ont, par nature, le désir de connaître »[162]— commun à tous les hommes de l'art dentaire de cette période s'étendant d'Aristote à Descartes, a conduit tous ces hommes à se dégager quelque peu de la pratique et à émettre des théories.

Afin de satisfaire cette soif de connaissance, les ouvrages de médecine ont d'abord été les seuls à recueillir en des chapitres réduits, résumés, les principaux procédés pratiques mais leur consultation par les hommes de l'art dentaire en était peu fréquente. Ces chapitres ont certes aidé à la transmission de ces procédés à travers les siècles mais ils sont demeurés insuffisants pour assurer un véritable enseignement à leur époque. Cependant, dès les derniers siècles du Moyen Age, de grands chirurgiens, héritiers de l'art dentaire arabe, se sont appliqués à faire l'inventaire des connaissances existantes tout en y apportant quelques découvertes nouvelles, techniques pour la plupart, ébauchant ainsi la transmission écrite et une plus grande diffusion du savoir. L'apparition du livre médical représente une véritable aubaine pour le développement épistémologique de l'anatomie et de la physiologie en art dentaire. Dans un premier temps, les bénéfices en résultant ont été modérés car, comme nous l'avons déjà mentionné, le livre médical, à ses débuts, ne réservait que quelques chapitres seulement à l'art dentaire. Puis des traités complets ont été rédigés pour embrasser toutes les connaissances relatives au système bucco-dentaire et à l'art dentaire. Les conditions de transmission des connaissances dentaires ont alors ainsi été profondément changées. L'art dentaire en a profité pour gagner une certaine indépendance et se libérer en même temps des traditions millénaires. Des échanges fructueux ont ainsi pu se développer entre les savants de toute l'Europe et favoriser ainsi la confrontation des théories et l'exposé des découvertes. Ces échanges ont aussi eu lieu entre disciplines, permettant de la sorte un réel bourgeonnement de l'épistémologie en art dentaire puisque la botanique, la chimie, la physique et les découvertes anatomiques et physiologiques de la médecine sont venues enrichir l'épistémologie dentaire. De l'Antiquité à la fin du 17e siècle, l'anatomie a représenté la discipline dans laquelle la connaissance a progressé le plus en art dentaire.

Malgré son apparente stagnation, cette longue période de l'histoire de l'art dentaire nous a donc offert un bilan épistémologique à l'image de ce qu'écrit Edgar Morin à propos de la connaissance en général : « que de perspicacités, de découvertes, d'élucidations, d'imaginations dans les observations, vérifications, conceptions ; mais aussi que de pseudo-solutions, de rigidités

---

162 Aristote, *Métaphysique*, trad. J. Tricot, Paris, Editions J. Vrin, 1974, Vol. 1 : 309 p., Vol. 2 : 314 p., cité dans M. Le Ny, *Opinion, connaissance et vérité*, Paris, Editions Quintette, 2002, p. 60

doctrinales, d'erreurs triomphantes rétrospectivement inconcevables, que de démences vécues comme vérités absolues ! Quelles progressions fabuleuses et quelles régressions effrayantes, y compris dans la connaissance la plus objective [...] »[163]

C'est aussi au 17e siècle, comme nous l'avons vu, que deux édits royaux, ceux de 1619 et de 1699, ont permis à l'art dentaire d'acquérir un statut officiel en légalisant en France la situation des chirurgiens-dentistes ou experts-dentistes, de façon distincte de celle des médecins, des chirurgiens, et des barbiers-chirurgiens. L'épistémologie dentaire a pu trouver ainsi des conditions de développement plus autonomes, donc plus idéales, et acquérir un mode de pensée original. De ce vaste tableau historique et épistémologique de l'art dentaire, s'étendant de l'Antiquité à la fin du 17e siècle, il ressort un certain nombre de constantes épistémologiques. Parmi ces constantes, les principales sont la théorie des humeurs, la prépondérance de la tradition orale et de l'empirisme, la référence à la Nature, se traduisant principalement par la place de choix accordée à la botanique et enfin un conservatisme conférant aux Anciens une légitimité le plus souvent incontestée.

---

163 E. Morin, *La méthode – 3-La connaissance de la connaissance*, Paris, Editions du Seuil, 1986, p. 113

CHAPITRE II

L'ANATOMIE ET LA PHYSIOLOGIE EN ART DENTAIRE DURANT LES XVIIIe ET XIXe SIECLES

2-1 – Inventaire des conditions du développement épistémologique de l'anatomie et de la physiologie en art dentaire durant les 18e et 19e siècles

2-1-1. Les conditions institutionnelles aux 18e et 19e siècles

Au cours des 18e et 19e siècles, l'anatomie et la physiologie en art dentaire connaissent des conditions institutionnelles qui déterminent leur exercice et leur enseignement et, en même temps, façonnent, influencent et encadrent son développement épistémologique. Durant ces deux siècles, il est classique de distinguer trois périodes au cours desquelles les conditions institutionnelles ne sont pas les mêmes et ont donc un impact différent sur le développement épistémologique de l'anatomie et de la physiologie en art dentaire.

LES CONDITIONS INSTITUTIONNELLES DE 1699 A 1792

La première période s'étend de 1699 à 1792 et correspond au rayonnement de l'art dentaire français en Europe et aux Etats-Unis. En France, l'année 1699 sera une année cruciale pour l'art dentaire puisque c'est l'année de l'Edit royal qui fait passer les dentistes sous la juridiction du Premier chirurgien et institue un examen probatoire pour les futurs experts en art dentaire. C'est ainsi que les futurs dentistes pourront bénéficier de cours d'anatomie délivrés par des chirurgiens. De plus, au cours du 18e siècle, les chirurgiens se libèrent de la tutelle sous laquelle les médecins les avaient maintenus pendant des siècles et Maréchal, premier chirurgien de Louis XV, fonde l'Académie royale de chirurgie. Cette académie consacrera la reconnaissance des experts en art dentaire en acceptant d'accueillir dans ses séances hebdomadaires les experts de la capitale et de publier leurs travaux. Enfin, le 23 avril 1743, le roi signe une ordonnance qui donne à la chirurgie son statut légal. Autant dire que l'anatomie et la physiologie bucco-dentaire trouvent là un contexte favorable à leur développement épistémologique.

LES CONDITIONS INSTITUTIONNELLES DE 1792 A 1880

Ensuite, à partir de 1792, les conditions institutionnelles s'altèrent nettement et restent très mauvaises jusqu'aux années 1880. En effet, le décret du 18 août 1792 porte un coup fatal au développement de l'art dentaire en supprimant le diplôme d'expert en art dentaire et en donnant le droit d'exercice de l'art dentaire avec une simple patente. Durant cette seconde période, ce décret entraîne un ralentissement notable du développement épistémologique de l'anatomie et de la physiologie en art dentaire en France. Mais ce ralentissement n'est que passager grâce aux odontologistes du Nouveau continent qui font des Etats-Unis le nouveau centre du développement épistémologique de l'art dentaire. Les chirurgiens-dentistes américains parviennent à mettre en place un véritable modèle de développement pour les sciences odontologiques, en général, et pour l'anatomie et la physiologie, en particulier. Ils y arrivent en s'appuyant sur trois organes institutionnels importants : l'Ecole, l'Association et le Journal. Parmi les disciplines qui sont enseignées dans la première école dentaire fondée en 1839 par Harris à Baltimore, figurent l'anatomie, l'histologie et la physiologie. En France, à la fin de cette période, nous notons un certain réveil de l'anatomie et de la physiologie qui nous est signalé par H. Bon quand il nous révèle la mise en place de « toute une série d'opérations basées sur des principes anatomiques et physiologiques inconnus il y a quelques années encore. »[164]

LES CONDITIONS INSTITUTIONNELLES DE 1880 A 1899

Enfin, durant la dernière période, de 1880 à la fin du 19e siècle, la création des Ecoles dentaires françaises et l'établissement de liens entre elles et les hôpitaux constituent des conditions institutionnelles favorables au développement épistémologique de l'anatomie et de la physiologie en art dentaire en France. Une loi et deux décrets vont donner à l'art dentaire un statut favorable à son essor et par conséquent au développement épistémologique de l'anatomie et de la physiologie en art dentaire. La loi du 30 novembre 1892 rend obligatoire l'obtention du diplôme de chirurgien-dentiste ou de docteur en médecine pour exercer l'art dentaire, et fixe la

---

164 H. Bon, *Le dentiste de soi-même ou l'art dentaire dentaire expliqué et commenté au point de vue de la nouvelle école*, Bruxelles, Librairie de Henri Manceaux, 1873, Avant-propos, p VI

durée de la scolarité à trois ans. Cette loi, fondamentale pour la profession dentaire, confère aux chirurgiens-dentistes le droit de figurer parmi les professions médicales. Le décret du 25 juillet 1893 détermine les conditions d'examen et de durée d'études (trois années sanctionnées chacune par un examen) et le décret du 31 décembre 1894 assimile les écoles dentaires aux établissements libres d'enseignement supérieur, régis par les lois de 1875 et 1880. L'art dentaire ne se contente plus d'une reconnaissance institutionnelle, il s'affirme aussi en organisant de plus en plus fréquemment de grandes réunions scientifiques institutionnelles. Un congrès national a lieu à Bordeaux, en 1895, un autre à Lyon en 1898. Durant ces dernières décennies du 19e siècle, les chirurgiens-dentistes manifestent donc leur forte aspiration au progrès de la connaissance. En se faisant leur porte-parole, Préterre préconise d'aligner le programme d'enseignement dans les écoles dentaires françaises sur celui des facultés dentaires américaines. En effet, celles-ci disposent, parmi les sept ou huit chaires d'enseignement existantes, d'une chaire de physiologie et de chirurgie dentaire, d'une chaire d'anatomie générale, d'une chaire de dissection et d'une chaire d'anatomie descriptive. Après avoir acquis sa légitimité universitaire et sa légitimité académique, l'art dentaire en France va donc afficher à nouveau son ambition épistémologique et toutes les disciplines vont en profiter, en particulier l'anatomie et la physiologie de la sphère bucco-dentaire qui ont retrouvé des conditions propices à leur essor.

De son côté, en Angleterre, le chirurgien John Hunter a non seulement oeuvré pour la promotion de la chirurgie mais il l'a fait aussi pour l'art dentaire en écrivant deux livres sur les dents qui furent maintes fois réédités et traduits en de nombreuses langues. Le simple fait qu'un si célèbre chirurgien se penchât sur les maux de la bouche eut un énorme retentissement et son ouvrage *The Natural History of the Human Teeth, Exposing their Structure, Use, Formation, Growth and Diseases* eut une énorme audience et un très grand succès dès sa parution, en 1787. Dans son livre, il décrit la structure et le développement des mâchoires, leurs muscles, leurs mouvements, ainsi que les dents permanentes et leur calcification.

A la fin du 19e siècle, avec près d'un demi-siècle de retard sur les Etats-Unis, les pays européens vont enfin créer des écoles dentaires. En France, la première école dentaire naît à Lyon en 1879 ; l'ouverture de l'école dentaire de Paris aura lieu le 30 novembre 1880. En 1884, l'Institut odonto-technique de Paris, fondé par la "Chambre syndicale de l'art dentaire", devient l'"Ecole odonto-technique". Cette école édite un journal, *la Revue odontologique*. L'ouverture des écoles dentaires va changer les conditions de développement de la clinique dentaire. Elle va instituer le rapprochement du domaine hospitalier et du domaine pédagogique, et la conjugaison de ces deux domaines va offrir des conditions optimales pour l'instauration d'une observation de qualité en clinique dentaire. A l'instar de la médecine, l'art dentaire trouve dans les structures hospitalières un terrain propice à son développement et peut ainsi entamer sa renaissance au cours de la dernière décade du 19e siècle. En milieu hospitalier, la clinique dentaire va découvrir toutes les avancées relatives aux nouveaux objets auxquels la clinique médicale s'était intéressée entre 1790 et 1815, « lésions organiques, foyers profonds, altérations et corrélations anatomo-cliniques »[165], mais aussi « des techniques d'observation, de détection du foyer pathologique, d'enregistrement. »[166] La clinique dentaire va y rencontrer aussi « un autre quadrillage perceptif et un vocabulaire de description presque entièrement neuf, des jeux de concepts et de distributions nosographiques inédits (des catégories parfois centenaires, parfois millénaires, comme celle de fièvre ou de constitution disparaissent et des maladies peut-être vieilles comme le monde —la tuberculose— sont enfin isolées et nommées). »[167] La clinique dentaire va donc s'approprier ce discours clinique, nouveau pour elle, et intégrer les connaissances médicales apparues entre la Révolution française et les années 1880. Elle va essayer de mettre de l'ordre dans l'amoncellement d'observations empiriques, d'essais et de résultats bruts, de recettes, de prescriptions thérapeutiques de son domaine propre. Elle va instaurer des rapports avec la physiologie, la chimie et la microbiologie qui feront naître l'anatomie pathologique si utile à son développement. Le développement de la clinique et la « spatialisation institutionnelle de la maladie »[168] vont offrir un terrain propice à la naissance d'une chirurgie dentaire de plus en plus impliquée dans l'affirmation de son individualité. Cette individualisation est renforcée par l'Etat qui exerce un contrôle sur la profession médicale en proscrivant les charlatans et en évitant que les malades soient des victimes des soins. Ces nouvelles conditions organisationnelles aboutissent à la constitution, à la fin du 19e siècle, d'une chirurgie dentaire rationnelle et construite sur des bases saines.

En effet, la structure muséographique de l'hôpital, par le rassemblement des malades par type de pathologie, ne va pas manquer de différencier les pathologies bucco-dentaires et de les affecter à un service spécialisé. Ainsi les pathologies bucco-dentaires seront soumises à un travail d'analyse, de décomposition en unités élémentaires, de comparaison analytique qui conduisent donc à une pratique de "collection des cas". C'est une chance pour l'art dentaire car l'hôpital le sort d'une pratique artisanale ambulatoire pour l'installer dans une pratique à grande échelle, au cours de laquelle le

---

165 M. Foucault, *L'archéologie du savoir*, Paris, Editions Gallimard, 1969, p. 222

166 Ibid.

167 Ibid.

168 M. Foucault, *Naissance de la clinique*, Paris, Editions Quadrige PUF, 2003, p. 19

chirurgien-dentiste juxtapose les spécimens, exerce son regard clinique en cherchant dans la multiplicité des symptômes ceux qui peuvent faire signe, et témoigner de la localisation et de la nature des lésions. L'hôpital est un lieu privilégié pour développer les pôles d'investigation de l'art dentaire puisque qu'il peut disposer sur place de tous les outils pour activer son développement épistémologique. Le chirurgien-dentiste peut ainsi examiner des patients, administrer des thérapies, ouvrir des cadavres, dresser les tableaux de symptômes et donc de reconnaissance des pathologies et aussi enseigner par l'exemple. Ce dernier point, enfin accordé aux chirurgiens-dentistes au moment de la création des écoles dentaires, avec l'institution de stages cliniques pour les étudiants à l'hôpital, sera déterminant pour le développement épistémique de l'art dentaire. La "segmentation clinique des corps" a sans aucun doute accéléré la spécialisation médicale en débouchant sur de nouveaux domaines de compétence et elle a, par voie de conséquence, forcément conduit à la reconnaissance implicite de la chirurgie dentaire, malgré l'opposition du corps médical.

En France, à la fin du 19e siècle toutes les conditions sont donc à nouveau réunies pour assister à la renaissance de l'art dentaire et au développement de ses connaissances.

2-1-2. Un contexte de progrès aux 18e et 19e siècles

LE CONTEXTE CULTUREL ET SCIENTIFIQUE DE L'ART DENTAIRE AU SIECLE DES LUMIERES

Au 18e siècle, siècle des Lumières, l'environnement sociologique et philosophique de l'art dentaire est favorable au développement épistémologique de l'anatomie bucco-dentaire et de la physiologie bucco-dentaire. De plus, ce siècle est héritier des idées de progrès avancées par Bacon au 17e siècle et, en s'appropriant cette vision baconienne du progrès, la philosophie des Lumières va être animée d'une véritable passion pour le progrès. En outre, les savants du 17e siècle ont livré à ceux du 18e siècle un univers de précision et de mesure qui contribuera aux progrès de l'anatomie et de la physiologie en art dentaire. Le 18e siècle est le siècle dont « le contexte immédiat suggère que le matérialisme est cette "philosophie hardie" qui, éclairée par le "flambeau de la physique", tire ses enseignements de l'anatomie comparée et de l'histoire naturelle pour expliquer l'"énigme de l'homme". »[169] Julien Offray de La Mettrie et Claude Adrien Helvetius, tous

[169] J.-C. Bourdin, *Les matérialistes au 18e siècle*, Paris, Editions Payot et Rivages, 1996, p. 13

deux à la fois médecins et philosophes matérialistes, sont convaincus de la nécessité de fonder la réflexion philosophique sur des réalités biologiques et, selon eux, les fonctions du vivant ne peuvent s'expliquer que par l'hypothèse matérielle. Dans ce contexte, l'anatomie bucco-dentaire et la physiologie bucco-dentaire trouvent donc les conditions idéales pour se développer, car elles sont bien placées pour éclairer le "labyrinthe de l'homme" et nous montrer « ces ressorts cachés sous des enveloppes qui dérobent à nos yeux tant de merveilles. »[170]. Indéniablement, ce siècle durant lequel « L'idée de raison ne se sépare pas des faits »[171], ce siècle au cours duquel les philosophes des Lumières ne font confiance qu'en une unique source de savoir, représentée par les données de l'expérience, est un siècle propice à l'essor de disciplines comme l'anatomie bucco-dentaire et la physiologie bucco-dentaire. Pour s'en convaincre, il suffit de se référer à la multiplication des écrits sur l'anatomie bucco-dentaire et la physiologie bucco-dentaire et de constater la nette amélioration de la qualité de ces écrits au cours du 18e siècle. D'ailleurs, rappelons combien l'écriture constitue aussi à elle seule une condition de progrès pour ces deux disciplines. Le progrès, dans ces deux disciplines, est d'autant plus sensible qu'elles s'engagent toutes deux résolument dans "la poursuite de la vérité". Si la physiologie bucco-dentaire trouve, au 18e siècle, des conditions favorisant son développement, c'est aussi parce que l'empirisme du siècle précédent devient "éclairé", rationalisé et qu'elle va se libérer de la métaphysique. La physiologie va préférer tenter de répondre à la question "comment ? ", plutôt qu'à la question "pourquoi ? ". Mais si les connaissances physiologiques ont progressé depuis William Harvey, il n'est pas encore possible d'avoir une vision cohérente des fonctions de l'organisme et l'étude des métabolismes n'est pas encore concevable tant que la chimie n'a pas fait plus de progrès. Néanmoins, d'une façon indirecte, la physiologie bucco-dentaire va trouver des conditions favorables à son développement avec "le basculement futurocentrique du temps". En portant de l'intérêt à l'idée d'histoire, les chirurgiens-dentistes vont s'intéresser de plus en plus au devenir du vivant et donc approfondir de plus en plus leurs recherches en physiologie.

Avec l'ouvrage de La Mettrie, *L'homme-machine*, écrit en 1741, l'homme n'est plus rien de plus que de la matière en mouvement ; en conséquence, la physiologie qui est la science du mouvement est désormais privilégiée par les chirurgiens-dentistes, au profit de l'anatomie, à caractère statique. En tous les cas, comme l'indique Tzvetan Todorov, « un siècle après Descartes, (...), à l'époque de l'Encyclopédie, c'est une affaire entendue, l'observation

170 J.-C. Bourdin, *Les matérialistes au 18e siècle*, op. cit., p. 76

171 J. Russ (sous la dir. de), *Histoire de la philosophie – 2 – L'invention du monde moderne*, op. cit., p. 132

empirique et l'argumentation logique ont remplacé la transmission docile du savoir scolastique. »[172]

Enfin, au cours de la seconde moitié du 18e siècle, naît en Allemagne un courant à la fois scientifique et philosophique, la *Naturphilosophie*, qui réserve une bonne place à la question du vivant. Le romantisme allemand, fort imprégné de cette philosophie, vise à retrouver l'alliance première entre l'homme et la nature ; il promeut l'imagination, la sensibilité, l'intuition, et attache de l'importance à la singularité. S'opposant à la séparation arbitraire de la science factuelle de la philosophie spéculative, à la raison raisonnante, la philosophie de la nature affiche donc des exigences épistémologiques qui tranchent avec celles du positivisme du 19e siècle. Cette philosophie de la nature va donner naissance à la médecine romantique qui bien que méprisée, s'efforce d'être une médecine de la totalité et se situe dans le champ de l'art. Incontestablement, cette philosophie exercera une influence sur l'art dentaire en l'amenant à adopter progressivement une vision plus holiste aux niveaux anatomique et physiologique. Ceci sera beaucoup plus flagrant au cours des dernières décades du 19e siècle et durant le 20e siècle.

LE CONTEXTE CULTUREL ET SCIENTIFIQUE DE L'ART DENTAIRE AU 19e SIECLE

Au 19e siècle aussi, le contexte culturel et scientifique est favorable à l'essor épistémologique de l'anatomie et de la physiologie de la sphère bucco-dentaire. Michel Foucault nous rappelle d'ailleurs que « le début du 19e siècle se caractérise par les « grands actes fondateurs de la science moderne, la formation d'une société industrielle et l'idéologie positiviste qui l'accompagne. »[173] Au début du 19e siècle il y a donc un réel élan pour les sciences mais, par la suite, le contexte dans lequel l'anatomie et la physiologie évoluent est complexe, foisonnant et quelque peu contradictoire. Comme le positivisme de Comte et le scientisme de Renan ont tendance à présenter la science comme une nouvelle religion, la chrétienté et le rationalisme vont se combattre pendant tout le 19e siècle. De plus, en même temps, s'opposent avec force l'idée d'individu et celle de collectivité ou de société. A cela s'ajoute, dans la seconde moitié du 19e siècle, la remise en cause de l'ordre — l'ordre caractérisant la science classique — quand Carnot et Claudius introduisent l'idée d'une dégradation de l'énergie, en 1850, et quand Botzmann, en 1877, fait accepter l'étude de la probabilité statistique en physique. Enfin, malgré les polémiques qu'elle entraîne, la parution de *L'origine des espèces* de Darwin représentera aussi un évènement important

---

172 T. Todorov, *Le jardin imparfait - La pensée humaniste en France*, Paris, Editions Grasset et Fasquelle, 1998, p. 99

173 M. Foucault, *L'ordre du discours*, op. cit., pp. 64, 65

de ce 19e siècle. En effet, après la parution de cette œuvre majeure, un esprit rénovateur et anti-fixiste se manifestera dans toute la société scientifique, au cours du dernier quart du 19e siècle. Cet esprit se fera donc sentir chez les anatomistes et les physiologistes de l'art dentaire de cette période. Le paradigme de l'évolution finira par s'imposer et marquer durablement les mentalités, entraînant un véritable souffle de conquête épistémologique dans le monde de l'art dentaire.

A partir de la seconde moitié du 19e siècle, malgré la lente évolution des mentalités vis-à-vis de la douleur, la recherche physiologique sur la douleur, la découverte des anesthésiques et l'essor de l'anesthésiologie vont accentuer sur le plan pratique les conditions de progrès de l'art dentaire. Ne manquons pas de rappeler que pour prétendre à un statut plus scientifique, l'anatomie et la physiologie doivent s'appuyer sur des mesures et des observations de plus en plus fines. C'est à l'anthropologie qu'elles emprunteront les bases nécessaires pour établir ces mesures et un certain nombre d'instruments permettant de les effectuer. Ainsi, dans la panoplie instrumentale des anatomistes et des physiologistes figureront des instruments de mesure anthropométrique comme le compas d'épaisseur, le goniomètre, le céphalographe, le craniographe, la double équerre, la grande glissière, pour ne citer que les plus courants. Au cours des deux dernières décennies du 19e siècle, la microscopie donnera la possibilité aux anatomistes et aux physiologistes de la sphère bucco-dentaire de réaliser des observations de plus en plus fines du monde de l'infiniment petit.

Bien sûr, à la fin du 19e siècle, l'introduction de la lumière électrique constituera une source de progrès pour l'exploration de la cavité bucco-dentaire et par conséquent pour la visibilité et la lisibilité des phénomènes bucco-dentaires au niveau macroscopique. L'utilisation de tours électriques permettra une augmentation de la vitesse de rotation des fraises dentaires, donc une meilleure exploration du vivant. Par contre, cette vitesse de rotation amènera les chirurgiens-dentistes à se poser des questions nouvelles. Par exemple, les chirurgiens-dentistes s'interrogeront sur le frottement des fraises dentaires sur les tissus dentaires et sur l'incidence de celui-là sur la vie de ceux-ci. Les chirurgiens-dentistes seront ainsi conduits à engager de nouvelles recherches anatomiques et physiologiques. De même, la découverte des rayons X par Roëntgen, en 1895, sera un moyen de plus pour explorer l'anatomie sur le vivant.

2-1-3. La revendication et le développement de l'esprit scientifique en art dentaire aux 18e et 19e siècles

AU 18E SIECLE, FAUCHARD AFFIRME SA VOLONTE DE DONNER UNE ALLURE SCIENTIFIQUE A L'ART DENTAIRE

Dès le 18e siècle, par rapport aux siècles précédents, un grand changement intervient en médecine et en art dentaire : « la science commence à pénétrer peu à peu à l'intérieur de toutes ces pratiques purement empiriques. »[174] Les chirurgiens dentistes aspirent à un art dentaire gouverné par la science. Fauchard s'inscrit pleinement dans cet état d'esprit et il dénonce ceux qui se complaisent dans la médiocrité et se contentent de copier beaucoup et d'inventer peu. Il n'apprécie pas les « gens sans théorie et sans expérience [...], n'ayant ni principes, ni méthodes. »[175] Fauchard se prononce résolument pour le progrès : « [...] le succès de ceux qui nous ont précédés et dont nous avons les préceptes, donne l'émulation d'atteindre à leur gloire, et même de parvenir à de nouveau progrès. »[176] Mais Fauchard n'est pas le seul à le faire puisque Geraudly revendique lui aussi un art dentaire moins empirique et plus scientifique en reprochant à certains de ses confrères de ne pas aller « jusqu'à sa théorie ». Dans ces conditions, écrit-il, « il n'est donc pas étonnant qu'ils ne puissent guérir, ni encore moins prévenir une infinité de maux, ou même de difformités qu'entraînent avec elles les maladies des dents. »[177] Géraudly indique alors la façon dont il va s'y prendre pour donner une intelligence parfaite des maladies des dents, des alvéoles et des gencives. Il lui faut en premier lieu expliquer « la structure, la connexion et la mécanique particulière des dents. »[178] Après cette digression sur Géraudly, revenons à Fauchard qui nous dévoile son programme épistémologique : « c'est sur la connaissance de ces parties que j'établirai ma théorie et ma pratique ; et que je tâcherai ensuite de donner une juste idée des maladies qui affligent les dents pour la conservation desquelles j'indiquerai aussi les moyens les plus assurés. »[179] Incontestablement, Fauchard a la volonté de donner à l'art dentaire un cadre scientifique puisqu'il arbore une méthode et des principes, espérant obtenir ainsi une connaissance plus sûre, plus rigoureuse, et entrer plus facilement dans une

---

174 A. Koyré, *Etudes d'histoire de la pensée philosophique*, Paris, Editions Gallimard, 1971, p. 322

175 P. Fauchard, *Le chirurgien-dentiste ou traité des dents*, tome 1, Paris, Librairie chez Pierre-Jean Mariette, 1746, p. xj

176 Ibid., p. xiij, xiv

177 Géraudly, *L'art de conserver les dents*, Paris, Libraire Lemercier, 1737, p. aiij

178 P. Fauchard, *Le chirurgien-dentiste ou traité des dents*, tome 1, op. cit., p. 1

179 Ibid., pp. 1et 2

dynamique de progrès. Avec son *Traité sur les dents*, en recensant et en ordonnant toutes les connaissances relatives à l'art dentaire, Fauchard réussit à ouvrir la voie aux transformations réelles et positives de l'art dentaire et donne à son ouvrage une allure encyclopédique. De plus, quand il nous invite à le suivre dans l'exploration de l'anatomie de la bouche et des dents, il nous recommande subrepticement de l'aborder de façon systémique, en commençant par la dent, en continuant d'abord par ce qui l'entoure immédiatement et ensuite par la bouche, et en terminant par l'organisme dans son ensemble. On reconnaît ici l'influence de Condillac pour lequel il n'est pas possible "d'approfondir quelque chose si on renonce aux systèmes" : « chaque partie un peu composée est un système, l'homme est un système. »[180] Enfin, en refusant tout secret, en proclamant la nécessité d'un savoir publié, d'expériences et de discussions publiques, Fauchard discrédite les traditions hermétiques qui sont encore très ancrées dans l'esprit des chirurgiens-dentistes de son temps. Il encourage ses confrères à faire comme lui, c'est-à-dire à publier des livres sur l'art dentaire. La publication de livres sur l'art dentaire sera de plus en plus importante tout au long du 18e siècle et elle s'amplifiera au 19e siècle, en particulier durant sa seconde moitié. Indéniablement, ce vaste élan éditorial favorisera le bouillonnement des idées et leur échange, mais aussi l'entrée de l'art dentaire dans le monde de la science. Toutes les conditions sont réunies pour qu'il en soit ainsi puisque, comme l'indique B. Bensaude-Vincent, « le livre appelle des lecteurs : il crée pour la science un public qui, une fois informé, devient une source de compétences pour élargir ou enrichir le champ de la recherche. »[181] Or, ainsi, nous explique B. Bensaude-Vincent, une nouvelle réalité s'impose, celle du public, véritable « condition de l'exercice de la raison. »[182]

AU 18E SIECLE, LE NATURALISME, UN COURANT PHILOSOPHIQUE FAVORABLE AU DEVELOPPEMENT DE L'ESPRIT SCIENTIFIQUE EN ART DENTAIRE

Au 18e siècle, l'influence de Galien sur les chirurgiens-dentistes est encore forte mais elle commence à céder le pas à celle du naturalisme ambiant des scientifiques. Pendant le dernier quart du 18e siècle, l'art dentaire commence à intégrer les leçons de Lamarck. Or, Lamarck estime nécessaire de donner une place de choix à la nature et à son observation parce que c'est de celle-ci que l'homme peut tirer « les seules connaissances positives qui soient à sa

---

180 F. Dagognet, *L'animal selon Condillac*, Paris, Librairie philosophique J. Vrin, 2004, p. 11

181 B. Bensaude-Vincent, La *science contre l'opinion – Histoire d'un divorce*, op. cit., p. 35

182 Ibid., p. 30

disposition. »[183] En s'interrogeant sur un certain nombre de phénomènes dynamiques au niveau de la croissance des maxillaires et de l'éruption des dents, Hunter aura initié ce mouvement lamarckien, mouvement qui prendra de l'ampleur au 19e siècle. Comme le système lamarckien est un naturalisme assez proche du matérialisme et d'autre part du transformisme, et comme la matière et son devenir exercent une fascination sur les chirurgiens-dentistes, ils ne pouvaient qu'adhérer aux idées lamarckiennes. En insistant « sur l'aspect actif, sur les changements incessants de la nature, alors que Descartes se préoccupait plutôt des lois et de leur constance (qu'il associait à l'immuabilité de Dieu) »[184], Lamarck met l'accent sur les circonstances dans lesquelles les lois sont mises en jeu. Ainsi, selon ces circonstances, avec des lois identiques, les produits du jeu des lois sont différents. La notion de devenir triomphe, elle qui obsède les chirurgiens-dentistes. Attentifs au problème de la corruptibilité des dents, les chirurgiens-dentistes seront ainsi aussi concernés par l'animisme de Stahl et le mécanisme d'Hoffmann, tous deux ayant le même objectif : lutter contre la corruptibilité des corps. En attribuant à la perception le rôle de source de la connaissance, les scientifiques du 18e siècle ont donné envie de les suivre et ce, d'autant plus qu'ils accordent non seulement beaucoup de crédit à la perception mais aussi aux sensations. En fait, à l'instar des scientifiques, les chirurgiens-dentistes vont revendiquer pour leur art un esprit scientifique et ils vont le développer en se servant de la perception. Le rôle joué par la perception nous est précisé par Joëlle Proust : « la perception est au siècle des Lumières un des lieux majeurs où se dessinent de nouvelles relations entre ontologie et épistémologie. C'est Berkeley (1685-1753) qui a donné à cette question, essentiellement liée au problème de Molyneux, sa forme moderne qui sera reprise ensuite par Diderot ou Condillac et qui informe les recherches les plus récentes sur l'intermodalité des systèmes sensoriels. »[185] Les chirurgiens-dentistes n'hésitent pas à se mettre sur les traces de Condillac, prendre en compte la sensibilité naturelle première, et à attacher beaucoup d'importance à la sensorialité. En tous les cas, ils vont faire un travail d'observateur ou de naturaliste et comme ils sont décidés à développer résolument leur esprit scientifique, ils vont tenter de percer les secrets de la matière vivante, en s'inspirant fortement de l'esprit condillacien. L'art dentaire trouvera aussi au 18e siècle des conditions contextuelles optimales de développement grâce aux Lumières européennes qui édifient « une entreprise culturelle insistant sur le rôle de la raison et de l'enquête

183 A. Pichot, *Histoire de la notion de vie*, Paris, Editions Gallimard, 1993, p. 582

184 Ibid., p. 584

185 D. Berlioz, *Introduction*, in D. Berlioz (coordonné par), "Berkeley, *Langage de la perception et art de voir*", Paris, P.U.F., 2003, p. 11

rationnelle pour la compréhension du monde à travers la faculté investigatrice du regard. »[186]

Enfin, le courant naturaliste va influencer l'art dentaire dans sa vision de la matière par l'entremise de la chimie. Cette influence sera positive pour le développement épistémologique de la physiologie bucco-dentaire. En effet, la chimie va beaucoup évoluer avec Lavoisier ; il va détrôner la doctrine des quatre éléments et se détacher d'une vision statique de la matière. De plus, comme Lavoisier réussit avec la chimie à résoudre un certain nombre de problèmes physiologiques, les chirurgiens-dentistes seront amenés à une révision épistémologique de la physiologie bucco-dentaire, se caractérisant par une place de plus en plus grande réservée à la chimie.

AU COURS DES DERNIERES DECADES DU 19^E^ SIECLE, L'ESPRIT SCIENTIFIQUE DE CLAUDE BERNARD INDUIT CHEZ LES CHIRURGIENS-DENTISTES UNE NOUVELLE APPROCHE DE LA PHYSIOLOGIE BUCCO-DENTAIRE

Après avoir assisté au triomphe de la médecine expérimentale de Claude Bernard, au cours de la seconde moitié du 19e siècle, les chirurgiens-dentistes ne seront vraiment séduits par l'esprit scientifique de Claude Bernard qu'à partir des années 1880. Ils remarquent aussi que Claude Bernard, « le Newton de l'organisme vivant, [...], a su apercevoir que les conditions de possibilité de la science expérimentale ne sont pas à chercher du côté du savant, mais du côté du vivant lui-même, que c'est le vivant qui fournit par sa structure et ses fonctions la clé de son déchiffrement. »[187] Déjà fortement engagés dans l'étude de l'anatomie bucco-dentaire et de la physiologie bucco-dentaire, les chirurgiens-dentistes vont alors être particulièrement motivés à poursuivre leurs recherches, à s'intéresser de plus en plus à l'étude du vivant, ainsi qu'au concept révolutionnaire de milieu interne, créé par Claude Bernard. Très vite, les chirurgiens-dentistes vont intégrer ce concept dans la pensée dentaire et désormais ils ne pourront plus voir les phénomènes bucco-dentaires de la même façon. Ils les considéreront toujours plus complexes qu'auparavant. De plus, le concept de milieu interne avec ses préalables, le concept de sécrétion interne et la référence à la théorie cellulaire, livrent à l'art dentaire une nouvelle conception des rapports du tout et des parties. Mais l'influence de ce nouveau concept ne se manifestera pleinement, pour toute la clinique bucco-dentaire, qu'au 20e siècle.

---

186 J. C. Jolinon, *Une femme autour du monde*, in J. P. Changeux (sous la dir. de), *La lumière au siècle des lumières et aujourd'hui*, Paris, Editions Odile Jacob, 2005, p. 265

187 G. Canguilhem, *Etudes d'histoire et de philosophie des sciences concernant les vivants et la vie,* op. cit., p. 148

Néanmoins, durant les deux dernières décades du 19e siècle, ce concept suggère l'extension du champ épistémologique de l'art dentaire en mettant en évidence l'existence de rapports entre le système bucco-dentaire et l'organisme dans son entier. Il faut dire que le milieu interne, avec sa cohorte d'indicateurs, de messagers, ouvre à la physiologie un nouveau champ d'étude, très étendu. Grâce à ce concept de milieu interne, l'influence de la physiologie sur les principales disciplines dentaires — ODF, prothèse, dentisterie thérapeutique, clinique bucco-dentaire — se renforcera plus particulièrement au cours des vingt dernières années du 19e siècle. Ce concept et la méthode expérimentale de Claude Bernard seront essentiels car ils procureront à la physiologie bucco-dentaire un tel élan promothéen que celui-ci se fera sentir dans les disciplines citées précédemment. Dores et déjà, l'épistémologie de l'art dentaire peut prétendre, dans son ensemble, à un statut d'épistémologie ouverte, se réclamant à la fois de l'empirisme et du rationalisme, considérés ici comme complémentaires.

2-2 - Evolution épistémologique de l'anatomie et de la physiologie en art dentaire aux 18e et 19e siècles

2-2-1. Evolution épistémologique de l'anatomie en art dentaire aux 18e et 19e siècles

2-2-1-1 – Evolution épistémologique de l'anatomie en art dentaire au 18e siècle

Parmi les disciplines médicales fondamentales qui participent à l'épistémologisation de l'art dentaire aux 18e et 19e siècles, l'anatomie est celle qui est la plus ancienne. Sa contribution à l'épistémologisation de l'art dentaire a commencé bien avant le 18e siècle. Néanmoins, au 18e siècle, le contexte culturel est favorable à la revisitation de l'anatomie. C'est en effet le siècle de la libération de l'esprit et de la remise en question de toutes les affirmations du 17e siècle, mais aussi celui de l'observation. Ces nouvelles conditions sont favorables au regain d'intérêt des chirurgiens-dentistes pour l'anatomie et à leur émancipation de plus en plus marquée vis-à-vis des auteurs anciens.

Aux 18e siècle, le développement épistémologique de la partie médicale de l'art dentaire repose encore beaucoup sur l'anatomie et plus particulièrement sur ce qu'il est convenu d'appeler l'anatomie élémentaire, anatomie qui concerne principalement les os, les articulations, les muscles… Au début de cette période historique, la qualité des connaissances établies en anatomie élémentaire s'avère satisfaisante. Il manque surtout à l'anatomie bucco-dentaire d'être insuffisamment connue et enseignée, et c'est ce que déplore Fauchard. Il s'emploiera d'ailleurs avec Géraudly à mettre l'anatomie au premier plan de l'art dentaire pendant la première moitié du 18e siècle.

PREMIERE MOITIE DU 18E SIECLE : AVEC FAUCHARD, L'ANATOMIE EST LE FER DE LANCE DE L'EPISTEMOLOGISATION DE L'ART DENTAIRE

Au 18e siècle, Fauchard veut réserver une place de choix à l'anatomie en art dentaire et en faire le fer de lance de l'épistémologisation dentaire. Avec force et conviction, il s'emploie à cette tâche car, en bon praticien, il ne peut concevoir une pratique sans connaissance préalable de l'anatomie de la bouche et des dents. Il accorde beaucoup d'importance à l'étude de l'anatomie de la bouche car il la juge « absolument nécessaire pour bien connaître la structure, la situation, le rapport et l'usage des différents organes qui la composent. »[188] Non seulement ces connaissances guident la main en chirurgie, mais « ces connaissances nous mènent insensiblement à la découverte des diverses maladies qui attaquent les dents, et à celles de leurs causes et de leur curation. »[189] Guidé par ses connaissances anatomiques, le chirurgien-dentiste peut alors pratiquer son art. Avec humilité, et avant d'explorer le champ de l'art dentaire, Fauchard rappelle le niveau de connaissance des maîtres anciens. Il rend hommage à Hippocrate qui n'ignorait pas que les dents différaient des autres os par leur naissance, par leur accroissement et par leur sensibilité. D'ailleurs, plus tard, Aristote, puis Galien, n'avaient pas contredit Hippocrate à ce sujet.

Sans nous lancer dans un examen exhaustif de l'anatomie de la bouche et des dents, vue par Fauchard, tentons d'en rapporter les plus grandes lignes afin de montrer à quel niveau se situe la connaissance anatomique de la bouche et des dents au cours de la première moitié du 18e siècle. Fauchard veut transmettre à ses élèves et à ses disciples un catalogue le plus complet possible sur cette anatomie et il y réussit sans problème. Comme ses prédécesseurs, il considère encore les dents comme des os, mais il les distingue des autres os puisque ce « sont les os les plus blancs, les plus durs ou les plus compacts du corps humain. »[190] Fauchard définit les cavités où sont logées les dents par le terme d'alvéoles en précisant le nombre de dents et en les désignant. Il n'y a pas d'ambiguïté sur ce nombre de dents, il est normalement de trente deux pour la denture adulte et de vingt pour la denture de lait. Il parle de dents surnuméraires et en particulier au niveau interincisif, la dent incisive décrite par ses soins, semble correspondre à ce

---

188 P. Fauchard, *Le chirurgien-dentiste ou traité des dents*, tome 1, op. cit., p. viij
189 Ibid.
190 Ibid., p. 2

que nous appelons aujourd'hui la mésiodens. Il remarque la séparation des alvéoles entre elles par des cloisons osseuses et le revêtement de ces alvéoles à l'extérieur par la gencive qui est la continuation de la membrane "qui recouvre l'intérieur de la bouche" .[191] Fauchard a observé "quelques inégalités peu apparentes", "à l'endroit du corps où s'attache la gencive" "qui rendent plus exacte l'adhérence de la gencive à la dent" et pour lui, déjà, elle représente une barrière protectrice puisque c'est « ce qui empêche qu'aucune partie saline des aliments n'entre dans l'alvéole. »[192]

Après avoir décrit l'organe dentaire, Fauchard s'intéresse à la morphologie des dents dont il distingue deux parties : le corps et la racine ; puis il se met à décrire ce qui, dans la morphologie du corps de la dent, différencie les dents en incisives, canines, petites molaires et grosses molaires. Pour chaque type de dent, il dresse un tableau des variations anatomiques.

Il indique que l'adoption du terme de couronne, à la place de celui de corps, a été inspirée par la morphologie occlusale des molaires ressemblant avec leurs pointes à des couronnes antiques. Mais cette terminologie, selon lui, ne devrait être réservée qu'aux molaires puisque les autres dents n'ont pas cet aspect. Fauchard va ensuite examiner les racines, suivant les catégories de dents auxquelles elles appartiennent. Il prend soin de décrire la morphologie radiculaire de toutes les dents mais aussi de nous avertir que certaines racines, au sein d'une même catégorie, peuvent avoir des variations de forme atypique, par exemple « recourbées en crochet par leur bout. »[193] ou encore présentant « deux racines crochées dans un sens opposé. »[194] Contrairement à quelques anatomistes de son temps, Fauchard affirme que les dents de lait ont des racines. Il précise la place des germes des dents permanentes en les situant à la pointe des racines des dents de lait. Fauchard fait aussi état de l'engrènement dentaire quand il écrit : « les deux mâchoires étant fermées, les éminences des dents de la mâchoire inférieure sont reçues dans les cavités des dents de la mâchoire supérieure ; et réciproquement les éminences des dents de la mâchoire supérieure sont reçues dans les cavités des dents de la mâchoire inférieure. »[195]

A l'intérieur de la dent, Fauchard décrit deux cavités confluentes, celle de la racine et celle du corps de la dent, la grande cavité en résultant « est tapissée

---

191 P. Fauchard, *Le chirurgien-dentiste ou traité des dents*, tome 1, op. cit., p. 4
192 Ibid., p. 20
193 Ibid., p. 12
194 Ibid., pp. 12,13
195 Ibid., p. 7

d'une membrane, qui sert de soutien aux petits vaisseaux sanguins et aux nerfs qui se distribuent dans l'intérieur de la dent. »[196]

Fauchard donne une description de l'innervation des deux maxillaires. « Ainsi les dents incisives et canines de la mâchoire supérieure reçoivent leurs nerfs de la branche de la cinquième paire appelée maxillaire supérieure, laquelle passant par le conduit, qui se remarque au bas de l'orbite, pour aller se distribuer à la face, fournit dans ce trajet des rameaux qui vont à ces dents. »[197] « Les molaires de la même mâchoire reçoivent leurs nerfs de la même branche par des trous qui se trouvent postérieurement à la face latérale extérieure de l'os maxillaire supérieur qui fait partie de la fosse temporale. »[198] « Les dents de la mâchoire inférieure reçoivent leurs nerfs de la portion de la cinquième paire nommée maxillaire inférieur. Cette portion de nerfs, après être sortie du crâne par le trou auquel elle donne son nom, et avoir fourni plusieurs gros rameaux qui vont à différents endroits de la face, descend entre les deux muscles ptérygoïdiens. Là elle se partage en deux branches principales, dont la plus petite va se perdre dans la langue, et la plus considérable entre dans le canal de la mâchoire inférieure, par l'ouverture qui est à la face intérieure, entre les éminences nommées condyloïdes et coronoïdes.»[199] « Cette branche parcourant ce canal, donne, chemin faisant, des filets à toutes les racines des dents, tant molaires que canines. Cette même branche étant parvenue au trou nommé mentonnier, elle se divise en deux branches, dont la plus considérable sort par ce même trou, pour se distribuer à la lèvre inférieure, et communiquer avec la portion dure de la septième paire, et l'autre continue sa route jusqu'à la symphyse du menton, en fournissant dans ce chemin des rameaux aux dents incisives. »[200]

Fauchard va évoquer aussi le système de distribution artériel et veineux à la mâchoire et aux dents : « les artères et les veines accompagnent toujours les nerfs, et se portent aux dents par la même route. Les artères des dents sont des rameaux qui viennent des carotides externes, et leurs veines vont se décharger dans les jugulaires externes. »[201] Finalement, Fauchard nous dresse ainsi un tableau assez complet des dents, des maxillaires, de leur innervation et de leur vascularisation.

En fait, Fauchard se focalise sur l'anatomie macroscopique et ne prête que peu d'attention aux découvertes de l'anatomie microscopique. Il aborde cependant dans son *Traité des dents* le compte rendu de l'examen d'une coupe de l'émail dentaire, au microscope, effectué par M. de la Hire et rapporté dans *les Mémoires de l'Académie royale des sciences* de 1699 : « elle est composée d'une infinité de petits filets, qui sont attachés sur la partie interne de la dent par leurs racines, à peu près comme les ongles et les cornes le font aux parties où elles s'attachent. [...] Tous ces filets, qui prennent leur origine vers la partie de la dent qui touche la gencive, sont fort inclinés à cette partie, et presque perpendiculaires sur la base de la dent[202] : par ce moyen ces filets résistent davantage à l'effort qu'ils sont obligés de

---

196 P. Fauchard, *Le chirurgien-dentiste ou traité des dents*, tome 1, op. cit., p. 21
197 Ibid.
198 Ibid., p. 22
199 Ibid., p. 4
200 Ibid., p. 23
201 Ibid.
202 Ibid., p. 24

faire en cet endroit. »[203] Fauchard nous indique que M. de la Hire est persuadé que l'accroissement de ces filets se fait comme celui des ongles. Pour De la Hire, l'altération de ces filets est à l'origine de la mort de la dent car « il se fera une petite ouverture sur la base de la dent : la partie intérieure de la dent se découvrira, et par conséquent la dent périra dans la suite. »[204] Fauchard n'est pas aussi catégorique vis-à-vis de la destruction de la dent à partir de celle de ces filets de l'émail puisqu'il cite le cas des vieillards qui ont toujours leurs dents. Ces dents peuvent avoir été limées et avoir perdu tout leur émail aux endroits limés par le chirurgien-dentiste, ou présenter une usure de l'émail par abrasion réciproque de deux dents opposées, sans pour autant que la dent soit totalement détruite. Fauchard ne nie pas les inconvénients accompagnant cette destruction des filets de l'émail : sensibilité aux variations thermiques (chaud, froid) et plus grande prédisposition à la carie. Si Fauchard est curieux de l'anatomie microscopique, c'est plus pour trouver une explication aux phénomènes cliniques, mais pas encore pour des besoins d'analyse anatomique plus fine.

Après Fauchard et tout au long du 18e siècle, l'anatomie continuera à inspirer l'intérêt de la chirurgie et bien sûr de la petite chirurgie de la bouche, et à représenter un grand centre d'intérêt pour de nombreux savants. Entre autres, D'Alembert incite tout ceux qui étudient l'anatomie autant à ne pas regarder l'Antiquité "comme un oracle qui a tout dit", qu'à continuer à explorer l'anatomie. Dans son *Discours préliminaire à l'Encyclopédie*, D'Alembert écrit : « mais comme il serait ridicule de croire qu'il n'y a plus rien à découvrir dans l'anatomie, parce que les anatomistes se livrent quelquefois à des recherches, inutiles en apparence, et souvent utiles par leurs suites. »[205] Dans ces conditions, les chirurgiens-dentistes sont résolus à continuer l'exploration de l'anatomie. P. Hubinois nous explique que « l'Encyclopédie et le siècle des Lumières feront d'ailleurs de l'anatomie la panacée, au sens presque mythologique »[206] puisque selon l'Encyclopédie, elle permet à chacun quelle que soit sa condition sociale, « d'être éclairé sur les moyens de se bien porter, de prolonger sa vie, d'expliquer plus nettement le lieu, les symptômes de sa maladie, quand on se porte mal, de discerner les charlatans, de juger, du moins en général, des remèdes ordonnés. »[207]

---

203 P. Fauchard, *Le chirurgien-dentiste ou traité des dents*, tome 1, op. cit., p. 25
204 Ibid.
205 J. d'Alembert, *Discours préliminaire à l'encyclopédie*, Paris, Editions Odile Jacob, 1996, p. 53
206 P. Hubinois, *Petite philosophie de la chirurgie*, op. cit., p. 36
207 Ibid.

PREMIERE MOITIE DU 18^E SIECLE : DEUX CENTRES D'INTERET POUR GERAUDLY : L'ANATOMIE TISSULAIRE ET L'ANATOMIE ORGANIQUE

Au 18e siècle, un changement fondamental, déjà esquissé à la fin du 17e siècle, se dessine dans le monde médical. Il mérite d'être signalé car il va modifier la façon, pour l'art dentaire, de se saisir de l'anatomie et des phénomènes physiologiques. Au niveau du vivant, les médecins se tournent vers les solides et délaissent les humeurs. Maintenant, ils s'intéressent à une structure filamenteuse : la fibre. Le suisse Albrecht von Haller (1708-1777), élève de Boerhaave, offre à ses contemporains un concept analytique de la structure anatomique en affirmant qu'il n'existe qu'une sorte de fibre pour composer tous les organes. Avec Albrecht von Haller, la fibre devient l'unité anatomique minimale, le premier élément du corps. Suivant la densité de fibres qui le constituent, un organe ou un organisme sera donc considéré comme plus ou moins mou. Une théorie de la "constitution" (de l'organisme) est alors émise, établissant l'existence de variables censées faire varier la constitution. Ces variables sont soit externes (comme le climat et le mode de vie) soit internes (comme l'âge et le sexe). De son côté, Diderot, dans l'Encyclopédie, considère la fibre comme l'unité du mouvement et le premier principe de force et il assure en 1765 : « en physiologie, la fibre est ce qu'est la ligne en mathématique. » [208]. Les chirurgiens-dentistes ne sont pas indifférents au concept analytique d'Albrecht von Haller et aux réflexions épistémologiques qu'il engendre puisqu'ils sont à même de découvrir ces structures fibrillaires quand ils dissocient des muscles, des nerfs ou des tendons. Ils prêteront aussi une attention particulière aux propositions de Théophile Bordeu qui demande d'utiliser le terme de tissu pour désigner chaque partie homogène du corps animal et de considérer que les os, les muscles, les nerfs,..., sont respectivement constitués de tissu osseux, de tissu musculaire, de tissu nerveux, ... L'acte de naissance de l'histologie est ainsi rédigé et Géraudly va se laisser séduire par cette nouvelle façon d'approcher les structures anatomiques. Il s'intéressera au tissu des gencives et il écrira d'ailleurs : « leur structure est singulière, et leur tissu extrêmement serré et à ressort. Il est formé par la membrane commune de la bouche, et par le périoste des mâchoires. Il n'est pas immédiatement attaché à l'os ; mais il est uni intimement au périoste : il est couvert d'une membrane fine forte, et de surface égale. Cette surface parait être une continuité de la membrane mince qui va aux lèvres, aux joues et à celle qui va à la langue : elle recouvre aussi la racine des dents. »[209] Au 19e siècle, les chirurgiens-dentistes continueront à accorder de l'importance aux fibres, ce

---

208 A. Rauch, *Histoire de la santé*, Paris, Editions PUF, 1995, p.46

209 C. Geraudly, *l'art de conserver les dents*, op. cit., p. 71

qui les poussera à procéder à la description appliquée et rigoureuse des fibres qui constituent le ligament alvéolo-dentaire.

En dehors de l'anatomie tissulaire, Géraudly s'intéresse aussi à l'anatomie d'ensembles. Le premier ensemble étudié par ses soins est l'ensemble dent-gencive. Il justifie cette approche en déclarant étudier l'anatomie des gencives et des dents afin de mieux saisir les altérations qui s'y produisent quand elles sont atteintes de pathologies. Il considère encore, lui aussi, les dents comme des espèces de petits os, « mais les plus durs, les plus solides et les plus blancs du squelette. »[210] Il définit toujours l'articulation dento-osseuse comme un ensemble immobile, c'est-à-dire comme une gomphose. Par contre, il va s'attacher à mieux décrire les gencives, en définissant mieux leur contour, leur rapport avec les dents, leur rôle mais aussi leur vascularisation et leur innervation. « Les gencives sont des parties charnues qui entourent et enveloppent les dents. Elles s'étendent à chaque mâchoire et forment deux bandes en demi-cercle qui aboutissent au fond de la bouche. Elles couvrent les deux faces de tout le bord des alvéoles, et se continuent à toutes les dents : elles environnent le collet de chacune d'elles, et s'y attachent très étroitement. L'usage des gencives est non seulement d'orner la bouche, mais encore d'affermir les dents dans l'alvéole, de garantir leurs racines des injures de l'air, et de l'action des aliments. »[211] « Les gencives ont des vaisseaux sanguins en très grand nombre ; c'est ce qui constitue leur rougeur. Les rameaux qui leur portent du sang viennent de l'artère carotide externe. Il est repris par les ramifications de la veine jugulaire externe antérieure. La cinquième paire de la moelle allongée donne un nerf maxillaire supérieur, et un nerf maxillaire inférieur, qui fournissent ceux des parties entre les ramifications qui y sont amplement dispersées, et qui viennent de la portion dure du petit nerf sympathique, qui communique avec les nerfs de la cinquième paire en plusieurs endroits. »[212]

D'une façon générale, Géraudly ne parvient pas à se détacher de l'anatomie, ce qui l'empêche de s'intéresser aux phénomènes bucco-dentaires proprement physiologiques.

SECONDE MOITIE DU 18^E^ SIECLE : AVEC COURTOIS, L'ANATOMIE ORGANIQUE CONSTITUE LE CENTRE DE GRAVITE DE TOUT L'EDIFICE EPISTEMOLOGIQUE DE L'ART DENTAIRE

Dans la seconde moitié du 18e siècle, avec Courtois, l'anatomie demeure prioritaire et elle n'a pas pour unique fonction de servir la pratique chirurgicale en art dentaire, elle sert aussi à mieux comprendre les pathologies : « l'étude de l'anatomie est essentielle pour bien connaître la structure, la situation, le rapport et l'usage des différents organes qui la composent. Ces connaissances nous conduisent, sans nous en apercevoir, à la

210 C. Geraudly, *l'art de conserver les dents*, op. cit., p. 2
211 Ibid., pp. 70-71
212 Ibid., pp. 72-73

découverte de différentes maladies qui attaquent les dents, à celle de leurs causes et de leur curation. »[213]

Néanmoins, suivant la voie tracée par ses prédécesseurs, Courtois s'emploie à améliorer la connaissance anatomique des organes dentaires afin de mieux maîtriser les techniques chirurgicales, en particulier celles des extractions dentaires. Il s'évertue à la recherche de détails anatomiques et d'anomalies morphologiques. Courtois s'intéresse fortement à la morphologie radiculaire des dents et la décrit avec le plus de précision possible. Il se préoccupe en particulier de « la position et comment sont enchâssées les dents dans les cellules alvéolaires. »[214] Il est soucieux de s'intéresser « à la grosseur et à la longueur de chaque racine des dents. »[215] Il remarque l'écartement plus grand des racines des molaires supérieures que celui des racines des molaires inférieures. Il distingue aussi « plusieurs variétés dans les dents molaires, par rapport à leurs racines. Il en est dont les racines se touchent par la pointe, tandis qu'elles sont fort écartées du côté du corps de la dent. Ce sont ces dents que l'on appelle barrées, si difficiles à ôter, par la nécessité où l'on se trouve d'emporter avec elles la portion ou cloison alvéolaire qui occupe l'intervalle des racines. »[216] Courtois se plait à expliquer les causes d'échecs opératoires à partir de la morphologie anatomique des dents. « Souvent une dent se rompt lorsqu'on en fait l'extraction parce que les extrémités des racines sont recourbées et crochues. »[217] « Les racines des dents incisives, canines et petites molaires sont aplaties par les côtés. »[218] Courtois aborde les anomalies morphologiques qu'il appelle "bizarreries de la nature". Ainsi il dit avoir extrait « deux dents unies ensemble par leurs racines »[219] (vingt quatrième observation). Toutes ces précisions morphologiques sont très instructives pour la pratique des avulsions dentaires et montrent combien les praticiens de la seconde moitié du 18e siècle se préoccupaient des causes d'échecs opératoires. D'ailleurs, Courtois ne s'inquiète pas seulement des rapports radiculo-alvéolaires, il examine aussi les rapports des racines aux structures voisines. Il est attentif par exemple aux rapports des racines des dents du maxillaire supérieur avec son sinus : « [...] on doit savoir qu'une portion ou lame osseuse se trouve intermédiaire entre le sinus maxillaire et les cavités alvéolaires qui reçoivent les racines des dents. [...] Il arrive cependant quelquefois, malgré les sages précautions de la nature, que les

---

213 H. G. Courtois, *Le dentiste observateur ou recueil abrégé d'observations*, Paris, Librairie chez Lacombe, 1775, p. xvij

214 Ibid., p. 18

215 Ibid.

216 Ibid., p. 20

217 Ibid., p. 331

218 Ibid., p. 20

219 Ibid., p. 160

racines des dents se trouvent allongées, qu'elles vont aboutir dans le sinus, et qu'alors les cavités alvéolaires communiquent immédiatement avec celle du sinus maxillaire.»[220] Courtois nous indique l'existence d'une membrane qui tapisse l'intérieur du sinus. Si, après l'avulsion d'une dent dont la racine plonge dans le sinus, l'extraction est suivie d'un "suintement" purulent, Courtois nous prévient du danger d'utiliser des injections détersives car celles-ci peuvent entraîner un dessèchement ou corroder la membrane qui tapisse le sinus, « sans tarir le suintement. »[221]

Naturellement, après s'être intéressé à l'anatomie radiculaire, Courtois va étudier le phénomène de rhizalyse des dents de lait, mécanisme physiologique de destruction transformant la morphologie radiculaire de ces dents. Il l'explique par la pression exercée par les germes définitifs sur les racines des dents de lait, lors de leur éruption. Courtois corrobore sa thèse en relatant deux observations complémentaires : si la racine de la dent de lait est très solide, le germe sous-jacent de la dent définitive déviera son trajet d'éruption ; si on extrait ensuite la dent de lait, on constatera que la racine de celle-ci n'a pas entamé sa phase de rhizalyse.

Avec Courtois, pour la première fois, l'anatomie est traitée avec un grand souci du détail mais ses descriptions anatomiques ne sont jamais assorties d'une masse de commentaires superflus. Malgré leur ressemblance avec celles de Fauchard, les descriptions anatomiques de Courtois sur les nerfs, les artères et les veines, destinés aux maxillaires et aux dents sont plus précises. Par exemple, quand Courtois décrit le trajet de la portion de la cinquième paire de nerfs crâniens destinée au maxillaire supérieur, nous suivons une description anatomique, déjà moderne, donnant l'impression de suivre le scalpel du maître. Courtois nous explique que cette portion de la cinquième paire de nerfs crâniens passe « par le conduit qu'on remarque au bas de l'orbite pour aller se distribuer à la face, fournit dans ce trajet des rameaux qui vont se distribuer à ces dents. Les molaires de la même mâchoire reçoivent leurs nerfs de la même branche par des trous qui se trouvent postérieurement à la face extérieure et latérale de l'os maxillaire supérieur (...) »[222]

---

220 H. G. Courtois, *Le dentiste observateur ou recueil abrégé d'observations*, pp. 134-135

221 Ibid., p. 136

222 Ibid., p. 23

2-2-1-2 – Evolution épistémologique de l'anatomie en art dentaire au 19e siècle

PREMIERE MOITIE DU 19^E^ SIECLE : MAURY ET DELABARRE, L'AMORCE DU PASSAGE DE L'ANATOMIE "STATIQUE" À L'ANATOMIE "DYNAMIQUE" OU FONCTIONNELLE

Au cours de la première moitié du 19e siècle, Maury et Delabarre vont donner à l'anatomie une autre dimension en tenant compte des leçons des maîtres de l'anatomie "de la fibre" et de leur notion de "constitution" avec ses variables internes comme l'âge ou le sexe. Maury et Delabarre parviendront ainsi à faire passer les chirurgiens-dentistes sans soubresaut majeur, de l'anatomie à la physiologie.

Dans son *Traité complet de l'art du dentiste d'après l'état actuel des connaissances*, Maury aborde l'anatomie de la bouche en prenant soin d'en décrire toutes les structures. Il traite cette anatomie en passant en revue "la bouche et ses dépendances",[223] en les définissant spatialement : "des lèvres ou de la paroi antérieure de la bouche", "du voile du palais, ou de la paroi postérieure de la bouche", "des joues, ou des parois latérales de la bouche", "du palais ou de la paroi supérieure de la bouche", "de la paroi inférieure de la bouche". La cavité buccale se trouve ainsi bien délimitée et ses rapports de voisinage bien définis. Maury s'applique ensuite à explorer méthodiquement chaque structure anatomique sans en oublier les tissus de revêtement. Pour la première fois, on est en présence d'un traité anatomique complet étudiant les os, les muscles de la bouche, les nerfs, les artères, les veines, les vaisseaux lymphatiques et les ganglions, les glandes salivaires et bien sûr les dents. L'organe dentaire est bien situé dans son environnement anatomique et désormais, Maury oblige chacun à prendre conscience de l'importance de la connaissance du contexte anatomique et même de l'anatomie générale. Auparavant, quand l'innervation de la bouche était abordée, il était usuel de citer uniquement la cinquième paire de nerfs crâniens à l'origine du nerf trijumeau et d'étudier plus particulièrement ensuite deux des rameaux de ce nerf, c'est-à-dire les deux rameaux maxillaires supérieur et inférieur destinés respectivement aux dents des deux maxillaires correspondants. Maury, lui, élargit son champ d'étude et mentionne dans son traité les quatre paires de nerfs crâniens (5e, 7e, 8e et 9e paires de nerfs crâniens) et leurs rameaux nerveux dont il indiquera les destinations respectives.

---

223 F. Maury, *Traité complet de l'art du dentiste d'après l'état actuel des connaissances*, première et deuxième parties, Paris, Gabon, Librairie des sciences médicales de Just Rouvier E. Le Bouvier, 1833, p. 1

Maury étend de cette façon non seulement le cadre épistémologique de l'anatomie en art dentaire, mais aussi celui de tout l'art dentaire. Son statut de dentiste de l'Ecole royale polytechnique n'est sans doute pas étranger à son esprit d'ouverture épistémologique. Il étudie les répercussions de la croissance, chez un même individu, sur la morphologie anatomique en reprenant les considérations de J. Cloquet dans l'*Anatomie de l'homme.* Maury écrit ainsi : « A mesure que les dents poussent, les mâchoires s'écartent l'une de l'autre, et la face acquiert de plus grandes dimensions dans le sens vertical. Les branches de l'os maxillaire se redressent, leur angle devient plus saillant, et la tubérosité maxillaire s'affaisse après la sortie de la dent de sagesse. Lorsque toutes les dents sont sorties, les deux arcades qu'elles forment par leur réunion ont une forme parabolique. »[224] La morphologie, on le voit, est ici traitée de façon dynamique. « Lorsque toutes les dents sont tombées, la mâchoire inférieure ne se trouvant plus retenue par ces dernières, se rapproche naturellement de la supérieure et se porte beaucoup plus en avant et en haut en sorte que la face devient plus courte, le menton beaucoup plus saillant, ce qui donne un caractère particulier à la physionomie. »[225] On le voit bien, Maury se penche sur les transformations évolutives et involutives dans le temps des structures anatomiques et il ne se borne pas à une vision statique des choses. Il lance ainsi une anatomie qui pourrait être qualifiée de dynamique, ou fonctionnelle, et, d'une certaine manière, préfigure la physiologie du développement.

Maury, comme Fauchard, se trompe encore sur la nature de l'articulation dento-osseuse, puisqu'il la définit comme une gomphose (elle « ressemble à l'union d'un coin ou d'un clou, avec le bois dans lequel il a été placé »[226]). Mais sa description anatomique de toutes les dents est très détaillée, beaucoup plus que celle donnée par Fauchard. La forme des couronnes, des racines, l'obliquité de l'axe des dents, leurs reliefs, la comparaison de leurs tailles sont notés. L'autrichien Carabelli (1787-1842) viendra compléter cette description morphologique des dents en donnant son nom aux tubercules des molaires supérieures. Il contribuera au développement de l'anatomie dentaire, en publiant en 1842 une *Anatomie de la bouche.*[227]

Quant à C.F. Delabarre, il nous fournit une description morphologique parfaite et très précise de la cavité pulpaire. Les interventions sur la pulpe

---

224 F. Maury, *Traité complet de l'art du dentiste d'après l'état actuel des connaissances*, op. cit., p. 49

225 Ibid., p. 50

226 Ibid., p. 17

227 M. Brille, *L'art dentaire du 18e siècle à nos jours*, in Laignel-Lavastine, *Histoire générale de la médecine, de la pharmacie, de l'art dentaire et de l'art vétérinaire*, tome 3, Paris, Edition Albin Michel, 1936, p. 658

dentaire seront désormais facilitées par la connaissance de ses contours exacts. Delabarre nous propose un tableau synoptique de l'anatomie pulpaire selon le type de dent concerné et selon l'âge du patient. « Chaque dent étant coupée de haut en bas, présente donc une cavité qui a, en petit, la figure de l'organe auquel elle appartient. Elle est figurée en gouttière triangulaire dans les incisives ; en cône dans les lanières, et en gouttière quadrilatère oblongue dans les petites molaires ; enfin, en carré parfait dans les grosses. Chaque cavité répond au collet de la dent et il s'y rend autant de canaux qu'il y a de racines ou d'apparences de racines. Les canaux transmettent autant de filets nerveux et artériels qui se rendent à la pulpe ; ces canaux sont d'autant plus grands, que les dents appartiennent à des sujets plus jeunes. Ils finissent par s'obstruer dans la vieillesse. »[228]

Delabarre, par ses observations sur l'anatomie de la face, au niveau morphologique, et sur l'évolution de celle-ci en fonction de l'âge, introduit une dimension temporelle, donc dynamique en anatomie. D'une certaine façon, en passant ainsi de l'anatomie statique— à laquelle il attache une importance capitale — à l'anatomie dynamique, Delabarre inaugure la physiologie du développement. C'est aussi, pour lui, l'occasion de montrer combien les connaissances en anatomie et en physiologie du développement sont indispensables pour assurer des restaurations prothétiques ou orthodontiques de qualité. Delabarre note ainsi : « Le diamètre perpendiculaire de la face, qui est très court dans l'enfant par l'absence des dents, s'allonge chez l'adulte par la présence de ces organes, et diminue sensiblement chez le vieillard, par la perte de ces petits os. »[229] Cette inclination pour l'anatomie dynamique est aussi perceptible quand C. F. Delabarre rappelle la situation des dents de sagesse : « elles se trouvent tellement près du centre de mouvement* du levier, qu'elles forcent l'angle de la mâchoire inférieure à se rapprocher encore davantage de 90 degrés »[230] (* en terme de mécanique on dit centre de mouvement). Comme nous le verrons quand nous aborderons la physiologie, Delabarre étudie l'anatomie en ayant une vision dynamique et déjà des intentions physiologiques. C'est particulièrement le cas quand il s'intéresse aux rapports intermaxillaires chez l'enfant de sept ans et vérifie si ceux-ci sont favorables à la mise en place des dents qu'il souhaite obtenir. Il montre la nécessité d'un articulé dentaire tel que « les six premières dents d'en haut doivent croiser par-dessus celles d'en bas, de manière à cacher la moitié de la couronne ; les petites molaires doivent tomber à plomb les unes sur les autres. »[231] Delabarre cite ensuite deux situations différentes de celle-ci : « une autre conformation de denture présente cette différence, c'est que le menton étant un peu allongé, et les dents courtes, les deux mâchoires tombent à plomb l'une sur l'autre sans

---

228 C.F. Delabarre, *Odontologie ou observation sur les dents humaines*, Paris, Librairie Le Normant, 1815, p. 36

229 Ibid., p. 41

230 Ibid., p. 42

231 Ibid., p. 45

croisement des dents antérieures. »[232] « une troisième, mais elle est heureusement la plus rare, est celle où l'arc de la mâchoire supérieure est trop petit, et où celui de la mâchoire inférieure décrivant un arc de cercle trop allongé, celui-ci fait croiser les six dents inférieures par-dessus les supérieures et forme cette disposition vicieuse appelée menton de galoche. »[233] Delabarre décrit ainsi trois situations différentes pour l'articulé dentaire et les rapports intermaxillaires. Il ouvre une voie royale pour la compréhension des phénomènes, aussi bien histologiques, que mécaniques, en se préoccupant fortement des phénomènes physiologiques de l'occlusion. Il autorise ainsi une plus grande clairvoyance en dentisterie conservatrice, en dentisterie restauratrice, mais aussi en prothèse et en orthodontie. Il va aussi avoir une influence sur la chirurgie bucco-dentaire puisque la préservation des organes dentaires sera désormais pensée en tenant compte de celle des rapports dynamiques bucco-dentaires. Il va être un précurseur, en s'intéressant à l'articulé dentaire, aux rapports dynamiques de l'occlusion et à leur évolution selon l'âge.

SECONDE MOITIE DU 19^E^ SIECLE : L'ESSOR DE L'ANATOMIE ELEMENTAIRE ET DE L'ANATOMIE MICROSCOPIQUE :

La deuxième moitié du 19e siècle sera celle du passage de l'anatomie macroscopique à l'anatomie microscopique. S'étant toujours intéressé à l'anatomie, l'art dentaire va faire, lui aussi, la distinction entre anatomie macroscopique et anatomie microscopique. L'anatomie microscopique avait été initiée au 17e siècle mais très vite oubliée ; la cellule, quoique découverte, n'a pas retenu suffisamment l'attention pour le développement de nouvelles pistes de recherche. Au niveau élémentaire, on préfère rester fidèle à la notion de fibre et cette notion triomphera au niveau bucco-dentaire, comme en médecine générale. Au 18e siècle, les anatomistes comme leurs prédécesseurs des 16e et 17e siècles avaient généralement reconnu dans la fibre l'élément anatomique et fonctionnel du muscle, mais aussi du nerf et du tendon. Georges Canguilhem nous explique pourquoi la notion de fibre ne pouvait que prendre de l'importance. Il écrit : « si la dissociation du scalpel d'abord, l'examen au microscope ensuite, de ces formations organiques fasciculées ont pu conduire à tenir pour un fait leur constitution fibreuse, c'est dans une image explicative de leurs fonctions qu'il faut rechercher l'origine du terme fibre. »[234] En effet, « depuis Aristote, on expliquait le mouvement animal par l'assimilation des membres articulés aux machines de jet, muscles, tendons et nerfs tirant sur les leviers osseux

---

232 C.F. Delabarre, *Odontologie ou observation sur les dents humaines*, pp. 45-46

233 Ibid., p. 46

234 G. Canguilhem, *La connaissance de la vie*, Paris, Editions Librairie philosophique J. Vrin, 2003, p. 237

comme font les câbles dans les catapultes. Les fibres musculaires, tendineuses ou nerveuses correspondent exactement aux fibres végétales dont les cordes sont composées. L'iatromécanicien Borelli, entre autres, cherchait, pour expliquer la contraction musculaire, une analogie avec la rétraction d'un câble mouillé. C'est par l'extension de cette structure à tout l'organisme et à tous organismes animaux et végétaux que s'est formée la théorie fibrillaire. On en trouve mention dans les écrits de Descartes (traité de l'homme) et c'est surtout par Haller qu'elle est vulgarisée au 18e siècle. »[235]

L'assimilation des fibres musculaires aux unités fonctionnelles composant les gros faisceaux musculaires, l'étude de leurs trajets et de leurs insertions, vont conduire les chirurgiens-dentistes à se ranger du côté des médecins qui ont une vision très mécanique de la physiologie. La vulgarisation de la iatromécanique par Haller ne laissera donc pas les chirurgiens-dentistes insensibles. Déjà naturellement adeptes des théories mécaniques, ils adopteront facilement cette théorie fibrillaire. Et ce, d'autant plus qu'elle leur permet de mieux comprendre et de progresser dans la compréhension des phénomènes physiologiques observés lors de l'étude de l'action des muscles élévateurs et abaisseurs de la mandibule et de celle des nerfs moteurs et sensitifs. L'étude des fibres, de leurs insertions, de leurs trajets et de leurs rapports facilitera l'approfondissement et la qualité des explications sur les actions respectives des fibres nerveuses et des fibres musculaires. Les muscles élévateurs et abaisseurs de la mandibule ainsi que leurs nerfs moteurs sont ainsi considérés au niveau de leur structure élémentaire, fibrillaire. Puis, nous explique G. Canguilhem, « la notion de cellule s'est introduite dans la théorie fibrillaire, mais comme celle d'une forme, au sens géométrique et non d'une formation, au sens morphologique. »[236]

Rappelons qu'à la fin du 18e siècle et dans la première moitié du 19e siècle, la philosophie de Leibniz offrait le terme de monade aux biologistes pour désigner l'élément supposé de l'organisme. C'est donc ce terme qui a servi pour désigner l'élément vivant lorsque Lamarck a parlé de l'infusoire. Il en a été de même avec Littré quand il a désigné l'animalcule microscopique, avec Auguste Comte qui l'a utilisé encore dans son cours de philosophie positive (XLIe leçon) quand il a critiqué la théorie cellulaire et assimilé la cellule à la monade. Enfin en 1868, Gobineau apparente cellule et monade. C'est alors que la théorie cellulaire de Virschow s'impose. Dès le dernier quart du 19e siècle, l'art dentaire va assimiler les unités de base des tissus bucco-dentaires à des éléments cellulaires. L'examen organologique est maintenant complet ou presque et il n'offre plus de pistes de recherche aux chirurgiens-dentistes.

---

[235] G. Canguilhem, *La connaissance de la vie*, op. cit., pp. 237-238
[236] Ibid., p. 238

Ils vont abandonner la méthode anatomique stricto sensu, après l'avoir utilisée une dernière fois, dans un dernier sursaut d'attachement, pour préciser les lignes, les plans et les dimensions des volumes qui définissent le complexe dento-maxillo-facial.

Les chirurgiens-dentistes sont désormais conscients qu' « il n'est rien de pire qu'une pure et simple description morphologique ».[237] Malgré tout, un vrai retour des praticiens à l'anatomie se fera au 20e siècle avec le développement de l'imagerie médicale à des fins diagnostiques. Alors, morphologie et anatomie seront réinvesties afin d'explorer et de mieux connaître les variations morphologiques des canaux pulpaires, de découvrir l'anatomie des delta apicaux et l'existence des canaux aberrants.

Mais pour l'heure, à la fin du 19e siècle, l'art dentaire se met à étudier le microscopique après avoir progressé par degrés successifs du macroscopique au microscopique, en étant parti des organes pour aboutir aux tissus et enfin à la cellule. Avec l'anatomie microscopique, l'histologie dentaire se fait vraiment sa place. Celle-ci a déjà été initiée, en Allemagne, avec les travaux de Purkinje sur l'ivoire dentaire et ceux de Linderer dont les recherches gravitent autour de sa proposition d'une explication chimique de la carie. Ces travaux font œuvre originale dans le domaine de l'histologie des dents.[238] Purkinje a trouvé que l'ivoire de la dent est recouvert par de l'émail au niveau de la couronne et par du cément au niveau de la racine. De son côté, John Tomes, en Angleterre, s'est rendu célèbre par ses travaux sur l'ivoire et la fibrille dentaire. En France, Emile Magitot (1833-1897), membre de plusieurs sociétés scientifiques, jugeant l'anatomie macroscopique insuffisante pour bien connaître la structure de la dent, va s'intéresser aux travaux de savants illustres en histologie et s'adonner à l'anatomie microscopique. Il publie donc en 1858 sa thèse *Sur le développement et la structure des dents humaines* et, en collaboration avec C. Legros et C. Robin, il écrit *Histologie et embryologie de la dent.* Magitot rassemble ainsi les différents travaux sur l'organogenèse de la dent effectués par des savants d'horizons très divers et dresse lui-même un tableau histologique complet de la dent, à partir de ces travaux et de ses propres observations. En fait, Magitot a compris la nécessité de dépasser l'étude microscopique, statique, de la dent. En prenant en considération le facteur temporel, il est naturellement parvenu à l'étude de l'histogenèse des différents tissus de la dent. Magitot illustre aussi, par là même, les liens étroits qui unissent l'anatomie microscopique à l'embryologie dentaire. A l'instar de Wolff qui expliquait, à propos de l'anatomie de l'organisme adulte — qu'elle « cessait d'être une étude de l'aspect extérieur des adultes.

---

237 F. Dagognet, *Philosophie du retournement*, op. cit., p. 25

238 M. Brille, *L'art dentaire du 18e siècle à nos jours*, op. cit., p. 658

Elle devenait tributaire de l'embryologie, se rattachait à elle »[239] — Magitot considère que l'anatomie de la dent adulte cesse d'être une étude de son aspect extérieur et devient tributaire de l'embryologie, se rattache à elle. Cette étude de l'histogenèse de la dent est intéressante à plusieurs titres. D'abord, parce qu'elle a mis à la disposition des chirurgiens-dentistes de la seconde moitié du 19e siècle un tableau histologique des différents tissus de la dent et leur a permis de connaître ainsi la constitution de la dent sur le plan microscopique. Ensuite, parce que cette étude récapitule l'organogenèse de la dent et présente donc un certain intérêt au niveau de l'étude embryologique de la dent. Enfin, grâce à cette étude de l'histogenèse de la dent, les chirurgiens-dentistes de cette époque peuvent établir des liens entre l'anatomie microscopique de la dent et la clinique dentaire, donc expliquer les anomalies de formation des différents tissus de la dent et les lésions pathologiques qui peuvent en découler. Magitot et les praticiens de son époque ont compris l'impérieuse nécessité et l'urgence de bien connaître "l'anatomie microscopique" des tissus dentaires pour mieux comprendre leur désorganisation et donc les pathologies. Dans cette étude, Magitot rappelle les différentes théories qui se sont succédées aux 18e et 19e siècles pour expliquer l'histogenèse de l'émail, de la dentine et du cément. Nous invitons ceux qui voudraient en connaître le contenu à consulter notre ouvrage *Histoire des liaisons épistémologiques entre l'art dentaire et la chimie* dans lequel nous avons repris de larges extraits des théories exposées par Magitot.[240] Dans notre analyse épistémologique de l'anatomie microscopique de la dent, ce qui nous importe avant tout, c'est de bien signaler qu'avant d'en arriver à une description histologique juste, il a fallu vérifier au microscope le bien-fondé de chaque théorie et suivre le long cours des palinodies qui ont accompagné ce parcours de recherche sur l'histogenèse de la dent. Néanmoins, il est bon de disposer d'un bilan des connaissances disponibles relatives à l'anatomie microscopique des différents tissus dentaires, à la fin du 19e siècle. Nous nous fierons donc à Tayac qui, en 1890, fait le point sur les connaissances du moment concernant la structure microscopique de l'émail, de la dentine et du cément. Il commence par l'émail en précisant qu'« il est réuni par prismes microscopiques adhérant latéralement les uns contre les autres. »[241] Il passe ensuite à la dentine : « l'ivoire est pourvu de canalicules microscopiques

---

239 G. Canguilhem, *Du développement à l'évolution auXIXe siècle*, Paris, Editions PUF "Quadrige", 2003, p. 38

240 G. Gros, *Histoire des liaisons épistémologiques entre l'art dentaire et la chimie*, op. cit., pp. 226-231

241 D. A. Tayac, *Les progrès de l'art dentaire, Historique et description de l'art du dentiste*, Paris, Librairie J. –Baillière et fils, 1890, p. 58

dont la sensibilité dépend également de l'homogénéité de sa structure. »[242] Il cite aussi « une autre membrane, le cément, sur lequel adhère le périoste alvéolo-dentaire en continuité avec le bord de la gencive. » Il termine par la description de la pulpe, « membrane vasculaire et pourvue de petits filets nerveux. »[243] En réalité, l'exposé histologique de Tayac est assez sommaire et il n'est pas exclusivement histologique puisqu'il est entrecoupé de données anatomiques, cliniques, mécaniques, pathologiques. Dans le paragraphe *Histologie de la dent humaine*, une illustration représente une grosse molaire adulte, de grandeur naturelle, coupée verticalement, montrant les prismes de l'émail, la dentine, le cément, la pulpe, ses prolongements, les canalicules internes de l'ivoire, le périoste dentaire, etc., mais Tayac ne se limite presque qu'à l'anatomie de la dent.

A la fin du 19e siècle, l'exploration anatomique des canaux n'est pas terminée et l'analyse clinique des pathologies pulpaires montre qu'il y existe encore des points qui ne sont pas connus au niveau de l'anatomie radiculaire. Ainsi, en 1886, Richard Chauvin « se préoccupe en France de savoir comment sont faits réellement les canaux des molaires inférieures, après avoir montré que les descriptions de Magitot et de Tomes sont absolument insuffisantes.»[244] Jusque-là, il avait été attribué à tort un canal unique à la racine mésiale de cette molaire alors que Chauvin et Papot montreront qu'il en existe deux.[245]

2-2-2. Evolution épistémologique de la physiologie en art dentaire aux 18e et 19e siècles

2-2-2-1 – Evolution épistémologique de la physiologie en art dentaire au 18e siècle

PREMIERE MOITIE DU 18E SIECLE : LES PREMICES DE LA PHYSIOLOGIE BUCCO-DENTAIRE AVEC FAUCHARD, BUNON ET FERREIN

Malgré leur attrait particulièrement marqué pour l'anatomie, les chirurgiens-dentistes de la première moitié du 18e siècle vont manifester leur volonté de dépasser le caractère statique de l'anatomie et s'intéresser quelque peu à la physiologie. En fait, durant cette première période du 18e siècle, les

---

242 D. A. Tayac, *Les progrès de l'art dentaire, Historique et description de l'art du dentiste*, op. cit., p. 59

243 Ibid, p. 60

244 R. Chauvin, *L'odontologie*, Paris, nov. 1886, p. 423

245 J. Simon, *Contribution à l'étude de l'histoire de l'art dentaire dans la 2e moitié du 19e siècle*, op. cit., p. 38

recherches à caractère physiologique se bornent le plus souvent à la formulation d'hypothèses et à des observations. De plus, les tentatives expérimentales pour reproduire les phénomènes observés se font encore rares. Cependant, deux chirurgiens-dentistes, Fauchard et Bunon, et un médecin, Ferrein, doivent être cités car ils réalisent des travaux expérimentaux de nature physiologique même si, à cette époque, la physiologie n'est pas encore nettement individualisée. Fauchard et Bunon, particulièrement préoccupés par la douleur et la sensibilité des dents, vont entamer des discussions sur ces sujets et inaugurer des recherches physiologiques sur la sensibilité des dents. Pour sa part, Ferrein s'intéressera à la dynamique fonctionnelle de l'articulation temporo-mandibulaire.

Quand Fauchard aborde le thème de "l'agacement des dents" dans son *Traité des dents*, il ne le fait pas dans un chapitre réservé à la physiologie et n'évoque même pas le terme de physiologie. Par contre, son discours sur l'hyperesthésie des dents est bien physiologique et, pour cette raison, nous avons décidé de l'inclure dans notre tableau de la physiologie bucco-dentaire de la première moitié du 18e siècle. Rendant compte de ses observations sur "l'agacement des dents", Fauchard commence par faire un rappel anatomique à ses lecteurs pour s'appuyer sur lui et entamer alors ses explications sur ce phénomène. Sans conteste, il engage une démarche scientifique car, non content d'avancer des hypothèses, il veut les vérifier en se livrant à une discussion. Fauchard affiche ses intentions ; il n'est pas question pour lui d'effectuer des recherches physiologiques sans qu'elles soient suivies d'applications thérapeutiques positives. Il indique donc que ses « explications qui paraissent très vraisemblables, serviront à ceux qui travaillent aux dents ; elles leur faciliteront les moyens de trouver les remèdes propres à réussir dans certaines conjectures, soit pour emporter radicalement le mal, soit pour apaiser la douleur, la calmer, ou du moins la rendre plus supportable. »[246] Ensuite, Fauchard se livre à la description de l'agacement des dents : « l'agacement est une autre espèce de sensation, à laquelle, quoique très incommode, on ne donne pourtant point communément le nom de douleur. L'opinion ordinaire est que l'agacement vient des sucs acides qui se trouvent insinués entre les fibres de la membrane dont la racine de la dent est revêtue, et que la dent venant à être pressée contre cette membrane, cette disposition occasionne l'action des sucs contre les filets membraneux. »[247] Mais Fauchard ne veut pas choquer et il ne va pas s'attaquer de front à l'"opinion ordinaire", il va l'amener à ses arguments : « je ne disconviens pas que les sucs de certains fruits, tels que sont les groseilles, les cerises aigres, etc, ne puissent s'insinuer dans les interstices des filets qui composent la membrane, dont les racines des dents sont

246 P. Fauchard, *Le chirurgien-dentiste ou traité des dents*, tome 1, op. cit., p. 138
247 Ibid.

revêtues. Je conviens aussi qu'ils peuvent causer des distensions à cette membrane, intercepter le cours des liqueurs des quelques vaisseaux, tirailler les nerfs, et causer ainsi plus ou moins une sensation incommode et douloureuse, mais bien différente de l'agacement, dont le siège me paroît être au corps de la dent. »[248]

Fauchard est ainsi parvenu à délimiter le siège de l'agacement et à écarter ainsi "l'opinion ordinaire". Il va maintenant entrer dans le vif du sujet : *« ce qui m'a fait juger que l'agacement se borne uniquement au corps, ou même à la surface de la dent, c'est que si l'on frotte fortement cette surface avec un linge chaud, seulement, on diminue pour lors l'agacement : il y a encore une expérience qui prouve sensiblement ce que je dis, et qui parait détruire l'opinion contraire : si l'on mâche de l'oseille, l'agacement pour l'ordinaire cesse tout d'un coup, ce qui n'arriverait pas de même, s'il était produit par des acides de la manière dont on le dit ordinairement. L'oseille que l'on mâcherait, qui est acide, bien loin de faire cesser l'agacement, devrait au contraire l'augmenter. De plus si cette incommodité venait des sucs coagulés par un acide dans les petits vaisseaux, et si le suc d'oseille devait enfiler la route de ces petits vaisseaux, pour lever l'obstruction qu'on y suppose, il serait bien difficile de concevoir comment cet effet serait aussi prompt qu'il l'est. Il est bien plus vraisemblable que quelques parties de ces sucs sont assez subtiles pour pénétrer l'émail, et agir sur les filets qui s'y terminent, lorsque quelque corps agissant sur la surface de la dent, les met en mouvement. On peut se confirmer encore dans cette opinion si l'on remarque que le seul attouchement des parties de l'air qu'on attire en respirant la bouche un peu ouverte, est capable d'exciter une sensation assez incommode dans l'agacement. On ne s'avisera jamais de croire que l'air en passant, appuie assez fort sur la dent pour faire qu'elle comprime la membrane dont la racine est revêtue. Il est bien plus naturel de s'imaginer que les particules qui se sont trouvées assez subtiles et assez déliées pour s'insinuer dans la dent, n'ont qu'une de leurs extrêmités engagée entre les fibres osseuses, tandis que l'autre fait saillie en dehors ; ce qui rend la dent comme hérissée de petites pointes extrêmement fines, que l'air en passant peut sans peine ébranler ; ce qui cause cette sensation incommode et fâcheuse à laquelle on donne le nom d'agacement. Des conjectures si vraisemblables me donnent lieu de conclure que les dents sont sensibles, non seulement par rapport à la membrane, dont leurs racines sont revêtues, mais encore par rapport aux filets nerveux et membraneux qui sont répandus dans tout le corps de la dent. La seule chose que l'on doit observer, c'est que la sensibilité est bien moins grande à l'émail, qu'au reste de la dent ; parce que son tissu étant très serré, et les pores très étroits, rien ne peut les pénétrer facilement. De là vient qu'il est impossible que les mêmes causes puissent occasionner sur la partie émaillée, une sensation aussi vive et aussi douloureuse, que celle qu'on peut ressentir du reste de la dent. La manière particulière dont les filets nerveux se trouvent dans l'émail de la dent, peut cependant faire conjecturer assez vraisemblablement, qu'il est l'unique siège de l'agacement. »*[249]

Si Fauchard n'a pas donné une explication du mécanisme physiologique de l'hyperesthésie qui pourrait nous convenir aujourd'hui, il est malgré tout parvenu à montrer que la sensation était perçue à l'intérieur de la dent et non au niveau ligamentaire. Il a réussi à discriminer la sensibilité ligamentaire de la sensibilité pulpaire et il a tenté d'expliquer comment la sensibilité se transmet de la surface de la dent à la pulpe.

De son côté, Bunon va se poser la question de l'intensité plus ou moins grande de la sensibilité nerveuse des dents soumises au limage. Quand il lime les dents de différentes personnes, il constate une sensation plus ou moins grande selon les sujets. Il s'interroge alors sur la raison de cette

---

248 P. Fauchard, *Le chirurgien-dentiste ou traité des dents*, tome 1, op. cit., pp. 138-139

249 Ibid., pp. 139-141

variabilité de l'intensité de la sensation au limage. Il remarque d'abord une « [...] variété infinie dans les parties internes des dents, et surtout dans leur cavité, soit pour la profondeur, soit pour l'étendue, ce qui rend ces dents plus ou moins sensibles à l'opération de la lime. »[250] Il effectue toute une série d'observations fondées, pour les unes, sur la proximité plus ou moins grande de la pulpe par rapport à la surface limée, pour les autres, sur la différence de volume des cavités pulpaires à l'intérieur des dents. Il "fonde" ses "expériences réitérées", en sectionnant des dents d'animaux (de bœuf principalement) ou sur des dents humaines extraites, pour des raisons de manque de place ou de mobilité, ou des dents de cadavres. Il explique les différences de sensibilité au limage par la plus ou moins grande proximité de la pulpe mais aussi par le plus ou moins grand volume de la pulpe et donc par la plus ou moins faible épaisseur de tissu dur isolant la pulpe. « Il y a des dents dont la cavité se trouve fort large, et dont pour cette raison la substance osseuse est moins épaisse. Ainsi les vaisseaux dentaires ayant plus de volume, contiennent sûrement plus de fluide, ce qui joint au peu d'épaisseur de la dent, la rend fort sensible. D'autres ont leur cavité moins étendue, et moins large, la substance du corps de la dent en est par conséquent plus compacte, et par là beaucoup moins sensible. Enfin suivant que le vaisseau qui porte à la dent l'esprit animal est plus ou moins avancé dans la couronne, et qu'il communique au corps osseux plus ou moins d'esprits, la dent est à proportion plus ou moins sensible. A mesure qu'on avance en âge, l'intérieur de la dent, s'ossifie plus ou moins, suivant la nature de sa substance, et la cavité diminue ou subsiste à proportion, ce qui règle à coup sûr le degré de sensibilité de la dent. »[251] Bunon a su reconnaître ici le rapport existant entre volume pulpaire, proximité plus ou moins grande de la pulpe par rapport à la zone limée et sensibilité de la dent au limage mais il ne peut pas aller plus loin dans l'explication de la variabilité de la sensation selon la dent et le sujet concernés.

En outre, les fonctions de mastication, donc de digestion des aliments, mais aussi de phonation et la fonction esthétique de l'ensemble bucco-dentaire, n'échappent pas à Bunon. Dans son plaidoyer pour la conservation des dents, Bunon **insiste sur** les fonctions des dents. Mais si les dents sont impliquées dans des fonctions, il tient à préciser qu'elles ne sont pas seules. Il rappelle « qu'elles sont les principaux instruments de la mastication, quoiqu'elles soient aidées par la langue, par les glandes du palais, et par la liqueur salivaire. »[252] Un peu plus loin il précise : « En effet, le principal usage des dents, est de briser, de diviser, et d'amollir les aliments, afin que les organes de la digestion puissent les cuire facilement, et en former un chyle parfait qui passe sans embarras dans le sang, et se distribue à toutes les parties du corps, pour les réparer et pour les nourrir. »[253] Bunon ne manque pas de mentionner deux autres fonctions des dents : « si le premier avantage des dents, est d'être

---

250 M. Bunon, *Essay sur les maladies des dents*, Paris, Libraires Briasson, Chaubert et De Hansy, 1743, p. 150

251 Ibid., pp. 151-152

252 Ibid., p. 2

253 Ibid.

les outils naturels qui préparent notre nourriture, elles doivent nous être encore bien précieuses par deux endroits. Ce double avantage est premièrement d'être en partie les organes de la parole, d'aider la langue et les lèvres dans leurs fonctions, et de contribuer, soit à la prononciation, soit à l'agrément de la voix qu'elles modifient et rendent plus nette[254] : secondement d'être dans la bouche un ornement d'autant plus cher, qu'on ne pardonne point aux hommes mêmes qui ne doivent pas se piquer de beauté, de négliger cet agrément naturel. »[255]

Pour ce qui est d'A. Ferrein (1693-1769), il apporte, en 1744, à l'Académie des Sciences, une contribution importante à l'anatomie fonctionnelle de l'articulation temporo-mandibulaire. Il note le mouvement rétrusif de la mandibule et il énonce les grands principes de la mécanique fonctionnelle de l'articulation temporo-mandibulaire. Ferrein décrit aussi le ligament capsulaire interne et les deux axes de rotation transversale, l'un transcondylien, l'autre correspondant à l'entrée du canal dentaire inférieur. Il montre aussi le mouvement en sens inverse du gonion et du condyle. En fait, par ses observations sur la dynamique articulaire et mandibulaire, Ferrein fonde la physiologie de l'occlusion et introduit un peu plus les chirurgiens-dentistes dans la sphère physiologique.

SECONDE MOITIE DU 18E SIECLE : LA PHYSIOLOGIE EN ART DENTAIRE ETEND SON CHAMP D'ETUDE EN PRENANT UNE VERITABLE DIMENSION BUCCO-DENTAIRE ET EN DEBOUCHANT MEME SUR UNE PHYSIOLOGIE PLUS HOLISTE

Bourdet se fait remarquer par une vision qui ne se limite pas à l'organe dentaire et dépasse le cadre de celui-ci. Il n'est pas question pour lui d'étudier les dents sans se soucier des structures bucco-dentaires avoisinantes. Quand il aborde la dégradation des structures anatomiques des premières, il souligne en même temps celle des secondes. De même, s'il remarque l'altération des fonctions des premières, il n'oublie pas de signaler ses effets néfastes sur les fonctions des secondes. Il s'inscrit vraiment dans une démarche de physiologie bucco-dentaire. Il décrit ainsi, avec précision, les conséquences d'une édentation : « la plus belle bouche dégarnie de dents perd bientôt ses grâces ; les joues que ces petits os soutiennent, s'affaissent et se creusent ; les lèvres n'ont plus leur relief ni leur consistance ; le menton se sillonne, se ride, et tous les traits sont altérés. La voix ne tarde pas à se ressentir de la ruine des dents ; la prononciation qui est en partie leur ouvrage, dénuée de ce rempart naturel qui modifie et répercute le son, pour

254 M. Bunon, *Essay sur les maladies des dents*, op. cit., p. 3

255 Ibid., p. 4

le faire sortir plus net, maintenant absorbée par l'air, est fausse, aiguë et désagréable. »[256]

En fait, Bourdet dépasse le cadre de la sphère bucco-dentaire pour faire déboucher la physiologie bucco-dentaire sur la physiologie générale. Il donne à la physiologie bucco-dentaire une vision plus holiste. Ainsi, il n'oublie pas les conséquences fâcheuses de l'édentation sur "l'économie générale" du corps, dans son ensemble, et le rôle des dents dans la santé puisqu'elles sont « en même temps un instrument de la santé. »[257] Ainsi, elles sont « chargées d'une des principales fonctions de l'économie animale, sont absolument nécessaires à son entretien. Ce sont les outils qui disposent les aliments solides à passer dans les organes de la digestion ; elles sont par conséquent un des plus importants moyens de notre subsistance : car sans trituration, point de digestion, ou digestion pénible, imparfaite, cause de toutes les maladies qui proviennent de crudités, ou de la part des aliments. Du mauvais état ou de l'absence des dents, s'ensuit tôt ou tard l'affaiblissement de l'estomac [...]. »[258] Pour convaincre de la nécessité de « conserver les dents », Bourdet considère la "machine humaine" dans sa globalité. Il reprend la théorie de la mécanique humaine héritée de Descartes et il déplore que l'on ne veuille pas comprendre : « [...] que la vigueur de l'estomac, qui soutient toute la machine, dépend en partie et beaucoup des instruments de la trituration. [...] »[259] D'une certaine façon, Bourdet, en reliant la physiologie bucco-dentaire à la physiologie générale, procure à la première une réelle extension de son champ d'étude.

Les chirurgiens-dentistes vont entrouvrir un peu plus la porte qui donne sur la sphère physiologique en intégrant les connaissances issues des découvertes de Lavoisier et de Galvani. Le premier montre, par ses découvertes de l'oxygène, de la combustion, de la respiration, considérée comme une forme particulière d'oxydation, à quel point le fonctionnement des organismes vivants est déterminé par des processus chimiques et combien la chimie occupe une place de choix en physiologie. De son côté, Galvani démontre l'association d'un courant électrique à la transmission des impulsions nerveuses. De plus, en 1796, l'humaniste Von Humboldt Alexander, passionné par la physiologie naissante, consacre un livre à des expériences sur la stimulation nerveuse, ce qui ne nuit pas au développement de la neurophysiologie. Tous les travaux de ces savants font que les fonctions de la bouche ne peuvent plus être envisagées d'une façon

---

256 M. Bourdet, *Soins faciles pour la propreté de la bouche et pour la conservation des dents*, Paris, Librairie Jean-Thomas Hérissant, 1759, p. 11

257 Ibid., p. 5

258 Ibid., p. 6

259 Ibid., p. 9

uniquement mécanique. Désormais, le paradigme mécaniste de Descartes n'a plus la même influence sur la physiologie de la bouche et par exemple, la digestion est vue à la fois sous un angle mécanique et sous un angle chimique. D'ailleurs, si en 1778, M. Hebert affirme que « la bonne digestion se fait premièrement dans la bouche, par la parfaite trituration »[260], il s'empresse d'ajouter : « jointe à la salive ». Dorénavant, la physiologie bucco-dentaire peut revêtir des dimensions d'ordre mécanique, chimique, électrique.

2-2-2-2 – Evolution épistémologique de la physiologie en art dentaire au 19e siècle

Au début du 19e siècle, la physiologie bucco-dentaire s'inscrit donc dans un registre épistémologique autre qu'exclusivement mécanique et les phénomènes chimiques ou/et électriques sont sollicités pour mieux expliquer les phénomènes de la physiologie bucco-dentaire. Malgré cela, certains chirurgiens-dentistes demeurent fortement amarrés au modèle cartésien, uniquement mécanique, de la physiologie bucco-dentaire. C'est le cas de Joseph Le Maire dont le discours physiologique reste totalement assujetti à la notion d'homme-machine et qui n'a recours en aucune manière à des explications chimiques ou électriques quand il aborde la physiologie bucco-dentaire. Ses écrits sont éloquents à ce sujet : « quels sont donc les parties de notre frêle et admirable machine qui, relativement à la santé, méritent plus de soins que nos dents ? Ne sont-elles pas, quoi qu'on puisse dire, et je le répète, le moulin de la vie ?[261] Or, sans nos molaires (1), comment moudre les aliments ? [(1) le mot molaire ne vient-il pas du latin molue, moudre, d'où dérive aussi le mot moulin ?] »[262]

Néanmoins, au cours de cette première moitié du 19e siècle, la physiologie bucco-dentaire va s'enrichir grâce à Delabarre et ce, pour deux raisons. D'abord, parce qu'il n'envisage pas la technique sans prendre en considération le vivant, ce qui suscite un surcroît de questions de type physiologique et favorise donc l'essor de la physiologie bucco-dentaire. Ensuite, parce qu'il va s'intéresser à la physiologie du développement et, de ce fait, élargir le champ de recherche de la physiologie bucco-dentaire. Au cours de la seconde moitié du 19e siècle, la physiologie générale va bénéficier d'une véritable expansion épistémologique grâce à deux concepts novateurs. D'abord, celui de régulation externe, d'Auguste Comte, puis celui de régulation interne, de Claude Bernard. Ce formidable développement de

---

260 M. Hebert, *Le citoyen dentiste ou l'art de seconder la nature pour se conserver les dents et les entretenir propres*, Lyon, Rosset Louis, libraire, 1778, p.9

261 J. Le Maire, *Le dentiste des dames*, Paris, Editeur chez l'auteur, 1818, p. 164

262 Ibid., p. 165

la physiologie générale va profiter ensuite à la physiologie bucco-dentaire en lui permettant, d'une part, de donner une explication plus approfondie des phénomènes et, d'autre part, un prodigieux élargissement de son champ épistémologique. Un véritable engouement pour la physiologie anime tous les maîtres des grandes disciplines de l'Art dentaire et ceci s'explique par leur empressement à s'intéresser à ce qui touche à la vie, à ce qui privilégie l'état dynamique par rapport à l'état statique. Dans ces conditions, cette forte inclination des chirurgiens-dentistes pour la physiologie se comprend d'autant mieux quand on relit la définition de la physiologie, donnée en 1873 : « partie de la biologie qui a pour objet les corps organisés à l'état dynamique. »[263]

PREMIERE MOITIE DU 19^E^ SIECLE : AVEC DELABARRE, LA PHYSIOLOGIE S'INSCRIT DANS LE CHAMP EPISTEMOLOGIQUE DE LA TECHNIQUE DENTAIRE

Delabarre introduit un grand changement dans le développement de la technique. La technique est désormais soumise à des contraintes qui la lient à la physiologie du vivant et à l'intégrité des organes et des tissus bucco-dentaires. La finalité de la technique n'est plus seulement uniquement technique, elle devient aussi biologique. Les effets mécaniques, produits grâce à la technique, ne doivent pas engendrer des faits pernicieux sur le vivant. Une réussite technique ne sert à rien si elle ne s'accompagne pas du respect du vivant. Ce respect du vivant est conditionné par une profonde connaissance de l'anatomie et de la physiologie bucco-dentaire. Ainsi, la confection des prothèses a aussi pour impératif de ne pas entraver les fonctions des organes bucco-dentaires : « la langue ne rencontrera aucune inégalité incommode. »[264] Delabarre attache beaucoup d'importance aux tissus vivants et il n'envisage la pose d'un artifice prothétique en bouche que si les tissus n'en pâtissent pas, ou le moins possible : « [...] il s'agit de transporter nos machines au milieu de parties vivantes, irritables, et dont la sensibilité doit être ménagée. »[265] De plus, « il faut les y fixer, bien que souvent elles reposeront sur des plans plus ou moins obliques, et parfois mobiles. En conséquence, la théorie des mécaniques jointe avec la physiologie, vont nous devenir indispensables. C'est par l'étude de la première qu'on peut se rendre compte de la force et du mode d'agir des agents mécaniques qu'on emploie à tout instant : tels que les fils, les

---

263 E. Littré, Ch. Robin, *Dictionnaire de Médecine, Chirurgie, Pharmacie, de l'Art vétérinaire et des sciences qui s'y rapportent*, Paris, Editions J. Baillière et fils, 1873, p. 1186

264 C. F. Delabarre, *Traité de la partie mécanique de l'art du chirurgien-dentiste*, Paris, Libraires Croullebois, Gabon, Méquignon-Marvis, 1820, p. 119

265 Ibid., p. 323

crochets, etc..., servant à établir un équilibre qui atténue la pesanteur des dentiers : c'est elle qui apprend à décider la pression ou la traction absolue : car tout mécanisme de fixation doit être calculé de manière à nuire le moins possible aux organes servant de supports : néanmoins il faut que la pièce soit maintenue avec solidité et qu'elle ne vacille point durant la mastication ou pendant la locution. N'est-ce pas encore par la géométrie que l'on peut sans tâtonnement, découvrir le moyen de fabriquer des machines qui suivent les mouvements de la mandibule : mouvements dont il faut rigoureusement se rendre compte, pour que les objets n'abandonnent jamais le plan sur lequel ils posent, telle situation qu'il puisse prendre. »[266]

Delabarre n'envisage pas l'épistémologie de son art sans une réelle transdisciplinarité, sans une réelle collaboration, sans de véritables échanges épistémologiques, entre mécanique et physiologie du vivant. Pour Delabarre, le questionnement au niveau mécanique doit toujours aller de pair avec un questionnement physiologique. C'est la seule façon de faire progresser à la fois les connaissances en "mécanique dentaire" et en physiologie bucco-dentaire. Delabarre offre ainsi à ses confrères une épistémologie dentaire plus complexe mais il prend toujours le soin, pour les sensibiliser à ces nouvelles approches épistémologiques, de dissocier le moins possible théorie et pratique lors de ses exposés. Delabarre se plaît à mettre au premier plan les bénéfices pratiques tirés de ses travaux de recherche. Il écrit, par exemple : « Une chose fort essentielle pour la durée des racines qui supportent les pièces factices antérieures, et aussi pour celle des travaux eux-mêmes, c'est que les dents de la mâchoire opposée ne heurtent nullement celles qui sont rapportées ; il faut donc les évider suffisamment pour qu'il n'y ait pas de contact ou battement oblique. Si ce précepte est suivi avec exactitude et que néanmoins il puisse exister encore une certaine épaisseur de matière, on peut être certain du plein succès de l'opération. »[267] Delabarre se préoccupe aussi des rapports entre les prothèses et les structures bucco-dentaires et surtout du respect de ces dernières : « il ne suffit pas que les dents soient bien imitées et solidement fixées sur des montures plus ou moins ingénieusement imaginées ; il faut encore qu'en s'accordant aux emplacements qu'elles occupent, elles ne puissent nuire en rien à la solidité des organes qui en sont les soutiens. »[268]Delabarre insiste sur le fait que lorsqu'un appareil est placé en bouche, il doit autant être solide et bien fonctionner qu'être en mesure de bien respecter les structures sur lesquelles il s'appuie ou avec lesquelles il entre en contact. Le choix des matériaux pour la fabrique des prothèses est donc conditionné par ses propriétés

266 C. F. Delabarre, *Traité de la partie mécanique de l'art du chirurgien-dentiste*, op. cit., p. 324
267 Ibid., p. 376
268 Ibid., p. 379

mécaniques mais aussi par sa "biocompatibilité". De même, « dans le placement des compresseurs, le dentier doit avoir égard à la disposition de la denture et à la déviation des dents. Ainsi, dans l'application des dentiers soutenus sur des molaires supérieures, les crochets doivent être placés en dedans et cercler en arrière, parce que les dents de cette mâchoire divergent pour aller rencontrer celles de la mandibule ; cependant il y a quelques exceptions. A la mâchoire inférieure, les dents convergent ordinairement : il est donc indispensable de les placer en dehors, et de les faire cercler en dedans. En suivant ce principe, les crochets sont plus fixes et moins exposés à se rompre, enfin les dents n'en sont point tiraillées. »[269] Afin que les appareils restaurent la fonction masticatoire, Delabarre plaide pour un montage des dents qui aboutisse à un parfait engrènement des dents. « [...] Il faudra que le milieu de la conoïde supérieure tombe dans l'intervalle qui sépare la conoïde inférieure de la première bicuspidée ; et toujours de même en gagnant le fond de la bouche. »[270] Par ailleurs, Delabarre nous rappelle la nécessité de restaurer la fonction phonatoire et surtout de ne pas contribuer à son altération, « mieux les dents seront sculptées, plus la voix aura d'harmonie. »[271]

Incontestablement, Delabarre a compris qu'il ne fallait pas s'enfermer dans une vision uniquement mécanique de la prothèse. Il fallait, pour la réussite de la prothèse, savoir tenir compte des connaissances en anatomie, en physiologie et en mécanique. C'est ainsi que progressivement l'épistémologie ayant trait à la prothèse, d'abord essentiellement basée sur la mécanique et la morphologie, se complexifie en faisant siennes non seulement des données anatomiques et esthétiques, mais aussi des données dynamiques et fonctionnelles, donc physiologiques.

En tenant compte de plus en plus de leurs interventions sur le vivant, les chirurgiens-dentistes ont définitivement rejeté toute coupure entre technique et science et permis un accroissement considérable du capital épistémologique sur le plan anatomique et surtout sur le plan physiologique.

---

269 C. F. Delabarre, *Traité de la partie mécanique de l'art du chirurgien-dentiste*, op. cit., p. 398

270 Ibid., p. 274

271 Ibid.

PREMIERE MOITIE DU 19E SIECLE : DELABARRE ETUDIE LA PHYSIOLOGIE DU DEVELOPPEMENT ET ETEND LE CHAMP EPISTEMOLOGIQUE DE LA PHYSIOLOGIE BUCCO-DENTAIRE

Delabarre, comme nous l'avons déjà vu en étudiant l'anatomie, part de ses observations anatomiques pour s'intéresser aux rapports inter-maxillaires lors de l'ouverture de la bouche. Pour ce faire, bouche ouverte, il opère des mesures dont il nous donne les résultats : « l'ouverture antérieure varie un peu, (...) elle est d'environ trois centimètres cinq millimètres ou quinze à seize lignes, prise entre l'extrémité tranchante des incisives. L'ouverture postérieure prise entre les couronnes des dents de sagesse est d'environ un centimètre huit millimètres, ou sept à huit lignes. »[272]. Ces mesures vont aider Delabarre à établir des comparaisons dont il se servira pour étudier la physiologie du développement. Ainsi, quand il étudie les variations anatomiques, c'est pour mieux apprécier le développement osseux et mieux étudier la physiologie du développement. Il note : « Plus l'angle que forme l'apophyse coronoïde avec le corps de la mâchoire est évasé, plus la bouche s'ouvre antérieurement comparativement à ce qu'elle présente d'ouverture dans le fond de la bouche ; »[273] Delabarre se rend compte que « le développement des grosses molaires influe sur la courbure postérieure de la mâchoire inférieure. »[274] Toutes ses mesures et ses observations anatomiques sont vouées à alimenter son raisonnement physiologique. Il instrumentalise l'anatomie pour la mettre au service de ses recherches physiologiques. Admiratif des anatomistes anglais Fox et Hunter, Delabarre s'inspire de leur méthode de recherche. Il établit des comparaisons selon l'édentation, selon la mise en place des dents, selon les âges. De plus, il s'inscrit dans une démarche attentive au développement des os de la face et à ce qui peut déterminer des changements dans leurs rapports. Delabarre est fasciné par la physiologie du développement et par les transformations qui accompagnent les passages entre les différents âges de la vie. Il écrit ainsi : « Le diamètre perpendiculaire de la face, qui est très-court dans l'enfant par l'absence des dents, s'allonge chez l'adulte par la présence de ces organes, et diminue sensiblement chez le vieillard, par la perte de ces petits os. Les alvéoles alors s'effacent, la mâchoire inférieure s'arrondit, devient très compacte ; l'angle de la mâchoire inférieure redevient obtus, la face se déforme, (...), le menton s'allonge, l'ouverture de la bouche rentre et donne au visage un aspect singulier, toute la figure remue lors de la mastication. »[275]

---

272 C. F. Delabarre, *Odontologie ou observation sur les dents humaines*, op. cit., p. 6

273 Ibid.

274 Ibid., p. 7

275 Ibid., p. 41

SECONDE MOITIE DU 19^E SIECLE : REGULATION EXTERIEURE ET REGULATION INTERIEURE, DEUX CONCEPTS À L'ORIGINE DU LENT PROCESSUS D'OUVERTURE DE LA PHYSIOLOGIE BUCCO-DENTAIRE SUR LA PHYSIOLOGIE GENERALE

Au 19e siècle, les considérations sur la régulation extérieure puis sur la régulation intérieure vont avoir une influence sur l'art dentaire et sa vision des rapports entre la dent et le reste de la sphère bucco-dentaire d'une part, et entre la dent et l'organisme dans son ensemble, d'autre part.

De nouvelles perspectives épistémologiques vont s'ouvrir pour l'art dentaire. La société de biologie, fondée en 1848 par des médecins (Robin et Segond), influencée et inspirée de la philosophie biologique d'Auguste Comte, va proposer un programme de travaux sur la mésologie. Auguste Comte conçoit le vivant comme « un système ouvert sur l'extérieur et dépendant de lui, tant pour l'alimentation de la vie végétative que pour l'information de la vie animale toujours plus ou moins au service de la première. (40e leçon, II, 156). »[276] Pour Auguste Comte, le milieu constitue donc le principal régulateur de l'organisme et cette « régulation vient d'en haut et du dehors, même dans le cas où elle semble être la fonction d'un appareil de l'organisme. »[277] Quant à Claude Bernard, en créant l'expression de milieu liquide intérieur, il provoque un séisme dans le monde de la physiologie. En effet, Georges Canguilhem nous rappelle que « cette régulation par l'intérieur est bien différente de la régulation comtienne. Celle-ci assurait à l'organisme le bénéfice d'une constance empruntée à un extérieur stabilisé et stabilisateur. La régulation bernardienne, fondée sur la stabilisation interne des conditions nécessaires à la vie des éléments cellulaires, permet à l'organisme d'affronter les aléas de l'environnement puisqu'elle consiste dans un mécanisme de compensation des écarts. »[278]En fait, comme le fait remarquer Georges Canguilhem, Lavoisier et Séguin avaient signé le premier texte scientifique relatif à la régulation dès la fin du 18e siècle : « la machine animale est principalement gouvernée par trois régulateurs principaux (ces trois régulateurs étant : la respiration qui produit la chaleur animale ; la transpiration qui maintient la température au degré "qu'a fixé la nature" ; la digestion qui restitue au sang les pertes dues à la respiration et à la transpiration). »[279] Mais comme nous l'indique Georges Canguilhem, Lavoisier n'aperçoit « dans sa théorie des trois régulateurs qu'une

---

276 G. Canguilhem, *Idéologie et rationalité dans l'histoire des sciences de la vie*, Paris, Librairie philosophique J. Vrin, 2003, p. 95

277 Ibid.

278 Ibid., p. 97

279 Ibid., p. 90

vérification du bien fondé de la médecine hippocratique »[280] et Lavoisier précise d'ailleurs : « on conçoit d'après cela, comment l'art du médecin consiste souvent à laisser la nature aux prises avec elle-même. »[281] Autant dire que cette forme de soumission à la nature inhibe pour le moins la dynamique de recherche physiologique. Avec le concept de régulation interne de Claude Bernard, il en va tout autrement. Grâce à ce dernier, la physiologie des bilans et des sorties apparaît bien sommaire ; Claude Bernard la dépasse allègrement et c'est la physiologie de l'intimité du vivant qui s'ouvre à tous. Ainsi sont mises en évidence non seulement les régulations externes, mais ce qui est nouveau, les régulations internes. Brown Sequard, en 1891, en concevant, dans sa généralité, la fonction de transport des messages chimiques propres aux substances (appelées hormones en 1905) met les chirurgiens-dentistes face à de nouvelles données qui leur font entrevoir leur "monde bucco-dentaire" d'une toute autre façon. En particulier, ces nouvelles données leur font remettre en cause de nombreuses explications de phénomènes et les obligent désormais à étendre leur champ d'observation. De même, à partir de la digestion, en montrant qu'elle n'est pas seulement absorption et assimilation et qu'elle résulte d'un travail complexe dans lequel les sécrétions internes jouent un grand rôle, Claude Bernard contribue au changement profond qui s'opère dans l'appréhension des phénomènes bucco-dentaires par les chirurgiens-dentistes au cours des deux dernières décades du 19e siècle. Grâce à lui, ils prendront désormais en considération l'étude des liquides organiques et de leurs mouvements (le sang et les diverses sécrétions glandulaires). En s'imposant dans l'ordre des fonctions biologiques, le concept de régulation interne s'impose aussi aux chirurgiens-dentistes. Ainsi, en démontrant que le foie assure la glyco-régulation en même temps qu'il sécrète de la bile, Claude Bernard a mis fin à la règle désormais obsolète : "à un organe, une fonction." Son *Introduction à l'étude de la médecine expérimentale*, poussera les chirurgiens-dentistes à sortir de la sphère bucco-dentaire dans laquelle ils étaient restés trop confinés. Il faut dire, à leur décharge, qu'il leur était difficile d'imaginer des sécrétions internes alors que les glandes salivaires offrent un terrain d'observation des sécrétions, strictement mécanique, qui ne va pas dans ce sens. De plus, le principe des descriptions habituelles en physiologie est : "pas d'écoulement sans un conduit." En se basant sur ces données, admettre l'existence d'un milieu interne était difficile pour les chirurgiens-dentistes. De plus, la bouche étant le vestibule du corps humain, les chirurgiens-dentistes étaient d'autant plus enclins à se tourner vers l'extérieur et à réserver une place exagérée au milieu extérieur, délaissant, de fait, le milieu intérieur.

---

280 Ibid.

281 A. Lavoisier, Seguin, *Premier mémoire sur la respiration des animaux*, Paris, p. 701, *dans Mémoires de l'Académie des Sciences*, Année 1789, p. 185

Au cours de la seconde moitié du 19e siècle, et plus particulièrement au cours des deux dernières décades de ce siècle, les chirurgiens-dentistes vont élargir leur champ de vision sur la physiologie, poussés à le faire du fait des nombreux questionnements formulés par leurs soins, face aux problèmes à résoudre, en clinique, en chirurgie, mais aussi en ODF. Comme nous l'avons déjà écrit, la physiologie développée par Claude Bernard aura un impact considérable sur l'épistémologie dentaire dans son ensemble et sur la physiologie bucco-dentaire en particulier. Sans la physiologie de Claude Bernard, les chirurgiens-dentistes de la fin du 19e siècle n'auraient pas pu amorcer le virage véritablement biologique de l'art dentaire. Dès les deux dernières décades du 19e siècle, les chirurgiens-dentistes se libèrent quelque peu et progressivement d'une espèce d'hégémonie qu'exerçait l'anatomie sur leur façon d'aborder le vivant au niveau bucco-dentaire. Ils prennent conscience de l'omnipotence accordée par leurs soins à la morphologie dans leur façon d'aborder les problèmes, et ils la jugent trop marquée. Et en cela, ils rejoignent quelque peu la prise de position de Claude Bernard, lui qui tient l'anatomie « pour directement responsable de la non-découverte de la glycogénèse. »[282]

SECONDE MOITIE DU 19E SIECLE : UNE PERIODE PROSPERE POUR LA PHYSIOLOGIE GENERALE DONT LES PROGRES REJAILLIRONT SUR LA PHYSIOLOGIE BUCCO-DENTAIRE AU COURS DES DEUX DERNIERES DECADES DU 19E SIECLE

Au cours de la seconde moitié du 19e siècle, bien des conditions nouvelles font que la physiologie possède des bases de plus en plus consistantes et qui se consolident. La physiologie générale parvient à se détacher des autres sciences alors qu'elle se montrait jusqu'alors prête à abdiquer toute individualité tantôt à la mécanique, tantôt à la physique, tantôt à la chimie. Sa définition même permet de la distinguer de l'anatomie et des autres sciences et en même temps de préciser qu'elle est, comme l'anatomie une composante de la biologie, une « partie de la biologie qui a pour objet les corps organisés à l'état dynamique. »[283]. De plus, les physiologistes de la seconde moitié du 19e siècle se rendent compte que l'expérimentation en physiologie est bien plus complexe qu'en physique ou en chimie et qu'elle ne peut leur être comparée. Les conditions expérimentales et les biais expérimentaux sont particulièrement étudiés, ce qui entraîne de meilleurs résultats expérimentaux et une approche de plus en plus scientifique de la

---

282 F. Dagognet, *Savoir et pouvoir en médecine*, Le Plessis Robinson, Editions Institut synthélabo pour le progrès de la connaissance, 1998, p.56

283 E. Littré, Ch. Robin, *Dictionnaire de Médecine, Chirurgie, Pharmacie, de l'Art vétérinaire et des sciences qui s'y rapportent*, op. cit., p. 1186 (*nous avons déjà cité cette définition à la page 112*)

physiologie. La recherche physiologique se fait de plus en plus rigoureuse d'autant plus qu' « il n'est pour ainsi dire pas un cas où l'on soit maître de ne modifier qu'une seule condition. Toutes les fois qu'en un point on porte une atteinte à un corps vivant, l'atteinte va de proche en proche, se faire sentir à tout l'organisme ; il est très souvent impossible de la borner au lieu soumis à l'expérience. »[284] En effet, comme le rappellent E. Littré et Ch. Robin en 1873 dans leur *dictionnaire de Médecine, Chirurgie, Pharmacie, de l'Art vétérinaire et des sciences qui s'y rapportent*, à l'article "*physiologie*", « dans l'organisme tout est lié intimement et solidaire. »[285] De plus, les hommes de l'art de guérir sont conscients de la variabilité interindividuelle et, nous explique Emile Littré, « les infinies variétés de la constitution individuelle viennent encore compliquer de nouvelles difficultés un problème déjà si difficile. »[286] Autant dire que les procédures de recherche doivent être bien définies et les physiologistes vont tout faire pour qu'elles soient conformes aux conditions requises pour prétendre à une réelle scientificité. Etant de plus en plus rigoureuse, la physiologie générale devient de plus en plus attractive et connaît un certain essor.

Bien entendu, il faut rappeler que la chimie a offert à la physiologie les conditions de son renouveau. D'abord, parce que la chimie a participé à la multiplication des thèmes de recherche physiologique, mouvement initié par Lavoisier, au 18e siècle, avec ses travaux de recherche sur la digestion, la respiration. Ensuite, parce qu'en faisant de la balance la clé de l'enquête chimique, Lavoisier a fourni aux physiologistes un instrument de choix qui n'est pas étranger à la multiplication de leurs études. Malheureusement, avec la Révolution de 1789, la suppression de la formation officielle des chirurgiens-dentistes empêchera les chirurgiens-dentistes de la dernière décade du 18e siècle de s'approprier les concepts fondamentaux, les modèles ou les principes de Lavoisier. En fait, la chimie de Lavoisier ne constituera une véritable mine riche d'enseignements pour la physiologie bucco-dentaire qu'au cours des dernières décades du 19e siècle. En effet, après la création des écoles dentaires, celles-ci vont s'intéresser alors fortement à la chimie en faisant en sorte que les chirurgiens-dentistes acquièrent la maîtrise des concepts de base de la chimie. Mais les chirurgiens-dentistes ne vont pas s'intéresser qu'à la chimie de Lavoisier. En effet, après lui, de grands noms de la chimie ont contribué à la très forte évolution de la chimie, cette science qui est en mesure, désormais, de montrer comment fabriquer des corps nouveaux ou réaliser, par des moyens humains, des substances que les organismes produisent, telle l'urée. En conséquence, comme l'écrit Bernard

---

284 E. Littré, *La science au point de vue philosophique*, op. cit., p. 269

285 E. Littré, Ch. Robin, *Dictionnaire de Médecine, Chirurgie, Pharmacie, de l'Art vétérinaire et des sciences qui s'y rapportent*, op. cit., p. 1186

286 E. Littré, *La science au point de vue philosophique*, op. cit., p. 269

Saint Sernin, « elle est la première science à réaliser, non comme un rêve mais comme un programme, l'ambition de Goethe, [...] de "pénétrer dans les ateliers de Dieu", là où s'accomplissent les opérations de la nature. »[287] Puisque la chimie propose aux chirurgiens-dentistes des lois pour des phénomènes qu'ils ne connaissaient qu'empiriquement, il leur sera alors donc maintenant possible de comprendre certains phénomènes physiologiques bucco-dentaires à partir de la chimie. Ils reprendront le principe de la conservation de la matière de Lavoisier qui a ouvert la voie à l'étude du recyclage des éléments dans les processus biologiques. Lavoisier les aura ainsi incités à revoir leur approche de la physiologie bucco-dentaire. Dans l'un de nos précédents ouvrages[288], nous avons longuement développé tout ce que les chimistes du 19e siècle ont eux aussi apporté à la physiologie bucco-dentaire.

Dans le précédent paragraphe nous avons bien montré à quel point grâce au concept de milieu interne, la physiologie bucco-dentaire a pu amorcer son virage biologique. Mais l'influence de la physiologie bernardienne sur la physiologie bucco-dentaire ne s'arrête pas là. Elle se manifestera en imprimant ses marques sur la physiologie bucco-dentaire de bien d'autres façons. Par exemple, en soulignant la « loi fondamentale de la vie qui mêle entre elles destruction et création »[289], Claude Bernard a éclairé les chirurgiens-dentistes des deux dernières décades du 19e siècle. Cette loi va les rendre encore plus sensibles au sens du devenir. Désormais, ils appréhendront tous les phénomènes du vivant selon une vision dynamique. De plus, puisque Claude Bernard leur a donné « une définition nouvelle du vivant, celui qui crée son propre milieu »[290], il les a obligés à penser le milieu buccal en relation avec le milieu interne et à le sortir de l'isolement auquel il était réduit.

En dehors de Claude Bernard, de Brown Sequard que nous avons déjà cité, d'autres grands noms de la physiologie générale exerceront leur influence sur la physiologie bucco-dentaire des deux dernières décades du 19e siècle. C'est le cas, par exemple, de Marey et de Babinski. Comme le précise Jean-Pierre Changeux, Etienne-Jules Marey, professeur au collège de France depuis 1869, va animer « la physiologie d'un souffle nouveau. Dans la machine animale (1873), il écrit qu'il ne s'agit pas tant de soumettre

---

287 B. Saint Sernin, *La raison*, op. cit., pp. 46, 47

288 G. Gros, *Histoire des liaisons épistémologiques entre l'art dentaire et la chimie, de l'Antiquité à la fin du 20e siècle*, Paris, Editions L'Harmattan, 2013, 332 p.

289 F. Dagognet, *Savoir et pouvoir en médecine,*.op. cit., p.57

290 F. Dagognet, *Préface*, pp. 9-21, in C. Bernard, *Introduction à l'étude expérimentale*, Paris, Editions Garnier-Flammarion, 1966, p. 16

l'organisme vivant à une quelconque loi mathématique mais a contrario il s'agit de privilégier "la détermination rigoureuse de l'intensité et de la durée de certains actes, de la forme des différents mouvements, des rapports de succession de deux ou plusieurs phénomènes". Fidèle à la tradition mécaniste de Helmholtz, Marey construit nombre d'instruments de mesure, certains portatifs, pour étudier "les allures diverses de l'homme", d'autres pour enregistrer les mouvements du muscle sur un tambour recouvert d'un papier enduit de noir de fumée. Marey inaugure une physiologie de la perception et de l'action qui se poursuivra avec Sherrington et la notion de réflexe, puis d'intégration de réflexes dans les conduites complexes. Bénéficiant de l'augmentation de sensibilité des pellicules photographiques, il décompose avec son "fusil photographique" les mouvements de l'homme et des animaux. Marey invente la chronophotographie. »[291] L'essor de la physiologie de la perception et de l'action, les résultats des mesures objectives réalisées par Marey vont être eux aussi bénéfiques au développement de la physiologie bucco-dentaire. Les chirurgiens-dentistes retiendront les leçons de Marey quand ils voudront étudier les mouvements des muscles élévateurs et abaisseurs de la mandibule. Par conséquent, en cette seconde moitié du 19e siècle, la physiologie nerveuse qui, jusqu'à la fin du 17e siècle, était plutôt tombée dans l'oubli, sera à nouveau lancée sur le plan général. Les chirurgiens-dentistes l'intègreront dans l'espace bucco-dentaire à la fin du 19e siècle. De son côté, Babinski (1857-1932), neurophysiologiste, incitera les chirurgiens-dentistes à distinguer les signes subjectifs des signes objectifs. Considérant que le subjectif recouvre l'objectif, il s'évertuera à dégager celui-ci en écartant les troubles subjectifs qui faussent le jugement. Comme Babinski, les chirurgiens-dentistes chercheront les signes "objectifs" que le malade ne peut simuler.

L'examen général de la physiologie bucco-dentaire, aux 18e et 19e siècles, permet de suivre la biologisation progressive de la physiologie du système bucco-dentaire et le délaissement partiel d'une vision de la physiologie exclusivement mécanique. Puisque « la chimie fait pénétrer l'esprit dans les opérations de la nature, d'une façon plus intime que ne le fait la mécanique »[292], elle deviendra un instrument incontournable, irremplaçable pour la physiologie bucco-dentaire des deux dernières décennies du 19e siècle. Plus tard, au 20e siècle, la physiologie bucco-dentaire fera de plus en plus appel à la biochimie pour mieux expliquer les phénomènes bucco-dentaires auxquels elle sera confrontée.

---

291 J.-P. Changeux, *Raison et plaisir*, op. cit., p. 177

292 B. Saint Sernin, *La raison*, Paris, P.U.F.,.2003, pp. 46, 47

2-3- Contribution de l'anatomie et de la physiologie à l'évolution épistémologique des disciplines dentaires

L'anatomie et la physiologie ont grandement contribué à l'épistémologisation de toutes les disciplines dentaires. L'intégration des connaissances anatomiques et physiologiques a été effective en prothèse, en orthodontie et en orthopédie dento-faciale, en chirurgie bucco-dentaire et en clinique bucco-dentaire. Nous passerons donc en revue chacune de ces disciplines.

2-3-1- Contribution de l'anatomie et de la physiologie à l'évolution épistémologique de la prothèse aux 18e et 19e siècles

Après avoir été, au début du 18e siècle, un art, au sens premier du mot "art" et de surcroît, principalement mécanique, la prothèse, en tant que discipline, à l'instar de la chirurgie, se mettra ensuite, au cours du 18e siècle, à tenir compte de plus en plus des connaissances anatomiques et physiologiques pour la réalisation des prothèses. Bien sûr, au 18e siècle, Fauchard et ses successeurs vont s'ingénier à être le plus proche possible des conditions anatomiques naturelles lors de la confection des prothèses. Ils auront aussi le souci de respecter le mieux possible l'environnement anatomique de ces prothèses. De plus, ils s'évertueront, dans la mesure de leurs moyens techniques, à redonner à leurs patients des capacités fonctionnelles optimales. Mais malgré tous leurs efforts, au 18e siècle, les chirurgiens-dentistes ne pourront pas satisfaire les objectifs qu'ils s'étaient fixés. Au 18e siècle, nous ne parlerons pas de la prothèse fixée pour plusieurs raisons. D'abord, parce que les prothèses fixées, fabriquées au 18e siècle, sont très rudimentaires ; ensuite, parce que la prothèse fixée, sous-discipline de la prothèse, est peu développée ; enfin, parce que la plupart des connaissances anatomiques et physiologiques auxquelles la prothèse fixée a fait appel sont, d'une manière générale, les mêmes que celles qui ont été intégrées par la prothèse amovible, en tant que sous-discipline de la prothèse.

Pour ce qui est du 19e siècle, en prothèse amovible, comme en prothèse fixée, les chirurgiens-dentistes vont de plus en plus faire appel aux connaissances anatomiques et physiologiques, et ce, pour deux raisons. En premier lieu, pour respecter le vivant et ses caractéristiques anatomiques et physiologiques. En second lieu, afin que la prothèse assure une restauration de la situation anatomique et physiologique la plus proche des conditions anatomiques et physiologiques naturelles. Très rapidement, les chirurgiens-dentistes s'apercevront de la nécessité de faire des recherches physiologiques sur la dynamique mandibulaire et l'occlusion. D'une certaine façon, c'est la prothèse qui, par son questionnement, initiera les recherches physiologiques concernant ces thèmes d'étude. En prothèse fixée, les prothèses fixées ayant des rapports très étroits avec les dents, des recherches en anatomie microscopique et en microphysiologie seront nécessaires pour mieux comprendre le comportement des tissus aux contraintes mécaniques imposées par les prothèses. Là aussi, les découvertes anatomiques et physiologiques, intégrées en prothèse fixée, serviront aussi en prothèse amovible.

L'INTEGRATION EN PROTHESE AMOVIBLE DES CONNAISSANCES ANATOMIQUES ET PHYSIOLOGIQUES AU 18^E SIECLE

Dans les cas d'édentations complètes et d'appareillage par deux prothèses dentaires amovibles complètes, Fauchard déplore les contraintes imposées par les ressorts unissant la prothèse amovible inférieure à la supérieure, ressorts proposés par ses prédécesseurs. Il critique ces ressorts car ils s'opposent à la physiologie naturelle de la bouche et affectent la physiologie dynamique de la mandibule. « Pour joindre ensemble le râtelier supérieur avec l'inférieur »[293], Fauchard nous explique que ses confrères se servaient « de charnières et de ressorts à boudin, en façon de tire bourre, ou simplement courbés en ligne spirale. »[294] Or, nous signale-t-il, « l'entortillement ou la circonvolution spirale occupait beaucoup d'espace, et causait par conséquent de l'embarras dans la bouche : cet entortillement s'opposait même à la mastication, et donnait lieu d'ailleurs aux aliments de s'engager dans le contours de ces ressorts, d'y séjourner, et d'y causer de la mauvaise odeur. Le même inconvénient arrivait à ces charnières par rapport à leurs engagements réciproques. »[295] Soucieux de tous ces inconvénients, Fauchard se vante d'avoir conçu des ressorts plus respectueux de la physiologie de la bouche et plus performants : « il n'en est pas de même des ressorts dont je me sers pour unir les pièces ensemble ; ces ressorts n'ont point tant de contours : la manière dont j'assemble ces pièces, les rend capables d'agir librement, et de suivre tous les mouvements de la mâchoire inférieure. » [296] Néanmoins, les mouvements d'ouverture et de fermeture, de mise en occlusion, des prothèses complètes antagonistes, sont encore mal étudiés. Il faut signaler tout de même que Ferrein, en 1744, s'était rendu compte de l'existence d'un axe de rotation au niveau de la mandibule mais il pensait que tous les mouvements d'ouverture et de fermeture étaient des rotations simples. Il avait donc donné aux types d'occluseurs de sa conception un mouvement unique de rotation de faible rayon. Il affirmait

---

293 P. Fauchard, *Le chirurgien-dentiste ou traité des dents*, tome 2, op. cit., p. 282
294 Ibid.
295 Ibid.
296 Ibid.

d'ailleurs : « les condyles sont trop à l'étroit dans les cavités glénoïdes pour s'y déplacer latéralement. »[297] Ayant saisi l'importance d'une occlusion parfaite pour la bonne stabilité des prothèses, Philippe Pfaff, chirurgien-dentiste de Frédéric Le Grand de Prusse, avait déjà décrit un premier enregistrement inter-maxillaire rudimentaire à l'aide d'une cire. Malheureusement, ses contemporains n'ont pas tenu compte de ses remarques.

Malgré les améliorations apportées par Fauchard aux ressorts unissant les deux prothèses amovibles supérieure et inférieure et ses remarques concernant le respect des fonctions de la bouche, les prothèses amovibles de sa conception, demeurent encore peu fonctionnelles. Certes, les successeurs de Fauchard feront évoluer quelque peu la prothèse amovible, néanmoins, leurs prothèses resteront encore fort rudimentaires du point de vue de leurs performances physiologiques. A la fin du 18e siècle, la majorité des porteurs de prothèse sont gênés dans leur élocution et, seule, la fonction esthétique est notablement améliorée.

L'INTEGRATION EN PROTHESE AMOVIBLE DES CONNAISSANCES ANATOMIQUES ET PHYSIOLOGIQUES AU 19E SIECLE

Dès la première moitié du 19e siècle, mais surtout pendant la seconde moitié du 19e siècle, les chirurgiens-dentistes sont attentifs aux cas de prothèse qui se sont soldés par des échecs, en ce qui concerne la restauration des fonctions bucco-dentaires. Ils s'évertuent à analyser tous ces cas. De plus, ils portent une plus grande attention aux phénomènes de "reconstitution osseuse" et de cicatrisation des tissus mous. Ils associent de plus en plus leurs réflexions mécaniques et techniques à des considérations physiologiques et anatomiques. Les vices anatomiques de conformation préoccupent les chirurgiens-dentistes lors de la conception des prothèses amovibles. C'est le cas de Maury qui s'arrête sur les vices de conformation de la voûte palatine. Les chirurgiens-dentistes sont de plus en plus sensibilisés à l'aspect fonctionnel de la prothèse et à son respect des conditions physiologiques de la sphère bucco-dentaire.

Dès le début de la seconde moitié du 19e siècle et même un peu avant, la prothèse n'est plus abordée de la même façon. Cette discipline se biologise de plus en plus en intégrant plus particulièrement des données physiologiques. Delabarre réussit à faire entrer la prothèse dans le monde

---

[297] A. Trévelo, J. Dubreuil, *Articulateurs et prothèse adjointe totale* in "Spécial prothèse totale", A.O.S., (sous la dir. de A. Trévelo), , Paris, mars 1992, n° 177, p. 114

scientifique en s'employant à instaurer des liens entre technique, mécanique et physiologie. Il a l'idée d'analyser les mouvements physiologiques de la mandibule pour mieux concevoir les prothèses complètes. Pour ce faire, Delabarre va décider d'étudier « le mouvement de la mâchoire sur la nature elle-même ; (...) et à force d'essais et de patience, pendant cinq à six ans »[298], il va « perfectionner ensuite un moyen de fixer dans la bouche les dentiers complets, et de les empêcher de vaciller. »[299] A partir d'une pièce, composée de chaque côté, de coulisses métalliques capables de se replier en trois parties, d'un ressort contourné autour d'un petit cylindre, appelé par l'auteur "ressort régulateur des dentiers", Delabarre se vante d'y être parvenu, à force de prévisions et de calculs. Ainsi, il écrit : « Le mouvement de ce ressort décrit un arc de cercle qui suit celui de la mâchoire inférieure lors de la mastication. Il est calculé de manière à prendre son centre de mouvement dans l'endroit où la nature veut qu'il se passe, c'est-à-dire entre le condyle de la mâchoire inférieure et la cavité glénoïde. »[300] Désormais, les chirurgiens-dentistes vont mettre l'accent sur les conditions physiologiques et médicales à prendre en compte avant, pendant et après la confection des artifices prothétiques. Hénoque, en 1854, nous précise à quel point la physiologie va être impliquée dans le nouveau profil épistémologique de la prothèse. Il écrit ainsi : « la prothèse dentaire exige la sagacité du médecin et la constante application des lois physiologiques, soit pour décider un choix judicieux des différents systèmes mécaniques, soit pour obvier aux complications pathologiques que peuvent causer les pièces artificielles. »[301] Hénoque veut voir en la prothèse un art hybride résultant du croisement de la technique et de ce que l'on appelle aujourd'hui les sciences biologiques.

Au cours de la seconde moitié du 19e siècle, les ambitions de la prothèse, en tant que discipline, ne se limitent pas à la restauration esthétique du visage. Elle affirme sa prétention à redonner au système bucco-dentaire toutes ses fonctions. Pour y parvenir, elle ne va pas se contenter d'intègrer de nouvelles connaissances, en mécanique, en physique et en chimie, elle s'intéressera aussi de beaucoup plus près à la physiologie. En suscitant des recherches physiologiques pour résoudre les problèmes auxquels elle se trouve confrontée et en tenant compte systématiquement des conditions anatomiques, physiologiques et mécaniques, la prothèse dentaire entre, de fait, dans une démarche véritablement et résolument médicale et scientifique. Son statut change à partir du moment où la prothèse, en tant qu'objet, ne fait pas que remplacer les dents manquantes mais assure aussi la restitution ou la

---

298 C. F. Delabarre, *Odontologie ou observation sur les dents humaines*, op. cit., p. 70

299 Ibid., p. 71

300 Ibid.

301 Hénoque, *Esculape et Themis ou les dentistes au 19e siècle*, op. cit., p. 55

restauration des différentes fonctions physiologiques altérées, diminuées ou disparues. Préterre (1821-1893) montre la nécessité de ne pas réaliser une prothèse amovible trop précocement après les avulsions dentaires, afin de bénéficier de bases anatomiques stables et de ne pas porter atteinte à la restauration des fonctions bucco-dentaires. Préterre préconise ainsi tout un travail préparatoire « ayant pour but de mettre la surface gingivale et les parties environnantes dans les meilleures conditions de résistance et de stabilité. »[302] Sinon, « les alvéoles, récemment dégarnies de leurs racines, ne sont pas encore oblitérées et les rebords des maxillaires subiront nécessairement des modifications qui ne permettent plus une adaptation parfaite de la pièce artificielle. »[303] Préterre explique pourquoi il ne faut pas procéder ainsi : « un grand nombre d'insuccès sont dus à ce qu'on place la pièce trop tôt. En effet, quoique la plaque sur laquelle sont fixées les dents s'adapte bien à la forme des gencives au moment où on l'applique, elle cessera bientôt de s'appliquer exactement, si on la pose avant le temps nécessaire pour que les changements qu'éprouve le bord alvéolaire après l'avulsion des dents naturelles soient complètement achevés. Lorsque les choses se passent ainsi, l'air s'introduit entre la plaque et les gencives, et par conséquent l'appareil ne tient plus. »[304] L'altération significative de la sustentation de la prothèse anéantit alors tous les efforts de restauration des grandes fonctions bucco-dentaires.

Préterre ne manque pas d'indiquer les trois ordres d'impératifs fonctionnels auxquels la prothèse doit répondre : esthétique, phonatoire et masticatoire. Il s'emploie à les respecter rigoureusement mais il sait que pour ce faire, les prothèses ne doivent ni blesser, ni être instables en bouche. Préterre souligne aussi l'importance de la qualité des empreintes afin d'obtenir des moulages fidèles aux modèles et donc de reproduire parfaitement les maxillaires et les dents. Des chirurgiens-dentistes auront l'idée de confectionner des porte-empreintes individuels fabriqués à partir de modèles correspondant aux empreintes primaires traditionnelles, afin de réaliser des empreintes secondaires encore plus précises et même des empreintes phonétiques. La notion d'empreinte physiologique voit ainsi le jour.

---

302 A. Préterre, *Les dents, leurs maladies, leur traitement et leur remplacement*, Paris, Editions chez l'auteur (A. Ptéterre), 1889, pp. 229, 230

303 Ibid., p. 229

304 Ibid., pp. 221, 222

LA PRISE EN COMPTE DE LA PHYSIOLOGIE DYNAMIQUE DE L'OCCLUSION POUR LA CONFECTION DES PROTHESES FIXEES ET AMOVIBLES, AU 19e SIECLE

Les chirurgiens-dentistes rencontrent aussi deux autres difficultés majeures en prothèse totale : la reproduction de l'articulation maxillaire et celle de l'articulé dentaire pour la reconstitution fidèle de la surface masticatoire. Dès le début du 19e siècle, les chirurgiens-dentistes vont prendre conscience de l'importance de la physiologie de l'occlusion pour améliorer l'efficacité des prothèses et se rapprocher le plus possible des conditions naturelles, normales de l'occlusion. La théorie de l'occlusion et la recherche de l'articulation des appareils vont d'abord sensibiliser les maîtres de l'art dentaire à la prise de l'articulé dentaire. Au début du 19e siècle, la première technique de prise d'articulé est rudimentaire. Elle consiste en une prise d'empreinte des rapports interdentaires. Dès 1805, dans le cadre d'une édentation partielle, Gariot indique la marche à suivre : « on prend un morceau de cire à modeler et on l'ajuste dans l'espace que doit occuper la pièce, on fait ensuite fermer la bouche de la personne à plusieurs reprises afin que les dents de la mâchoire opposée puissent se modeler dans la cire, lorsqu'elle aura bien pris l'empreinte des dents, on la retirera avec beaucoup de précaution pour ne pas la déformer. »[305]

En 1820, conscient de possibles mouvements aberrants, Delabarre va penser à guider la mandibule du patient lors de la prise d'empreinte des rapports intermaxillaires, afin que la mandibule soit dans la bonne position. Suivant les cas d'édentation, partielle ou totale, unimaxillaire ou bimaxillaire, Delabarre va procéder de manières différentes. Si un patient présente un maxillaire denté et l'autre totalement édenté, Delabarre prend une empreinte simple du maxillaire édenté et coule le modèle. Il confectionne ensuite une maquette en cire de la hauteur supposée du futur dentier, revêtue d'une couche de cire à modeler dans laquelle il fait mordre le patient. Delabarre nous décrit comment il procède pour déterminer la hauteur de l'articulé quand il n'a plus de repères : « Pour me rendre quelle hauteur doivent avoir les pièces que je destine à faire un dentier, afin de rendre à la figure une partie des agréments, qu'elle a perdus par l'absence des dents, j'ai imaginé de prendre un grand compas à mesurer les épaisseurs des corps ronds, j'en pose une branche sur la fontanelle occipito-pariétale, l'autre branche dont l'extrémité est garnie de velours est posée sur la symphise du menton. Je fais ensuite ouvrir la bouche et lorsqu'il me paraît que la physionomie a l'agrément qui dépend de la longueur de la face, j'arrête le compas par la vis de pression. Alors je prends un autre compas dont les branches sont terminées en pied de danseur, je mesure l'espace compris entre les gencives antérieures, et il me donne la hauteur précise des deux pièces que je destine à remplacer la dent. Un petit morceau de bois coupé de la même longueur que le vide me sert lorsque je l'ai mis dans la cire pour empêcher que la bouche ne se ferme trop ou trop peu pendant cette dernière

[305] P. Haik Meyer, *L'histoire de la prothèse en rapport avec l'évolution des techniques et des matériaux,* Université de Paris VII (faculté de chirurgie dentaire), Paris, 1991, Thèse de doctorat n° 3230, p. 116

opération. »[306] Par ce procédé, Delabarre évite de donner aux dentiers "une hauteur qui allonge trop la figure", ou bien de les faire trop bas. Delabarre n'est donc pas indifférent à l'esthétique de ses patients. Quand Delabarre s'occupe de l'occlusion, c'est à la fois pour des raisons esthétiques et fonctionnelles. Il a l'idée, pour mettre les modèles en plâtre en occlusion, de les assembler avec des queues munies d'entailles, celles-ci servant de repères pour conserver les mesures enregistrées. Delabarre affirme sa volonté de mesurer et par ces mesures, il introduit la prothèse dans une ère scientifique. Il veut montrer au public "combien cet art (l'art dentaire) exige de talents et même de science." Si ses préoccupations au sujet de la prothèse, sont esthétiques et fonctionnelles, son souci des fonctions est plus marqué que chez ses prédécesseurs et il développe aussi des idées nouvelles. Delabarre est, en effet, le premier à porter beaucoup d'intérêt à la dynamique mandibulaire et il va faire la promotion de la physiologie dynamique de l'occlusion. Néanmoins, le respect de l'occlusion n'est encore que relatif car l'anatomie des dents est souvent négligée et les dents postérieures oubliées. De plus, le plus souvent il est fait abstraction de la dynamique mandibulaire lors du montage des dents sur les plaques prothétiques. Pourtant, en France, deux chirurgiens-dentistes, Gariot dès 1805 et Thomas W. Evans en 1840, ont travaillé à la conception d'un occluseur. Evans construit le premier "articulateur anatomique" permettant d'imiter le mouvement de l'articulation temporo-mandibulaire et de simuler l'occlusion. Il est en fil de fer et muni de simples charnières. Mais ni Gariot, ni Evans, n'apporteront de progrès significatifs au niveau du montage des dents et du respect de la dynamique mandibulaire. Afin de résoudre les difficultés inhérentes à la reproduction des rapports dynamiques intermaxillaires (c'est-à-dire de ce que l'on appelle abusivement "l'articulation intermaxillaire") et à la reconstitution la plus proche possible des conditions naturelles de l'engrènement des dents, les chirurgiens-dentistes devront disposer d'"articulateurs anatomiques", plus performants que ceux de Gariot et d'Evans. Ces articulateurs devront permettre de reconstituer le mouvement de l'articulation temporo-mandibulaire et de restituer une parfaite occlusion.

Les premiers occluseurs sont conçus aux Etats-Unis et James Cameron, en avril 1840, nous montre celui de sa conception, doté de diverses possibilités d'adaptation, mais dépourvu de véritable mouvement de latéralité. En 1887, l'américain Bonwill (1833-1899), dentiste à Philadelphie, étudie le mécanisme articulaire et parvient à réaliser un articulateur physiologique avec lequel il peut restituer les mouvements latéraux et longitudinaux de la mandibule. L'articulateur de Bonwill est nettement plus satisfaisant que ceux de ses prédécesseurs. Désormais, le montage des dents sur la plaque base va

---

306 C. F. Delabarre, *Odontologie ou observation sur les dents humaines*, op. cit., p. 70

tenir compte de ces mouvements. Cependant, cet articulateur ne parvient pas à reproduire exactement le mouvement mandibulaire. En 1895, Alfred Gysi (1865-1957), l'une des plus grandes figures de l'odontologie suisse, invente, avec son collègue Eugène Müller, un articulateur qui imite le mouvement du condyle vis-à-vis de la fosse glénoïde. Désormais, même si le chirurgien-dentiste continue à attacher de l'importance à l'esthétique de la prothèse, il s'applique plus particulièrement à donner au montage des dents artificielles un arrangement tel que toutes les dents de la mâchoire supérieure et celles de la mâchoire inférieure se rencontrent en même temps. L'équilibre de l'articulation est primordial et, en 1889, une communication de Schwartz E. au congrès de Marseille, en souligne l'importance. « L'équilibre de l'articulation est la chose essentielle à considérer parce que, souvent, on a un appareil bien ajusté, tenant très bien et qui tombe au moindre attouchement. On entend par équilibre de l'articulation, l'arrangement des dents de façon à ce qu'une perpendiculaire partant de la ligne médiane de l'arcade supérieure passe au milieu de l'épaisseur des dents artificielles et que cette ligne vienne articuler sur les dents du bas quelqu'en soit le point de contact. Il faut éviter de placer les dents en dehors, qu'elles couvrent toute la partie triturante de la dent inférieure ou non ; en suivant ce principe, on obtiendra désormais des pièces stables ; c'est là une règle que chacun doit observer. »[307]

En démontrant l'existence d'un triangle équilatéral, défini à partir de trois points (le centre de chaque condyle et le point de contact entre les deux incisives centrales inférieures), servant de référence pour le montage des dents et donc pour la fabrication de l'articulateur, Bonwill ouvre la voie à des théoriciens de la physiologie de l'occlusion. Trois grands noms contribueront au développement de celle-ci : Bennett, Gysi et Spee. A Boston, Luce a l'idée de photographier les courbes formées par les mouvements d'ouverture et de fermeture grâce à des perles d'argent placées à l'angle mandibulaire et au point de contact des incisives centrales inférieures. Des progrès considérables seront obtenus pour la compréhension des phénomènes de l'occlusion grâce aux travaux de Paul Christensen (1857-1921) et de Walker en 1896. Les travaux de Norman G. Bennett (1870-1947) y contribueront aussi quand il s'attardera sur le mouvement transversal de la mandibule et analysera alors, avec beaucoup plus de précision, le mouvement exact du maxillaire inférieur. Plus tard, au 20e siècle, ce sera l'Ecole de Berlin, sous la direction de Hermann Schröder (1876-1942), qui prendra la relève et fera de nouvelles mesures intra-orales du mouvement mandibulaire, ce qui conduira les chercheurs de cette école à inventer un nouvel articulateur.

---

307 J. Simon, *Contribution à l'étude de l'histoire de l'art dentaire dans la 2e moitié du 19e siècle*, op. cit., p. 101

Les articulateurs physiologiques de Bonwill, en 1887, et de Gysi, en 1895, mettent en évidence le problème de la courbe horizontale de l'arcade dentaire qui est fonction de la dimension des dents. En 1894, le zurichois Alfred Gysi (1865-1957) met sur le marché des dents dites anatomo-fonctionnelles en tenant compte pour les molaires de la pente occlusale qu'il parvient à déterminer. A partir du bord libre des deux incisives centrales inférieures et du bord distal des deux dernières molaires inférieures droites et gauches, Gysi définit le plan d'occlusion. Spee démontre que le plan d'occlusion n'est plus un plan mais une courbe, ce qui va conduire à des recherches sur la forme des dents cuspidées. Alors que les dents postérieures ont longtemps été choisies plates, on se résout enfin à donner aux molaires une forme en conformité avec leur fonction. La courbe d'occlusion sera plus tard appelée courbe de Spee. En 1895, Spee met au point des dents en porcelaine auxquelles il a donné une pente cuspidienne et une orientation des sillons ; le montage de ces dents est fait sur articulateur. Les industriels, ASH en Angleterre et White en Amérique, en collaboration avec des chirurgiens-dentistes, vont s'attacher à donner aux dents des formes anatomiques esthétiques, en classant les différents types de dents en fonction des types humains.

A la fin du 19e siècle, les chirurgiens-dentistes dénoncent bien sûr le non remplacement des dents absentes pour ses conséquences néfastes sur l'esthétique maxillo-faciale, mais aussi pour ses répercussions négatives sur les conditions anatomiques et physiologiques de l'ensemble bucco-dentaire. Désormais, quand ils réalisent des prothèses dentaires, les chirurgiens-dentistes respectent le mieux possible les conditions physiologiques de l'occlusion, ce qui va concourir à l'amélioration notable des qualités fonctionnelles des prothèses dentaires. Il n'est plus question pour les chirurgiens-dentistes de réaliser une prothèse en ne répondant qu'à des impératifs mécaniques. Les nouvelles théories prothétiques émises tiennent compte des connaissances anatomiques et physiologiques et le développement épistémologique de la prothèse, en tant que discipline, ne peut se concevoir sans de sérieuses références à l'anatomie et à la physiologie.

2-3-2- Contribution de l'anatomie et de la physiologie à l'évolution épistémologique de l'orthodontie au 18e siècle et de l'orthodontie et de l'orthopédie dento-faciale au 19e siècle

2-3-2-1 – Contribution de l'anatomie et de la physiologie à l'évolution épistémologique de l'orthodontie au 18e siècle

PREMIERE MOITIE DU 18E SIECLE : MALGRE UNE APPROCHE RUDIMENTAIRE ET TRES EMPIRIQUE DE L'ORTHODONTIE, BUNON SOULIGNE LES EFFETS POSITIFS DE L'ORTHODONTIE SUR LES FONCTIONS DE LA SPHERE BUCCO-DENTAIRE

Au cours de la première moitié du 18e siècle, malgré son approche rudimentaire et très empirique de l'orthodontie, Bunon entrouvre le champ épistémologique de l'orthodontie en soulignant les conséquences positives d'un traitement orthodontique sur la physiologie bucco-dentaire. Il montre que le redressement des dents améliore aussi plusieurs fonctions buccales, en particulier l'occlusion, capitale à ses yeux, et la phonation. A propos de la phonation, il écrit d'ailleurs : « Ce n'est pas seulement la figure qui souffre du désordre de la bouche, la voix et la prononciation en reçoivent souvent un grand préjudice ».[308]

SECONDE MOITIE DU 18e SIECLE : EN S'INTERESSANT À L'ANATOMIE DES MAXILLAIRES ET À LA PHYSIOLOGIE DE LA CROISSANCE, JOHN HUNTER POSE LES BASES D'UNE ORTHODONTIE RATIONNELLE ET SCIENTIFIQUE

Au cours de la seconde moitié du 18e siècle, John Hunter (1728-1793) n'est pas intéressé directement par la technique orthodontique mais il fait des recherches sur la croissance osseuse et il décrit l'anatomie du maxillaire, de la mandibule et des muscles masticateurs. Si l'orthodontie bénéficie déjà des données mécaniques développées par Fauchard et les dentistes de son siècle, les bases anatomiques, physiologiques et pathologiques qui lui permettront de progresser et dont elle a besoin, seront le fruit des travaux de John Hunter, ce chercheur infatigable. Bunon était parvenu à montrer que la place peut manquer sur un maxillaire pour y loger toutes les dents, mais c'est Hunter qui rapportera ce manque de place aux modalités de la croissance. Il décrira la formation des dents et des procès alvéolaires ainsi que l'anatomie et la physiologie du maxillaire, de la mandibule et des muscles masticateurs. Hunter expose ses conclusions sur le mode de croissance des maxillaires ; il considère qu'après l'âge d'un an, il n'y a pas de croissance interstitielle de la

---

308 R. Bunon, *Essay sur les dents*, Paris, chez Briasson, Chaubert, de Hansy, 1743, p. 81

mandibule, mais que la mandibule s'allonge postérieurement, alors que la zone antérieure aux premières molaires n'est pas modifiée. Carlos Gysel nous relate l'essentiel des modalités de croissance expliquées par Hunter : « Dans un fœtus de trois à quatre mois, les germes des quatre ou cinq premières dents (un quadrant) occupent toute la longueur de la mâchoire supérieure ainsi que la partie de l'inférieure située devant le procès coronaire. Ces cinq germes s'élargissent et les os de la mâchoire croissent en toutes les directions, mais principalement en arrière, jusqu'au douzième mois après la naissance, lorsque toutes les six premières dents (du quadrant) sont formées. A partir de ce moment, la mâchoire ne s'accroît plus en longueur entre la symphise et la sixième dent et le procès alvéolaire qui forme la partie antérieure de l'arc des deux mâchoires, ne devient jamais une section d'un cercle plus large, car la partie inférieure de la face d'un enfant ne se projette pas en avant comme chez l'adulte ; étant sous-entendu que l'excès de la place laissée par les molaires temporaires doit normalement compenser le manque de place laissé par les incisives et les canines. Dans la suite, les mâchoires ne s'allongent plus que dans leurs parties postérieures pour faire place progressivement aux dernières molaires. Les procès alvéolaires croissent aussi et en même temps, le processus condylien de la mandibule s'allonge ».[309] Dans son traité, *Natural history of the human teeth*, pour mieux illustrer son propos, Hunter s'aide d'une figure où quatre mandibules d'âges divers sont superposées. Cette première illustration de la croissance de la mandibule, dans le premier traité de biologie de l'appareil de la manducation, montre bien l'allongement de la mandibule particulièrement à l'emplacement de la première molaire définitive. Par contre, « la partie de chaque mâchoire qui reçoit les dix premières dents a exactement la même taille quand elle reçoit la deuxième dentition : et si cette dernière a besoin de plus de place, toute la série sera obligée de se placer irrégulièrement ».[310] Les conclusions de Hunter sur la croissance l'amènent à soutenir les partisans de l'extraction préventive des dents de lait, en période de denture mixte. Il se prononcera aussi pour l'avulsion des prémolaires dans les cas de proalvéolie.

A partir de ses observations, Hunter répartit les malocclusions en quatre groupes sans revendiquer, à proprement parler, une classification des malocclusions. Il décrit d'abord les irrégularités dentaires proprement dites ; ce sont les dysharmonies dento-maxillaires qui concernent les dix premières dents de l'arcade. Il cite ensuite les irrégularités, entre les dents et les maxillaires, dues aux dents de sagesse, et résultant d'une insuffisance de la longueur des maxillaires. Puis il mentionne les dents surnuméraires. Enfin, il signale la mandibule qui se projette trop en avant.[311]

Hunter aura su débarrasser la profession du carcan anatomique dans lequel la fidélité aux écrits des Anciens l'avait enfermée. En liant la physiologie à

---

309 C. Gysel, *L'évolution de Bunon (1743) à Schange (1841) du concept de "dysharmonie dento-maxillaire"*, A.O.S. (sous la dir. de M. Benoist) n° 187, 1994, Paris, Editions CDP, 1994, p. 350

310 J. Philippe, *Histoire de l'orthodontie*, op. cit., p. 21

311 C. Gysel, *L'évolution de Bunon (1743) à Schange (1841) du concept de "dysharmonie dento-maxillaire"*, op. cit., p. 350

l'anatomie, Hunter parvient à ouvrir tout un champ de nouvelles connaissances et de nouvelles pistes de recherche.

FIN DU 18e SIECLE : BLAKE ET LE DEBUT DES POLEMIQUES SCIENTIFIQUES EN ORTHODONTIE

Robert Blake, à la fin du 18e siècle (1798) inaugure les polémiques en orthodontie à propos de la croissance de l'arc antérieur des maxillaires. En effet, il s'oppose aux conclusions de Hunter et il dénonce ce que ce dernier proposait pour prouver que l'arc antérieur ne s'accroît jamais, c'est-à-dire la comparaison de quatre mâchoires inférieures appartenant à quatre personnes d'âges différents. Blake reproche donc à Hunter le manque de fiabilité de ses bases de comparaison : « en effet, si grandes sont les variations dans les dimensions des mâchoires, que l'arc d'un enfant d'un an peut être égal ou plus grand que celui d'un adulte, et vice-versa, l'arc d'un adulte peut être aussi large ou presque que celui d'un enfant. Ce n'est donc pas en comparant ensemble différentes mandibules, mais en comparant les dents permanentes et temporaires d'une même mandibule, que nous sommes autorisés à en tirer des conclusions. » (p. 44)[312]

Pour Blake, la partie antérieure des maxillaires a une croissance ininterrompue pendant toute la croissance et l'apparition de diastèmes entre les dents temporaires constitue à ses yeux une preuve de l'augmentation de l'arc incisif osseux. Selon lui, puisque le diamètre des couronnes des dents définitives est supérieur à celui des couronnes des dents de lait, sans l'augmentation de l'arc incisif osseux, tous les patients auraient des dents mal alignées sur l'arcade. Selon Blake, la croissance de la mâchoire se poursuit partout, même après l'éruption de toutes les dents permanentes.

Ces remarques de Blake impliquent une remise en question des conclusions de Hunter et surtout de l'extraction préventive des dents de lait pour un meilleur alignement des dents définitives. En tous les cas, Blake aura une influence sur les chirurgiens-dentistes du 19e siècle et plus particulièrement sur les anglo-saxons, Fitch et Mortimer. Ainsi, Mortimer étudiera l'accroissement des mâchoires en tenant compte des critiques émises par Blake vis-à-vis de Hunter et il comparera donc leur taille aux âges de six, treize et vingt-cinq ans. Pour donner plus de poids à ses mesures, il établira des grandeurs moyennes en se basant sur les mesures effectuées dans cinquante bouches. Le diagramme obtenu à partir de ses mesures montrera que la croissance se fait surtout latéralement en arrière et que l'arc antérieur ne s'accroît que d'un cinquième, l'espace réservé aux prémolaires et aux molaires étant plus que doublé.

---

312 C. Gysel, *L'évolution de Bunon (1743) à Schange (1841) du concept de "dysharmonie dento-maxillaire"*, op. cit., p. 352

2-3-2-2 – Contribution de l'anatomie et de la physiologie à l'évolution épistémologique de l'orthodontie et de l'orthopédie dento-faciale au 19e siècle

CONSIDERATIONS GENERALES SUR L'ATTRAIT DES CHIRURGIENS-DENTISTES POUR LES RAPPORTS ANATOMIQUES ET LES CONDITIONS PHYSIOLOGIQUES EN ORTHODONTIE ET EN ODF AU 19E SIECLE

Au cours de la première moitié du 19e siècle, Maury (1786-1840) distingue de façon très nette, d'une part, les malpositions dentaires et, d'autre part, les mauvais rapports intermaxillaires. Il accorde donc une très grande importance à l'anatomie et plus particulièrement aux rapports anatomiques.

La découverte des statuaires grecs a nourri en Europe l'imaginaire des artistes mais aussi celui des chirurgiens-dentistes. Il en résulte un changement des mentalités ; comme à la Renaissance, le retour aux formes idéales, au corps parfait, et la référence aux meilleures proportions sont prônés. Ce contexte culturel exerce une influence positive sur l'évolution et le développement de l'orthodontie, puis sur ceux de l'O.D.F quand elle deviendra une discipline à part entière. Les orthodontistes seront ainsi amenés à recourir aux connaissances anatomiques pour mieux détecter les "vices anatomiques", les corriger et ainsi mieux répondre à cette résurgence de l'esprit de la Renaissance. Préterre par exemple, au cours de la seconde moitié du 19e siècle, insiste sur l' « altération du visage produite par la déviation des dents et sur les ressources fournies par l'orthopédie dentaire. » Il s'appuie sur de nombreuses photographies de moulages de bouches, avant, pendant et après l'opération pour prouver « la possibilité de redresser les dents les plus déviées ainsi que les mâchoires difformes »[313], l'obtention du redressement du menton en galoche et la nette amélioration de l'esthétique. S'il reconnaît le traitement plus facile chez le sujet jeune, il lui « arrive souvent de redresser les dents mal placées jusqu'à l'âge de 38 à 40 ans. »[314] Il conçoit toutes sortes d'appareils : pour élargir les arcades dentaires, pour "le redressement du menton en galoche", pour le réalignement des incisives, pour corriger des rotations dentaires.

Au 19e siècle, si l'O.D.F a des visées esthétiques, elle ne cache pas ses objectifs de restauration fonctionnelle de la sphère bucco-dentaire et même du système dento-maxillo-facial. Par conséquent, l'O.D.F manifestera son intérêt pour la physiologie bucco-dentaire. Elle fera appel aux connaissances

---

313 A. Préterre, *Les dents, leurs maladies, leur traitement et leur remplacement*, op. cit., p. 243

314 Ibid., p. 244

physiologiques et elle participera même à l'essor épistémologique de la physiologie bucco-dentaire en lui inspirant certains thèmes de recherche. Dans la seconde moitié du 19e siècle, Marcus et Herman Adler souligneront le double intérêt du redressement des dents : restaurer l'esthétique du visage, mais aussi rétablir la fonction digestive. Ainsi, si une personne a la mâchoire inférieure placée en avant de la supérieure, « de façon à présenter un menton de buis ou de vieillard, [...] les deux arcades en se séparant de cette façon n'ont plus de rapport dans leur engrenage et les aliments ne peuvent plus être bien broyés. »[315] Comme en prothèse, en orthodontie et en ODF, l'existence d'un bon articulé dentaire est désormais reconnue comme une condition incontournable pour assurer une bonne mastication.

Les chirurgiens-dentistes vont aussi s'intéresser aux rapports étroits des maxillaires avec le reste du massif facial. Cette mise en relation des différentes structures bucco-dentaires avec les autres structures du massif facial conduit les chirurgiens-dentistes à franchir un degré de plus au niveau de leur conquête de la spatialité. L'espace leur permet de mettre en relation des ensembles anatomiques. Familiarisés avec cette notion de spatialité, l'ayant mise au centre de leur questionnement, ils vont étudier comment appliquer des forces à la matière vivante, donc comment créer un "mouvement" de celle-ci, pour aboutir à un changement dans les relations spatiales. Pour cela, les chirurgiens-dentistes font appel aux lois mécaniques de Newton. C'est alors qu'ils s'aperçoivent de la nécessité de tenir compte du concept de vie sans lequel il n'est point possible d'agir en orthodontie et en ODF. Ils passent ainsi d'une vision presque exclusivement mécanique à une vision biologique de l'orthodontie et de l'O.D.F, donc à une vision anatomo-physiologique. Ils ne se cantonnent plus dans l'instantané, ils se complaisent dorénavant dans les procès, le devenir.

PREMIERE MOITIE DU 19E SIECLE : PREMIERES EBAUCHES DE CLASSIFICATION DES ANOMALIES ANATOMIQUES DES STRUCTURES BUCCO-DENTAIRES EN ORTHODONTIE

En 1836, l'allemand Kneisel (1797-1883) publie un livre entièrement consacré aux dents mal rangées. Il y classe les anomalies en deux groupes : les irrégularités généralisées (elles correspondent à une dysharmonie de taille entre les deux arcades) et les irrégularités partielles (elles intéressent les dents : hétérotopies, linguo et vestibulo-positions, rotations). La plupart des classifications qui suivront, intéresseront les rapports antéro-postérieurs des incisives. Des ébauches de classification vont permettre de mieux réaliser le diagnostic.

---

[315] M. et H. Adler, *Traité dentaire*, op. cit., p. 35

Jean Melchior Alexis Schange (né en 1807) écrit en 1841 le premier livre en français sur *Le redressement des dents*, dans lequel il regroupe les anomalies en quatre ordres selon qu'elles concernent le nombre, la forme, la position ou la direction des dents. Pour les anomalies de direction des dents, il les divise en obliquités (vers l'avant ou vers l'arrière, ou vers le côté, ou par rotation) désignant ainsi les changements de direction et en anomalies qui "dépendent du rapport vicieux des arcades dentaires entre elles" (proéminence, rétroïtion et inversion ou menton de galoche). Schange est ainsi parvenu à distinguer parfaitement les malpositions des malocclusions, distinction devenue classique aujourd'hui.

En s'appuyant sur l'ouvrage de Marjolin, Maury (1786-1840) distingue nettement, d'une part, les malpositions dentaires et, d'autre part, les mauvais rapports intermaxillaires. Il écrit : « l'arrangement des dents [...], peut présenter plusieurs irrégularités. Les unes dépendent seulement de la direction vicieuse des dents ; les autres sont l'effet d'un rapport contre nature des arcades dentaires. »[316] Maury propose d'abord une classification des malocclusions reposant sur les relations des incisives entre elles. Ainsi il précise : « les rapports vicieux que les arcades peuvent présenter sont la proéminence, la rétroïtion et l'inversion. La "proéminence" n'existe presque jamais que chez les sujets dont les mâchoires sont trop étroites pour contenir convenablement le nombre de dents. Dans ce cas, les arcades dentaires sont très obliques, saillantes en avant : elles paraissent très longues et semblent quelquefois avoir suivi la direction des dents (Marjolin, ouvrage cité). »[317] Dans la "rétroïtion", « les dents antérieures sont obliques en arrière. ».[318]

Pour sa part, Delabarre définit trois sortes de rapports intermaxillaires, chez un enfant de sept ans :

- une première conformation de denture « où les six premières dents d'en haut doivent croiser par-dessus celles d'en bas, de manière à en cacher la moitié de la couronne. »[319]
- « une autre conformation de denture présente cette différence, c'est que le menton étant un peu allongé, et les dents courtes, les deux mâchoires tombent à plomb l'une sur l'autre, sans croisement des dents antérieures. »[320]

---

316 F. Maury, *Traité complet de l'art du dentiste d'après l'état actuel des connaissances*, op. cit., p. 79

317 Ibid., p. 85

318 Ibid., p. 88

319 C. F. Delabarre, *Odontologie ou observation sur les dents humaines*, op. cit., p. 45

320 Ibid., pp. 45-46

- « une troisième, mais elle est heureusement plus rare, est celle où l'arc de la mâchoire supérieure est trop petit et où celui de la mâchoire inférieure décrivant un arc de cercle trop allongé, celui-ci fait croiser les six dents inférieures par-dessus les supérieures, et forme cette disposition vicieuse appelée menton de galoche. »[321]

A partir de l'examen de ces rapports, de la recherche « si la mâchoire offre une partie de cercle annonçant des dispositions à se développer, ou si elle est resserrée et comprimée sur les côtés », Delabarre tire son pronostic et va alors « conduire la dentition suivant la disposition naturelle du sujet sans s'abandonner à une aveugle routine. »[322]

De son côté, dans sa classification des anomalies, Georges Carabelli (1787-1842), décrit six classes : la promandibulie, la proalvéolie mandibulaire, la promaxillie, la rétroalvéolie maxillaire, l'occlusion antérieure inversée et la béance antérieure.

PREMIERE MOITIE DU 19^E^ SIECLE : LA PHYSIOLOGIE EST UNE SOURCE DE REFLEXION EPISTEMOLOGIQUE TRES FECONDE POUR L'ORTHODONTIE

Pour la résolution des problèmes d'orthodontie, la piste la plus controversée reste, depuis les prises de position de Hunter et de Blake à la fin du 18e siècle, celle de la croissance des maxillaires. En effet, selon la nature des considérations sur la croissance des maxillaires, la résolution du problème de l'encombrement dentaire au niveau des maxillaires conduira à l'indication ou non des extractions dentaires et à deux approches orthodontiques diamétralement opposées. Le problème qui se pose est de savoir si la partie antérieure des maxillaires et des arcades dentaires s'agrandit au cours de la croissance et pendant la seconde dentition ou si elle reste inchangée, le développement des maxillaires étant exclusivement situé au niveau de leurs parties postérieures. Il s'ensuit des conséquences opposées et évidentes : pour les défenseurs de la théorie de l'agrandissement de la région incisive **(théorie 1)**, les extractions sont à proscrire et il suffit d'attendre pour obtenir un alignement correct ; pour ceux qui défendent la théorie contraire **(théorie 2)**, les extractions s'imposent et la précocité de celles-ci détermine favorablement la qualité des résultats du traitement. En s'appuyant sur les travaux des anatomistes Hunter et Fox, du siècle précédent, les successeurs de Fauchard, Bunon et Bourdet se prononcent comme eux, en faveur des extractions **(théorie 2)**. Miel vient les conforter en proclamant en 1811, que

---

321 C. F. Delabarre, *Odontologie ou observation sur les dents humaines*, op. cit., p. 46

322 Ibid.

« de trois à sept ans, les arcs osseux occupés par les dix dents de chaque mâchoire ont toujours gardé la même étendue. »[323]

Pour les partisans de la **théorie 1,** les "conservateurs", la place nécessaire aux dents en malposition pourra apparaître car « les maxillaires, comme tous les autres os s'accroissent en tous points et dans toutes les directions. »[324] Laforgue va suivre ce point de vue déjà affirmé par Blake en 1798. Il écrit : « les cercles alvéolaires des deux mâchoires n'ont à l'âge de sept ans, qu'environ deux tiers de l'étendue qu'ils auront à l'âge de vingt-deux ans. »[325] Pour Laforgue, il faut donc « laisser au cercle alvéolaire tous les moyens de croître et s'agrandir », or « ces moyens sont la présence des dents, qui se pressent les unes contre les autres, et l'intégrité du cercle alvéolaire. »[326] Laforgue déconseille donc fortement les extractions de dents de lait : « on doit sentir que l'arrachement des dents de lait est plus nuisible qu'avantageux ; il vaut mieux laisser faire la nature qui se manque rarement à elle-même ».[327] Pour mieux convaincre ses contemporains, Laforgue décrit les désordres observés dans le placement des dents, quand des dents de lait ont été extraites.

Schange préfère, lui aussi, pencher du côté des "conservateurs" mais sans enfourcher leur cheval de bataille, puisqu'il multiplie les exceptions. Lefoulon, au contraire, est beaucoup moins nuancé et il s'engage carrément dans la bataille en s'opposant farouchement aux extractions. En 1841, il couche sur la page de garde de son *Nouveau traité théorique et pratique de l'art du dentiste* la formule célèbre : "arracher n'est pas guérir, c'est détruire". Face au problème de la croissance insuffisante, il recommande l'expansion c'est-à-dire une méthode pour provoquer l'accroissement thérapeutique des arcades. Cette méthode aura le tort d'être arrivée trop tôt, et de susciter l'incompréhension totale des contemporains de Lefoulon.

Comme nous venons de le remarquer, les connaissances en physiologie ne sont pas toujours en mesure d'apporter un éclairage suffisamment satisfaisant sur les problèmes bucco-dentaires au cours des traitements d'O.D.F et il est alors difficile de départager les théories qui s'affrontent. Néanmoins, la physiologie sera bien génératrice de nouvelles connaissances en orthodontie. Ainsi, des chirurgiens-dentistes émettent l'hypothèse que des tissus mous peuvent avoir une action sur des tissus durs. Sauvé, en 1812, est le premier à émettre l'hypothèse de l'action de la langue en prolapsus sur les

323 J. Philippe, *Histoire de l'orthodontie*, op. cit., p. 29
324 Ibid.
325 L. Laforgue, *L'art du dentiste*, Paris, Librairie Crouillebois, 1802, an X, p. 94
326 Ibid., p. 97
327 Ibid.

tissus durs et plus précisément sur les incisives et les canines inférieures. J. Philippe nous rapporte ce que Sauvé écrit à propos de la langue : « cet organe en apparence peu susceptible d'agir sur des parties aussi dures, ne cesse pas de les renverser par la pression constante qu'elle exerce sur elles, ... tantôt les petits os conservent leur solidité dans cette nouvelle attitude, tantôt ils s'ébranlent en se déplaçant et abandonnent totalement leurs alvéoles. »[328] De même, Blandin (1836) et Schange vont montrer l'action de l'ensemble lèvres-langue-joues sur les dents. Pour Blandin, « bien qu'il soit paradoxal de soutenir que les lèvres, les joues et la langue concourent à donner aux dents la direction qui leur est propre, rien cependant n'est plus exact. »[329] Schange, de son côté, explique : « Pour bien apprécier l'influence que certaines puissances, peu actives en apparence, mais employées longtemps et sans interruption, exercent sur la direction des dents, qu'on se rappelle ce que nous savons de la part que prennent les lèvres, les joues et la langue par leur mutuelle opposition, à la direction verticale des dents chez l'homme. Lorsque les lèvres sont détruites, en effet, les dents se dirigent au dehors, tandis qu'elles s'inclinent en dedans lorsque la langue est enlevée ou seulement diminuée de volume »[330].

La succion du pouce sera rendue responsable, par Imrie en 1834 et Rodriguez en 1839, de la modification des rapports interincisifs. Lefoulon évoquera son impact sur la prononciation et il saura exploiter et étudier les principes physiologiques. Il sera l'un des premiers à comprendre le rôle pathogénique des dysfonctions. Ceci le conduira à découvrir, comme nous l'avons déjà mentionné, un mode de traitement révolutionnaire : l'expansion des arcades. Malheureusement son mode de traitement sera sans écho, ou presque, auprès des praticiens pendant la majeure partie du 19e siècle, puisque personne, ou presque, ne croit en la possibilité d'une expansion.

La plupart des praticiens de l'époque se refusent à admettre l'action des tissus mous comme cause des irrégularités de dents et préfèrent limiter l'étiologie de celles-ci à l'absence de chute ou à la chute trop tardive des dents temporaires, ou alors à l'hérédité. Quant à Désirabode (1781-1850), en 1843, constatant que les redressements dentaires agissent aussi sur les traits du visage, il crée l'appellation "orthopédie dento-faciale" (ODF).

---

328 J. Philippe, *Histoire de l'orthodontie*, op. cit., p. 30

329 Ecrit de PF. Blandin en 1836, cité dans J. Philippe, *Histoire de l'orthodontie*, op. cit., p. 31

330 Ecrit de JMA. Schange en 1841, cité dans J. Philippe, *Histoire de l'orthodontie*, op. cit., pp. 48-49

SECONDE MOITIE DU 19^E^ SIECLE : LE RECOURS APPUYE DE L'ODF À LA PHYSIOLOGIE POUR LA RECHERCHE ETIOLOGIQUE DES ANOMALIES DE POSITION DENTAIRES ET MAXILLAIRES

Il se produit un formidable élan de recherche pour comprendre les anomalies de position dentaires et maxillaires. L'orthodontie va profiter du développement des sciences et des énormes progrès de l'anatomie et de la physiologie pour essayer de mieux cerner les phénomènes auxquels elle se trouve confrontée. En étant plus soucieuse de la qualité des rapports interdentaires et de l'occlusion, l'orthodontie va prendre de nouvelles orientations qui conduiront à la naissance d'une nouvelle discipline, l'occlusodontie. C'est Davenport (1854-1922) qui trace les premiers contours de cette discipline. Partant du jeu des plans inclinés cuspidiens, ce champion de l'occlusion « montre que tout changement de la forme d'une dent et, a fortiori, la perte d'une dent, perturbent les relations normales, diminuent l'efficacité de la denture, favorisent la carie et engendrent une dysharmonie ».[331] Davenport souligne aussi les conséquences fâcheuses des extractions (version des dents voisines, rotations, mauvais points de contact, etc.). Il juge péjorativement les extractions : « les extractions ont causé plus de malpositions qu'il n'y eut de malpositions corrigées par les extractions ».[332] Davenport nous explique que si l'on ne vise pas au rétablissement d'une occlusion normale en toutes circonstances et donc après des extractions dentaires, on ne peut pas escompter un résultat stable. De plus, on risque d'aboutir au raccourcissement de l'occlusion, à la contraction de la bouche ou à des déformations des traits de la face. Davenport néglige un peu l'étude des mouvements de la mandibule. De nombreux praticiens de cette seconde moitié du 19e siècle suivront Davenport et demeureront plutôt défavorables aux extractions.

En physiologie, G.M. Humphrey étudie la croissance des maxillaires et publie ses résultats en 1864. Ils confirment les travaux de Hunter. Humphrey en conclut qu'il n'y a pas de croissance interstitielle et il montre que l'agrandissement des maxillaires et de la mandibule est le résultat d'une succession bien dosée de résorptions et d'appositions osseuses. Certaines mensurations anatomiques révèlent l'évolution de la croissance osseuse : l'apophyse coronoïde qui se situait au-dessus du germe de la première molaire se trouve loin en arrière chez l'adulte ; l'angle mandibulaire diminue, particulièrement chez les européens, d'où de fréquents accidents de dents de sagesse.

---

331 J. Philippe, *Histoire de l'orthodontie*, op. cit., p. 79
332 Ibid.

Magitot (1833-1897), influencé par les naturalistes français, et plus particulièrement par Geoffroy Saint Hilaire, poursuit pendant toute sa vie l'étude des anomalies du système dentaire et établit le cadre général dans lequel elles se développent. Il s'intéresse aussi aux troubles de la croissance faciale. En explorant diverses disciplines comme la zoologie, l'anthropologie, l'anatomie comparée, l'embryologie et la tératologie, il parvient à dresser un inventaire plus étendu des anomalies du système dentaire et il s'évertue à en donner une classification prenant en compte les anomalies de forme, de volume, de nombre, de siège, de direction, d'éruption, de nutrition, de structure et de disposition. Dans son *Traité des anomalies dentaires* de 1857, Magitot valorise l'orthodontie ; il met fin à cette ère durant laquelle l'orthodontie était principalement axée sur la correction des encombrements dentaires des secteurs antérieurs des maxillaires.

L'orthodontie, dès le début de la seconde moitié du 19e siècle, tient compte de plus en plus des connaissances anatomiques et physiologiques de la bouche et des dents. L'augmentation du nombre de praticiens sensibles aux problèmes orthodontiques, crée une dynamique de recherche et d'innovation. Celle-ci se traduit par l'élaboration de méthodes, la formulation d'indications, la création ou la modification d'appareils, la prise en considération et l'étude des forces d'application mises en jeu. Les praticiens sont désormais plus préoccupés de la malformation du maxillaire que de la place, la direction et l'époque d'éruption des dents. L'orthodontie s'ancre résolument dans une vision médicale où il est tenu compte de la croissance osseuse. Les chirurgiens-dentistes sont d'accord pour considérer que deux conditions s'avèrent indispensables pour modifier la forme des mâchoires ou changer la disposition des dents, sous l'effet d'une application de forces mécaniques. La première condition intéresse les qualités des os ; ceux-ci doivent être doués "d'élasticité ou de flexibilité" (et ceci est particulièrement vrai dans le jeune âge), sinon il y aurait fracture. La seconde condition concerne l'action exercée sur les os ; celle-ci doit être permanente et toujours progressive. En tenant compte à la fois des phénomènes tissulaires liés aux déplacements dentaires et des forces mécaniques les plus appropriées pour les obtenir, les praticiens donnent à leur art une allure de plus en plus biomécanique. Conscients de la "malléabilité" du tissu osseux et ayant intégré les connaissances de physiologie osseuse et de dynamique de la croissance, les chirurgiens-dentistes savent que pour déplacer une dent et stabiliser ce déplacement, les deux phénomènes de résorption osseuse et d'apposition osseuse sont nécessaires.

Au cours de cette seconde moitié du 19e siècle, si les chirurgiens-dentistes continuent à centrer l'étiologie des malpositions dentaires sur l'hérédité ou la chute prématurée ou tardive des dents de lait, de plus en plus de praticiens accordent un rôle important aux pressions musculaires. C'est le cas de Tomes ; en 1873, il affirme fortement le rôle des pressions musculaires dans la genèse des anomalies quand il écrit dans *The bearing of the development of the jaws on irregularities* : « A l'extérieur de l'arcade dentaire, les muscles des lèvres et des joues sont perpétuellement en train d'exercer une pression symétrique, et à l'intérieur, la langue fait de même et avec tout autant de persistance. Les forces naturelles des lèvres et de la langue, entre autres, suffisent pour rendre compte de tous les phénomènes observés, et les explications comme l'invocation à la "force vitale" ne sont que des mots pour cacher notre ignorance... Une anomalie connue sous le nom "d'arcade en V" montre le pouvoir des lèvres et des joues. Cette malformation est associée à de très grosses amygdales qui obligent à respirer la bouche ouverte. Cela augmente la tension des joues et donc la pression dans la région des prémolaires. En même temps, le secteur du milieu de l'arcade échappe à l'action que devrait exercer la jonction des lèvres. Il en résulte une projection des incisives centrales qui prennent une position oblique, correspondant à la forme de la face interne des lèvres quand la bouche est ouverte. »[333]

FIN DU 19E SIECLE : LES ERREMENTS DE LA RECHERCHE ETIOLOGIQUE DES ANOMALIES DENTAIRES ET MAXILLAIRES PORTENT UN COUP À LA CREDIBILITE DU DISCOURS PHYSIOLOGIQUE

La fin de 19e siècle se caractérise par la fin des certitudes et les chirurgiens-dentistes se lancent donc dans une course effrénée à la recherche des causes des anomalies de position dentaires et maxillaires. Il en résulte une inspiration débordante et toutes sortes de causes sont ainsi évoquées, des plus vraisemblables aux plus saugrenues. Malheureusement, cette inspiration étouffe quelque peu le sens critique et si de nombreuses hypothèses sont émises, bien peu sont suivies d'études pour vérifier leur bien-fondé de façon objective. Autant dire qu'il règne un réel désordre dans l'esprit de nombreux chirurgiens-dentistes et même parfois chez certains professeurs, nuisant à la rationalisation en cours de l'orthodontie et de l'orthopédie dento-faciale. Par conséquent dans l'exposition des causes, il devient difficile de séparer le bon grain de l'ivraie et toutes sortes de causes peuvent être citées. Ainsi, parmi les facteurs favorisant les malocclusions peuvent figurer pêle-mêle : le rachitisme, l'hérédosyphilis, les troubles endocriniens, la "dégénérescence" de l'individu !... Ces causes profondes, générales, peuvent s'ajouter aux causes locales, mais comme ces causes générales sont mal déterminées, ceci finit par créer une certaine confusion parmi les orthodontistes. Certaines étiologies générales avancées peuvent même relever de la divagation. Il en est ainsi des trois causes proposées et exposées en 1889 dans le *Progrès dentaire* par A. Underwood, professeur à Londres, pour expliquer la forme en V des mâchoires.

« "Causes des mâchoires en forme de V" : ce vice est en grande partie héréditaire et peut s'expliciter par la préférence accordée au type de beauté dont la petitesse de la bouche constitue l'un des traits dominants.

---

333 CS. Tomes, *The bearing of the development of the jaws*, Londres, Dental Cosmos, 1873, 292-6, cité dans J. Philippe, *Histoire de l'orthodontie*, op. cit., p. 72

Les personnes offrant ce type sont recherchées en mariage et transmettent ainsi à leurs descendants la particularité sous une forme intensifiée. Il se peut encore que la présence de volumineuses amygdales contribue d'une manière indirecte à la production de cette anomalie en amenant l'habitude de respirer par la bouche, surtout pendant le sommeil, et en provoquant par suite une action exagérée des muscles buccinateurs, qui exercent ainsi une pression constante sur les dents latérales. Ce vice de conformation s'allie souvent à une voussure insolite du palais et quelquefois à une fissure congénitale. Selon beaucoup d'auteurs distingués, l'anomalie s'associerait fréquemment aussi avec une faiblesse d'intelligence et nous leur devons une statistique tendant à prouver que les mâchoires en V et le palais à voussure profonde se rencontrent communément chez les idiots de naissance. Le Dr. Langdon Down va même jusqu'à considérer l'existence des ces difformités comme démontrant d'une façon presque concluante le caractère congénital de l'idiotie. Il n'y a pas de doute que le défaut de développement du cerveau s'accompagne d'un pareil défaut d'autres parties de l'organisme et que les causes mises en jeu pour arrêter la formation parfaite de l'encéphale ont eu également leur effet sur le développement des os de la tête. »[334]

Il faut dire que sur ce terrain de l'incohérence, Underwood avait déjà été précédé par Th. Ballard en 1864. En effet, dans un article *On the constitutional ill-effects of fruitless sucking*, Ballard décrivait les conséquences de la succion à vide ("fruitless succion") : diarrhée du nourrisson, hydrocéphalie, paralysie et idiotie ! —et les moins désastreuses étaient les difformités des dents ou des mâchoires !... Certains, à l'instar de Talbot en 1888, renient totalement le rôle des pressions musculaires dans les malpositions dentaires et les malocclusions : « La respiration buccale n'est pas la cause des contractions des mâchoires avec un palais profond » [335]. D'autres sont sceptiques et implicitement démontrent, chiffres à l'appui, que si les pressions musculaires avaient une influence, celle-ci ne pourrait être que mineure puisque « 90 % des irrégularités résultent de la perte prématurée des dents temporaires ».[336]

Kingsley lui-même a du mal à choisir son camp, s'il admet l'action de la pression du pouce sur les incisives, il réfute la responsabilité de la pression du pouce dans l'avancement de toute l'arcade, le creusement du palais, même si la succion du pouce est associée à la respiration buccale. Pour se faire une idée de la position de Kingsley, il suffit de relire un article écrit par ses soins en 1892 : « J'ai vu tant de cas de succion du pouce ou son équivalent, sans déformation consécutive, et tant de protrusions de la mâchoire supérieure sans succion du pouce que je commence à douter de leur relation » [337].

Farrar, dans le premier volume (1888) de son *Treatise on the irregularities of the teeth and their correction*, publié à New-York, accorde lui aussi peu de place aux pressions musculaires.

---

334 A. Underwood, *Anomalies congénitales. Irrégularités de position des dents*, Paris, Le Progrès dentaire, 1889, 107-13, cité dans J. Philippe, *Histoire de l'orthodontie*, op. cit., pp. 60-61

335 J. Philippe, *Histoire de l'orthodontie*, op. cit., p. 60

336 Ibid.

337 Ibid.

Simon H. Guilford (1841-1919) évoque plusieurs étiologies possibles pour les malpositions dentaires. Selon lui, la saillie en avant des dents supérieures, d'une part, et la prognathie mandibulaire, d'autre part, sont d'origine héréditaire. Il distingue deux autres types d'étiologies possibles : les extractions trop précoces ou trop tardives des dents temporaires et les mauvaises habitudes (succion et pression des joues). Confronté aux arcades en V, Guilford ne se résout pas à accuser, comme Tomes, la respiration buccale ; il pense plutôt à l'hérédité.

Les auteurs de la fin du siècle vont aussi inclure la dégénérescence parmi les causes des malocclusions. Underwood, comme on l'a vu dans son exposé sur les « causes des mâchoires en V », avait voulu établir un lien entre dégénérescence et malocclusion. D'une certaine façon, la plupart des chirurgiens-dentistes de cette période vont le suivre sur ce point. Ils vont assimiler l'encombrement des dents sur des bases trop petites ou les décalages des mâchoires, à un déclin physique, c'est-à-dire à une dégénérescence. A cette dégénérescence, certains orthodontistes vont attribuer une étiologie multiforme qui va du croisement des races, à l'environnement insalubre, à l'alcoolisme des parents, à l'hérédosyphilis ou à la malnutrition. Selon ces orthodontistes, cette dégénérescence s'exprime sur les plans physique, mental et moral. A partir de la dégénérescence, les thèses les plus extravagantes, sans référence scientifique, sont développées pour expliquer les troubles de l'occlusion bucco-dentaire. Les chirurgiens-dentistes retrouvent ici le chemin tracé par Mummery qui, déjà en 1806, avait emprunté une voie explicative insensée, des plus fantaisistes : « beaucoup de maladies sont dues au surmenage des enfants. Vers sept ans a lieu simultanément le développement du cerveau et celui des dents. L'exercice intellectuel absorbe l'énergie créative, et le système dentaire dégénère »[338].

Toujours dans ce type de registre surréaliste des causes, permettons-nous de citer à nouveau Talbot dont nous avons déjà dit qu'il se refusait à considérer les malpositions dentaires et les malocclusions comme le résultat des pressions musculaires. En effet, si sa célèbre formule — « connaître la cause est la moitié du traitement »[339] — montre à quel point l'étiologie est pour lui une question centrale, elle ne l'empêche pas de se fourvoyer en accordant aux tares héréditaires une place cruciale, bien démodée aujourd'hui, mais reflet d'une époque avec ses préjugés sociaux et médicaux. En même temps, cette vision de Talbot montre que les irrégularités dentaires ne sont plus considérées comme des "bizarreries de la nature"[340] mais comme les

338 J. Philippe, *Histoire de l'orthodontie*, op. cit., p. 61
339 Ibid., p. 84
340 *expression employée par P. Fauchard*

conséquences d'une physiologie perturbée localement ou généralement. Elle illustre aussi combien l'état général est mis en cause dès qu'on évoque les troubles de croissance dans la genèse des malocclusions. Talbot s'est appuyé sur les théories de l'italien C. Lombroso et va accuser « les mariages consanguins, l'alcoolisme, la malnutrition et les excès de toutes sortes, y compris les excès sexuels, d'être à l'origine de névropathies et de troubles endocriniens. Ces derniers peuvent entraîner une ossification prématurée des sutures crâniennes ou un arrêt de la croissance des mâchoires. Comme la forme des mâchoires dépend de celle du crâne, on trouvera beaucoup de malocclusions chez les sujets "dégénérés". »[341]

De même, M. Camuzet, dans la précipitation de ses observations, s'égare et énonce alors des conclusions étiologiques simplistes. Ainsi, en 1895, il compare la fréquence de l'absence de recouvrement incisif chez les individus normaux et chez les aliénés, il constate que chez ceux-ci elle est plus grande et il en conclut : « cette anomalie peut être considérée comme un stigmate de dégénérescence. »[342]

REFLEXIONS FINALES SUR LA RECHERCHE DES CAUSES DES ANOMALIES DE POSITION DENTAIRES ET MAXILLAIRES

Nous avons jugé indispensable de nous arrêter longuement sur la partie irrationnelle du catalogue des causes des anomalies de position dentaires et maxillaires développées par certains chirurgiens-dentistes. En effet, ces palinodies mettent en évidence tout le travail qui doit être fait pour parvenir à saisir les phénomènes et montrer à quel point le chemin épistémologique peut s'avérer scabreux. Néanmoins, il serait déraisonnable de ne pas laisser une juste place aux causes rationnelles, pour la plupart découvertes à la suite de découvertes physiologiques.

L'exploration des découvertes en physiologie bucco-dentaire et en physiologie générale a manifestement fait progresser l'étiologie en ODF et a permis au diagnostic, et par conséquent à la thérapeutique, d'évoluer significativement au cours de la seconde moitié du 19e siècle. Sans aucun doute, si la thérapeutique orthodontique a bien évolué depuis le début du 18e siècle, c'est parce qu'elle a su intégrer les éléments de physiologie dans sa démarche épistémologique et mieux respecter le vivant. Dans son *Traité de chirurgie dentaire*, paru en 1873, Tomes nous montre à quel point la réflexion physiologique est couplée avec tout traitement orthodontique. Ainsi, il nous dévoile son questionnement : « Combien faut-il de temps pour que le nouvel os se développe dans l'alvéole quand le tissu préexistant s'est

---

341 J. Philippe, *Histoire de l'orthodontie*, op. cit., p. 61
342 Ibid., p. 62

résorbé sous l'influence de la pression ? Jusqu'à quel point peut-on conduire cette résorption sans accident ? Si la pression est trop forte, une inflammation désastreuse s'établira, si elle est trop faible, les dents ne bougeront pas. Les parties détruites seront-elles complètement remplacées ? Et dans ce cas, quel temps demandera la formation d'un nouveau tissu ? Combien de temps faudra-t-il maintenir les dents dans leur nouvelle orientation ? »[343] Tomes nous démontre ici la force épistémologique d'un questionnement élaboré et il met en évidence ce que cette force permet d'éviter, c'est-à-dire le naufrage de la pensée scientifique et des explications autant arbitraires qu'extravagantes.

D'une façon générale, Tomes le scientifique, mais aussi les praticiens qui ont pataugé dans un registre de causes irrationnelles, soulignent combien la recherche des causes est un impérieux besoin de l'esprit humain.

2-3-3- L'intégration des connaissances anatomiques et physiologiques en chirurgie bucco-dentaire aux 18e et 19e siècles

2-3-3-1 – L'intégration des connaissances anatomiques et physiologiques en chirurgie bucco-dentaire au 18e siècle

CONSIDERATIONS GENERALES SUR LE CONTEXTE INSTITUTIONNEL, SOCIETAL ET SCIENTIFIQUE DE L'ANATOMIE ET DE LA CHIRURGIE AU 18e SIECLE

Au 18e siècle, la société médicale et civile connaît un grand engouement pour l'anatomie et les séances de dissection anatomique. La connaissance anatomique devient un préalable incontournable et incontestable pour ceux qui font de la chirurgie bucco-dentaire. Par conséquent, la dissection anatomique se banalise et s'accompagne de progrès manifestes en chirurgie bucco-dentaire. Après avoir rejeté l'autorité des Anciens et l'érudition purement livresque, dès la fin de la première moitié du 17e siècle, cette société bannit la pensée traditionnelle centrée sur le problème de la matière et de la forme et lui préfère l'étude du corps.

Déjà, au seuil du 18e siècle, Louis XIV avait instauré les "démonstrations publiques au jardin royal", l'actuel Jardin des Plantes. Elles étaient conduites par des chirurgiens-anatomistes dans un grand amphithéâtre et les premières, inaugurées par Dionis en 1673, avaient un succès considérable puisqu'elles rassemblaient près de quatre cents à cinq cents personnes. Au 18e siècle,

343 C.S. Tomes, *Traité de chirurgie dentaire*, Trad. G. Darin, Paris, 1873, cité dans J. Philippe, *Histoire de l'orthodontie*, op. cit., p. 62

avec Guichard-Joseph Duverney, le public est considérable et comprend plus de cent quarante étrangers par an. Fontenelle nous rappelle d'ailleurs, dans son *Eloge de M. Duverney*, qu'en trois mois, celui-ci démontre l'anatomie complète du corps humain. La chirurgie va s'émanciper, aidée en cela par Louis XV qui fonde en 1731 l'Académie royale de Chirurgie, date de la scission définitive entre les chirurgiens et les barbiers. Dès lors, plus personne ne peut s'opposer au développement de la chirurgie. L'émergence de la chirurgie dentaire moderne, incarnée par Fauchard, coïncide avec un très grand développement en France de l'oro-anatomie et de l'oro-chirurgie.[344] Cependant, Fauchard déplore encore en 1728, dans son *Traité des dents*, l'absence de cours ayant trait à la bouche et aux dents, en chirurgie. Il déclare : « on ne connaît ni cours publics ou particuliers de la chirurgie où la théorie des maladies des dents soit amplement enseignée et où l'on puisse s'instruire à fond de la pratique de cet art si nécessaire à la guérison de ces maladies et de celles qui surviennent aux parties dont les dents sont environnées. »[345]

En 1750, Louis XV fondera l'école pratique de dissection pour donner aux futurs chirurgiens une formation pratique. En 1756, le roi rétablit le privilège perdu depuis 1660 et il déclare : « étant donné les progrès de la chirurgie faits depuis plusieurs années […] ordonnons que les maîtres en l'art et science de la chirurgie […] soient réputés exercer un art libéral et scientifique…»[346] ; l'anatomie entre dans la modernité et c'est la fin de la médecine dogmatique.

A l'évidence, l'anatomie est maintenant au service de la chirurgie et par voie de conséquence de la chirurgie bucco-dentaire qui s'individualise peu à peu par rapport à la chirurgie générale. En effet, M. de la Roche et M. Petit-Radel, auteurs de *l'Encyclopédie méthodique* de chirurgie, proclament dès 1782 : « l'art de guérir est un, ses principes doivent être partout les mêmes et l'exercice de ses différentes branches suppose les mêmes connaissances fondamentales, […] il offre dans les détails un si vaste champ à l'étude, qu'il est peu d'hommes assez heureusement nés pour embrasser en entier et pour en cultiver toutes les parties avec le même succès. »[347] De plus, ces auteurs

---

344 M. Dechaume, P. Huard, M. J. Imbault-Huart, *Jacques René Tenon, odontologiste et stomatologiste*, A.O.S. (sous la dir. de P. Cernéa), n° 122, juin 1978, Paris, Editions J. Prélat, 1978, p. 221

345 P. Fauchard, *Le chirurgien-dentiste ou traité des dents*, tome 1, préface, op. cit., p. avj

346 M. Tubiana, *Histoire de la pensée médicale – Les chemins d'Esculape*, op. cit., p. 157

347 M. de la Roche et M. Petit-Radel, *Encyclopédie méthodique*, Chirurgie, tome 1, Paris, Librairie Panckoucke, 1790, p. 4

précisent qu' « il importe donc, pour l'avantage de la société, que celles de ces parties qui peuvent facilement se séparer dans la pratique soient exercées par différentes personnes, différentes branches de la chirurgie se séparent aussi du tronc assez naturellement pour être cultivées par différents individus ; telles sont l'art de l'accoucheur, l'art de l'oculiste, celui du dentiste, etc. »[348] En fait, au 18e siècle, s'opère le passage de l'anatomie statique à l'anatomie animata, c'est-à-dire à la physiologie et la chirurgie enrichira donc aussi ses pratiques à partir des connaissances physiologiques.

En France, la chirurgie va donc progresser au 18e siècle grâce à la décision de Louis XV de demander à La Martinière, premier chirurgien du Roi, d'édicter des règles précises pour diplômer de nouveaux chirurgiens. La Martinière va décider la séparation du corps des chirurgiens de celui des barbiers-perruquiers, ce qui n'empêche pas les chirurgiens de témoigner de leur intérêt pour les structures bucco-dentaires et pour la chirurgie bucco-dentaire. Les chirurgiens vont alors accumuler les découvertes anatomiques bucco-dentaires qui bénéficieront aux chirurgiens-dentistes. La collection de cartons de l'Académie royale de chirurgie va ainsi s'enrichir de nombreuses observations sur les structures bucco-dentaires. Parmi ces cartons figurent ceux concernant les joues et comprenant les traumatismes, les tumeurs, les ulcères et les fistules, les adhérences jugo-gingivales. Les cartons relatifs aux lèvres traitent des becs de lièvre, des traumatismes, des chancres et du cancer ; ceux se rapportant à la bouche et à la voûte palatine comprennent les traumatismes, les ulcères, les tumeurs et les gangrènes scorbutiques. Certains cartons sont réservés aux traumatismes, aux ulcères et aux tumeurs de la langue. D'autres encore intéressent les dents et les extractions dentaires.

En Angleterre, la chirurgie va enregistrer des progrès très sensibles en suivant les méthodes chirurgicales novatrices inventées par Hunter qui transforme la chirurgie en véritable science.

Les chirurgiens et les chirurgiens-dentistes sont ainsi désormais reconnus dans la société du 18e siècle et les chirurgiens-dentistes sont admis dans la communauté des chirurgiens. Certes, la pratique chirurgicale repose sur l'anatomie mais elle n'est pas possible sans enseignement et celui-ci doit être ambitieux. Dans la partie "chirurgie" de l'*Encyclopédie méthodique* éditée par Panckoucke, M. de la Roche rappelle que « les études du chirurgien [...] doivent embrasser toutes les parties de la Médecine. »[349] Non seulement cette formation chirurgicale ne nuit pas aux chirurgiens-dentistes mais elle n'est pas pour leur déplaire. Dès le début de la seconde moitié du 18e siècle, Etienne Bourdet ne "dissimule pas les secours et les avantages" qu'il a tirés

[348] M. de la Roche et M. Petit-Radel, *Encyclopédie méthodique*, op. cit., p. 4
[349] Ibid.

de l'étude de la chirurgie, « cette science si étendue dont l'art du dentiste est une partie qui ne devrait jamais être séparée »[350] et qui l'a « rempli de principes qui s'étendent et qui s'appliquent à tous les objets de cet art. »[351] Les chirurgiens-dentistes du 19e siècle ne démentiront pas leurs prédécesseurs du 18e siècle et ils souligneront, eux aussi, l'importance des connaissances en anatomie pour une maîtrise raisonnée des pratiques chirurgicales.

AVEC FAUCHARD ET COURTOIS, UNE BONNE CONNAISSANCE ANATOMIQUE ET PHYSIOLOGIQUE POUR UNE BONNE MAITRISE DE LA CHIRURGIE BUCCO-DENTAIRE

Quand Fauchard aborde la chirurgie bucco-dentaire, il lui fait dépasser sa dimension technique en la liant à la médecine dentaire. Il prononce ainsi définitivement la fin du divorce entre chirurgie et médecine dentaire, déjà entrepris à la Renaissance par Ambroise Paré. Pour Fauchard, la chirurgie bucco-dentaire et la médecine dentaire doivent donc cohabiter, s'entraider, chacune d'entre elles venant au secours de l'autre. Selon lui, l'art dentaire est avant tout un art de guérir et dans la pratique chirurgicale, l'extraction dentaire ne doit être que l'ultime recours ; elle ne doit pas être une fin en soi. Le meilleur moyen de réduire son activité chirurgicale est de pratiquer de bons soins conservateurs et d'avoir un niveau de connaissances satisfaisant aussi bien en anatomie qu'en physiologie. En chirurgie bucco-dentaire, Fauchard manifeste une véritable volonté d'instituer un enseignement de l'anatomie bucco-dentaire en fixant d'emblée son cadre épistémologique : "dents et parties dont les dents sont environnées". Ce cadre laisse ainsi présager des attentions de Fauchard vis-à-vis des structures péridentaires, lors de sa pratique chirurgicale. Son souci de préserver les structures anatomiques péridentaires, lors de l'utilisation de certains instruments chirurgicaux, le confortent dans sa détermination à bien maîtriser les connaissances anatomiques. Afin d'éviter certains accidents chirurgicaux, il est par exemple nécessaire de connaître la texture des tissus et en particulier des tissus alvéolaires. Ainsi, s'oppose-t-il aux extractions précoces des dents de lait et il s'en explique en exposant plusieurs raisons. **« L'alvéole n'a point aux enfants beaucoup de solidité, et cependant les racines de leurs dents peuvent être plus fermes et plus solides qu'on ne l'aurait crû ; ainsi en ôtant pour lors leurs dents, on pourrait causer des accidents fâcheux ; parce que l'alvéole n'ayant pas assez de force, pour soutenir l'effort qu'on fait en emportant la dent, cette même alvéole pourrait être endommagée, et même enlevée en partie avec les dents. De plus le germe qui doit former la seconde dent, et qui est caché à l'extrémité de la racine de celle que l'on veut tirer, pourrait aussi être altéré, ou même détruit ; d'où il s'ensuivrait que la dent qui doit succéder, ne paraîtrait que plusieurs années après, ou même ne paraîtrait point du tout ; ou que si elle revenait, elle serait très mauvaise, ainsi que je l'ai vu arriver plusieurs fois.**

---

350 E. Bourdet, *Recherches et observations sur toutes les parties de l'art du dentiste*, tome 1, Paris, Librairie Jean-Thomas Hérissant, 1757, p. viij

351 Ibid., p. viij et IX

D'ailleurs il se rencontre quelquefois des dents de lait qui ne tombent pas, et qui ne se renouvellent jamais. »[352]

Fauchard insiste ici sur la nécessité de connaître la physiologie de l'éruption des dents pour limiter les cas d'iatrogenèse en chirurgie. Pour sa part, Courtois dresse un plaidoyer pour une connaissance étendue et détaillée de l'anatomie afin d'éviter des fautes chirurgicales fâcheuses, telle celle mentionnée dans sa septième observation intitulée « où l'on prouve la nécessité d'une connaissance parfaite des dents de lait d'avec les dents du second germe »[353], le dentiste ayant extrait une dent définitive au lieu d'une dent de lait. Courtois est conscient des conditions requises pour une pratique chirurgicale réussie et il l'exprime ainsi : « tout doit intéresser dans la chirurgie, les parties qui nous paraissent les plus légères et les moins étendues, exigent, de la part de celui qui les exerce, la plus exacte et la plus scrupuleuse attention. »[354] Selon lui, le champ de la connaissance anatomique ne doit pas avoir de limite.

2-3-3-2 – L'intégration des connaissances anatomiques et physiologiques en chirurgie bucco-dentaire au 19e siècle

L'ANATOMIE, LA PHYSIOLOGIE, ET LA RESOLUTION DES CAUSES D'ECHECS DES EXTRACTIONS DENTAIRES AU COURS DE LA PREMIERE MOITIE DU 19e SIECLE

Au cours de la première moitié du 19e siècle, Louis Laforgue dresse un inventaire succinct des causes d'accidents chirurgicaux, au niveau bucco-dentaire, imputables à la méconnaissance de l'anatomie dentaire intra-alvéolaire et à la variabilité interindividuelle de celle-ci. « La fracture des dents qu'on veut extraire, vient [...] de ce que les racines sont plus longues que l'opérateur ne les a soupçonnées ; de ce qu'elle sont grêles et plus faibles que les alvéoles, ou que lorsqu'elles sont très écartées par leurs extrémités, ou qu'elles sont réunies dans leurs extrémités et embrassent une forte partie de substance osseuse, [...] ou que les bouts des racines sont crochus et courbés dans des sens contraires à l'action de l'opérateur. »[355] L'absence de radiographies topographiques jusqu'au 20e siècle se fera ainsi cruellement

---

352 P. Fauchard, *Le chirurgien-dentiste ou traité des dents*, tome 1, op. cit., pp. 194-195

353 H. G. Courtois, *Le dentiste observateur ou recueil abrégé d'observations*, op. cit., p. 163

354 Ibid., préface p. vij

355 L. Laforgue, *L'art du dentiste*, op. cit., p. 208

sentir puisque, sans l'utilisation de radiographies, il est impossible de connaître les variations anatomiques et de raisonner au singulier.

Les chirurgiens-dentistes se rendent compte aussi que certains accidents chirurgicaux sont liés à l'utilisation d'instruments chirurgicaux mal adaptés au contexte anatomique. Ils vont donc s'évertuer à adapter la tête de la pince à l'anatomie de la couronne dentaire et à assurer la prise de la dent au-delà de la couronne, au dessous de son collet. Ils vont d'abord adapter la forme des mors des daviers à celle des couronnes. Ils donneront une angulation différente entre les bras du davier et la "tête" travaillante de ces mors, en fonction d'un ensemble d'informations recueillies à partir de la morphologie anatomique des dents, de l'angle formé par l'axe de chaque type de dent avec l'os maxillaire, du nombre de racines, mais aussi de la topographie, c'est-à-dire de la situation du maxillaire — supérieur ou inférieur — et de la position de la dent sur le maxillaire (à droite ou à gauche). La modification des daviers ou forceps adaptables à l'anatomie des dents, appelés pour cette raison forceps physiologiques, est attribuée à l'anglais Tomes. En fait, ce dernier les a conçus avec l'aide de l'ingénieur français Evrard, émigré en Angleterre en 1852, qui a ainsi été amené à créer toute une série de daviers très originaux. De plus, les connaissances anatomiques ayant précisé l'existence du ligament alvéolo-dentaire, les chirurgiens-dentistes réaliseront que celui-ci a une signification physiologique importante puisqu'il lie la racine à l'os alvéolaire et qu'il représente le seul élément d'ancrage de la dent à l'os alvéolaire pour l'articulation dento-alvéolaire. Ils comprendront la nécessité de le couper pour rompre cette attache entre l'os et la dent. Ils le feront à l'aide d'un syndesmotome et l'extraction au davier sera alors facilitée. Lors du maniement du davier, il sera recommandé d'imprimer à la dent un léger mouvement de rotation afin de parfaire la rupture des dernières fibres ligamentaires encore attachées à l'os, puis d'effectuer un mouvement adapté au type et à la position de la dent concernée pour extraire la dent. Les chirurgiens-dentistes ont enfin compris que la dent ne fait pas corps avec l'os et ils ne compareront plus la dent à un clou que l'on doit arracher avec une tenaille. La création de ces daviers plus fonctionnels, plus respectueux dans leur conception des rapports anatomiques dento-desmodonto-osseux aura pour conséquence de faire apparaître, à juste titre, la chirurgie comme un art moins frustre et moins sanglant.

2-3-4- L'intégration des connaissances anatomiques et physiologiques en clinique bucco-dentaire aux 18e et 19e siècles

Au 16e siècle, la clinique bucco-dentaire n'existait pas encore en tant que discipline, ce qui n'empêchait pas les praticiens de cette époque de se rendre au chevet de leurs malades pour soigner leurs pathologies et, par conséquent, d'avoir une activité clinique. Il n'y a, bien sûr, pas de naissance possible de la clinique sans une étude des pathologies et de leurs signes sur les malades. Rappelons donc, avant de considérer la clinique bucco-dentaire aux 18e et 19e siècles, que c'est Fernel, médecin de Henri II et de Diane de Poitiers, dans la seconde partie de son ouvrage *Medicina*, qui a consacré le terme de pathologie pour désigner la science qui identifie et classe les maladies[356]. Alors seulement, l'étude des pathologies a pu être amorcée et, ensuite, l'émergence de la clinique, en médecine, a pu être envisagée dès le 17e siècle, alors que la naissance proprement dite de la clinique se situe, selon Michel Foucault, au 18e siècle. Mais, en art dentaire, cette émergence de la clinique sera plus tardive et les premières manifestations de sa véritable éclosion ne commenceront qu'au 18e siècle. En France, après une période de quasi-suspension de son développement épistémologique, de la dernière décennie du 18e siècle aux années 1880, la clinique bucco-dentaire ne reprendra son développement épistémologique qu'à partir des dernières décades du 19e siècle. Durant ces deux dernières décennies du 19e siècle, la clinique bucco-dentaire connaîtra alors sa période la plus féconde.

L'influence de l'anatomie et de la physiologie bucco-dentaire sur l'essor épistémologique et l'évolution de la clinique bucco-dentaire des 18e et 19e siècles se jauge en recensant les connaissances anatomiques et physiologiques que la clinique bucco-dentaire a intégrées pour évoluer et accroître son capital épistémologique. L'intégration des connaissances anatomiques et physiologiques en clinique bucco-dentaire suivra sensiblement le même rythme que celui de l'évolution de la clinique bucco-dentaire. Cette intégration des connaissances anatomiques et physiologiques sera, en effet, encore peu prononcée au 18e siècle et, comme la mutation du discours clinique ne s'opérera en art dentaire qu'à partir des années 1880, elle sera pratiquement figée de la dernière décade du 18e siècle aux années 1880, et enfin, beaucoup plus importante durant les deux dernières décennies du 19e siècle.

2-3-4-1 – L'intégration des connaissances anatomiques et physiologiques en clinique bucco-dentaire au 18e siècle

CONSIDERATIONS GENERALES SUR FAUCHARD ET LA CLINIQUE BUCCO-DENTAIRE AU 18E SIECLE

En fait, même si Pierre Fauchard n'est pas le premier à avoir une activité clinique, nous devons admettre qu'il s'intéresse particulièrement aux connaissances qui sont susceptibles de faire progresser la clinique bucco-

356 R. Dachez, *Histoire de la médecine de l'Antiquité au 20e siècle*, Paris, Editions Tallandier, 2004, p. 377

dentaire. De plus, il s'emploie à dresser un catalogue complet de toutes les connaissances accumulées jusqu'à lui, en matière de pathologie bucco-dentaire et nous lui réserverons donc une place privilégiée. Fauchard a su préciser, mettre à l'épreuve, ordonner toutes ces connaissances en tenant compte de ses propres observations. Néanmoins, si Fauchard a réussi à constituer un véritable catalogue des pathologies bucco-dentaires, son catalogue ne révèlera que très peu de marques d'évolution épistémologique au niveau de la clinique bucco-dentaire. A l'époque de Fauchard, la clinique bucco-dentaire n'a donc que peu évolué depuis les railleries de Molière à l'égard de la médecine et elle n'est pas en mesure de fournir à l'art dentaire de nouvelles connaissances susceptibles de modifier sa conception des pathologies. Par contre, au même moment, la clinique médicale s'émancipe mais cette émancipation sera surtout plus marquée, plus tard, au cours du 18e siècle. La clinique médicale progressera notablement en ne se limitant plus aux plans les plus superficiels du corps humain et en se tournant de plus en plus vers ce qui est plus profond. Mais la clinique dentaire, forte d'avoir une visibilité directe sur sa sphère d'étude, ne suivra pas la clinique médicale. Elle continuera à privilégier, dans la pathologie, l'étude de ce qui est superficiel et se sentira peu concernée par l'étude des plans profonds. Tout au long du 18e siècle, en clinique bucco-dentaire, l'axiome de visibilité va donc demeurer premier et celui de localisation va passer après. Pourtant, ceci n'empêche pas les chirurgiens-dentistes de rendre responsables des troubles internes, profonds, à distance, d'être à l'origine des maladies bucco-dentaires. Néanmoins, aucune investigation n'est poussée dans ce sens et ces hypothèses, totalement gratuites, restent sans suite.

AVEC FAUCHARD, L'ANATOMIE BUCCO-DENTAIRE ET LA PHYSIOLOGIE BUCCO-DENTAIRE REPRESENTENT DEUX AXES EPISTEMOLOGIQUES FONDAMENTAUX POUR L'ETUDE CLINIQUE DES PATHOLOGIES

En clinique bucco-dentaire, Fauchard réserve une place cruciale à l'anatomie pour analyser la topographie des pathologies bucco-dentaires et expliquer celle de leurs éventuelles complications. Très impressionné par les complications infectieuses des dents cariées, Fauchard s'attache à décrire avec précision le trajet suivi par l'extension progressive de la suppuration. Dans ses observations cliniques concernant « les caries des dents et les fluxions qui y surviennent », Fauchard fait remarquer qu'elles « y causent fréquemment, surtout lorsqu'elles sont négligées, des tumeurs ou des abcès, dont la matière serpente non seulement entre les gencives et les alvéoles, mais même entre le corps des muscles de la face et le périoste, et entre le périoste et les os. »[357] Selon le siège des dents infectées à l'origine des complications infectieuses, au maxillaire supérieur ou au maxillaire inférieur, Fauchard est en mesure de définir le cours de l'infection. Si l'infection concerne des dents du maxillaire supérieur, la fistule de pus qui fait suite à la carie, « [...] s'étend souvent depuis les alvéoles jusqu'au zygoma, même jusqu'à l'angle supérieur de l'os du maxillaire supérieur, ou jusqu'au conduit lacrymal, et quelquefois jusque dans les sinus de l'une et de l'autre mâchoire. »[358] Fauchard évoque aussi d'autres complications possibles de la carie et il rappelle ainsi que lorsque la carie « [...] se communique aux alvéoles de l'os maxillaire supérieur, souvent la voûte que forme cet os à la partie supérieure de la bouche, en est détruite ; les os du palais et le vomer ont pour lors le même sort, et il s'y fait un tel délabrement qu'il en arrive souvent une grande déperdition de substance osseuse, sans que ces parties puissent jamais se régénérer ; en sorte que la salive et les aliments s'échappent par le nez, et la morve par la bouche. »[359] Fauchard accorde une égale importance à la connaissance des rapports anatomiques quand il décrit les complications à distance des infections des dents siégeant au maxillaire inférieur. Selon lui, les complications des caries des dents de cette mâchoire ne sont pas moins graves puisqu'elles peuvent coûter la vie aux personnes infectées. Impressionné par les complications des dents infectées, Fauchard nous décrit d'ailleurs l'intervention du chirurgien pour nous révéler les importants dégâts et les énormes séquestres osseux causés par des fluxions non évacuées : le chirurgien « tira quatre pièces d'os considérables qui consistaient en une portion de l'apophyse coronoïde, le condyle entier de la mâchoire, une moyenne portion de son angle, et une autre portion plus considérable du même angle. »[360] Au niveau de l'os temporal, « la cavité glénoïde était découverte et de même l'apophyse zygomatique et la stiloïde, [...] tous ces os étaient dépouillez jusqu'au trou auditif externe. »[361] En conclusion de ce tableau morbide, Fauchard insiste sur le fait que tout ceci ne serait pas arrivé s'il n'y avait pas eu négligence par rapport à une simple carie dentaire non traitée et l'abstention du chirurgien ou du chirurgien-dentiste à intervenir en présence de la fluxion. Une forme de dilemme saisit ainsi Fauchard quand il veut appréhender l'univers clinique de l'art dentaire. D'une part, il affirme sa volonté de limiter l'aire anatomique du champ d'étude des pathologies, comme il le fait pour le scorbut. D'autre part, sa crainte des complications des pathologies infectieuses le pousse à explorer l'anatomie de façon beaucoup plus étendue, sans se limiter à la sphère bucco-dentaire, afin de mieux barrer la route à ces complications.

---

357 P. Fauchard, *Le chirurgien-dentiste ou traité des dents*, tome 1, op. cit., p. 282

358 Ibid., pp. 282, 283

359 Ibid., p. 283

360 Ibid., p. 448

361 Ibid.

Conscient de la gravité potentielle de tout foyer pathologique, Fauchard insiste sur la nécessité de se servir de l'anatomie comme pièce maîtresse pour expliquer la propagation des maladies et leur extension. Fauchard conseille à ses confrères de visiter consciencieusement l'anatomie avant d'approfondir leurs connaissances en clinique bucco-dentaire : « Avant que de traiter des maladies qui affligent les gencives, il est nécessaire de donner une idée de leur structure ; cette notion servirait à mieux connaître les accidents qui leur surviennent, à les prévenir, ou à les corriger, en se servant des remèdes convenables, et en pratiquant à propos les opérations que l'art indique. »[362] Fauchard a saisi les inconvénients d'une limitation trop rigoureuse du terrain d'étude. Il la juge pernicieuse pour la compréhension des phénomènes et il estime qu'elle peut même parfois constituer un obstacle majeur à celle-ci.

Fauchard est aussi attentif à la texture des tissus, à leur vascularisation et à leur innervation : « La substance qui compose les gencives est ferme, et d'une matière assez dure : elle est beaucoup plus glanduleuse que fibreuse. Elle est contenue et enveloppée entre la peau, qui revêt intérieurement la bouche, et le périoste : cette même substance est pénétrée et arrosée par plusieurs vaisseaux de différent genres, par des artères, des veines, des nerfs et des vaisseaux lymphatiques, presque tous divisés et multipliés en autant de vaisseaux capillaires, formés par la continuation des vaisseaux qui se distribuent aux parties les plus voisines des gencives. »[363] Timidement mais sûrement, Fauchard aborde une dimension moins macroscopique de l'anatomie bucco-dentaire et il incite les chirurgiens-dentistes de son temps à bien posséder l'anatomie bucco-dentaire dans toutes ses dimensions.

Au chapitre XXXIII de son traité, à partir de quatre observations, Fauchard n'hésite pas à montrer les efforts infructueux des médecins et des chirurgiens à la recherche de douleurs rebelles dont la cause n'a pas pu être définie. A l'inverse, il met en évidence la suppression de ces douleurs quand le chirurgien-dentiste pratique l'ablation ou le traitement de dents cariées qui sont en cause. Il nous révèle aussi ses observations sur des otalgies ou des maux de tête d'origine dentaire. Là encore, il démontre la nécessaire maîtrise d'une connaissance anatomique étendue et d'un grand sens clinique afin de réaliser un bon diagnostic différentiel.

Fauchard articule donc son diagnostic et sa thérapeutique autour de l'anatomie, l'un des deux axes centraux sur lesquels se fondent toutes ses explications des phénomènes cliniques bucco-dentaires, le deuxième axe correspondant à la physiologie. Sa vision anatomique l'aide à penser en termes d'entités, à avoir une supravision de la clinique. Parce qu'il connaît

362 P. Fauchard, *Le chirurgien-dentiste ou traité des dents*, tome 1, op. cit., p. 172
363 Ibid., pp. 172, 173

les rapports anatomiques entre odonte et parodonte, il se soucie en réalité de la santé de l'organe dentaire dans son ensemble (dent et parodonte). De plus, quand il décrit les complications des infections de cet organe, il ne manque pas de bien les situer car il maîtrise parfaitement la connaissance de tout l'environnement anatomique de cet organe. A l'évidence, il affiche un raisonnement clinique méthodique. Ce qui caractérise le plus la clinique de Fauchard et ce qu'il a légué à ses successeurs, c'est son application à décrire avec rigueur, dans ses observations, chaque cas clinique et, au niveau thérapeutique, les séquences de ses procédures opératoires. De plus, l'art dentaire a hérité de Fauchard son sens discriminant et sa méthode critique.

La physiologie représente le second axe épistémologique fondamental sur lequel Fauchard s'appuie pour développer ses explications quand il réalise l'étude clinique des pathologies. L'étiologie des pathologies est, selon Fauchard, de deux ordres ; la cause des pathologies est soit externe, soit interne, et quand elle est interne, elle s'explique par la théorie humorale. C'est donc la physiologie humorale qui dicte sa loi à la clinique bucco-dentaire, telle que Fauchard la conçoit. Il énonce ainsi sa vision humorale : « La cause intérieure dépend pour l'ordinaire des vices de la lymphe peccante en quantité ou en qualité, acre ou corrosive, jusqu'au point de détruire par ses mauvaises impressions les parties les plus compactes du corps humain, telles que sont les dents en rompant et en déchirant le tissu des lames osseuses qui les composent. »[364] Fauchard insiste sur les effets négatifs d'une lymphe trop abondante : « tous ceux qui sont d'un tempérament pituiteux ou pléthorique, dans lesquels la lymphe est trop abondante, sont ordinairement très sujets à souffrir non seulement des douleurs de dents, mais même à les perdre. »[365] Selon Fauchard, tout ce qui peut altérer la santé générale est susceptible « d'altérer la digestion, d'aigrir ou d'épaissir la masse du sang, d'occasionner des obstructions, et d'empêcher les sécrétions et excrétions qui doivent s'exécuter journellement pour la conservation et le maintien de la santé »[366], mais peut aussi être mis au rang « des causes intérieures qui produisent les maladies des dents. »[367] Implicitement, Fauchard décerne à la physiologie humorale un rôle premier et en cela, il demeure dans le sillage de ses prédécesseurs, fidèle aux grands principes de Galien et de l'Antiquité. En fait, il veut, d'une part, marquer son ancrage culturel à la théorie humorale en consacrant à la seconde classe de maladies toutes celles dont la cause est interne. D'autre part, en même temps, Fauchard ne s'investit pas particulièrement dans la recherche thérapeutique de ces pathologies dont il estime qu'elles ne font pas partie de

364 P. Fauchard, *Le chirurgien-dentiste ou traité des dents*, tome 1, op. cit., p. 99
365 Ibid., p. 101
366 Ibid.
367 Ibid.

ses prérogatives et il laisse donc leur champ d'étude aux médecins plus expérimentés. Il réserve à ces médecins le soin « de combattre la cause universelle contenue dans la masse du sang »[368] et d'exécuter « les opérations et les applications des remèdes qui conviennent en pareille occasion »[369] en sachant qu'elles auront un retentissement positif mais pas suffisant sur les manifestations locales de cette maladie. Cette prise de position de Fauchard implique donc la nécessaire intervention des chirurgiens-dentistes au niveau local, c'est-à-dire dès que des désordres dentaires, gingivaux et alvéolaires sont observés. Mais Fauchard se garde bien toujours d'exagérer les pouvoirs du chirurgien-dentiste et prend la précaution d'inciter le malade à recourir « à l'usage des remèdes intérieurs, prescrits et administrés à propos »[370], d'observer « un bon régime de vivre, sans quoi la guérison ne peut être radicale »[371], en faisant appel « aux puissants secours que la Médecine nous fournit en semblables occasions. »[372] D'une certaine façon, Fauchard subordonne la pratique dentaire à la médecine, mais, en même temps, il balise son champ d'intervention, s'empêchant de la sorte tout égarement, tout éparpillement, au niveau épistémologique. Ce faisant, il réduit le champ épistémologique de l'art dentaire, tout en revendiquant pour les chirurgiens-dentistes une place privilégiée, quasi-exclusive, pour la recherche dans ce champ.

Néanmoins, en réduisant son champ thérapeutique au profit des médecins, Fauchard réduit de facto ses prétentions épistémologiques en clinique et se trouve alors dans l'incapacité d'obtenir des réponses à une série de questions, réponses qui auraient été utiles pour le développement épistémologique de sa spécialité. Ainsi, pour le traitement du scorbut, il va se contenter de tempérer ses effets néfastes seulement au niveau bucco-dentaire, ce qui limite bien sûr ses recherches et l'emprisonne dans un carcan l'empêchant d'aller plus loin dans l'étude et la compréhension de cette pathologie.

FAUCHARD, CLINICIEN ENCORE TROP REDUIT AU STADE DE L'OBSERVATION, FAIT DES ESSAIS INFRUCTUEUX EN TAXONOMIE

Sans aucun doute, en accordant une place non négligeable aux observations, Fauchard répond à l'une des caractéristiques principales d'un bon clinicien. Dans le premier tome de son *Traité des dents*, Pierre Fauchard nous fait ainsi

368 P. Fauchard, *Le chirurgien-dentiste ou traité des dents*, tome 1, op. cit, p. 266
369 Ibid.
370 Ibid., p. 274
371 Ibid.
372 Ibid.

part de soixante observations suivies de ses "réflexions" et il prend la peine pour chaque cas clinique cité d'indiquer la date et le lieu de l'intervention, le nom du (ou de la) malade, l'historique de la maladie, les conditions d'intervention et les résultats obtenus. Dans certains cas, il peut aussi citer des témoins extérieurs dont "la moralité est irréprochable". Ces témoins peuvent participer et donc contester les résultats, mais bien sûr aussi assurer la véracité des observations relatées. Fauchard donne donc un nouveau profil à la clinique bucco-dentaire et il manifeste ainsi cet esprit scientifique qui s'oppose aux recettes cachées, aux sciences occultes. Tout doit être fait, dicté et conduit selon des procédures conformes aux démarches scientifiques.

Mais pour être en mesure d'aborder la clinique bucco-dentaire dans de bonnes conditions, il faut aussi être capable de choisir des critères pertinents pour établir une classification des pathologies bucco-dentaires en bonne et due forme. Victime de sa fidélité absolue à la théorie humorale, Fauchard ne parvient pas à trouver des explications physiologiques autres qu'humorales aux pathologies auxquelles il se trouve confronté. Des données physiologiques lui font défaut, mais l'anatomie microscopique lui manque aussi, pour définir les lésions en cause et établir une classification rigoureuse et idoine des pathologies. De ce fait, il ne parvient pas à faire progresser la clinique bucco-dentaire et en particulier la thérapeutique dentaire. De plus, comme Fauchard se cantonne à décrire et à accumuler les signes des pathologies, il se perd au milieu de tous ces signes. Il ne réussit pas à trouver des critères de ségrégation plus pertinents qui lui auraient servi à dresser une classification des pathologies efficiente Dans sa classification des pathologies, Fauchard propose trois classes seulement. Il loge dans la première classe les maladies dont les causes sont extérieures, dans la seconde les maladies dont les causes sont cachées (causes internes) et dans la troisième, les maladies symptomatiques (accidents les plus singuliers).[373] Mais chacune de ces classes est un vrai fourre-tout et Fauchard n'y définit pas de nouveaux critères pour instituer de nouvelles ségrégations. A l'évidence, comme les critères de sélection retenus par Fauchard ne sont ni pertinents, ni assez nombreux, sa classification des pathologies ne facilitera pas l'identification des pathologies. Par conséquent, comme cette classification ne simplifie pas le diagnostic, elle ne constituera pas un facteur d'amélioration de la clinique bucco-dentaire et elle s'avèrera infructueuse.

Néanmoins, Fauchard, par sa culture anatomique, a hérité d'un grand sens de l'analyse qui l'incite à multiplier ses observations et à s'adonner à l'analyse de cas. Par cette activité de commentaire, il parvient malgré tout à faire progresser quelque peu la clinique bucco-dentaire. Il réserve à chaque cas

---

[373] P. Fauchard, *Le chirurgien-dentiste ou traité des dents*, préface, op. cit., p. xvij

clinique un examen consciencieux et pour mieux approcher ses cas cliniques, il n'hésite pas à consulter certains de ses patients conjointement avec des médecins ou des chirurgiens. Indiscutablement, c'est donc avec Fauchard que la clinique, basée sur l'examen de cas identiques, acquiert en art dentaire une dimension vraiment concrète et prend véritablement corps. Mais, malgré les efforts de Fauchard pour collecter des observations, celles-ci ne sont pas encore assez nombreuses ; de plus, ses conclusions émises à partir de ses observations sont parfois stériles et inadéquates.

En résumé, même si Fauchard n'a pas réussi à donner à sa classification des pathologies ce qui aurait pu lui permettre de faire progresser la clinique bucco-dentaire, il a marqué de son sceau toute cette clinique du 18e siècle. Il y est arrivé en donnant à ses successeurs sa méthode, basée sur la pratique d'observations dont ils ne se départiront pas. Cependant, la véritable éclosion de la clinique bucco-dentaire ne pourra se faire qu'à la fin du siècle suivant, après la création des écoles dentaires.

AVEC GERAUDLY, UNE VISION HOLISTE DE L'ANATOMIE AU SERVICE DE L'ART DE GUERIR

En 1737, dans l'épître de son livre, *L'art de conserver les dents,* destiné au duc d'Orléans, Géraudly dénonce tous ceux qui « se bornent à la pratique ou plutôt à la simple mécanique de l'art »[374] et il déplore que peu de praticiens aillent jusqu'à la théorie. Il affirme ainsi son appartenance au monde de la Science et ce faisant, il rappelle le caractère précieux de l'activité théorique de celle-ci. En reconnaissant la valeur intrinsèque de la science, Géraudly est, de ce point de vue, dans le sillage d'Aristote puisqu'il attribue à la théorie sa valeur instrumentale. A la différence de Fauchard, le regard de Géraudly est moins "encyclopédique", ce qui l'aide à mieux limiter le champ de ses observations. Mais, comme Fauchard, Géraudly attache beaucoup d'importance à la connaissance anatomique car il craint par-dessus tout des complications de voisinage à partir de pathologies de la dent. Or, une bonne maîtrise de l'anatomie lui semble une des conditions sine qua non pour éviter ces complications. En parlant des dents, il écrit en effet : « [...] Les accidents fâcheux qui leur surviennent, intéressent souvent les parties voisines, et les parties voisines à leur tour font sentir aux dents les tristes effets de leur désordre ; aussi voit-on peu de maux de dents, sans que les gencives soient de la partie. »[375] A l'instar de Fauchard, il parle des complications infectieuses, de l'envahissement possible par le pus des autres parties de la face et il décrit aussi les voies de propagation de l'infection.

374 C. Geraudly, *L'art de conserver les dents*, op. cit., p. aiij
375 Ibid., pp. 21, 22

Géraudly approche la clinique bucco-dentaire en soulignant avec insistance les rapports anatomiques intimes entre dent, gencive et os. Sa façon d'aborder la clinique bucco-dentaire est sensiblement différente de celle de Fauchard. En effet, il ne se contente pas de signaler la contiguïté et la continuité anatomique pour expliquer les conséquences cliniques de cette proximité anatomique, c'est-à-dire la propagation de l'infection ou d'autres phénomènes pathologiques. L'anatomie est, certes, chez Géraudly comme chez Fauchard, un instrument essentiel pour le développement de la clinique, mais en plus, avec Géraudly, la clinique est, en retour, un moyen de revoir sa façon d'appréhender l'anatomie, de lui faire adopter une vision plus holiste. Géraudly insiste donc particulièrement sur la contiguïté et la continuité de la bouche avec les autres régions de la face. Au lieu de se focaliser sur la bouche, il préfère parler d'espace buccal — ce qui suppose l'existence d'autres espaces anatomiques — et il affirme aussi sa volonté de relier cet espace à l'espace global, au "tout", de l'organisme. De la même façon, comme il n'envisage pas la pathologie de la dent sans prêter, de pair, attention à la gencive. Géraudly considère la dent et la gencive comme une entité anatomique auquel il donne le sens d'une unité organique et qu'il rapproche des parties voisines : « On voit par la structure des gencives combien une partie affectée peut en intéresser d'autres, et avec combien de facilité la lésion de l'une se fait sentir à l'autre, aux parties voisines et à toute la tête, et à un grand nombre des parties du corps. »[376] Le regard porté par Géraudly sur les structures bucco-dentaires ne revêt pas de caractère discriminatoire absolu et lui permet de raisonner par entités anatomiques. Ainsi, Géraudly n'isole pas de façon catégorique la dent des gencives, les gencives de la bouche, la bouche du reste du corps. Quand il fait ressortir le rôle essentiel des gencives comme véritables barrières entre le monde extérieur et le monde intérieur, c'est pour mieux souligner la co-existence de ces deux entités. Il pressent bien l'importance des liens qui unissent les dents et les gencives, ce qui lui fait envisager ensemble l'étude des pathologies des dents et des gencives. Soutenant que l'art dentaire est un art de guérir, Géraudly va redonner à sa pratique toute la force de l'étymon du mot "guérir", c'est-à-dire qu'il va s'évertuer à « protéger, défendre, munir, quasi militairement, contre une agression ou une sédition. »[377] Il va présenter l'image de la sphère bucco-dentaire comme « celle d'une cité menacée par un ennemi extérieur ou intérieur. Guérir, c'est garder, parer. »[378] Comment défendre une cité, si on ne connaît pas impeccablement les lieux ? Cette connaissance, c'est l'anatomie qui l'offrira à Géraudly.

376 C. Geraudly, *L'art de conserver les dents*, op. cit., p. 73

377 G. Canguilhem, *Ecrits sur la médecine*, Paris, Editions du Seuil, 2002, p. 73

378 Ibid.

GERAUDLY : UN DISCOURS CLINIQUE REPOSANT À LA FOIS SUR L'ANATOMIE ET LA PHYSIOLOGIE

Géraudly n'est pas indifférent aux thèmes physiologiques mais il aborde la physiologie en l'amarrant fortement à l'anatomie et c'est la clinique qui lui inspire le choix de ses thèmes de recherche. Parmi ces thèmes, l'odontalgie le préoccupe énormément et il n'a de cesse de détruire les causes de l'odontalgie, considérée par lui comme une maladie. La suppression de la douleur est pour Géraudly une priorité. « Dans l'odontalgie on doit avoir en vue d'apaiser la douleur, de dégonfler les joues et les gencives, et de faire disparaître les autres fâcheux symptômes qui ont coutume d'accompagner cette maladie. »[379] Selon Géraudly, « cette mécanique n'est pas difficile à comprendre quand on fait réflexion que la membrane qui couvre aussi les gencives et tapisse la bouche et que les nerfs de la cinquième paire qui vont aux dents, envoient des rameaux aux joues, aux gencives et aux muscles du visage. »[380] En rappelant la continuité du réseau nerveux du nerf trijumeau et la contiguïté des territoires auxquels il se destine, Géraudly entend bien donner une explication anatomique des odontalgies et de leurs complications de type névralgique. En même temps, il esquisse, il annonce les prémices de la physiologie nerveuse. C'est d'ailleurs aussi en s'appuyant sur la contiguïté des tissus que Géraudly nous met en garde contre la propagation de l'inflammation et de l'infection. Sa crainte de l'extension de l'infection aux tissus voisins, son sens de la confluence des espaces anatomiques, de la continuité et de la contiguïté des parties, sont particulièrement décelables dans la recommandation suivante : « Il faut être attentif à la fluctuation ; car pour peu qu'elle se fasse sentir, on doit donner issue à la matière, pour ne pas lui donner le temps de pénétrer jusqu'à l'os, ou de s'étendre jusqu'aux parties externes du visage. »[381]

Dans *L'art de conserver les dents,* Géraudly divise son discours en trois parties, consacrées à la physiologie, aux maladies, aux moyens de conserver les dents en bon état. Sa conception de la physiologie y est très particulière puisque la partie "physiologie" de son ouvrage regroupe à la fois des données qui seraient aujourd'hui considérées comme anatomiques, histologiques, embryologiques et physiologiques. Très peu de considérations de l'auteur concernent directement la physiologie proprement dite à l'exception de celles ayant trait au craquement des dents. Celui-ci, aujourd'hui appelé grincement des dents, ou bruxisme, est selon Geraudly « un bruit que produit la mâchoire inférieure par le mouvement involontaire et convulsif de ses muscles, car les muscles abducteurs et adducteurs

379 C. Geraudly, *L'art de conserver les dents*, op. cit., p. 37
380 Ibid., pp. 35-36
381 Ibid., p. 89

obligeant la mâchoire inférieure de se porter vers la supérieure, les dents de l'une et de l'autre s'entrechoquent. Ce mouvement prompt et réitéré produit le craquement que l'on entend »[382], et il aboutit à l'usure des couronnes dentaires par abrasion. Ici, Géraudly réussit parfaitement à expliquer physiologiquement le phénomène du bruxisme et à décrire son étiologie. Le traitement va en découler logiquement et Géraudly préconise donc, pour faire cesser les mouvements décrits par ses soins, la prise d'antispasmodiques.
Si Géraudly accorde beaucoup d'importance à l'anatomie dans ses études cliniques bucco-dentaires, cela ne l'empêche pas d'être sensible et attentif aux frémissements de la physiologie et de ne pas se focaliser uniquement sur l'anatomie. Sa perspicacité le conduit donc ainsi à manifester une mutation dans son discours clinique.

BOURDET NE DEROGE PAS AU PRINCIPE DE FONDER LE DEVELOPPEMENT EPISTEMOLOGIQUE DE LA CLINIQUE BUCCO-DENTAIRE SUR L'EXPLOITATION DE CONNAISSANCES ANATOMIQUES ET PHYSIOLOGIQUES

Etienne Bourdet, successivement chirurgien-dentiste du roi Louis XV, puis de Louis XVI, réalise que pour rompre la contiguïté de l'organe dentaire avec le reste de l'organisme, il est possible de le faire autrement que par l'avulsion de cet organe. Il met en avant un procédé, appelé luxation thérapeutique, qui lui permet de guérir la rage de dents, en quelques instants, sans extraire la dent. Il imprime à la dent, à l'aide d'un davier, une luxation autour de son axe afin d'obtenir la rupture du paquet vasculo-nerveux dans la région apicale. Il refoule alors **ensuite** la dent à sa place avec son doigt. La technique est certainement un peu barbare mais la douleur cesse. De plus, cette technique montre, d'une certaine façon, qu'elle a été inspirée par les connaissances anatomiques et physiologiques de Bourdet sur l'innervation et la vascularisation des dents.

Si Géraudly a bien mis en valeur l'unité du couple dents-gencive, Bourdet va plus loin et il se rapproche plus sûrement encore du concept d'organe dentaire en soulignant les liens existant entre la dent et ses tissus de soutien. « La solidité des dents ne dépend pas seulement des gencives, mais encore des alvéoles, ou des gaines osseuses où sont encastrées les racines des dents. Car quand les alvéoles sont détruites, quoique la gencive subsiste, la dent est si ébranlée, qu'elle est très incommode et même douloureuse. »[383] Bourdet tire de ses observations anatomiques des conclusions positives au niveau

382 C. Geraudly, *L'art de conserver les dents*, op. cit., pp. 62, 63

383 E. Bourdet, *Soins faciles pour la propreté de la bouche et pour la conservation des dents*, op. cit., p. 59

clinique : « les gencives ne peuvent guère être malades que les alvéoles ne s'en ressentent. »[384] Bourdet a compris que sans son environnement anatomique, parodontal, la dent n'est rien. Il écrit : « Ainsi un désordre en entraîne un autre : quand l'alvéole est dégradée, la racine est bientôt desséchée, et la gencive dégarnie est flasque et ne sertit pas la dent. »[385]

Au niveau physiologique, quand Bourdet aborde la douleur, il distingue deux types de douleur. Le premier type de douleur est une douleur proprement dentaire, douleur transmise par le nerf de la dent. Dans ce cas, Bourdet nous explique que s'il se rend compte que le nerf de la dent est à nu, il le tue. Le second type de douleur correspond à une atteinte de ce que l'on appelle aujourd'hui le desmodonte ou le ligament alvéolo-dentaire. Bourdet nous indique que « dans ce dernier cas, la dent n'est sensible ni au chaud, ni au froid ; mais elle est fort douloureuse au seul tact. »[386] Bourdet nous précise aussi que la douleur « est causée par la membrane qui tapisse et l'alvéole et la racine de la dent. »[387]

Bourdet, comme ses confrères, ne parvient pas à se détacher de la théorie des humeurs et il continue à désigner le dysfonctionnement humoral, les "vices des humeurs", comme responsables des pathologies bucco-dentaires.

À LA FIN DU 18^{E} SIECLE, COURTOIS ELABORE ENCORE L'ESSENTIEL DE SA PENSEE CLINIQUE AUTOUR DE LA PHYSIOLOGIE HUMORALE

Dans son ouvrage, *Le dentiste observateur*, véritable "recueil abrégé d'observations", Courtois prouve à quel point il attache de l'importance à la connaissance anatomo-physiologique. Comme Bourdet, Courtois est lui aussi fidèle à la théorie des humeurs et malheureusement, il ne parvient pas à s'en séparer. Il s'appuie sur elle pour expliquer les causes intérieures et extérieures des maladies des dents et des gencives. « La cause intérieure dépend ordinairement du vice des liqueurs sur tout quand la lymphe pêche par la quantité ou par la qualité, qui, lorsqu'elle se trouve âcre ou corrosive, détruit par ses mauvaises impressions les parties les plus solides du corps humain. [...] Tel est le caractère de la lymphe dans ceux qui sont attaqués du scorbut, des écrouelles et du virus vénérien. »[388] En outre, le programme de

---

384 E. Bourdet, *Soins faciles pour la propreté de la bouche et pour la conservation des dents*, op. cit.., p. 60

385 Ibid.

386 Ibid., p. 74

387 Ibid.

388 H. G. Courtois, *Le dentiste observateur ou recueil abrégé d'observations*, op. cit., p. 54

recherche de Courtois a une seule ambition et il l'expose ainsi : « Pour moi je pense que l'objet de nos recherches doit se borner à simplifier tout ce qui parait compliqué, et à perfectionner tout ce qui nous semble imparfait. »[389] Implicitement, il affiche ici une attitude volontariste de recherche en vue de découvrir des connaissances. Néanmoins, en cette fin de 18e siècle, quand Courtois proclame son admiration devant le corps humain, c'est parce qu'il le considère encore, avant tout, comme un "chef d'œuvre de la divinité".

Au 18e siècle, la clinique bucco-dentaire est encore à l'état embryonnaire et la préoccupation principale des praticiens est la suppression de la perception douloureuse. Malgré quelques progrès enregistrés en clinique bucco-dentaire, les hommes de l'art du 18e siècle, esclaves des observations, sont encore trop rivés à l'anatomie et leur vision des phénomènes est à la fois trop statique et abusivement réductionniste. De plus, cet attachement inextinguible à la théorie humorale, les limite notablement dans la découverte des nouvelles pistes épistémologiques qui voient le jour en physiologie. Néanmoins, sur le plan épistémologique, par leur volonté de rechercher les causes des phénomènes, les chirurgiens-dentistes du 18e siècle amorcent le rapprochement de la clinique bucco-dentaire avec la recherche en physiologie bucco-dentaire et s'engagent en même temps sur la voie de la scientifisation et sur celle du progrès.

2-3-4-2 – L'intégration des connaissances anatomiques et physiologiques en clinique bucco-dentaire au 19e siècle

CONSIDERATIONS GENERALES SUR L'INTEGRATION DES CONNAISSANCES ANATOMIQUES ET PHYSIOLOGIQUES EN CLINIQUE BUCCO-DENTAIRE DURANT LE 19E SIECLE

En France, après la Révolution, la disparition des institutions dentaires aura des effets pervers sur le développement épistémologique de l'anatomie bucco-dentaire et de la physiologie bucco-dentaire qui ne se manifesteront qu'au cours de la première moitié du 19e siècle. Autant dire que durant cette période, l'élan pour la compréhension des mécanismes pathologiques de la bouche et de ses structures est pratiquement anéanti. La recherche clinique n'est, elle aussi, plus à l'ordre du jour.

Par contre, l'anatomie bucco-dentaire et la physiologie bucco-dentaire bénéficieront d'un contexte plus favorable à partir des années 1860. En effet, la modernisation du matériel et des instruments, l'utilisation de plus en plus fréquente de l'antisepsie et de l'anesthésie, vont constituer des conditions

---

389 Ibid., préface, p. v

plus propices pour des recherches cliniques, anatomiques et physiologiques pour le domaine bucco-dentaire. Par exemple, en lançant en 1865 son tour mû par une pédale, Morrison va permettre aux chirurgiens-dentistes d'entrer dans une nouvelle ère de la dentisterie opératoire et de modifier notablement leur mode d'intervention sur les tissus dentaires. Les chirurgiens-dentistes seront ainsi amenés à s'interroger sur l'action mécanique de leurs instruments sur les tissus et donc de s'intéresser à l'anatomie des tissus et à l'anatomie microscopique. En fait, après 1865, année de la parution de l'*Introduction à la médecine expérimentale* de Claude Bernard, les chirurgiens-dentistes vont peu à peu prendre conscience de la nécessité de modifier leur approche de la physiologie bucco-dentaire. Dans les années 1880, dès que les écoles dentaires seront créées, les chirurgiens-dentistes s'inspireront de l'esprit expérimental prôné par Claude Bernard. De plus, en réalisant l'importance du milieu interne, les chirurgiens-dentistes se verront dans l'obligation intellectuelle de désenclaver, de sortir de son isolement physiologique, non seulement l'organe dentaire mais aussi la sphère bucco-dentaire dans son ensemble. C'est donc tout l'esprit philosophique de la physiologie bucco-dentaire qui va ainsi être remis en question par les chirurgiens-dentistes. Il en découlera un exceptionnel élargissement du champ épistémologique de la physiologie bucco-dentaire et, par voie de conséquence, de la clinique bucco-dentaire et de tout l'art dentaire.

Les grandes découvertes biomédicales, comme celle des microbes et celle de l'antisepsie, seront, elles aussi, sources de progrès pour certains développements physiologiques qui profiteront à la clinique bucco-dentaire. La clinique bucco-dentaire va aussi s'émanciper et se développer en s'appropriant l'héritage anatomo-clinique des médecins des hôpitaux, appropriation qui ne sera effective qu'à partir des deux dernières décennies du 19e siècle. A la fin du 19e siècle, la découverte des rayons X, en donnant la possibilité d'obtenir des images des plans profonds des structures bucco-dentaires va faire entrevoir un avenir prometteur pour l'exploration anatomique et donc pour la clinique bucco-dentaire.

Toutes ces nouvelles données biomédicales vont amener les chirurgiens-dentistes à revisiter les connaissances anatomiques et physiologiques de la sphère bucco-dentaire, à en générer de nouvelles ou tout au moins à réexploiter, à réexplorer, celles déjà en place. Il va se constituer ainsi un véritable socle de connaissances dont se servira la clinique bucco-dentaire pour progresser et générer une amélioration significative du diagnostic et de la thérapeutique. La clinique bucco-dentaire sera désormais reconnue et elle occupera même une place centrale, incontestée, en art dentaire, puisque aucune des autres disciplines dentaires ne pourra plus faire abstraction d'elle.

2-3-4-2-1- L'intégration des connaissances anatomiques en clinique bucco-dentaire au 19e siècle

PREMIERE MOITIE DU 19E SIECLE : LA CLINIQUE BUCCO-DENTAIRE ETANT A L'ETAT LETHARGIQUE, ELLE SOLLICITE PEU L'ANATOMIE

Comme nous l'avons déjà indiqué, en France, pendant la première moitié du 19e siècle, et même jusqu'en 1865, la clinique bucco-dentaire connaît un certain enlisement du fait de l'inexistence des institutions dentaires. Durant cette première période du 19e siècle, nous avons tout de même retenu les noms de Laforgue, Delabarre, Maury et Villemur parce qu'ils ont essayé de sortir la clinique bucco-dentaire de sa torpeur en tentant d'établir une classification efficiente des pathologies bucco-dentaires, mais ils n'y sont pas parvenus. Signalons aussi que De Villemur a tenu à réformer la classification des catégories anatomiques et qu'il a voulu mettre fin définitivement à l'assimilation des dents aux os. Pour ne plus ranger les organes dentaires parmi les os, il s'est appuyé sur les « recherches de l'illustre Cuvier sur la structure des dents. »[390] Mais là, en expliquant que « les dents sont des produits de la sécrétion, en tout presque semblables à ceux des cheveux et des ongles, ne jouissant d'aucune sensibilité ; excepté celles des jeunes sujets »[391], il s'est fourvoyé.

La clinique bucco-dentaire, durant cette première moitié du 19e siècle, n'évolue donc pratiquement pas et elle sollicite très peu l'anatomie bucco-dentaire dont le catalogue épistémologique ne change guère. Néanmoins, dans tous les secteurs de la clinique bucco-dentaire, la forme continue à tenir une place cruciale.

L'HERITAGE ANATOMO-PATHOLOGIQUE DE MORGAGNI ET BICHAT, EN FAVEUR DE LA CLINIQUE BUCCO-DENTAIRE, DIFFERE AUX ANNEES 1880

Ce n'est que progressivement, à partir des années 1880, que la clinique bucco-dentaire va intégrer tout l'héritage clinique issu des grands noms de la clinique médicale des 18e et 19e siècles. Notons d'abord, comme l'a écrit Canguilhem, que Morgagni (1682-1771) « [...] en créant l'anatomie pathologique, avait permis qu'on rattachât à des lésions d'organes définies des groupements de symptômes stables. »[392] Ce qui avait eu pour

---

390 De Villemur, *De l'altération des dents, les moyens de la prévenir et d'y remédier*, Paris, Edition chez l'auteur, 1838, p. 5

391 Ibid.

392 G. Canguilhem, *Le normal et le pathologique*, op. cit., p. 13

conséquence « que la classification nosographique trouvait un substrat dans la décomposition anatomique. »[393] Ainsi Morgagni lègue à tout le corps médical un instrument efficient pour l'amélioration notable du diagnostic et de la clinique dans son ensemble. Mais, la clinique bucco-dentaire ne s'appropriera cet instrument qu'au siècle suivant, durant les années 1880. L'anatomie pathologique marquera alors de son sceau le nouvel accord ainsi conclu entre le regard et le discours, en clinique dentaire. Après s'être cantonnée essentiellement au niveau superficiel, peu à peu la clinique bucco-dentaire cherchera à connaître les phénomènes ayant lieu au niveau des plans plus profonds.

A la fin du 19e siècle, l'art dentaire ayant recouvré une certaine reconnaissance officielle, il recevra aussi de Bichat sa pensée du tissu, développée par la nouvelle clinique de ce siècle. Cette pensée sera utile à l'art dentaire quand il étudiera, au niveau buccal, les pathologies des tissus autres que ceux de la dent. En cette fin du 19e siècle et au début du 20e siècle, l'art dentaire suit donc enfin les traces de la médecine pour développer sa clinique. Afin de cerner la maladie et son évolution, il va passer de l'expérience clinique au regard anatomo-clinique et les chirurgiens-dentistes hériteront de Bichat, considéré par F. Dagognet comme le "de Jussieu de la pathologie", le sens de la scission entre le "manifeste" (le visible ou le ressenti) et le latent ou l'organique. Peu à peu, les chirurgiens-dentistes vont préférer la notion de vie pathologique à celle de maladie qui attaquerait la vie. Cette notion de vie pathologique va bouleverser la façon d'aborder la pathologie en art dentaire ; le phénomène pathologique sera désormais perçu sur le fond de vie. Cette notion détermine aussi le vrai départ de la biologisation de l'art dentaire.

BROUSSAIS, MAGENDIE ET DES CLINICIENS QUI LUI ONT SUCCEDE, IMPRIMENT AUSSI LEUR MARQUE SUR LA CLINIQUE BUCCO-DENTAIRE DE LA FIN DU 19E SIECLE

Dès le 17e siècle, Sydenham avait fondé la clinique scientifique en la reliant à la physiologie, mais son influence ne se manifestera sur la clinique bucco-dentaire que très peu à partir du 18e siècle, mais beaucoup plus franchement au cours des deux dernières décennies du 19e siècle. En effet, au début du 19e siècle, les chirurgiens-dentistes, n'ayant plus accès aux structures hospitalières, sont écartés, de fait, du bouillonnement de la pensée médicale en milieu hospitalier. Pareillement, même si François Broussais (1772-1838), au début du 19e siècle, a établi la relation fondamentale entre la pathologie et la physiologie, les chirurgiens-dentistes ne pourront s'inspirer de sa pensée que lorsqu'ils auront réintégré le sérail hospitalier après les

393 G. Canguilhem, *Le normal et le pathologique*, op. cit., p. 13

années 1880. Les chirurgiens-dentistes adopteront alors le principe de Broussais selon lequel « les phénomènes de la maladie coïncident essentiellement avec ceux de la santé dont ils ne diffèrent jamais que par l'intensité. »[394] La clinique bucco-dentaire s'en trouvera ainsi changée puisqu'elle fera systématiquement de ce principe l'un de ses fondements. Désormais, donc, en clinique bucco-dentaire, la définition de toute pathologie repose sur la connaissance préalable de l'état normal correspondant. La clinique buscco-dentaire définit elle aussi l'anormal par le trop ou le trop peu et reconnaît le caractère normatif de l'état dit normal. Cette recherche discriminatoire de l'anormal constituera le fondement le plus sûr, sur lequel reposera toute l'évolution de l'épistémè de la clinique bucco-dentaire, en particulier au cours des deux dernières décades du 19e siècle, puis surtout au 20e siècle.

La piste anatomo-pathologique, initialement basée sur l'étude des cadavres et la recherche systématique des lésions censées être responsables de la maladie et de la mort, a permis bien sûr l'identification et la caractérisation des grandes maladies par les médecins, mais elle s'est essoufflée. Face à ce courant anatomo-clinique inductif, fondé sur l'observation anatomique d'un grand nombre de malades regroupés en entités morbides, François Magendie (1783-1855) incarne un second courant, dès le début du 19e siècle, qui s'appuie sur une approche déterministe et sur la déduction logique. Pour lui, on ne parvient à traiter efficacement une maladie que lorsque ses causes sont bien connues et que l'on connaît au préalable l'homme normal. Magendie, envers et contre tous, veut faire de la médecine une science expérimentale, fondée sur des données et non sur des doctrines. Il estime nécessaire d'étudier à côté de la physiologie de l'homme normal, la physiopathologie du malade.

Au cours des deux dernières décennies du 19e siècle, après la création des écoles dentaires, les professeurs de chirurgie dentaire vont transmettre les leçons des grands noms de la clinique médicale des quatre-vingts premières années du 19e siècle à leurs élèves. En clinique dentaire, ces professeurs mettront en place un système d'interprétation méthodique. Celui-ci va aider les chirurgiens-dentistes à déchiffrer le réel et surtout à préparer et rendre efficace leur action. Ce système élaboré à partir de toutes les données recueillies grâce aux savoir-faire et aux expériences de plusieurs générations, constituera un outil majeur pour les praticiens. Comme l'indique Michel Foucault, « la maladie devient exhaustivement lisible, ouverte sans résidu à la dissection souveraine du langage et du regard. »[395] La clinique va ainsi

---

394 G. Canguilhem, *Le normal et le pathologique*, op. cit., p. 19

395 M. Foucault, *Naissance de la clinique*, op. cit., p. 200

permettre au praticien de poser un diagnostic, de suivre l'évolution de la pathologie, d'évaluer l'état du malade.

Les professeurs en chirurgie dentaire parviendront aussi à structurer la clinique dentaire et à donner aux pathologies bucco-dentaires une classification plus cohérente. Ils vont opérer une ségrégation des maladies en deux grands chapitres : celui des pathologies de système (maladies générales comme la syphilis, la tuberculose) et celui des pathologies locales. Ils vont tenir compte de la remarque du grand clinicien charentais Jean-Baptiste Bouillaud (1796-1881) : « de même que les maladies locales se généralisent... de même les maladies générales se localisent. »[396]

2-3-4-2-2- L'intégration des connaissances physiologiques en clinique bucco-dentaire au 19e siècle

LA PLACE DE CLAUDE BERNARD DANS LA DEFINITION DES NOUVEAUX CONTOURS DE LA PHYSIOLOGIE BUCCO-DENTAIRE ET DE LA CLINIQUE BUCCO-DENTAIRE

Au 19e siècle, la clinique bucco-dentaire va essayer de parfaire ses connaissances des phénomènes en explorant la science physiologique, suivant en cela les principes établis par le célèbre élève de Bichat, Claude Bernard, qui comme le rappelle Claude Debru, « [...] exprime dans ses écrits très clairement l'antériorité de la clinique, c'est-à-dire de l'observation de la maladie par le médecin, sur la science physiologique. »[397] Les chirurgiens-dentistes vont rationaliser leurs études cliniques en se fiant aux données nouvelles établies par Claude Bernard, c'est-à-dire sa méthode expérimentale et ses deux concepts fondamentaux et fondateurs de la physiologie moderne. Pour ce qui est de ces deux concepts, il s'agit d'une part du concept de milieu intérieur dans lequel baignent les cellules de l'organisme et dont une série de mécanismes assure la constance, et d'autre part du concept de fonction qui traite du rôle spécifique joué par les différents tissus ou organes pour assurer la vie coordonnée de l'ensemble du "corps vivant". A la fin du 19e siècle, les cliniciens dentaires vont être en phase avec ce qu'avait dit Claude Bernard : « la médecine est l'art de guérir mais il faut en faire la science de guérir. L'art c'est l'empirisme de guérir. La science c'est le rationalisme de guérir. » [398] Ils vont donc s'évertuer à

---

396 F. Dagognet, *Le catalogue de la vie*, Paris, Editions P.U.F, p. 207

397 C. Debru, *Georges Canguilhem, Science et non-science*, Paris, Edition rue d'Ulm/Presse de l'Ecole normale supérieure, 2004, p. 32

398 M. D. Grmek, *Réflexions inédites de Claude Bernard sur la médecine pratique*, Médecine de France, 1964, n° 150, p. 7; cité dans G. Canguilhem, *Etudes*

transformer leur art en science. Ils vont considérer les maladies d'une façon rationnelle, celle qui répond au terme "rationnel" défini par le dictionnaire de médecine de Littré et Robin de 1873, dans son article sur le rationalisme : « le traitement rationnel d'une maladie est fondé sur des indications suggérées par la physiologie et l'anatomie et n'est pas le simple résultat de l'empirisme. »[399] Très proches de la matière et de la chimie, les chirurgiens-dentistes ne pouvaient pas se sentir concernés par les critiques adressées par Magendie au monde médical quand il dénonçait son manque d'intérêt pour les études chimiques et microscopiques. Sensibles aux idées de Magendie, les chirurgiens-dentistes vont donc investir de plus en plus la chimie et la microscopie et ils vont se saisir de la méthode expérimentale, initiée par Magendie et mise en place par Claude Bernard, pour en faire usage. Afin d'analyser correctement les troubles qui sont la cause d'une maladie, les cliniciens en art dentaire vont s'appuyer sur les deux concepts de Claude Bernard que nous avons déjà exposés. S'ils veulent faire progresser la clinique bucco-dentaire, comment pourraient-ils laisser de côté la physiologie alors que Claude Bernard en fait l'apologie. Il écrit d'ailleurs à son sujet : « le bon sens indique que si l'on connaît complètement un phénomène physiologique, on doit être à même de rendre compte de tous les troubles qu'il peut subir à l'état pathologique. Physiologie et pathologie se confondent et sont au fond une seule et même chose. »[400] Claude Bernard a donc décidé de partir de l'étude d'un organisme sain pour accéder à la compréhension de la maladie. La physiopathologie et la méthode expérimentale de Claude Bernard vont ouvrir de nouvelles perspectives pour expliquer la maladie. L'endocrinologie expérimentale constitue un développement fécond de cette approche. Par exemple, Schiff, en 1856, montre que l'ablation de la glande thyroïde entraîne chez l'animal un arrêt de la croissance et des troubles de la nutrition et démontre ainsi que la thyroïde joue un rôle physiologique. Toutes les découvertes endocrinologiques de Claude Bernard, de Brown Sequard, d'Addison vont apporter à l'art dentaire un ensemble d'éléments pour comprendre certaines manifestations pathologiques bucco-dentaires dues à des problèmes endocrinologiques.

Mais la prise en compte de ces découvertes et l'appropriation de ces connaissances par l'art dentaire, la révision épistémologique de la physiologie bucco-dentaire et des disciplines dentaires en fonction de ces nouvelles connaissances, ne seront effectives qu'au siècle suivant. En ODF, certaines dysmorphoses dues à des retards de croissance pourront être ainsi

---

d'histoire et de philosophie des sciences, concernant les vivants et la vie, op. cit., p. 394

399 Ibid.

400 C. Bernard, *Leçon sur le diabète* (1877), cité dans M. Tubiana, "*Histoire de la pensée médicale*", op. cit., p. 199

expliquées puis évitées ou traitées. Au 20e siècle, l'art dentaire découvrira aussi que les troubles endocriniens peuvent représenter des causes générales du retard de la dentition permanente.[401] Ces troubles endocriniens sont mis en cause dans divers cas. Par exemple, l'hypothyroïdie ou myxoedème entraîne un retard des deux dentitions. Ces retards ont été reproduits expérimentalement sur le chien par Biedl, sur le porc par Kranz, ainsi que sur le lapin. De même, les effets de l'hypopituitarisme ont été étudiés expérimentalement en réalisant des hypophysectomies chez le chien (Ascoli et Legnani, Aschner, Erausquin, Dawns, 1930), chez le rat (Schour, Van Ducke). Ils provoquent un arrêt de la dentition avec persistance des dents temporaires. Chez le chien, de plus, il y a arrêt de l'odontogenèse ; les racines restent courtes, les cavités pulpaires et les orifices apicaux demeurent très larges. En clinique humaine, l'hypopituitarisme du lobe antérieur — lobe dont les cellules éosinophiles secrètent l'hormone somatotrope — provoque le nanisme hypophysaire harmonieux. Ce dernier s'accompagne d'un retard de la dentition qui est habituel mais non constant.[402] Parmi les maladies bucco-dentaires d'étiologie "interne", il y a non seulement les maladies endocriniennes mais aussi les maladies de carence en vitamines responsables de pathologies bucco-dentaires comme le scorbut et le rachitisme.

A la suite de cette incursion dans le 20e siècle, revenons à la fin du 19e siècle. L'art dentaire, ayant porté plus particulièrement d'attention à la lésion, c'est-à-dire à la "pathologie des formes " fondée sur la méthode anatomo-clinique, va à son tour s'intéresser aussi à la fonction et donc à la "pathologie de fonctions ". L'étude de l'allergie et des troubles endocriniens lui apporte des éclaircissements essentiels qui cautionnent la causalité interne. D'une certaine manière, même si la théorie des humeurs de Galien s'avère totalement fausse et si, à la fin du 19e siècle, les chirurgiens-dentistes l'écartent définitivement pour expliquer les maladies, elle retrouve ici une forme de survivance sur le plan de l'intérêt porté aux liquides. Néanmoins, en cette fin du 19e siècle, les chirurgiens-dentistes portent moins d'intérêt aux liquides qu'aux parties solides des organes, et accordent donc plus d'importance aux tissus et à leurs lésions.

Quand bien même, les pathologies infectieuses, en particulier la carie et ses complications, demeurent la préoccupation principale des chirurgiens-dentistes, toutes les pathologies bucco-dentaires d'origine générale ne sont pas totalement mises à l'écart. En effet, certaines d'entre elles peuvent avoir des manifestations au niveau bucco-dentaire. Ces maladies que l'on pourrait qualifier d'internes, empêchent les chirurgiens-dentistes d'enfermer les

---

401 A. Chaput, *Stomatologie*, Paris, Editions médicales Flammarion, 1967, pp. 41, 42

402 Ibid.

maladies bucco-dentaires dans un cadre dogmatique univoque. Cependant, les chirurgiens-dentistes se heurteront bien sûr à la très grande variabilité des formes cliniques et ils vont s'exercer à opérer un tri dans leurs observations pour retenir les plus essentielles. A partir d'observations cliniques, d'investigations chez l'homme, d'expérimentations animales, de recherches biochimiques, la diversité des causes des pathologies bucco-dentaires apparaît évidente aux yeux des chirurgiens-dentistes. Ils peuvent maintenant regrouper ces causes en externes et internes, sans que cette ségrégation demeure abstraite et floue, soit arbitraire, comme ceci était le cas auparavant. En ayant amélioré notablement leurs modes d'accès à la connaissance des pathologies bucco-dentaires, les chirurgiens-dentistes peuvent envisager maintenant une classification plus rationnelle de ces pathologies.

AVEC LA PENSEE CELLULAIRE DE VIRCHOW ET SES NOUVEAUX CONCEPTS S'OUVRE UNE ERE NOUVELLE POUR LA PHYSIOLOGIE BUCCO-DENTAIRE ET POUR LA CLINIQUE BUCCO-DENTAIRE ; LE DEVELOPPEMENT EPISTEMOLOGIQUE DE L'ART DENTAIRE PREND UN TOURNANT DECISIF

Si la pensée de Bichat, celle de Claude Bernard et celle de Pasteur vont s'avérer fertilisantes pour l'évolution de la clinique bucco-dentaire dentaire au cours des deux dernières décennies du 19e siècle, il en sera de même de la pensée de Virchow. Ce célèbre anatomo-pathologiste allemand démontre qu' « il n'y a pas de discontinuité dans la série des choses vivantes » et qu' « il n'est pas possible qu'on puisse faire remonter un tissu à autre chose qu'une cellule. »[403] En introduisant la notion de cellule puis le concept de pathologie cellulaire, Rudolf Virchow va impressionner les chirurgiens-dentistes qui se pencheront à leur tour sur les problèmes de pathologie cellulaire et feront ainsi progresser toute la clinique bucco-dentaire. Les chercheurs en clinique bucco-dentaire sont ainsi conduits à étudier l'histopathologie et à pratiquer des examens histo-pathologiques à partir de biopsies dès les dernières années du 19e siècle. Ainsi s'impose une innovation conceptuelle, celle de spécificité pathologique, qui va pousser les chirurgiens-dentistes à rechercher systématiquement la causalité spécifique pour tout phénomène de pathologie bucco-dentaire. Non seulement, les cliniciens en art dentaire, jusque-là empêtrés dans les mailles d'une causalité inextricable, n'offriront pas de résistance à cette innovation conceptuelle, mais ils y seront aussi très réceptifs. Par voie de conséquence, ils seront ainsi tout à fait prêts à accepter la théorie microbienne de Pasteur et la causalité

403 S. Balcerowiak, *Médecine : futur antérieur ou les perspectives d'avenir inspirées par deux grandes découvertes scientifiques du 19e siècle : la théorie microbienne et les rayons X*, Faculté de médecine de Reims, 2003, Thèse de Doctorat en médecine, n° 3, p. 12

microbienne spécifique des maladies. D'ailleurs, il ne leur est pas difficile de se polariser sur le problème de l'infection, étant donné que l'infection est responsable du plus grand nombre de pathologies bucco-dentaires. Les chirurgiens-dentistes ont la brusque révélation que les microbes sont dans le milieu buccal et dans l'organisme humain et constituent une menace d'autant plus réelle qu'elle est invisible. Dans ces conditions, puisque la menace « c'est l'invasion par l'infiniment petit, l'invisible terrassant le plus fort »[404], l'œuvre pastorienne n'a pas de mal à occuper le devant de la scène. Par conséquent, les autres découvertes et en particulier les découvertes endocrinologiques vont passer au second plan. Grâce à Pasteur, les chirurgiens-dentistes vont comprendre l'action des microbes, le processus carieux et les complications infectieuses. Confrontés à l'infiniment petit du monde microbien, les chirurgiens-dentistes seront d'autant plus portés à réduire l'échelle d'étude au niveau clinique et à s'intéresser à la pathologie des tissus.

Au cours de ces deux dernières décades du 19e siècle, le développement épistémique de l'art dentaire prend un tournant décisif. De sa proximité avec les autres disciplines médicales à l'hôpital, l'art dentaire retient un certain nombre de bénéfices. Il s'inspirera, en particulier, de leur schéma de recherche épistémologique tout au long du 20e siècle, surtout au niveau clinique. Ces deux dernières décennies du 19e siècle sont marquées par l'extension considérable du développement épistémologique de l'anatomie et de la physiologie en art dentaire, par l'ouverture beaucoup plus grande de l'art dentaire sur les autres disciplines, par l'échange de leurs connaissances, par la découverte des vertus de la transdisciplinarité et même de l'interdisciplinarité. Enfin, au cours des dernières décennies du 19e siècle, la réduction d'échelle dans l'étiopathogénie des maladies bucco-dentaires représente une véritable révolution scientifique. Celle-ci aura pour conséquences, durant la première moitié du 20e siècle, d'abord une réorganisation totale de la classification des pathologies bucco-dentaires et ensuite un bouleversement des approches thérapeutiques de ces maladies.

---

[404] G. Vigarello, *Le propre et le sale, l'hygiène du corps depuis le Moyen-Age*, Paris, Le Seuil, 1985, p. 220

FIN DU 19^E SIECLE : LA CLINIQUE BUCCO-DENTAIRE S'ORIENTE VERS UNE VISION HOLISTE ET UNE VISION SYSTEMIQUE DES PATHOLOGIES

Mais si la "segmentation clinique des corps" favorise la spécialisation, cette ouverture de l'art dentaire sur les autres disciplines, a contrario, incite l'art dentaire de la fin du 19e siècle à s'inspirer de la *Naturphilosophie* de Schelling (1775-1854) et à adopter une attitude holiste. Ceci conduit certains chirurgiens-dentistes à ne pas se limiter à l'étude et aux soins de l'organe dentaire mais à l'étendre à toute la cavité bucco-dentaire. M. et H. Adler, en plus des maladies des dents, des gencives et des alvéoles décrivent les stomatites, jugeant nécessaire d'aborder toutes les maladies de la bouche. Ils passent en revue la stomatite simple ou érythémateuse, la stomatite séreuse, la stomatite couenneuse, la stomatite gangréneuse, la stomatite mercurielle, la stomatite folliculeuse (aphtes), la stomatite crémeuse (muguet) et la gangrène de la bouche. Pour chacune de ces maladies, ils étudient les causes, les symptômes, le traitement ; pour la plupart d'entre elles, ils donnent des éléments de diagnostic et pour les plus graves ils annoncent le pronostic. Mais seule la symptomatologie est assez bien décrite, avec force détails ; par contre, l'étiologie est souvent mal définie. Pour certaines de ces maladies, les causes sont diverses et confuses, parfois même elles sont aberrantes et n'ont rien à voir avec une étiologie ; pour d'autres, les auteurs reconnaissent leur ignorance. Ils adaptent le traitement au type de stomatite. Pour toutes les stomatites s'accompagnant d'ulcérations, ils cautérisent. Pour les aphtes et les stomatites érythémateuses, ils utilisent des thérapeutiques locales adoucissantes.

D'une manière générale, les chirurgiens-dentistes vont embrasser une vision systémique des pathologies locales, loco-régionales et générales. Ils en feront particulièrement la démonstration en clinique, au cours de la seconde moitié du 19e siècle, en pathologie spéciale bucco-dentaire, mais aussi en ODF et plus tard, au 20e siècle, en parodontologie. Durant les dernières décennies du 19e siècle, Préterre va dans ce sens en reliant avec insistance l'état de santé générale avec l'état de santé des dents : « L'état de santé n'est pas compatible avec un système dentaire défectueux. »[405] Préterre signale d'ailleurs le cas d'une infection à distance à partir d'un foyer carieux sans que celui-ci ne présente des symptômes apparents, ayant entraîné la mort du patient ; la chaîne causale, révélée après autopsie, avait pour point de départ l'infection de la dent, suivie ensuite d'une pyhémie étant elle-même à l'origine d'un abcès du cerveau et d'un abcès du cœur. De même, Hutchinson (1828-1913) souligne le lien entre pathologie générale et

---

405 A. Préterre, *Les dents, leurs maladies, leur traitement et leur remplacement*, op. cit., p. 66

pathologie bucco-dentaire en décrivant, en 1861, la triade qui porte son nom. Elle se caractérise par l'association de trois manifestations dues à une syphilis congénitale qui se transmet de la mère au fœtus au cinquième mois de grossesse. Il s'agit d'une hypoplasie des incisives permanentes qui sont de forme ovoïde (en forme de tonneau pour les formes frustes, en forme de tournevis pour les formes plus accentuées), une kératite interstitielle et une surdité labyrinthique. A la fin du 19e siècle, en clinique bucco-dentaire, et ensuite, au 20e siècle, en pathologie spéciale bucco-dentaire, en ODF et en parodontologie, les chirurgiens-dentistes tiendront de plus en plus compte des liens importants entre le système bucco-dentaire et le corps dans son ensemble. Non seulement l'art dentaire ne séparera plus la bouche, du reste du corps, mais aussi l'homme, de son environnement, respectant en cela le thème central de Schelling qui est celui de l'éternelle unité. Pour Schelling (1775-1854), en effet, « la nature est un système dont les fondements sont d'ordre spirituel car un dessein divin anime le développement du monde et de l'homme. Séparer l'homme du monde rendrait impossible la compréhension de ce dessein, celle de l'homme et celle de la nature. C'est pourquoi, toute séparation, tout conflit — entre l'homme et la nature notamment — sont appauvrissants et ruineux. Il revient donc de refuser les antagonismes traditionnels entre l'esprit et la matière, entre l'âme et le corps, le sujet et l'objet, le visible et l'invisible, etc. Au contraire, les êtres humains doivent se concevoir comme une harmonie avec les rythmes vitaux du monde. »[406]

L'art dentaire à la fin du 19e siècle est ainsi animé d'un courant de synthèse. D'une façon générale, au cours de ces dernières décennies du 19e siècle, la rationalisation de la clinique bucco-dentaire semble bien engagée et l'empirisme aveugle n'a presque plus droit de cité.

PRETERRE ET MAGITOT VONT S'ILLUSTRER EN FAISANT EVOLUER MAGISTRALEMENT LE DIAGNOSTIC ET LA CLINIQUE AU NIVEAU DENTAIRE

En France, dès l'ouverture des écoles dentaires, les chirurgiens-dentistes vont reconquérir leur place dans la recherche clinique et considérer alors la carie dentaire et ses complications infectieuses comme sujet prioritaire dans cette recherche. En instillant de la méthode dans le diagnostic clinique de l'évolution carieuse et en décrivant cette évolution selon quatre stades cliniques, Préterre et Magitot seront reconnus comme les acteurs principaux de la recherche clinique au niveau de la sphère bucco-dentaire. Ils définissent chacun des quatre stades cliniques de l'évolution carieuse en fonction des différentes structures anatomiques qui sont atteintes.

406 P. Acot, *L'histoire des sciences*, op. cit., p. 53

Préterre établit un lien direct entre l'anatomie et la maladie carieuse en expliquant la maladie anatomiquement. Il affirme ainsi que la carie est "envisagée au point de vue des lésions qu'elle détermine aussi bien que du traitement qu'elle exige" et il lui distingue "quatre degrés". Le premier degré correspond seulement à une atteinte de l'émail qui est soit superficielle, soit plus profonde. Le second degré est celui pendant lequel la carie atteint l'émail mais aussi la dentine, sans atteindre la pulpe ; Magitot fait la différence entre les caries distantes de la pulpe et celles voisines de la pulpe. Le troisième degré se caractérise par une carie qui, continuant son œuvre de destruction, arrive à la pulpe et la met à nu mais celle-ci est encore vitale. Enfin le quatrième degré est celui de la mortification de la pulpe.[407] Cette distinction de l'évolution carieuse en quatre stades, sera encore en cours à la fin du 20e siècle. Préterre fait remarquer que le processus carieux progresse toujours de l'extérieur vers l'intérieur et il rend hommage à Hunter qui avait écrit : « cette affection, [...], commence presque toujours extérieurement. »[408] Pour chacun des quatre degrés d'atteinte des tissus dentaires par la carie, Magitot réserve un traitement particulier et ses successeurs feront de même.

Cette approche clinique de l'évolution carieuse va s'avérer très féconde et révolutionnaire puisque toute la dentisterie opératoire et thérapeutique va s'organiser autour de ces quatre stades d'évolution de la carie dentaire.

407 A. Préterre, *Les dents, leurs maladies, leur traitement et leur remplacement*, op. cit., p. 126

408 Ibid., p. 128

CHAPITRE III

L'ANATOMIE ET LA PHYSIOLOGIE EN ART DENTAIRE AU 20^E SIECLE

3-1– Acteurs et déterminants du regain de développement épistémologique de l'anatomie et de la physiologie en art dentaire au 20e siècle

3-1-1 – Les conditions institutionnelles au début du 20e siècle

Charles Godon nous expose avec clarté l'enseignement théorique délivré aux chirurgiens-dentistes au cours de leurs trois années d'études, tel qu'il est défini en 1900 en France, à Paris. Cet enseignement comprend un enseignement scientifique médical et théorique et un enseignement scientifique, médical, et pratique. Et puisque, comme nous l'avons déjà fait remarquer, Claude Bernard exprime très nettement l'antériorité de la clinique sur la science physiologique, quand Charles Godon met au premier plan l'enseignement clinique, il veut assurer, d'une certaine façon, des conditions favorables au développement de la physiologie. Charles Godon insiste ainsi sur le caractère essentiel de l'enseignement clinique : « les élèves sauront enfin, après avoir examiné de nombreux malades, mieux discerner les indications et les contre-indications. »[409] Charles Godon donne des précisions sur ses intentions : « En apprenant aux élèves à reconnaître qu'un malade est atteint d'une affection grave du cœur, du poumon, du foie, du rein, mon intention n'est pas de faire de chacun d'eux un clinicien consommé capable de formuler un diagnostic complet et minutieux. Mon but est tout autre : je cherche surtout à les mettre sur les gardes, à leur apprendre à bien distinguer l'homme malade de l'homme bien portant. N'est-ce pas leur fournir les moyens d'éviter les accidents graves, parfois mortels, qui peuvent survenir au cours d'une opération même légère, comme l'est en général l'avulsion d'une dent ? »[410] Par là même, Charles Godon définit un environnement institutionnel qui ne peut être que favorable au

409 C. Godon, *L'évolution de l'art dentaire – L'école dentaire – son histoire, son action, son avenir*, Thèse de Doctorat en médecine, faculté de médecine de Paris (présentée en 1900), Paris, Librairie J.-B. Baillière et fils, 1901, p. 295

410 Ibid., p. 294

développement épistémologique de l'anatomie et de la physiologie en art dentaire. L'enseignement théorique est, selon l'avis de Charles Godon, d'une importance capitale, « non pas qu'il apprenne, en général, ce qu'il prétend apprendre mais c'est par lui que pénètrent dans l'esprit des jeunes les idées générales, les utiles comparaisons, les fécondes associations d'idées, la méthode, l'habitude des classifications, le bon sens, le jugement et la critique sûre. »[411] Mais cet enseignement théorique est associé à un enseignement pratique et c'est certainement ce qui fait que l'on peut affirmer à quel point les conditions institutionnelles sont désormais favorables au développement épistémologique de l'anatomie et de la physiologie en art dentaire. Il n'est point question pour nous, ici, de nous attarder sur le contexte institutionnel dans lequel l'art dentaire a évolué tout au long du 20e siècle ; un livre n'y suffirait pas. Mais, nous tenons simplement à faire observer combien, tout au long du 20e siècle, les conditions institutionnelles se sont lentement mais sûrement améliorées et ont permis à l'art dentaire d'acquérir une juste place au sein du monde universitaire médical et des institutions de recherche médicale. Ce contexte institutionnel a aussi assuré à l'art dentaire les moyens techniques et humains nécessaires au développement de l'anatomie et de la physiologie.

3-1-2 – L'influence de la chimie et de sa descendance sur le développement épistémologique de la microphysiologie et de l'anatomie microscopique de la sphère bucco-dentaire

Au 20e siècle, au vu des connaissances développées par la biochimie, la biologie moléculaire et la génétique moléculaire, la physiologie bucco-dentaire va s'intéresser à ces nouvelles disciplines issues de la chimie. Elle sera ainsi conduite à puiser de nouvelles ressources épistémologiques dans leur patrimoine épistémologique et à explorer plus profondément l'univers vivant de l'infiniment petit. Ainsi, la physiologie bucco-dentaire va connaître un nouvel essor épistémologique. Au cours de la première moitié du 20e siècle, en s'appropriant une partie de l'impressionnante liste des connaissances développées en biochimie, la physiologie bucco-dentaire va se lancer à la conquête d'une compréhension beaucoup plus fine des phénomènes bucco-dentaires. C'est ainsi, par exemple, que de nombreuses découvertes comme le décryptage des cycles métaboliques, la respiration cellulaire, seront utiles au développement épistémologique de la physiologie bucco-dentaire et à l'extension de son champ épistémologique.

Puisque « la biochimie étudie les phénomènes chimiques de la vie » et qu' « elle rassemble toutes nos connaissances sur la constitution même des

---

[411] C. Godon, *L'évolution de l'art dentaire – L'école dentaire – son histoire, son action, son avenir*, op. cit., p. 295

êtres organisés autant que sur les réactions dont ils sont le siège »[412], ses résultats les plus importants seront primordiaux pour l'analyse de plus en plus fine de la physiologie bucco-dentaire, donc pour la compréhension des processus de vie, et pour l'émergence de la microphysiologie bucco-dentaire, aussi bien au niveau cellulaire qu'au niveau bactérien. La compréhension des phénomènes microphysiologiques bucco-dentaires aux niveaux cellulaire et bactérien, et donc des processus de vie, passe donc par l'exploitation des connaissances apportées par la biochimie.

Pour sa part, l'anatomie microscopique va se développer sous l'impulsion de la microphysiologie bucco-dentaire. En effet, en portant beaucoup d'intérêt à la biochimie, par le biais de la microphysiologie bucco-dentaire, les anatomistes de la sphère bucco-dentaire vont aborder le monde moléculaire et, par voie de conséquence, la structure des tissus vivants. C'est alors tout naturellement que les anatomistes vont non seulement affiner leur étude de l'anatomie microscopique en approfondissant l'étude histologique, mais aussi rapprocher biochimie et histologie, donnant ainsi naissance à l'histochimie dentaire. Sans aucun doute, l'univers de la recherche en anatomie microscopique et en microphysiologie bucco-dentaire met en évidence la complexité des phénomènes bucco-dentaires et introduit l'art dentaire dans un autre monde où l'éventail des ouvertures épistémologiques se déploie avantageusement. Comme l'écrit François Dagognet, cette recherche, à la fois structurale et dynamique, « permet d'entrer dans l'intelligence de la vie. »[413]

3-1-2-1 – L'influence de la chimie et de sa descendance sur le développement épistémologique de la microphysiologie de la sphère bucco-dentaire

LA BIOCHIMIE, UNE AIDE PRECIEUSE POUR L'EVOLUTION EPISTEMOLOGIQUE DE LA MICROPHYSIOLOGIE DE LA SPHERE BUCCO-DENTAIRE

Sans une connaissance approfondie des structures moléculaires et de leurs capacités, sans cette microanalyse, les chirurgiens-dentistes auraient été dans l'incapacité de comprendre les microfonctions et les régulations. De la biochimie, il est ainsi possible de passer à la microphysiologie et le lien qui existe entre les deux, nous rappelle François Dagognet, réside dans le fait que « la physiologie ou la néo-clinique oblige à prendre en compte les supports : elle peut être tenue pour une école de l'ancrage ; elle invite

---

412 M. Polonovski et al., *Biochimie médicale, fascicule 1, Les constituants des organismes vivants, Paris, éditions Masson, 1968,* p. 7

413 F. Dagognet, *Corps réfléchis*, Paris, Editions Odile Jacob, 1990, p. 57

tellement à inscrire dans l'architecture moléculaire l'énergie ou les mouvements de la vie même ! »[414] Plutôt que de refaire ici l'histoire de l'implication de la biochimie dans l'évolution épistémologique de la microphysiologie de la sphère bucco-dentaire, contentons-nous de reprendre une partie du paragraphe de notre *Histoire des liaisons épistémologiques entre l'art dentaire et la chimie* correspondant au 20e siècle et se rapportant au développement de la microphysiologie bucco-dentaire à partir de la biochimie.

« Avec la biochimie, l'art dentaire va essayer de déchiffrer les rôles que jouent les molécules mais il sait d'avance que chacun d'entre eux devrait être l'expression partielle d'une fonction sans laquelle il n'existerait pas comme tel. La biochimie fait émerger le concept de macromolécule, qui concerne plus particulièrement les protéines et les acides nucléiques, dont elle souligne le rôle essentiel dans les mécanismes fondamentaux du vivant. La biochimie va s'intéresser à l'étude des réactions chimiques impliquées dans les grandes fonctions telles que la respiration ou la synthèse des protéines. Ainsi, à partir de l'étude du métabolisme intermédiaire et de la respiration, du catabolisme des sucres et des graisses et du rôle des enzymes dans les réactions biochimiques, la biochimie va très vite prendre un essor considérable[...].

Puisque la biochimie s'intéresse essentiellement aux processus de la Vie, l'art dentaire ne pouvait se passer de comprendre comment les cellules des tissus de l'ensemble bucco-dentaire "fonctionnaient". Il lui a donc fallu aborder les processus de respiration et de métabolisme des protéines. En 1914, une découverte cruciale réalisée par Hopkins, professeur de biochimie à l'université de Cambridge, va interpeller les chirurgiens-dentistes. Elle révèle que certains éléments essentiels, appelés acides aminés, ne peuvent être fabriqués dans le corps, mais doivent lui être fournis de l'extérieur, dans la nourriture. Hopkins apporte la preuve que ces "substances accessoires" vitales, les vitamines, sont indispensables puisque la carence en vitamine provoque des maladies. Par exemple pour le scorbut, c'est la carence en vitamine C qui est en cause. Cette découverte a un fort retentissement sur le cours de la connaissance en art dentaire, au cours de la première moitié du 20e siècle. L'explication des phénomènes observés au niveau du parodonte, au cours du scorbut, est enfin trouvée.

Il faudra attendre la seconde moitié du 20e siècle, plus précisément la fin des années soixante, pour que les chirurgiens-dentistes s'attardent sur les découvertes biochimiques concernant les protéines et les acides aminés, et en perçoivent toutes les retombées possibles sur l'art dentaire. Tous ces grands travaux menés sur la structure des protéines au cours de la première moitié du 20e siècle, puis ceux de Watson et Crick, en 1953, qui ont conduit à la détermination de la structure tridimensionnelle de l'ADN et au fameux modèle de la double hélice, vont considérablement éclairer les chirurgiens-dentistes sur la structure des protéines. Il en sera de même, en 1960, des recherches de Max Perutz et de John Kendreux dont les travaux ont différencié les différentes protéines suivant le lien, entre leur structure tridimensionnelle et leurs fonctions, caractérisant chacune d'entre elles. Cette étude des rapports structure/fonction, véritable socle sur lequel s'appuiera toute la biologie moléculaire, s'avèrera très féconde. C'est grâce à elle que les biologistes comprendront la structure et les fonctions des virus et celles de l'ADN ; elle sera à la base de toute la biologie moléculaire et donc de la biologie moléculaire dentaire. Elle permettra aussi l'émergence de la génétique moléculaire.

Au cours de la seconde moitié du 20e siècle, la biochimie, en permettant de connaître la nature chimique des protéines, et plus particulièrement celle des protéines connues sous le nom d'"enzymes", va favoriser l'émergence de l'enzymologie qui contribuera à la compréhension de nombreux phénomènes bucco-dentaires liés à l'action des enzymes. En facilitant la miniaturisation de ses objets d'étude (bactéries, organites cellulaires, enzymes), la biochimie confiera aussi un certain nombre de clés à la physiologie

414 F. Dagognet, *Corps réfléchis*, Paris, Editions Odile Jacob, 1990, p. 179

bucco-dentaire pour accéder à l'intelligibilité des micro-fonctions et donnera ainsi naissance à un département de microphysiologie. »[415]

Incontestablement, tout au long du 20e siècle, toute la complexité de la microphysiologie bucco-dentaire a été mise en évidence par la biochimie qui a dévoilé progressivement l'agencement du vivant.

L'INSTRUMENTALISATION DE LA BIOLOGIE MOLÉCULAIRE PAR LA MICROPHYSIOLOGIE BUCCO-DENTAIRE, UNE CLÉ POUR MIEUX COMPRENDRE TOUTE UNE SERIE DE PHENOMENES BUCCO-DENTAIRES

Indéniablement, la vie des structures bucco-dentaires, au niveau microscopique, se présente comme un ensemble complexe de réactions chimiques que seule la biologie moléculaire permet de déchiffrer, en éclairant ainsi la microphysiologie et par voie de conséquence la macrophysiologie de la sphère bucco-dentaire.

Dès que l'on veut saisir toute la subtilité des mouvements les plus intimes du monde vivant, seule la biologie moléculaire nous apporte la clé pour une connaissance de plus en plus fine des phénomènes et la microphysiologie peut ainsi se développer grâce à elle sans contrainte. La microphysiologie de la sphère bucco-dentaire, en instrumentalisant la biologie moléculaire, va permettre une meilleure compréhension des phénomènes. C'est le cas par exemple de l'éruption dentaire, phénomène qui, macrophysiologiquement, est parfaitement connu, mais dont la séquence des mécanismes biologiques et moléculaires internes concourant à faire évoluer la dent hors de son site intra-osseux demeurait encore peu compris. Reprenons, ici aussi, ce que nous avons développé à propos de ces mécanismes dans notre *Histoire des liaisons épistémologiques entre l'art dentaire et la chimie de l'Antiquité à la fin du 20e siècle.*

« L'éruption dentaire nécessite bien sûr une résorption osseuse localisée qui détermine et aménage le chemin d'éruption. Elle va aussi requérir une ostéogenèse afin de combler le vide résultant de l'ostéoclasie ayant permis la migration de la dent. Mais ce phénomène de l'éruption dentaire, à l'instar de nombreux processus du développement, n'a pas été totalement élucidé au point de vue moléculaire, même si les chercheurs ont avancé significativement dans l'explication de ce phénomène. Dans les deux dernières décennies du 20e siècle, des chercheurs ont montré, par des expériences, que seule l'ablation du follicule inhibe l'éruption (Cahill et Marks, en 1980 et 1982, Larson et coll. en 1994). Le rôle et l'importance du follicule dentaire sont ainsi mis en évidence. Le follicule dentaire semble influencer, voire coordonner, le processus d'éruption. Comme le font remarquer Isabelle Normand de la Tranchade et Javotte Nancy, " en utilisant la microscopie électronique et des marqueurs spécifiques des ostéoclastes, l'équipe de Marks a pu montrer que le déplacement de la crypte osseuse était bien dû à un phénomène ostéoclastique et non à une simple croissance des maxillaires ou à une pression exercée par la dent. Ils ont même pu démontrer que le processus ostéolyse-ostéoformation est polarisé (ostéoclasie coronaire et

---

415 G. Gros, *Histoire des liaisons épistémologiques entre l'art dentaire et la chimie de l'Antiquité à la fin du 20e siècle*, op. cit., pp. 284-285

ostéogenèse apicale), et qu'il subit une régulation bilatérale, symétrique, et locale de la part du follicule. "[416] La dent n'intervient en rien dans ce processus puisque lorsqu'on substitue à la dent, avant le début du processus d'éruption, une réplique réalisée en matériau inerte, celle-ci fait son éruption. Par contre l'intégrité du follicule dentaire est indispensable. C'est le follicule dentaire, siège d'une forte prolifération cellulaire au niveau apical, qui va produire et réguler les facteurs nécessaires à l'éruption de la dent. Ainsi, à la fin du 20e siècle, les chercheurs optent pour une théorie multifactorielle de l'éruption dentaire, dans laquelle de nombreuses molécules entrent en jeu, à des stades différents, et parfois de façon redondante. Deux groupes de molécules sont mis en évidence. Les unes vont stimuler l'influx monocytaire nécessaire à la formation des ostéoclastes, tels le CSF-1, la MCP-1, le c-fos et le NF-kB.[417] Les autres vont à la fois, plus ou moins directement, faciliter l'expression des molécules précédentes et stimuler les ostéoclastes ; c'est le cas de l'EGF, de l'IL-1α, du TGF-β et de la PTHrP.[418] Les auteurs des différentes théories de l'éruption dentaire sont d'accord sur un point : l'ostéolyse est indispensable à l'éruption dentaire et dans les années 1990, ils sont conduits à formuler une théorie s'intéressant à la biologie moléculaire locale. Ils vont donc s'attacher à déterminer les facteurs d'éruption ayant un rôle physiologique, afin de tester leur action sur les dents incluses ou ayant un retard d'éruption, ainsi que sur le turn-over de l'os alvéolaire. Il est aisé d'imaginer combien les résultats de ces recherches pourraient ouvrir de nouvelles perspectives pour les traitements d'O.D.F et de parodontologie. A l'évidence, la biologie moléculaire a permis une meilleure compréhension du phénomène d'éruption dentaire, alors que les théories peu élaborées des 17e, 18e et 19e siècles n'avaient abouti à aucun progrès de la connaissance. »[419]

3-1-2-2 – L'influence de la chimie et de sa descendance sur le développement épistémologique de l'anatomie microscopique de la sphère bucco-dentaire

La biologie moléculaire et la génétique moléculaire vont se mettre au service de l'anatomie microscopique, donc de l'histologie de la sphère bucco-dentaire.

LA BIOLOGIE MOLECULAIRE AU SERVICE DE L'HISTOLOGIE

Après 1870, étant donné la réelle évolution de la microscopie, l'histologie dentaire va enregistrer de nets progrès. Comme nous l'avons expliqué dans notre ouvrage[420], l'anatomie microscopique, en particulier l'histologie dentaire, va faire appel à la biochimie et à la biologie moléculaire pour progresser épistémologiquement et constituer l'histochimie dentaire.

---

416 I. Normand de la tranchade, J. Nancy, *Biologie moléculaire de l'éruption dentaire : mise au point, in Médecine buccale*, Chirurgie buccale, Vol.9, n°2, Année 2003, p. 97

417 G.E. Wise, H. Huang, B.G. Que, *Gene expression of potential tooth eruption molecules in the dental follicle of the mouse*, in Eur J. Oral Sci, 1999 ; 107 , pp. 482-486

418 I. Normand de la tranchade, J. Nancy, *Biologie moléculaire de l'éruption dentaire : mise au point*, op. cit., p.101

419 G. Gros, *Histoire des liaisons épistémologiques entre l'art dentaire et la chimie de l'Antiquité à la fin du 20e siècle*, Paris, Editions L'Harmattan, 2013, pp. 292-293

420 G. Gros, *Histoire des liaisons épistémologiques entre l'art dentaire et la chimie*, op.cit.

L'histochimie se réserve ainsi l'étude de la nature et de la composition des tissus dentaires et parodontaux, mais aussi des mécanismes de leur destruction. Elle sollicitera la biophysique pour se pencher sur les aspects cristallographiques et physico-chimiques de l'élaboration, de la constitution et de la destruction cristalline des cristaux d'apatites

Au cours de la seconde moitié du 20e siècle, Frank et Nalbandian, en 1967 et 1989, vont mieux comprendre, à partir de données de biologie moléculaire, la désorganisation des tissus dentaires provoqués par l'action des microbes, en réalisant des études ultrastructurales approfondies sur des tissus calcifiés normaux et pathologiques. Le microscope électronique, d'un pouvoir de résolution deux cents fois supérieur à celui du microscope optique, leur apportera de précieux renseignements sur la structure ultramicroscopique des tissus dentaires. Trois dispositifs prismatiques de l'émail humain seront ainsi mis en évidence : « des prismes circulaires séparés par de l'émail interprismatique, des rangées de prismes alternant avec des couches de substance interprismatique et des prismes d'émail en forme d'arcades, de loin les plus nombreux chez l'homme. (Frank et Nalbandian, 1967) »[421]. En ayant recours à la fois à la biologie moléculaire, la biochimie, la microbiologie, et l'histologie, des explications pourront être données aux phénomènes microphysiologiques observés au cours des pathologies de la sphère bucco-dentaire.

Grâce aux éclairages de la biochimie, de la biologie moléculaire et de la génétique moléculaire, la physiologie bucco-dentaire ne va plus considérer les phénomènes partiels, visibles au niveau biomoléculaire comme des phénomènes isolés mais plutôt comme des phénomènes qui peuvent ébranler et modifier l'organisme. La microphysiologie va manifester sa volonté de progresser dans le déchiffrement des constantes de l'organisme en même temps que dans celui de ses perturbations. Par conséquent, la microphysiologie bucco-dentaire va fournir un certain nombre de données nécessaires à une meilleure compréhension des pathologies et elle facilitera donc le développement de la clinique bucco-dentaire.

La biologie moléculaire et la génétique moléculaire sont en mesure de souligner combien un problème infime d'ordre biomoléculaire est susceptible d'entraîner des conséquences à une autre échelle, dépassant largement le cadre microscopique de la biologie moléculaire et de la génétique moléculaire. Un phénomène bucco-dentaire qui peut apparaître simple au départ au niveau macroscopique, apparaît de plus en plus complexe dès que l'on se penche sur les composantes microphysiologiques

---

421 R.M. et al. Frank, *Histoire de la faculté de chirurgie dentaire de Strasbourg*, Strasbourg, Editions La nuée bleue, 2004, pp. 106-107

de ce phénomène et l'on appréhende les arcanes de la biologie moléculaire et de la génétique moléculaire.

LA BIOLOGIE MOLECULAIRE ET LA GENETIQUE MOLECULAIRE SONT À LA FOIS REVELATRICES DES ANOMALIES DE FORME, DE STRUCTURE ET DE FONCTIONNEMENT, ET À L'ORIGINE DE LA REVISION DE LA NOSOGRAPHIE DENTAIRE

La microphysiologie bucco-dentaire, en permettant de pénétrer de plus en plus dans l'intimité des phénomènes bucco-dentaires grâce aux travaux de biochimie, de biologie moléculaire et de génétique moléculaire, va remettre en cause, d'une certaine façon, la manière de concevoir l'étude des pathologies bucco-dentaires. En effet, si les anatomistes sont habitués à la variabilité morphologique des individus au niveau bucco-dentaire, par ces travaux de biologie moléculaire et de génétique moléculaire, la variabilité chimique des individus va être révélée aux microphysiologistes en même temps que l'origine génétique de certaines maladies. De nouveaux critères seront pris en considération pour identifier certaines pathologies et ils contribueront à accroître la diversité des pathologies désignées et reconnues. Ainsi, pourront être mises en évidence des maladies métaboliques héréditaires, comme la maladie de Hurler, par exemple, appelée mucopolysaccharidose qui se caractérise par une perturbation génétiquement conditionnée du métabolisme des mucopolysaccharides acides (MPSA). Cette perturbation entraîne l'apparition d'une maladie et les travaux de Hers et Van Hoof, en 1969, vont montrer l'appartenance de cette maladie au groupe des maladies lysosomiales et expliquer comment elle apparaît à partir de « l'absence congénitale d'une des hydrolases acides des lysosomes. »[422] En détectant le défaut enzymatique en cause, six principaux types de MPS vont être distingués et classés par Mc Kusick en 1966 : la maladie de Hurler ou MPS I, la maladie de Hunter ou MPS II, la maladie de Sanfilippo ou MPS III, la maladie de Morquio ou MPS IV, la maladie de Ullrich-Scheie ou MPS V, la maladie de Maroteaux-Lamy ou MPS VI. Pour ce qui est de la maladie de Hurler, elle avait été individualisée cliniquement par lui et Pfaundler en 1919. Comme nous l'avons expliqué dans notre *Histoire des liaisons épistémologiques entre l'art dentaire et la chimie,* « Cette maladie s'exprime par une atteinte des tissus minéralisés et des tissus mous. Le désordre métabolique est présent à la naissance mais le tableau clinique complet n'apparaît que vers l'âge de deux ans. Elle se caractérise par des anomalies de développement maxillo-facial et des anomalies de développement des dents (de position, d'implantation, de volume et de forme et de structure). La morphologie et l'implantation dentaires sont perturbées et sont associées à

[422] J. Racadot, R. Weill, *Histologie dentaire – Structure et développement de l'organe dentaire*, Paris, Editions Masson et Cie et Julien Prélat, 1966, p. 11

un retard d'éruption. La face est difforme et rappelle celle des gargouilles moyenâgeuses, d'où le nom donné par certains à la maladie : "gargoylisme". Le diagnostic est établi, d'une part sur l'aspect des modifications squelettiques visibles à l'examen radiologique et d'autre part sur les données biochimiques. »[423] A l'évidence, la maladie de Hurler montre combien la biologie moléculaire et la génétique moléculaire sont révélatrices des anomalies de forme, de structure et de fonctionnement, et obligent les chirurgiens-dentistes à une révision de la nosographie dentaire.

Nous allons reprendre ici l'intégrité du texte[424] que nous avons écrit dans le livre cité précédemment afin d'insister sur le rôle joué par la biologie moléculaire et la génétique moléculaire dans l'expression des anomalies de forme, de structure et de fonction. « L'importance prise par la biologie moléculaire est liée au fait que " les maladies sont [...] caractérisées par des anomalies des molécules ou de leur interaction, dont la description renforce ou renouvelle la taxonomie médicale."[425] De même l'individualisation chimique des gènes a permis ensuite le développement de la génétique moléculaire et l'identification de pathologies bucco-dentaires. La biologie moléculaire et la génétique moléculaire vont ainsi concourir à la remise en cause de la nosographie dentaire. Le projet nosographique général initié au 18e siècle, sera de plus en plus élaboré au cours du 19e siècle et de la première moitié du 20e siècle. Dans la seconde moitié du 19e siècle, il ne tenait pas encore compte du caractère héréditaire de certaines maladies puisque même si l'on en était déjà conscient, celui-ci n'était pas encore expliqué. Emile Littré, lui-même, se contentait d'affirmer : " en pathologie, l'hérédité transmet les dispositions maladives, et c'est de la sorte que tant de maux passent des parents aux enfants. "[426]

A partir des années 1980, l'art dentaire va donc s'intéresser à la recherche fondamentale en génétique odontologique, essentiellement aux " [...] anomalies biochimiques dues à l'erreur héréditaire, au repérage des anomalies chromosomiques et d'autres marqueurs biologiques qui permettent de suivre à la trace un désordre héréditaire et même de le prévoir avant son apparition. "[427] De toute évidence, l'analyse nosographique sera alors de plus en plus fine et atteindra des niveaux jusque là jamais escomptés puisque comme nous l'explique G. Canguilhem, " [...] le niveau d'objectivité où se légitime l'opposition du normal et de l'anormal s'est déplacé vers la profondeur, de l'organisme développé vers le germe, du macroscopique vers l'ultramicroscopique. "[428] Afin de mieux comprendre pourquoi les nouvelles connaissances en génétique moléculaire vont remettre en question l'ancienne nosographie, nous allons encore nous laisser guider par Canguilhem. " A présent, ce sont les modalités de transmission du message héréditaire et de reproduction du programme génétique qui déterminent la norme ou l'écart. Parmi les anomalies chromosomiques humaines, certaines sont immédiatement décelables par l'observation clinique, comme le mongolisme, d'autres sont tolérées sans effets apparents et ne s'extériorisent que sous l'effet de circonstances d'ordre écologique, comme le syndrome de Klinefelter. Parmi les anomalies génétiques, on rappellera seulement les "erreurs innées de métabolisme" (Garrod, 1909) c'est-à-dire des lésions chimiques spécifiques, conséquences de la présence d'un gène mutant, qu'on dit alors anormal,

---

423 G. Gros, *Histoire des liaisons épistémologiques entre l'art dentaire et la chimie de l'Antiquité à la fin du 20e siècle*, op. cit., pp. 318-319

424 Ibid., pp. 314-317

425 R. Zittoun, *Pour une philosophie de la médecine,* in Dupont BM. et Zittoun R. (coordonnateurs), *Penser la médecine*, *Essais philosophiques*, Paris, Editions ellipses, 2002, p. 7

426 E. Littré, *La science au point de vue philosophique*, op. cit., p. 314

427 P. Meyer, *Leçons sur la vie, la mort et la maladie*, Paris, Editions Hachette littérature, 1998, p. 37

428 G. Canguilhem, *Idéologie et rationalité dans l'histoire des sciences de la vie*, op. cit., p. 134-135

non pas tant en raison de sa rareté statistique qu'en raison de ses effets pathologiques (hémophilie, chorée de Huntington, etc...) ou mortels sous contrainte aléatoire de conditions écologiques. "[429]

Se dessine ainsi une nouvelle nomenclature des maladies qui réfère le mal non plus à l'individu pris en totalité, mais à ses constituants morphologiques et fonctionnels. Les chirurgiens-dentistes vont s'intéresser, eux aussi, à la causalité des mutations des gènes bloquant les synthèses chimiques par l'altération du catalyseur enzymatique. Cette causalité est interprétée " comme une erreur de lecture du "message" génétique, comme erreur de reproduction d'un texte, erreur de copie. "[430] Une véritable révolution s'opère sous nos yeux, l'aspect normal ou anormal n'est plus recherché dans la globalité de l'individu, mais dans sa structure originaire.

La génétique oro-faciale de la fin du 20e siècle s'oriente donc selon deux axes de recherche qui délimitent ainsi deux classes de pathologies génétiques. Le premier axe correspond à l'identification des gènes impliqués dans les différentes étapes du développement. Les gènes impliqués dans l'odontogenèse sont nombreux car le développement dentaire regroupe des processus biologiques de base comme les interactions épithélio-mésenchymateuses et la biominéralisation mais aussi des évènements qui lui sont propres. C'est ainsi qu'en 1998, Townsend et al. montreront que deux gènes , l'amélogénine et la sialophosphoprotéine sont exclusifs au système dentaire. Une simple perturbation de l'un de ces divers phénomènes sera à l'origine des anomalies et défauts observés en clinique. Ainsi seront recensés les anomalies de nombre (dents manquantes, dents surnuméraires), de forme, de taille, de structure (amélogénèse et dentinogénèse imparfaites) et d'éruption.

Le second axe de recherche en génétique oro-faciale va concerner certaines maladies génétiques présentant des troubles biochimiques héréditaires pouvant ne pas se manifester dès la naissance, mais au cours de la vie de l'individu. L'identification de ces maladies et leur traitement sont liés à l'extension de l'explication génétique des maladies, ce qui autorise de grands espoirs. Ainsi, le concept d'erreur innée du métabolisme est devenu un concept usuel. Les biologistes se sont résolus à importer " dans le domaine des phénomènes biochimiques les termes d'anomalie, de lésion, empruntés au langage de la pathologie morphologique. "[431] Grâce à la génétique, les chirurgiens-dentistes savent que " puisque les enzymes sont les médiateurs par lesquels les gènes dirigent les synthèses intracellulaires de protéines, puisque l'information nécessaire à cette fonction de direction et de surveillance est inscrite dans les molécules d'acide désoxyribonucléique au niveau du chromosome, cette information doit être transmise comme un message du noyau au cytoplasme et doit y être interprétée, afin que soit reproduite, recopiée, la séquence d'acides aminés constitutive de la protéine à synthétiser. "[432] Mais les chirurgiens dentistes ne se laissent pas berner, ils savent aussi que " quel qu'en soit le mode, il n'existe pas d'interprétation qui n'implique une méprise possible. La substitution d'un acide aminé à la place d'un autre crée le désordre par inintelligence du commandement. "[433] La pathologie bucco-dentaire, en tant que discipline fait sien le concept d'erreur. Comme l'écrit Georges Canguilhem, dans le cas des maladies génétiques, " la maladie n'est pas une chute que l'on fait, une attaque à laquelle on cède, c'est un vice originaire de forme macromoléculaire "[434] et " si l'organisation est, à son principe, une espèce de langage, la maladie génétiquement déterminée n'est plus malédiction, mais malentendu [...] "[435]

Ici, il est aisé de constater combien le rôle de la connaissance en génétique et en biochimie devient important si l'on veut couvrir à la fois les phénomènes génétiques et les phénomènes biochimiques et combien il faut bien maîtriser la biologie moléculaire pour comprendre les phénomènes pathologiques au niveau microscopique. Les perturbations ultrastructurales observées peuvent servir à envisager des traitements à la fois conservateurs et restaurateurs. Mais ces perturbations ne peuvent être décelables que

429 G. Canguilhem, *Idéologie et rationalité dans l'histoire des sciences de la vie*, op. cit., p. 134-135
430 Ibid., p. 135
431 G. Canguilhem, *Le normal et le pathologique*, op. cit., p. 208
432 Ibid.
433 Ibid.
434 Ibid., p. 210
435 Ibid.

si l'on connaît l'ultrastructure de la dent normale. Cette connaissance ultrastructurale nécessite la connaissance de la minéralisation des dents et fait donc appel à l'histologie dont le champ s'est considérablement étendu depuis les années 1960. En effet, le domaine de l'histologie ne se borne plus, comme autrefois, à l'étude des tissus, c'est-à-dire à celle d'ensembles " [...] de cellules présentant la même différenciation et les mêmes fonctions. "[436] Il " s'est élargi par l'étude de la cellule, de sa structure et des ses fonctions, ainsi que par l'étude expérimentale de la cellule et des tissus. "[437] Il ne se limite plus à " la branche de l'anatomie qui étudie les parties constitutives des organes appelées tissus. "[438]

3-1-2-3 – Hématologie et développement épistémologique de la physiologie de la sphère bucco-dentaire

Au 20e siècle, comme les chirurgiens-dentistes ne sont indifférents ni à l'hématologie, ni à l'immunologie, ils s'appuieront sur elles, avec l'aide de la biologie moléculaire et de la génétique moléculaire, pour faire prendre de nouvelles orientations épistémologiques à la microphysiologie de la sphère bucco-dentaire.

L'HEMATOLOGIE ET L'OUVERTURE EPISTEMOLOGIQUE DE LA PHYSIOLOGIE BUCCO-DENTAIRE

Au cours du 20e siècle, la physiologie bucco-dentaire va s'intéresser de près à l'hématologie. Ceci se fera d'autant plus naturellement que les chirurgiens-dentistes n'ont jamais été indifférents au "sang des hommes". Les chirurgiens-dentistes savent aussi, depuis l'émergence du concept de complexe pulpo-dentinaire, que par le sang, les tissus dentaires sont en relation avec le milieu interne de l'organisme. De plus, tenant compte des principales découvertes (groupes de globules rouges, groupes de globules blancs, groupes de globulines du sérum...), réalisées en hématologie au cours de la première moitié du 20e siècle, les chirurgiens-dentistes vont disposer d'un éclairage nouveau sur un certain nombre de phénomènes physiologiques. Au début de la seconde moitié du 20e siècle, en 1958, un évènement marquant, la découverte par Jean Dausset du complexe majeur d'histocompatibilité, bouleversera l'approche de la physiologie bucco-dentaire par les chirurgiens-dentistes. En effet, « ce complexe correspond à un ensemble protéique particulier de la membrane du globule blanc (le système HLA : histocompatibility leucocytes antigens) »[439] et il se révèle « être une véritable signature de la singularité organique de chaque être humain. »[440] Ensuite, tout au long de cette seconde moitié du 20e siècle,

---

436 J. Racadot, R. Weill, *Histologie dentaire – Structure et développement de l'organe dentaire*, op. cit., p. 11

437 Ibid.

438 Ibid.

439 G. Gros, *Histoire des liaisons épistémologiques entre l'art dentaire et la chimie de l'Antiquité à la fin du 20e siècle*, op. cit., p. 320

440 Ibid.

aidés par les progrès techniques de la biophysique et de la biochimie, les hématologistes décrivent de nombreuses mutations et de nombreuses variétés d'enzymes, d'hémoglobine. Ces nouvelles connaissances provoquent une véritable "ouverture épistémologique" qui va être à l'origine d'un renouvellement de la pensée physiologique en art dentaire. Par l'intermédiaire du sang, les physiologistes et des pathologistes de la sphère bucco-dentaire vont porter attention au milieu interne qui leur ouvrira les yeux sur la biodiversité. D'une certaine façon, la physiologie humorale est de retour.

LA RECONNAISSANCE DU MILIEU INTERNE ET LE DEVELOPPEMENT DE LA PHYSIOLOGIE DU SANG AMENENT À L'ELARGISSEMENT SUBSTANTIEL DU CADRE EPISTEMOLOGIQUE DE LA PHYSIOLOGIE BUCCO-DENTAIRE

L'étude du milieu intérieur va éclairer notablement les chercheurs en physiologie bucco-dentaire qui vont suivre ainsi le chemin tracé un siècle plus tôt par Claude Bernard dont l'œuvre a été essentiellement consacrée à ce milieu. En fait, en investissant l'hématologie, puisque Jean Bernard définit celle-ci comme « l'étude du milieu intérieur, du sang, de la lymphe, des espaces interstitiels »[441], c'est donc tout cet ensemble que les physiologistes vont intégrer dans leur champ de recherche. Le développement de la physiologie du sang, conséquence logique de la reconnaissance du milieu interne va permettre l'établissement d'un pont durable entre la physiologie bucco-dentaire et la physiologie générale. Mais, nous rappelle Jean Bernard, il aura fallu attendre près d'un siècle « avant que les concepts de Claude Bernard inspirent la science du sang, avant que l'hématologie, d'anatomie qu'elle était devienne physiologie. »[442] Progressivement, la structure interne des cellules, la structure moléculaire de organites cellulaires vont être analysées, définies, puis leurs fonctions, leurs relations seront étudiées et connues. Alors, nous explique Jean Bernard, « physiologie et biologie moléculaire progressent ensemble. »[443]

En s'intéressant à la physiologie du sang et, par voie de conséquence, à la physiologie générale, à l'endocrinologie, plus particulièrement aux hormones de croissance, si déterminantes dans les phénomènes de croissance osseuse, il va se produire une remise en cause de l'approche étiologique des phénomènes physiologiques et pathologiques bucco-dentaires. Comme nous l'avons déjà écrit, « cette volonté de donner une juste place au milieu interne dans la recherche épistémologique en physiologie, va entraîner l'art dentaire

441 J. Bernard, *Le sang des hommes*, Paris, Editions Buchet/Chastel, 1981, p. 191
442 Ibid.
443 Ibid.

dans un raisonnement épistémologique moins parcellaire et beaucoup plus axé sur les relations de la bouche et des dents avec le reste de l'organisme. L'art dentaire sera ainsi obligé de prêter aussi attention aux organes placés sur le circuit sanguin, au cerveau et au système nerveux. »[444] Toute altération de la physiologie du sang peut avoir des répercussions négatives sur la physiologie de la sphère bucco-dentaire. Au 20e siècle, l'hématologie parvient à convaincre les chercheurs en odontologie de la nécessité de prendre en considération les connaissances hématologiques et, par-delà à ne pas se cloîtrer dans un cadre épistémologique et de recherche étriqué. Hormis la physiologie générale du sang, sa physiologie moléculaire et sa physiologie cellulaire sont fortement sollicitées par la physiologie de la sphère bucco-dentaire. Jean Bernard nous rappelle le rôle du sang et de la circulation dans l'échange d'informations entre les cellules et entre les organites cellulaires. « Entre les cellules, d'une cellule à l'autre, existent aussi des relations, des échanges d'informations. Rien n'illustre mieux l'importance de ces relations, de ces échanges, de ces informations que l'analyse des fonctions de défense exercées par les globules blancs : les globules blancs sont, on le sait, responsables de la défense contre l'étranger, responsable du maintien de l'intégrité de soi. »[445] Dans ces conditions, les données épistémologiques issues de la physiologie du sang et donc du milieu interne joueront un rôle important dans l'épistémologisation de l'art dentaire de la seconde moitié du 20e siècle.

« Grâce à la biologie moléculaire, la convergence entre génétique et biochimie a pu se faire en donnant à cette combinaison une originalité et une puissance capable de pénétrer des fonctionnements très subtils et de découvrir des objets particulièrement difficiles à déceler en raison de leur instabilité. L'art dentaire en s'emparant de ces nouveaux objets a pu s'ouvrir à des conceptions nouvelles. Désormais l'échelle moléculaire apparaît aux chirurgiens-dentistes comme une voie de recherche fructueuse pour connaître la nature, la structure et l'activité des molécules responsables des fonctions vitales, le mécanisme moléculaire de leur production, mais aussi leur mode d'action sur d'autres molécules qui les reçoivent. Par la science moléculaire, l'art dentaire parvient à réaliser " le rêve d'une anatomia animata, d'une description des fonctionnements par l'animation des structures, d'une physiologie réduite à une mécanique moléculaire. "[446] Claude Debru nous explique comment les chercheurs s'y prennent pour reconstituer les structures atomiques des molécules avec une suffisante précision des distances interatomiques de l'ordre du centième d'angstroem. L'intérêt de cette reconstitution est de permettre d'éclairer le mécanisme de la fonction et d'offrir aux odontologistes la possibilité de percevoir la diversité des formes cristallographiques d'une même molécule et de chercher à comprendre les chemins réactionnels qui mènent de l'une à l'autre de ces structures. Là encore, le chirurgien-dentiste est face à une évidence, la complexité des phénomènes moléculaires, mais sa prétention à l'accession d'une vision du vivant en acte demeure. Il parvient à reconstituer " les évènements biochimiques dont la corrélation donne naissance aux fonctions. "[447] A ce propos, Claude Debru nous précise que " nous voyons à l'œuvre des spécificités d'action plus ou moins fortes dans cet espace différencié. Nous comprenons comment nous pouvons tromper ces spécificités en les imitant, comment nous pouvons rentrer dans le jeu. Nous saisissons de

---

[444] G. Gros, *Histoire des liaisons épistémologiques entre l'art dentaire et la chimie de l'Antiquité à la fin du 20e siècle*, op. cit., p. 322

[445] J. Bernard, *Le sang des hommes*, op. cit., p. 192

[446] C. Debru, *Philosophie moléculaire, Monod, Wyman, Changeux*, Paris, Librairie philosophique J. Vrin, 1987, p. 23

[447] Ibid., p. 214

quelle manière nous pouvons agir rationnellement sur ce milieu mobile, pour en corriger les dysfonctions éventuelles, ou en modifier à notre profit les fonctionnements. "[448]

Claude Debru nous rappelle aussi que la biologie moléculaire nous offre une anatomie moléculaire différenciée, nous apporte " une explication toujours plus fine des fonctions et fonctionnements à l'aide d'effecteurs moléculaires individués et spécifiques. "[449] Ainsi, l'approche moléculaire de la physiopathologie des tumeurs odontogènes épithéliales humaines est devenue possible. »[450]

A l'échelle moléculaire, anatomie et physiologie s'avèrent donc bien indispensables pour expliquer les phénomènes.

3-1-3 – De nouveaux outils d'investigation épistémologique utiles au développement épistémologique de l'anatomie et de la physiologie de la sphère bucco-dentaire

Trois nouveaux outils d'investigation épistémologique vont contribuer à l'enrichissement épistémologique et à la vivification de l'anatomie et de la physiologie de la sphère bucco-dentaire au cours du 20e siècle. Il s'agit de l'imagerie radiologique, de l'informatique et de l'instauration de procédures algorithmiques, des statistiques et des probabilités. Chacun d'entre eux jouera le rôle d'un utile auxiliaire pour mettre en valeur le singulier et remettre en cause le pouvoir exclusif de l'universel. En outre, la connaissance en psychologie peut, d'une certaine façon, être considérée comme une forme d'outil d'investigation pour le développement épistémologique de la physiologie puisque, comme nous le verrons, un pont peut être établi entre la psychologie et la physiologie.

3-1-3-1 – L'imagerie radiologique, un outil révolutionnaire à l'origine d'un nouveau regard des chirurgiens-dentistes sur l'anatomie et la physiologie de la sphère bucco-dentaire

Les premières applications des rayons X, découverts par Wilhem Conrad Roëntgen en 1895, ne se font pas attendre puisque, dès 1897, le Dr. Lemoine, de Reims, les évoque dans sa thèse en ces termes : « En même temps que le médecin, l'anatomiste commence à tirer parti des applications de la nouvelle méthode, pour l'étude des deux dentitions successives de l'homme [...]. »[451] De plus, comme l'Académie de médecine, dès 1906, reconnaît aux chirurgiens-dentistes diplômés la légitimité de pratiquer des

---

448 C. Debru, *Philosophie moléculaire, Monod, Wyman, Changeux,* op. cit., p. 214

449 Ibid., p. 22

450 G. Gros, *Histoire des liaisons épistémologiques entre l'art dentaire et la chimie de l'Antiquité à la fin du 20e siècle,* op. cit., pp. 330-332

451 S. Balcerowiak, *Médecine : futur antérieur ou les perspectives d'avenir inspirées par deux grandes découvertes scientifiques du 19e siècle : la théorie microbienne et les rayons X*, op. cit., p. 109

radiographies, le radiodiagnostic leur est implicitement accordé et la radiologie dentaire peut alors se développer. A partir de ce moment-là, au cours du 20e siècle, la technique radiographique va se perfectionner de plus en plus et les chirurgiens-dentistes obtiendront des images de plus en plus précises de toutes les structures anatomiques de la sphère bucco-dentaire. Sans scalpel, les rayons X permettent de voir l'intérieur des maxillaires, les germes dentaires, de constater les retards ou non des éruptions dentaires. La radiologie ne permet donc pas seulement d'améliorer la recherche anatomique, elle peut aussi apporter une aide précieuse en physiologie. En effet, si l'on fait en sorte de prendre en considération la temporalité, la comparaison par la superposition de deux clichés radiographiques pris dans un intervalle de temps assez long offre la possibilité d'évaluer certains processus physiologiques, par exemple ceux de la croissance osseuse. La radiologie devient ainsi une discipline d'investigation et elle va constituer un formidable facteur de développement pour l'épistémologie de l'anatomie et de la physiologie de la sphère bucco-dentaire et par delà pour l'épistémologie de toutes les disciplines de l'art dentaire. En effet, « la radiologie dentaire va permettre de surmonter les obstacles sur lesquels butait la méthode anatomo-clinique ; il ne sera plus nécessaire d'attendre la mort pour voir les lésions et rapprocher celles-ci du tableau clinique. L'art dentaire peut le faire désormais, du vivant du malade et la radiologie va permettre ainsi de pousser les investigations, plus particulièrement en pathologie osseuse péri-apicale. Puis, pour des raisons cliniques, les chirurgiens-dentistes demanderont à ce que soient introduits des perfectionnements comme l'augmentation de la sensibilité et de la résolution de l'image. Les chirurgiens-dentistes vont pouvoir observer des lésions de plus en plus petites et d'une finesse croissante. L'examen radiologique deviendra un allié à part entière de l'examen clinique pour l'établissement du diagnostic. [...]»[452] A partir des examens radiographiques, les chirurgiens-dentistes vont aussi pouvoir revisiter l'anatomie des canaux pulpaires et s'apercevoir qu'elle n'est pas si standard que l'on veut l'affirmer. En dehors de l'observation des diverses ramifications du delta apical, des différents tracés des canaux radiculaires, les chirurgiens-dentistes se rendent compte de l'existence d'autres variantes du cours pulpaire, par exemple des canaux aberrants. Ils voient à quel point l'anatomie radiculaire est variée et ils constatent l'insuffisance de l'exploration de la morphologie canalaire et radiculaire. Il n'est plus question d'avoir une confiance aveugle aux références anatomiques universellement admises. Désormais, les chirurgiens-dentistes comprennent combien les examens radiographiques sont essentiels pour une bonne connaissance anatomique de la topographie

---

452 G. Gros, *Histoire des liaisons épistémologiques entre l'art dentaire et la chimie*, op. cit., p. 338

des canaux mais aussi pour éviter des échecs au cours des traitements endocanalaires.

Dans les dernières décades du 20e siècle, les limites de l'examen direct sont largement dépassées grâce à l'imagerie radiologique qui a fait d'énormes progrès. En inventant la tomodensitométrie, ou scannographie, ou scanner, G. Hounsfield obtient une image contrastée des tissus mous traversés et il rend possible la détection de microlésions très fines. Indéniablement, que ce soit la radiographie traditionnelle ou la scannographie, elles ont contribué l'une et l'autre, chacune à sa mesure, au renouvellement de l'anatomie. Néanmoins, la scannographie s'est particulièrement distinguée par ses coupes transversales qui offrent, par rapport à la radiographie traditionnelle, de meilleurs renseignements sur la densité des tissus, l'épaisseur et le volume des structures, mais aussi sur la spatialité et les rapports anatomiques. Les images numériques synthétisées par ordinateur participent aussi à ce renouvellement de l'anatomie. « C'est ainsi que l'imagerie électronique rend possible des anticipations et des simulations plus précises et plus complètes que toute approche expérimentale effective. »[453] Pour ce qui est de la résonance nucléaire, elle ne nous fournit pas seulement des données morphologiques, mais elle nous procure aussi des informations sur la composition chimique des tissus et sur la vitesse de mouvement des fluides (comme le sang) dans les organes. A la fin du 20e siècle, l'imagerie radiologique possède donc toute une panoplie de moyens pour nous offrir une représentation du corps humain, à la fois vivante et immatérielle. Avec la radiologie, l'objet d'étude s'est en quelque sorte dématérialisé et les rapports du chirurgien-dentiste à la matière et au vivant se sont transformés. La place réservée à la virtualité étant de plus en plus importante, l'espace du réel est donc réduit et la bouche et les dents, encore présentes matériellement, se trouvent donc éclipsées par des chiffres et des images numérisées. Les chirurgiens-dentistes sont donc poussés à concevoir de nouveaux repères anatomo-cliniques.

La pratique radiographique montre donc son rôle premier dans la révision même des connaissances. Elle a provoqué un élargissement du champ de la pensée et souligné l'importance d'une révision des relations entre l'universel et le particulier. Elle a poussé l'art dentaire, pourtant si proche de la matière, à accorder une place importante à ce qui est du ressort de l'iconique.

---

[453] G. Gros, *Histoire des liaisons épistémologiques entre l'art dentaire et la chimie*, op. cit., pp. 338-339

3-1-3-2– L'informatique et l'instauration de procédures algorithmiques

L'anatomie et la physiologie en art dentaire feront appel à l'informatique au cours des deux dernières décennies du 20e siècle, ce qui va accroître notablement leurs capacités à participer à la découverte et à la compréhension des phénomènes bucco-dentaires. L'informatique va procurer à l'anatomie et à la physiologie la possibilité de stocker les connaissances, les données, puis d'en disposer au moment voulu, afin d'effectuer les tris les plus pertinents possible. C'est principalement, au cours des deux dernières décades du 20e siècle, que les disciplines de l'art dentaire copieront l'anatomie et la physiologie pour faire appel, à leur tour, à l'informatique. Ce véritable outil libérateur, l'informatique, leur permettra de réduire le réel efficacement et de ne pas subir la dictature des détails.

Au niveau anatomique, les vertus de l'informatique sont les bien venues puisque grâce à elles il est désormais possible d'engranger des milliers de données anatomiques et, tout en restant fidèle à la tendance universalisante des sciences en général, il est de plus en plus possible d'accorder un regard de plus en plus attentif aux singularités qui apparaissent ainsi. L'approfondissement des connaissances anatomiques est ainsi plus aisé car l'informatisation permet « d'envisager directement la richesse et les détails des singularités, dès lors non rabotées. »[454] L'anatomie est ainsi envisagée de façon plus singulière.

De même, en empruntant la voie de l'informatique, la physiologie en art dentaire pourra suivre « des fonctionnements liés à des déformations, à des variations incessantes de conformations, qui font l'unité désormais représentable et compréhensible de la fonction en acte dans la déformation permanente de la structure qui la porte. »[455] L'informatique confère à l'anatomie et à la physiologie en art dentaire un moyen de ramener tout, ou presque tout, au numérique et, par conséquent, d'une certaine manière au virtuel. Suivant l'exemple de l'anatomie et de la physiologie en art dentaire, les disciplines de l'art dentaire vont-elles aussi s'engager dans la voie de l'informatisation des données. Désormais, cette voie ouvre à la connaissance en art dentaire de nouvelles perspectives. Les chirurgiens-dentistes adhèrent à des logiques multicausales et ont recours à la pensée algorithmique.

A la fin du 20e siècle, comme toutes les disciplines de l'art dentaire comportent un volet clinique et que le diagnostic répond à une logique

---

454 M. Serres, *Rameaux*, Paris, Editions Le Pommier, 2004, p. 217

455 C. Debru, *Formes anatomiques et fonctions physiologiques, de Claude Bernard à nos jours*, pp. 115-134, in J.-P. Changeux (sous la dir. de), *La vie des formes et les formes de la vie*, Paris, Editions Odile Jacob, 2012, p. 134

multicausale, l'algorithme représente le mode privilégié pour l'exploration des connaissances et la résolution des problèmes de recherche. Si l'informatique et l'instauration des procédures algorithmiques favorisent le développement épistémologique de l'anatomie et de la physiologie en art dentaire ainsi que l'essor épistémologique des disciplines dentaires, le couplage de l'imagerie radiologique avec l'informatique décuple ces effets.

3-1-3-3– Les probabilités et les statistiques pour la mesure de la variabilité

Au cours du dernier quart du 20e siècle, quand les chirurgiens-dentistes vont se décider à recourir aux probabilités et aux statistiques, ils vont offrir à l'anatomie et à la physiologie de la sphère bucco-dentaire l'occasion d'ouvrir à nouveau leur champ épistémologique. La méthode statistique va engendrer une véritable révolution dans le mode de pensée des chirurgiens-dentistes, en introduisant la possibilité d'étudier la variabilité en anatomie et en physiologie de la sphère bucco-dentaire.

LES PROBABILITES ET LES STATISTIQUES, DES OUTILS PRECIEUX POUR LE DEVELOPPEMENT EPISTEMOLOGIQUE DE L'ANATOMIE ET DE LA PHYSIOLOGIE EN ART DENTAIRE

L'appel aux probabilités pour explorer les champs du possible et l'intégration de la méthode statistique en anatomie et en physiologie de la sphère bucco-dentaire ont été tardifs et de ce fait, ils n'ont pu contribuer à l'enrichissement épistémologique de l'art dentaire que dans les dernières décades du 20e siècle. Durant cette dernière période du 20e siècle, bien fini est le temps où Claude Bernard avait laissé transparaître son manque d'enthousiasme pour les statistiques en déclarant : « [...] la statistique ne peut donner qu'une possibilité mais jamais une certitude. »[456] Puisque le caractère essentiel de la vie est la variabilité, les chirurgiens-dentistes vont de plus en plus s'engager dans l'utilisation de l'outil statistique pour mieux progresser dans la recherche physiologique et maîtriser l'étude des cas cliniques. De même, dès que les chirurgiens-dentistes veulent analyser des données concernant le devenir des structures bucco-dentaires, les statistiques et le calcul des probabilités s'avèrent incontournables. Les statistiques et le calcul des probabilités modifient la relation des chirurgiens-dentistes à l'inconnu du futur et, par conséquent, au temps de l'histoire, puisqu'ils leur apportent une estimation quantitative de chances et de risques. Ils permettent aux chirurgiens-dentistes non seulement d'anticiper sur certains phénomènes, mais aussi de spéculer sur eux. Les chirurgiens-dentistes se rendent compte que cette spéculation sur le futur est d'autant plus fiable que

---

[456] C. Bernard, *Introduction à l'étude de la médecine expérimentale*, Paris, Editions Garnier-Flammarion, 1966, p. 193

ce futur est étendu ; sur un très grand nombre d'essais, ils peuvent annoncer combien de fois un évènement se produira. Avec la prévision, les chirurgiens-dentistes vont quitter « [...] la modalité du nécessaire pour celle du probable. »[457] Pour ce jeu subtil de la prévision, les disciplines cliniques de l'art dentaire et plus particulièrement l'ODF, vont donc avoir recours aux probabilités. Elles en ont besoin pour prévoir le devenir et suivre la vie des structures bucco-dentaires. Par exemple, en ODF, quand des forces de traction ou de pression sont appliquées sur le tissu osseux, elles y provoquent des changements microphysiologiques dont il est difficile de quantifier l'intensité. Les chirurgiens-dentistes auront alors recours aux probabilités et aux statistiques car elles sont essentielles pour l'estimation des changements microphysiologiques. Les chirurgiens-dentistes se serviront de la méthode statistique afin de prévoir la vitesse et l'importance des processus d'ostéosynthèse et d'ostéolyse. Il leur sera ainsi possible, au niveau de l'appareillage, de choisir la technique et les ancrages les mieux adaptés aux conditions physiologiques de l'os.

En rendant compte de la variabilité des caractères de la sphère bucco-dentaire selon les individus, la méthode statistique va donner une autre dimension à l'anatomie et à la physiologie de la sphère bucco-dentaire. Il sera dorénavant possible de compter sur la biostatistique pour améliorer l'évaluation des facteurs de risques d'apparition de phénomènes pathologiques. Les statistiques vont servir d'outils de prédilection pour mieux appréhender les phénomènes du vivant, mieux distinguer les variations de forme, de structures, de fonctionnement. Indirectement, l'intérêt suscité par l'observation de toutes ces variations et les calculs statistiques vont favoriser l'essor de la biologie et de la génétique dentaire, essor qui caractérise la fin du 20e siècle.

3-1-3-4- La psychologie : incidence de la prise en compte de ses connaissances sur le développement épistémologique de la physiologie de la sphère bucco-dentaire

Parler des connaissances en psychologie, de leur introduction en art dentaire au 20e siècle et de leur implication dans le développement épistémologique de la physiologie bucco-dentaire ne peut se faire sans évoquer ce que la psychologie représentait déjà aux siècles précédents et sans la rattacher à son histoire. En effet, même si c'est simplement de façon empirique, l'entrée en scène de la psychologie a toujours été nécessaire à un moment ou à un autre dans tout traitement dentaire, et ce, depuis des lustres. Même Antifon, figure de l'Antiquité, ne nous démentirait pas puisqu'il avait déjà compris le rôle de

---

457 J. Sebestik, *Postface*, in J. Cavaillès – *Sur la logique de la théorie de la science* Paris, Librairie philosophique J. Vrin, 1997, p. 134

la psyché sur le corps et revendiquait la pratique de la psychothérapie pour rendre plus performants les traitements traditionnels, et meilleur l'état de ses patients. De même, les chirurgiens-dentistes n'ont donc pas attendu la science positiviste pour se poser des questions d'ordre psychologique.

ELEMENTS D'HISTOIRE SUR LES PREMIERES FORMES DE LA PSYCHOLOGIE, DU 17^E SIECLE À LA FIN DE LA PREMIERE MOITIE DU 20^E SIECLE

Avant d'examiner ce que la sollicitation des connaissances en psychologie, au 20e siècle, apportera de positif à la physiologie bucco-dentaire et à tout l'art dentaire, il est donc bon de rappeler quelques éléments d'histoire sur les premières formes de la psychologie qui avaient cours entre le 17e siècle et la fin de la première moitié du 20e siècle. Bien avant le 20e siècle, les chirurgiens-dentistes étaient déjà conscients de la nécessité de connaître le profil psychologique de chaque patient afin d'en tenir compte pour l'approcher et le traiter dans les meilleures conditions possibles. Ainsi, dès le 17e siècle, Perrault développait une théorie de l'âme physiologique et les multiples ramifications du système psychophysiologique de Perrault traduisaient de nouvelles orientations méthodologiques et théoriques pour l'analyse des mécanismes vitaux. F. Duchesneau nous fait remarquer que « Perrault esquissait en particulier une notion de l'organisation et du fonctionnement du vivant animal qui renvoyait à l'économie des opérations mentales — par extension de celles-ci de l'ordre intellectuel à l'ordre organique — et cela dans un contexte d'immatérialité de l'âme et de rejet de toute espèce de qualité occulte ou de faculté naturelle attribuable aux structures organiques. »[458]

Au 18e siècle, avec Condillac dont l'ambition était de devenir le "Newton de la psychologie" et de réduire tous les phénomènes complexes à un phénomène fondamental simple, la psychologie était devenue la psychologie élémentaire. Cassirer précise qu' « une fois découvert ce phénomène élémentaire, on peut non seulement en déduire complètement tous les contenus divers de la conscience, mais aussi toutes les activités apparentes de celle-ci, tous ses processus et opérations. »[459] Cassirer poursuit son analyse de la psychologie de cette époque : « [...] La psychologie devait déduire toute la vie de l'âme à partir des atomes de la sensation et de règles de leurs connexions, à partir des "perceptions" et des "associations". L'être de la conscience ne pouvait être expliqué que par sa genèse et cette genèse

[458] F. Duchesneau, *Les modèles du vivant de Descartes à Leibniz*, op. cit., p. 266
[459] E. Cassirer, *Logique des sciences et de la culture*, Paris, Les éditions du Cerf, 1991, p. 186

n'était après tout que la simple jonction des parties identiques en formations toujours plus complexes. »[460]

A la fin du 18e siècle, Kant avait refusé à la psychologie l'accès au rang de science dans la mesure où elle ne peut mathématiser son objet. Il lui donnait donc un statut subalterne. Et cette condamnation de la psychologie eut un effet sur les savants de son temps et donc aussi sur les chirurgiens-dentistes au point de rester ancrée en eux jusqu'à la seconde moitié du 19e siècle. Par contre, Kant privilégiera un regard qui se déplacera « du contenu du sens interne vers cette dimension pour ainsi dire extérieure (donc relevant du sens externe) du psychisme que nous fournissent les "conduites signifiantes", ou, si l'on préfère : vers le domaine du sens. »[461] Kant va opérer ainsi un déplacement de la psychologie empirique à l'anthropologie pragmatique et il met en lumière des développements axés davantage sur les comportements (individuels ou collectifs) que sur les contenus psychiques. A l'instar de Kant, les chirurgiens-dentistes vont tenter de « saisir la nature empirique de l'homme, à travers, non pas ce qu'il éprouve de lui-même (sens interne), mais ce qu'il fait sous le regard d'autrui (sens externe). »[462] De même, si l'on réexamine les 17e et 18e siècles, au travers de livres comme le *Traité de l'homme* de Descartes ou *Le traité de la nature humaine* de Hume, force est de constater que ces deux auteurs ne traitent absolument pas de l'homme comme le font les hommes du 20e siècle quand ils font de la psychologie. Néanmoins, au 18e siècle, chez les chirurgiens-dentistes, même si Fauchard prête peu d'attention à la sensibilité ou au vécu de ses patients, des praticiens célèbres comme Bunon ou L'Ecluse de Thilloy (1711-1792) vont commencer à s'en préoccuper. Ce dernier en particulier, dans *les nouveaux éléments d'odontologie,* manifeste une sensibilité pour le vécu du patient et s'intéresse à sa peur et à sa douleur. Il en tire d'ailleurs des leçons et il enrichit ses écrits en dressant une série de conseils utiles au dentiste, pour être à l'écoute, mieux connaître et mieux aborder le patient, donc améliorer les conditions de l'intervention et les suites opératoires. Jusqu'au 19e siècle, quand il l'a fait, l'art dentaire s'est donc contenté d'investir la psychologie qu'en tant que science empirique, "rejeton et rameau latéral de la science de la nature".[463]

---

460 E. Cassirer, *Logique des sciences et de la culture*, op. cit., p. 187

461 A. Renault, *Préface,* in, E. Kant, *Anthropologie du point de vue pragmatique*, trad. A Renault., Paris, Flammarion, 1993, p. 32

462 Ibid., p. 33

463 E. Cassirer, *Logique des sciences et de la culture*, op. cit., p. 186

Dès le début du 19e siècle, la psychologie a « ce très curieux projet de connaître l'homme. »[464] Durant la seconde moitié du 19e siècle, l'intérêt pour la physiologie psychique, ou psychophysiologie, va se développer. Ainsi le "psychique", selon Littré, est ce qui est « relatif aux sentiments et aux idées »[465] et la physiologie représente ici « la formation et la combinaison de ces sentiments et de ces idées en rapport avec la constitution et la fonction du cerveau. »[466] Le positivisme va décrire les phénomènes psychiques avec leur subordination et leur enchaînement comme de la pure physiologie et comme l'étude d'une fonction et de ses effets. Pour les positivistes, « il n'est plus douteux que les phénomènes intellectuels et moraux sont des phénomènes appartenant au tissu nerveux. »[467] Au cours de cette seconde moitié du 19e siècle, malgré le primat de "la notion du monde extérieur, ou objet, ou non-moi" dans l'édification épistémologique de l'art dentaire, la "notion du monde intérieur, ou sujet ou moi", intéresse de plus en plus les chirurgiens-dentistes. C'est en appréhendant la douleur, à laquelle ils sont confrontés au cours de soins, qu'ils acquièrent de façon de plus en plus profonde la notion de sujet, née ainsi « de l'impression qu'on nomme plaisir ou douleur, ou en général sensibilité interne. »[468], Mais c'est aussi pour eux l'occasion de se pencher sur le vécu individuel du patient. De cette façon, une notion psychique de l'expérience voit le jour et la composante psychique de cette expérience se trouve mise au premier plan. De façon plus particulière, la notion psychique de l'expérience douloureuse ne va pas échapper aux chirurgiens-dentistes de la fin du 19e siècle. Tout en demeurant fondamentalement matérialistes, les chirurgiens-dentistes, de par leur expérience, vont se laisser convaincre de l'existence d'une composante psychique de la douleur. Flammarion leur montre d'ailleurs le chemin en affichant sa volonté d'exorciser les démons "matérialistes" : « l'explication purement mécanique de la nature est insuffisante ; (...) il y a dans l'univers autre chose que la prétendue matière. Ce n'est pas la matière qui régit le monde : c'est un élément dynamique et psychique. »[469] Malgré cette prise de position, Flammarion ne réussira pas à réduire l'hégémonie du matérialisme mécaniste mais sa conception élargie de la nature contribuera à faire émerger la théorie psychanalytique de Freud et à faire éclore la psychanalyse. Cependant, on ne peut oublier que la fin du 19e siècle apportera l'expérience de la déraison d'où naîtront les psychologies et la possibilité même de la

---

464 M. Foucault, *Dits et écrits* – tome 1 - 1954-1975, Paris, Editions Gallimard, 2001, p. 474

465 E. Littré, *La science au point de vue philosophique*, op. cit., p. 324

466 Ibid.

467 Ibid., p. 325

468 Ibid., p. 331

469 P. Thuillier, *D'Archimède à Einstein – les faces cachées de l'invention scientifique*, Paris, Editions Fayard, 1988, p. 369

psychologie, comme le montre Michel Foucault. Le premier Congrès international de psychologie physiologique de 1889 apporte la preuve de l'importance prise par la psychologie dans la société de la fin du 19e siècle.

Au cours de la première moitié du 20e siècle, les chirurgiens-dentistes commencent à saisir tous les avantages que peuvent procurer une certaine maîtrise de la psychologie dans leur champ d'étude épistémologique. Il leur apparaît de plus en plus évident que « la psychologie peut au prix de quelques précautions, prolonger les leçons de la biologie animale et de l'organologie générale. »[470] Dans toute approche thérapeutique, les praticiens en art dentaire constatent la justesse de cette judicieuse remarque de François Dagognet. De plus, ils se rendent compte que si la psychologie permet de mieux comprendre le corps, « on peut aussi spatialiser par l'image du corps, jouer sur les divers registres de l'anthropomorphie. »[471] Enfin, en se fiant aux théories freudiennes, les chirurgiens-dentistes pratiquent l'anamnèse du patient et parviennent aussi à mieux dessiner le profil psychologique du patient. De la sorte, les chirurgiens-dentistes arrivent à mieux ajuster l'approche et le traitement du patient en fonction de sa psyché.

SECONDE MOITIE DU 20E SIECLE : CONTRIBUTION DES CONNAISSANCES EN PSYCHOLOGIE AU DEVELOPPEMENT EPISTEMOLOGIQUE DE LA PHYSIOLOGIE BUCCO-DENTAIRE

Au 20e siècle, des rencontres entre physiciens et philosophes, biologistes et psychologues, neurologues et psychanalystes, ont lieu et, dans la mesure où elles sont de plus en plus fréquentes, elles vont inciter ces savants à lancer un pont entre le corps et la psyché. La neuropsychologie met en évidence un certain nombre de liens entre la psyché et le corps et, de ce fait, les chercheurs en physiologie et en psychologie vont non seulement communiquer de plus en plus entre eux, mais aussi avoir des thèmes de recherche communs. Dans ce contexte, la psychologie, sous sa forme moderne, fait son entrée sur la scène épistémologique de l'art dentaire. Les chirurgiens-dentistes ne vont pas être indifférents à ces liens entre la psyché et le corps, et à partir de la seconde moitié du 20e siècle, ils vont changer d'attitude épistémologique. Ils vont s'intéresser de plus en plus à tout ce qui met en évidence ces liens ; ils révèleront l'incidence de l'activité de la psyché sur les phénomènes physiologiques en général et sur les phénomènes physiologiques bucco-dentaires, en particulier. La physiologie humorale va montrer aux chirurgiens-dentistes, par exemple, qu'« au moment du stress, il y a une augmentation du cortisomol plasmatique, décharge de

470 F. Dagognet, *Faces, surfaces, interfaces,* Paris, Editions J. Vrin, 1982, pp. 129-130

471 J.-C. Beaune, *Philosophie des milieux techniques*, op. cit., p. 564

catécholamines »[472] et que « cela se repère par des indices bio-électriques d'alerte cérébrale. »[473]

Il y a plusieurs raisons qui font que cette seconde moitié du 20e siècle est une période propice à l'entrée de la psychologie sur la scène épistémologique de l'art dentaire. La première raison, c'est qu'après avoir défriché de nombreux champs de la connaissance dans les sciences odontologiques, les chirurgiens-dentistes sont plus disponibles pour explorer de nouveaux terrains de recherche épistémologique comme la psychologie. Ainsi, en Allemagne, aux Etats-Unis, en Russie, en Angleterre et en France, les cours de psychologie au sein des cursus universitaires se sont généralisés en quelques années et, dans les années 1970, aura lieu l'introduction de l'enseignement de la psychologie dans les facultés de chirurgie dentaire françaises. La seconde raison, c'est que grâce aux outils de la réflexion qui s'offrent à eux — l'imagerie radiologique, l'informatique et l'instauration des procédures algorithmiques, les probabilités et les statistiques — l'étude du singulier est devenue si familière aux chirurgiens-dentistes et leur apparaît si utile pour le développement épistémologique de leur art qu'ils se tournent tout naturellement vers la psychologie. En effet, en faisant de la psychologie un centre d'intérêt non négligeable, les chirurgiens-dentistes consolident la place qu'ils veulent réserver à la singularité. De plus, ils vont mieux éviter les écueils d'une anatomie et d'une physiologie qui seraient rivées à une généralisation trop dogmatique. Instruits par leurs observations empiriques, les chirurgiens-dentistes sont fortement convaincus de « l'interpénétration entre le fonctionnement biologique et la dynamique psycho-affective et relationnelle de l'être humain, notamment l'importance de l'influence des interactions langagières sur la biologie des interlocuteurs. »[474] A cela s'ajoute, bien sûr, la fascination qu'exerce sur eux la psychologie malgré, ou à cause, des différentes définitions qui lui ont été attribuées au fil du temps et l'ont ainsi escortée. En effet, si l'on admet que la psychologie est "la science des profondeurs de l'âme" et elle n'est plus seulement la science de l'intimité, « si l'on pense que du psychisme peut être inconscient, la psychologie ne se réduit pas à la science de la conscience »[475], si « le psychique n'est plus seulement ce qui est caché, mais ce qui se cache, ce que l'on cache, il n'est plus seulement l'intime, mais aussi [...] l'abyssal »[476], alors quelle que soit la définition de la psychologie choisie par les

---

472 B. Cyrulnik, *De la parole comme d'une molécule*, Paris, Editions Eshel, 1991, p. 40

473 Ibid.

474 Ibid., p. 7

475 G. Canguilhem, *Etudes d'histoire et de philosophie des sciences concernant les vivants et la vie*, Paris, Librairie philosophique J. Vrin, 1994, p. 375

476 Ibid.

chirurgiens-dentistes, chacune d'entre elles les pousse à ne pas bouder la psychologie. La psychologie acquiert ainsi une place honorable en art dentaire et, dès le début de la seconde moitié du 20e siècle, les années 1960 vont être celles de la fin de l'opposition du monde intelligible au monde sensible, de l'esprit à la matière, de l'âme au corps. Cette fin de la dichotomie entre le corps et l'âme est l'amorce d'un changement majeur dans l'approche épistémologique de l'art dentaire, de la physiologie en général et de la physiologie bucco-dentaire en particulier. Désormais, les paramètres d'ordre psychologique seront pris en considération dans la recherche épistémologique de la physiologie se rapportant à la sphère bucco-dentaire et interviendront donc dans l'évolution épistémologique de la physiologie bucco-dentaire. Si la psychologie est enfin reconnue comme l'un des nouveaux outils d'investigation épistémologique en physiologie bucco-dentaire, c'est parce que « le principe de raison affirme plus radicalement que jamais la dépendance des hommes à l'égard de ce qui les précède, les entoure et les suit. »[477] Il est ainsi reconnu que le psychisme garde les traces des carences affectives et nous savons aussi que les carences affectives ont des répercussions sur la physiologie du corps de celui qui en est la victime. Ainsi, comme le relate Boris Cyrulnik, un enfant qui est en carence affective, ne sécrétera plus d'hormones de croissance et dès qu'on le placera dans une famille d'accueil où il ne sera pas privé d'affects, il se remettra à nouveau à sécréter des hormones de croissance.[478] L'impact sur le psychique a donc un retentissement sur la physiologie. Le psychique et la physiologie sont donc intimement liés.

Puisque le corps et la psyché sont intimement liés, au cours de la seconde moitié du 20e siècle, les chirurgiens-dentistes vont donc être de plus en plus attentifs à l'incidence des problèmes psychologiques sur la physiologie générale et sur les phénomènes physiologiques bucco-dentaires. Par conséquent, tout ceci engendre un nouveau regard des chirurgiens-dentistes sur la physiologie en général et la physiologie bucco-dentaire en particulier, mais aussi sur les troubles du psychisme et la psychologie. Puisque des manifestations fonctionnelles et somatiques d'origine psychique sont reconnues, puisque le psychisme est considéré comme une entité mixte dans laquelle les deux niveaux de fonctionnement, cogito-représentationnel et neurofonctionnel interviennent, il va sans dire que lorsque des troubles du psychisme apparaissent, ces deux niveaux de fonctionnement peuvent être le siège de dysfonctionnement. En conséquence la psychologie ne peut être écartée des éléments de recherche épistémologique en physiologie bucco-dentaire. Il s'ensuit un considérable élargissement du champ épistémologique de la physiologie bucco-dentaire et ce, pour deux raisons.

---

477 L. Ferry, *L'Homme-Dieu*, Paris, Editions Grasset, 1996, p. 41

478 B. Cyrulnik, *De la parole comme d'une molécule*, op.cit., p. 43

La première raison est que la physiologie bucco-dentaire n'est plus limitée à sa dimension biologique et ne se trouve donc pas contrainte de se cantonner dans le pré carré biologique puisque la psychologie lui fait entrevoir d'autres perspectives. La seconde raison est que les recherches sur les liens entre troubles affectifs et troubles endocriniens — liens que nous avons déjà évoqués — vont forcer les chirurgiens-dentistes à ouvrir davantage la physiologie bucco-dentaire sur la physiologie générale. Ce mouvement d'ouverture aura des répercussions en chaîne puisqu'il gagnera toutes les disciplines de l'art dentaire. Malgré sa forte tendance à la spécialisation de ses disciplines, l'art dentaire aurait pu se contenter d'adopter une épistémologie de plus en plus parcellaire alors qu'il donne à son épistémologie un profil plus holiste. Finalement, nous assistons à un bouleversement de la philosophie médicale des chirurgiens-dentistes. Ces derniers s'engagent sur la voie de la complexité puisqu'ils n'envisagent plus l'étude de la bouche et de ses fonctions sans prendre en considération le sujet. Confrontés à la double nature psychophysique de l'homme, force est, pour eux, de prendre en considération la psyché afin d'appréhender les phénomènes physiologiques bucco-dentaires sur tous les angles. Nul ne peut nier l'intime connexion entre troubles physiques et troubles comportementaux et psychiques. Le corps n'est alors « souvent, dans ce cas, qu'un révélateur partiel de troubles psychiques, d'une maladie de l'être intégral, d'une crise existentielle. »[479] Le temps est venu, pour les chirurgiens-dentistes comme pour les médecins, de considérer le corps comme inséparable du sujet et l'art dentaire va enfin s'ouvrir vraiment sur la psychologie. De nombreux exemples nous montreraient cette ouverture épistémologique de l'art dentaire, mais nous nous contenterons de n'en citer que deux exemples. Citons d'abord l'exemple de l'orthopédie dento-faciale qui se met à s'intéresser à la physiologie hormonale — puisque cette physiologie montre que l'hormone de croissance joue un rôle déterminant sur la croissance osseuse, que les carences en cette hormone entraînent des perturbations de la croissance osseuse, elles-mêmes à l'origine de dysmorphoses dento-faciales — et en même temps à la psychologie puisque des perturbations psychologiques peuvent avoir une incidence sur le métabolisme osseux et donc engendrer des dysmorphoses dento-faciales. Evoquons ensuite, chez l'adulte, l'exemple du bruxisme, phénomène s'exprimant par un grincement ou un serrement des dents, mais pour lequel le trouble de l'occlusion observé peut correspondre à des perturbations psychologiques. Dans ces deux derniers exemples, la possibilité de l'existence de liens entre la psychologie et la physiologie bucco-dentaire est parfaitement illustrée. A l'évidence donc, des perturbations du psychisme peuvent entraîner des perturbations physiologiques objectives et la lecture

---

479 J.-J. Wunenburger, *Imaginaires et rationalité des médecines alternatives*, Paris, Editions Les Belles Lettres, 2006, p. 244

des phénomènes physiologiques ne peut donc plus se faire à partir d'un paradigme uniquement mécano-chimique. Désormais, il faut tenir compte aussi de données psychologiques et, comme l'écrit B. Cyrulnik, « Les évènements biologiques et psychologiques s'associent, ils ne s'excluent pas. »[480] La prise en compte de l'incidence de certains états psychologiques sur les phénomènes physiologiques constitue un progrès dans l'évolution épistémologique de la physiologie bucco-dentaire. D'ailleurs, si on relit les rapports empiriques des chirurgiens-dentistes, on s'aperçoit très vite à quel point le pouvoir de la psyché sur le corps précède la connaissance et l'explication des phénomènes qui en sont l'expression. Il est aisé de constater « la polyvalence du clavier physiopathologique » en fonction du degré des perturbations psychologiques.

En distinguant trois grandes périodes, trois âges dans la vie de l'homme — l'enfance, l'âge adulte et la vieillesse — les chirurgiens-dentistes ont aussi observé que des données physiologiques et psychologiques particulières caractérisent chacun de ces trois âges. Ici aussi, l'impact du psychisme sur la physiologie organique est indéniable et la connaissance en psychologie, dans la mesure où la psychologie peut avoir un impact sur les phénomènes physiologiques qui se produisent chez un individu donné, constitue donc un outil d'investigation et d'évolution épistémologique pour la physiologie en général, et pour la physiologie bucco-dentaire en particulier. Autrement dit, l'exploration des connaissances en psychologie permet d'enrichir le champ des connaissances en physiologie et réciproquement, et d'élargir le champ épistémologique de l'art dentaire. Mais ce qui change aussi fondamentalement en physiologie bucco-dentaire, grâce à la psychologie, c'est que nous assistons à la fin de la dictature de la figure d'universalité. Puisque, dans la pratique, les individus ne sont jamais identiques, il n'est plus question d'obéir aveuglément à ce principe d'universalité et de faire abstraction de « cette entité humaine qui dit "je", qu'on appelle la personne et qui n'est pas tout à fait la même chose. »[481] Comme « la psychologie moderne a montré que la construction de la personnalité était le résultat de l'interaction continuelle de trois facteurs indissociablement liés, l'individu, le milieu et la façon dont l'individu réagit aux stimuli extérieurs et les intériorise (troisième facteur que la science pense à partir du concept d'auto-construction). »[482], l'art dentaire va tenir compte de ces trois facteurs quand il étudiera la physiologie, puis il prendra en considération les dysfonctions et

---

480 B. Cyrulnik, *L'ensorcellement du monde*, Paris, Editions Odile Jacob, 1997, p. 211

481 H. Atlan, *Les étincelles de hasard – tome 2 – Athéisme de l'écriture*, Paris, Editions du Seuil, 2003, p. 153

482 J. Ducol, *La philosophie matérialiste de Paul Valéry*, Paris, L'Harmattan, 2004, p.233

les pathologies bucco-dentaires. C'est à ce prix que l'art dentaire prendra ainsi une dimension humaniste qui écartera l'inhumain de l'humain.

FIN DU 20^E^ SIECLE : BILAN DES CONSEQUENCES DE LA PRISE EN COMPTE DES CONNAISSANCES EN PSYCHOLOGIE SUR LE DEVELOPPEMENT EPISTEMOLOGIQUE DE LA PHYSIOLOGIE BUCCO-DENTAIRE

A la fin du 20e siècle, l'examen des versions ultimes de la physiologie bucco-dentaire nous livre une des premières conséquences de la prise en compte des connaissances en psychologie sur le développement épistémologique de la physiologie bucco-dentaire. Cette conséquence, c'est une évolution indéniable de la physiologie bucco-dentaire puisque désormais elle ne systématise plus la référence aux états simples, elle verse dans la complexité, admet la composition mixte et elle instaure une rationalité plurielle en faisant ressortir les limites de la rationalité. De plus, l'influence de la psychologie sur les dernières versions de la physiologie bucco-dentaire, se traduit par une certaine remise en cause du paradigme de généralité et par voie de conséquence, par une reconnaissance du principe de singularité. Grâce à la psychologie, nous assistons donc bien en physiologie bucco-dentaire à la fin de la dictature de la figure d'universalité. Enfin, ces dernières versions de la physiologie bucco-dentaire mettent un terme définitif à la ségrégation instaurée jusque-là entre sciences exactes et sciences humaines. La place de la psychologie n'est désormais contestée ni dans le bagage épistémologique de la physiologie bucco-dentaire ni dans celui de l'art dentaire dans son ensemble et la réflexion des chercheurs en odontologie en tient compte. Les chirurgiens-dentistes sont fortement conscients que « la pensée rationnelle est carencée si elle est aveugle au concret et à la subjectivité »[483] L'orientation épistémologique des chirurgiens-dentistes se caractérise donc par le développement d'une rationalité complexe qui non seulement reconnaît la subjectivité, la concrétude, le singulier, mais les incorpore aussi dans ses thèmes de recherche. Ainsi, grâce à la psychologie de la perception, l'art dentaire est parvenu à saisir la réelle complexité de l'homme et à réaliser, comme Cassirer, que « loin qu'on puisse le penser comme simple, cet être se représente au contraire comme une association de deux éléments hétérogènes. "Physique" et "psychique", "âme" et "corps" sont conjoints en lui et rapportés l'un à l'autre. »[484] Les chirurgiens-dentistes vont se réapproprier ce que leur spécialisation leur faisait progressivement oublier et

---

483 E. Morin, *La méthode – 3 – La connaissance de la connaissance*, Paris, Editions du Seuil, 1986, p. 175

484 E. Cassirer, *La philosophie des formes symboliques – La phénoménologie de la connaissance*, Paris, Les éditions de minuit, 1972, p. 113

ils vont considérer simplement, à l'instar de Freud, « l'individu comme un tout qui ne se fragmente pas et qui peut parler si on l'aide un peu ».[485] D'une certaine façon, la psychologie aura donc incité les chirurgiens-dentistes à garder une certaine humilité dans leur volonté de normaliser et de mécaniser le corps. **La** psychologie aura permis aux chirurgiens-dentistes d'accéder à une démarche philosophique dont la finalité est de « rendre une vie malade à son pouvoir et au bonheur de vivre, à cette vie dont Kafka dit qu'elle est là, point hostile. »[486]

A la fin du 20e siècle, la prise en compte des connaissances en psychologie aura été si positive pour le développement épistémologique de la physiologie bucco-dentaire que l'art dentaire, dans son ensemble, va être à son tour convaincu de la nécessité de prendre en considération l'univers de la psychologie pour élaborer un nouveau projet épistémologique. Sans rejeter, en quoi que ce soit, la connaissance objective accumulée par la biologie au 20e siècle, les chirurgiens-dentistes se mettent de plus en plus à critiquer le paradigme réductionniste mécano-chimique auquel ils étaient tant attachés et remettent en cause une épistémologie qui serait basée uniquement sur la découverte d'universaux. Le chirurgien-dentiste va se servir de la psychologie qui sera alors à la fois une "pédagogie" et un "mode de déchiffrement".[487] C'est ainsi que l'épistémologie de l'art dentaire, à la fin du 20e siècle, se modifie dans le sens d'une désabsolutisation du corps-objet et d'une prise en compte bien plus grande du corps-sujet. Il en résulte un nouveau profil de l'art dentaire qui s'appuie en même temps sur une science biologique réductible ou non à la physique et à la chimie et sur une science psychologique. C'est ainsi que, confronté aux limites de la rationalité, l'art dentaire admet « l'idée d'une information psychique efficiente sur le corps. »[488] L'art dentaire, non seulement relativise toute disjonction mais il admet la possibilité d'une influence réciproque entre la raison et le sentiment. Le problème de l'unité humaine et de la totalité psychosomatique ayant été soulevé, la maladie comme réalité indépendante tend à s'effacer, remplacée par la notion d'une totalité organique et psychologique. Les chirurgiens dentistes se rendent compte que « la maladie n'est pas qu'un processus matérialisable et réductible à des explications, mais se développe et se laisse approcher selon des modalités qui ont à voir avec l'imaginaire. »[489] En outre, les chirurgiens-dentistes observent deux points capitaux. D'une part, leurs

---

485 J.-C. Beaune, *Philosophie des milieux techniques*, op. cit., p. 540

486 M. Henry, *De la phénoménologie – Phénoménologie de la vie*, tome 1, Paris, P.U.F., 2003, p. 209

487 M. Foucault, *Dits et écrits – tome 1 1954-1975*, op. cit., p. 472

488 J. J. Wunenburger, *Imaginaires et rationalité des médecines alternatives*, op. cit., p. 151

489 Ibid., p. 280

actes ne sont pas « pratiqués dans des conditions de neutralité émotionnelle, affective, imaginaire, éthique. »[490] D'autre part, la relation établie par leurs soins avec leurs patients est « chargée d'investissements psychiques lourds, qui vont conditionner l'acte médical lui-même. »[491]

Si l'intérêt pour la psychologie a eu des effets positifs sur le développement épistémologique de la physiologie, il a eu aussi d'autres conséquences. D'abord, dorénavant, grâce à la psychologie, la médecine dentaire n'est pas seulement une science, elle est davantage qu'une science. La psychologie confronte la physiologie mais aussi tout l'art dentaire à la plasticité de la personne humaine et persuade les chirurgiens-dentistes de considérer cette plasticité comme un invariant de la vie humaine. Ensuite, la psychologie procure au praticien un "œil anthropologique"[492] capable de porter « une attention constante aux détails les plus concrets et même les plus triviaux de l'existence humaine. »[493] En acceptant la psychologie dans le giron de son épistémologie, l'art dentaire n'accepte pas d'opacité sur le sujet et il se produit d'une certaine façon une biologisation du moi qui change la donne puisque comme l'indique Edgar Morin, « ce n'est pas l'objectivité qui s'enfuit lorsque le sujet revient, c'est l'objectivité qui s'approfondit dans sa racine subjective/objective. »[494] Enfin, en s'alignant sur la physiologie, l'art dentaire dans son entièreté ne s'en laisse plus imposer par le paradigme cartésien du 17e siècle qui instituait la relation logique de la disjonction du sujet et de l'objet, et il le répudie.

3-1-4 – La prise en considération de plus en plus forte de la primauté de la vie, l'adoption de la pensée systémique, l'émergence et l'instauration du paradigme de complexité

Indéniablement la mise au premier plan de la primauté de la vie, l'adoption de la pensée systémique et l'émergence, puis l'instauration du paradigme de la complexité, auront une influence très sensible sur le développement épistémologique de l'anatomie et la physiologie en art dentaire et sur celui de l'art dentaire.

---

490 J. J. Wunenburger, *Imaginaires et rationalité des médecines alternatives*, op. cit., p. 66

491 Ibid., p. 67

492 J. Bouveresse, *Le philosophe et le réel*, Paris, P.U.F., 2003, p. 112

493 Ibid.

494 E. Morin, H. Weinmann, *La complexité humaine*, Paris, Editions Flammarion, 1994, p. 325

3-1-4-1 – La mise au premier plan de la primauté de la vie

Dès le 18e siècle, les chirurgiens-dentistes avaient accordé au principe de vie une place importante, ce qui avait donné une certaine impulsion au développement épistémologique de l'anatomie et de la physiologie en art dentaire. La connaissance de la vie s'était alors bien étoffée au cours des 18e et 19e siècles avec le bourgeonnement de différents rameaux de l'anatomie et de la physiologie.

Au 20e siècle, les chirurgiens-dentistes vont réserver une place primordiale au principe de vie, bien plus grande encore qu'aux siècles précédents, et l'art dentaire va se mettre à considérer la primauté de la vie comme essentielle. Ce faisant, il va se produire une accélération très nette du processus de connaissance de la vie. Par conséquent, les chirurgiens-dentistes vont porter une attention bien plus forte aux phénomènes physiologiques et maintenir leur très grand attachement à la morphologie et à l'anatomie. En répondant de façon beaucoup plus marquée à cette vérité axiomatique, la primauté de la vie, les chirurgiens-dentistes vont non seulement donner plus d'ampleur à l'essor épistémologique de l'anatomie et de la physiologie en art dentaire, mais ils vont aussi mettre le principe de vie au cœur des études épistémologiques de chacune des disciplines dentaires, ce qui entraînera pour elles aussi une revigoration de leur essor épistémologique. De plus, les chirurgiens-dentistes seront témoins de la « compénétration de plus en plus intime de la "forme" et de la "fonction" »[495] En fait, dans tout traitement, grâce à une parfaite connaissance de l'anatomie et de la physiologie, les chirurgiens-dentistes vont apprendre la langue de la nature et parvenir à comprendre sa logique fabricatrice, ce qui les autorisera à intervenir sur elle. En ODF, par exemple, le recours à la physiologie lui sera particulièrement salutaire en lui permettant, d'une part d'enrichir son épistémologie et, d'autre part, de rendre ainsi ses traitements plus efficaces et plus respectueux du vivant. En réalité, grâce à l'anatomie et à la physiologie, dans toutes les disciplines de l'art dentaire le même esprit de respect du vivant va régner et les chirurgiens-dentistes feront en sorte de ne pas porter atteinte à la vie quand, au cours de leurs soins, ils devront agir et imposeront, de fait, des contraintes mécaniques aux tissus bucco-dentaires, aux organes dentaires, aux massifs osseux.

A partir de l'anatomie pathologique, de l'anatomie microscopique et de la physiologie générale mais aussi de la physiologie microscopique, l'art dentaire tissera ainsi toute la toile de son épistémologie autour de la vie. En éclairant l'art dentaire sur les processus de vie, la physiologie et l'anatomie

---

495 V. Jankélévitch, *Henri Bergson*, Paris, Quadrige/PUF, 1999, p. 143

pathologique l'inciteront à les introduire dans ses disciplines, c'est-à-dire en parodontologie, en prothèse, en ODF, en endodontie, en occlusodontie, etc.

3-1-4-2 – L'adoption de la pensée systémique

Au 20e siècle, la volonté de faire de l'anatomie et de la physiologie deux des principaux axes du développement épistémologique de l'art dentaire, va permettre aux chirurgiens-dentistes d'étudier le vivant au niveau de la sphère bucco-dentaire, de façon approfondie. Ceci va les conduire à s'intéresser à la biologie moléculaire et, au cours du dernier quart du 20e siècle, à être de plus en plus attentifs aux théories audacieuses d'éminents chercheurs qui supposent l'existence de liens très puissants entre les trois systèmes, nerveux, immunitaire et endocrinien. La tentation sera grande pour les chirurgiens-dentistes de suivre cette orientation épistémologique d'autant plus que certaines découvertes réalisées en biologie moléculaire conforteront certaines pistes épistémologiques tracées par ces chercheurs. En réalisant l'importance des trois systèmes, nerveux, immunitaire et endocrinien, les chirurgiens-dentistes vont être convaincus de la nécessité d'amarrer solidement le système bucco-dentaire à ces trois systèmes et de lier solidement la physiologie de la sphère bucco-dentaire à la physiologie générale. Au cours du dernier quart du 20e siècle, la vie représentera plus que jamais l'axe central autour duquel se développera toute la physiologie bucco-dentaire mais se tissera également toute la toile épistémologique de l'art dentaire et de ses disciplines. Chacune des disciplines dentaires sera, en effet, constamment confrontée à la vie de la sphère bucco-dentaire et à sa physiologie, et se trouvera donc de fait, pour son propre développement épistémologique tributaire de celui de la physiologie bucco-dentaire en particulier, et bien sûr aussi de celui de la physiologie générale. D'une certaine façon, l'épistémologie de chaque discipline dentaire se verra contrainte d'établir des relations avec l'épistémologie de la physiologie. L'épistémologie de l'art dentaire s'éloignera donc quelque peu du cartésianisme en optant pour la pensée complexe et cautionnera donc la pensée de Fritjof Capra quand celui-ci déclare : « si nous voulons vaincre notre angoisse cartésienne, il nous faut penser de manière systématique, déplaçant notre attention conceptuelle des objets aux relations. »[496]

Dans cette nouvelle mouvance épistémologique, inaugurée par l'anatomie et la physiologie, l'art dentaire imprègnera lui aussi intensément son épistémologie de la pensée systémique et il percevra donc le monde vivant comme un réseau de relations. Cette inscription de l'art dentaire dans la pensée systémique se fera de façon naturelle et ce, pour deux raisons.

---

[496] F. Capra, *La toile de la vie - Une nouvelle interprétation scientifique des systèmes vivants*, Monaco, Editions du Rocher, 2003, p. 324

D'abord, parce que la pensée systémique n'a pas attendu le 20e siècle pour inspirer les anatomistes et les physiologistes. Dès le 17e siècle, elle avait déjà fait ses preuves puisque William Harvey, en découvrant la circulation sanguine et en développant ses considérations sur le système circulatoire, en avait démontré la pertinence. Mais, c'est seulement au 20e siècle que la pensée systémique s'imposera vraiment aux anatomistes et aux physiologistes et à toutes les disciplines de l'art dentaire. En effet, devant l'impressionnante accumulation de données anatomiques et physiologiques, la pensée systémique s'avèrera être le moyen le plus adéquat pour mettre non seulement de l'ordre dans les champs d'étude respectifs de l'anatomie, de la physiologie et des différentes disciplines de l'art dentaire, mais aussi pour induire une extension de ces champs de connaissance. C'est ainsi que, par exemple, l'on est passé de la dent à l'organe dentaire, puis de l'organe dentaire au système dento-maxillo-facial. De même, l'approche systémique de l'irrigation de la dent (qu'elle soit artérielle, veineuse, ou lymphatique) et de l'innervation de la dent enrichira considérablement l'anatomie et la physiologie de la sphère bucco-dentaire et l'ensemble épistémologique de l'art dentaire. Cette approche systémique de l'anatomie entraînera bien sûr le même mouvement épistémologique pour la physiologie bucco-dentaire. C'est ainsi que la physiologie du système immunitaire, du système nerveux mais aussi du système endocrinien sortira l'art dentaire de son cantonnement originel à la dent ou à l'organe dentaire. L'anatomie et la physiologie, par la théorie des systèmes, marqueront toute l'épistémologie de l'art dentaire du dernier quart du 20e siècle et lui confèreront une allure de réseau dans lesquelles les relations occuperont bien sûr une place primordiale. La pensée systémique s'appliquera d'ailleurs idéalement à l'art dentaire car toute structure étudiée par celui-ci est bien sûr considérée comme la manifestation de processus sous-jacents et « les objets étudiés sont des réseaux de relation intégrés dans des réseaux plus vastes. »[497] La deuxième raison de la conversion de l'art dentaire à la pensée systémique, c'est qu'il pourra montrer ainsi sa volonté d'abandonner l'idée d'aborder toute entité fondamentale de quelque sorte que ce soit de façon isolée et de considérer l'univers naturel comme un tissu dynamique d'évènements liés entre eux. Cette conversion à la pensée systémique se fera d'autant plus facilement que des données anatomiques et physiologiques de la bouche — la situation anatomique de la bouche met en relation le milieu interne et le milieu externe ; de plus, la bouche participe aux grandes fonctions de l'organisme et représente un pôle polyfonctionnel — contribueront à pousser les chirurgiens-dentistes à avoir une certaine inclination naturelle pour la pensée systémique. Dans ces conditions, les chirurgiens-dentistes adopteront une vision de plus en plus systémique des phénomènes et s'achemineront vers

---

497 F. Capra, *La toile de la vie - Une nouvelle interprétation scientifique des systèmes vivants*, op.cit., p. 53

une appréhension holistique de la connaissance. Cette adhésion de l'art dentaire à l'holisme se fondera sur la perception du système bucco-dentaire comme un système vivant dont les composants sont tous interconnectés et interdépendants. En fait, les chirurgiens-dentistes se tourneront de plus en plus vers la physiologie car ils admettront de moins en moins que l'on puisse se contenter d'une pensée réductrice et linéaire. En effet, celle-ci mène à des simplifications qui ont un caractère mutilant puisqu'elles ne permettent pas de rendre compte d'une réalité complexe.

3-1-4-3 – L'émergence et l'instauration du paradigme de la complexité

Au cours du 20e siècle, les chirurgiens-dentistes vont se rendre compte du nombre a priori important de paramètres déterminant certains phénomènes physiologiques et par conséquent des limites de leur méthode en physiologie. Confrontés à la complexité de certains phénomènes et prenant conscience de certaines tares de leur méthode, à la fois analytique et réductrice, répondant à un découpage linéaire des phénomènes, ils vont se remettre en cause. Finalement, à partir des dernières décennies du 20e siècle, ils vont aspirer à un renouvellement de leur épistémologie. Ils opteront pour le paradigme de la complexité, produit par la pensée complexe, seulement au cours du dernier quart du 20e siècle alors que, dès 1934, Gaston Bachelard exhortait déjà ses contemporains à développer "un nouvel esprit scientifique", « qui se construise sur une "épistémologie non cartésienne" (au lieu de persévérer dans une obsession de simplification qui tourne à la mutilation). »[498] C'est ainsi qu'ayant posé les fondements d'une épistémologie de la complexité, la physiologie bucco-dentaire va influencer tout l'art dentaire qui va adopter son modèle de la pensée complexe. De la sorte, la physiologie bucco-dentaire participera à la réorganisation des savoirs dans toutes les disciplines et elle rendra ces disciplines familières à la pensée complexe. Finalement, au cours de ce dernier quart du 20e siècle, grâce à son adhésion à la pensée complexe, l'art dentaire pourra se constituer un terrain de réflexion favorable à l'assimilation d'idées novatrices de chercheurs comme Varela, Coutinho, Capra et Candace Pert. Pour certains d'entre eux, Varela et al. par exemple, le système immunitaire devrait être appréhendé comme un réseau cognitif autonome qui serait responsable de l'identité moléculaire du corps. Ce serait en interagissant les uns avec les autres et aussi avec d'autres cellules du corps que les lymphocytes réguleraient en permanence le nombre de cellules et leurs profils moléculaires. Les chirurgiens-dentistes seront sensibles aux discours de Francisco Varela et de l'immunologiste Antonio Coutinho quand ils montreront que la fonction du système immunitaire est de réguler le répertoire moléculaire et cellulaire de l'organisme plutôt que de réagir

---

[498] J.-L. Le Moigne, *Le constructivisme – Modéliser pour comprendre*, Paris, Editions L'Harmattan, 2003, p. 200

simplement aux intrus et ils expliqueront que « la danse mutuelle entre le système immunitaire et le corps [...] permet à ce corps de jouir d'une identité flexible et modulable tout au long de sa vie et de ses multiples rencontres. »[499] Les chirurgiens-dentistes ne seront pas indifférents non plus aux déclarations de Fritjof Capra quand il affirme que « vu sous l'angle de la théorie de Santiago, l'activité cognitive du système immunitaire découle de son couplage structurel avec son environnement. »[500] De même, les chirurgiens-dentistes examineront avec intérêt les thèses de Varela quand il considérera le système nerveux et le système immunitaire comme deux "cerveaux" en perpétuel dialogue, et sera ainsi conduit à une vision psychosomatique sophistiquée de la santé.

En outre, au niveau physiologique, dès 1980, de nouvelles connaissances vont pousser les neuroscientifiques à émettre des théories susceptibles de modifier substantiellement l'approche physiologique des phénomènes bucco-dentaires. Ainsi, cette année-là, Candace Pert et ses collègues identifient des peptides comme des messagers moléculaires facilitant le dialogue entre le système nerveux et le système immunitaire. En fait, ils sont convaincus que ces messagers relient trois systèmes distincts —le système nerveux, le système immunitaire et le système endocrinien— pour en faire un réseau unique. Candace Pert considère que ces trois systèmes forment un seul et même réseau psychosomatique qui s'étend dans tout l'organisme, et que les peptides « jouent un rôle crucial dans les activités de coordination du système immunitaire, relient et intègrent les activités mentales, émotionnelles et biologiques. »[501] A l'évidence, ces nouvelles découvertes et considérations débouchent sur des hypothèses physiologiques susceptibles d'améliorer notablement la compréhension des phénomènes pathologiques en général et entre autres celle des phénomènes parodontopathiques. A moyen ou à long terme, de nouvelles perspectives sont ainsi ouvertes pour la santé et la santé bucco-dentaire en particulier grâce aux découvertes de l'immunité cognitive qui font entrevoir de nouvelles pistes épistémologiques. Les théories de la microphysiologie du système immunitaire, avancées par Varela, Antonio Coutinho et Fritjof Capra ouvrent des perspectives nouvelles sur l'approche thérapeutique pour la pathologie générale et la parodontologie, en particulier. En effet, puisque l'étiopathogénie des parodontopathies fait appel à une étiologie polyfactorielle où intervient la déficience du système immunitaire, les

---

499 F. Varela et A. Coutinho, *Immunoknowledge*, 1991, J. Brockman (éd.) Doing Science, Prentice-Hall, New-York, cité dans F. Capra, *La toile de la vie - Une nouvelle interprétation scientifique des systèmes vivants*, op. cit., p. 308

500 Ibid.

501 Ibid., p. 311

chercheurs en parodontologie ne peuvent pas être indifférents aux théories de Varela, de Coutinho et de Capra.

3-2– Participation de l'anatomie et de la physiologie à l'organisation et à l'évolution épistémologique de l'art dentaire au sein de son nouveau paysage disciplinaire au 20e siècle

Afin d'introduire notre discours sur la participation de l'anatomie et de la physiologie bucco-dentaire à l'organisation et à l'évolution épistémologique de l'art dentaire au sein de son nouveau paysage disciplinaire au 20e siècle, il nous semble pertinent de présenter l'entité anatomo-physiologique que constitue le ligament alvéolo-dentaire ou desmodonte. En effet, cette entité anatomo-physiologique a pour caractéristique de faire converger sur elle plusieurs regards, en particulier celui de l'anatomiste et celui du physiologiste, mais aussi ceux des savants de tout l'art dentaire. D'ailleurs, au cours de l'étude anatomo-physiologique du ligament alvéolo-dentaire, ces différents regards contribueront, pour une bonne part, à la recomposition du paysage disciplinaire de l'art dentaire. Cette étude anatomo-physiologique du desmodonte aboutira à l'ébranlement des frontières interdisciplinaires et participera à la naissance de nouvelles disciplines, tout en faisant avancer considérablement les connaissances. Ainsi, cette entité anatomo-physiologique représentera, au 20e siècle, un pôle d'intérêt pour de nombreuses disciplines : la dentisterie opératoire et thérapeutique, la prothèse, l'O.D.F, l'endodontie, la parodontologie et l'implantologie. Au 20e siècle, les chirurgiens-dentistes vont montrer que le ligament est important à plus d'un titre. Au niveau macroscopique, ils vont insister sur le fait que le ligament est une pièce anatomique de première importance puisqu'il représente l'élément-clé dans l'articulation alvéolo-dentaire, qui est une articulation non pas entre deux pièces osseuses mais entre la dent et l'os alvéolaire. Les chirurgiens-dentistes vont souligner le rôle d'amortisseur joué par ce ligament qui, en s'interposant entre la dent et l'os alvéolaire, assure la protection de l'une et l'autre en absorbant une partie des forces qui s'impriment sur la dent. Véritablement, l'étude des rapports anatomiques entre la dent, le ligament alvéolo-dentaire, et l'os alvéolaire, fait perdre à la dent son statut statique. Elle lui confère même un statut dynamique qui transforme la dent, plus précisément l'organe dentaire, en une unité fonctionnelle. Quand la dent subit des forces, celles-ci se répercutent sur le ligament qui, grâce à son élasticité, occupe une place cruciale dans cette unité fonctionnelle. Théoriquement, son élasticité lui permet de récupérer mais, dès qu'il est traumatisé, mécaniquement parlant, par des forces trop intenses, il va réagir et il sera alors le siège d'une inflammation dont les effets nocifs peuvent s'étendre à tout le parodonte, entraînant en particulier des processus destructeurs des tissus connexes (osseux en particulier).

En veillant à restaurer des plans cuspidiens lors des reconstructions coronaires, afin de ne pas soumettre le ligament à des surcharges occlusales, la dentisterie opératoire a précédé l'O.D.F dans la compréhension de l'importance de la fonction ligamentaire. Après l'O.D.F, ce sera au tour de la prothèse — discipline dans laquelle les contraintes imposées aux ligaments alvéolo-dentaires des dents supports de crochets en prothèse amovible ou des dents piliers de bridge en prothèse fixée sont manifestes — de tenir compte de cette entité anatomo-physiologique et de veiller à la respecter. Au 20e siècle, en affirmant que le desmodonte est l'un des quatre tissus de soutien du parodonte, les parodontologistes soulignent à quel point le desmodonte représente une "pièce" stratégique entre la dent et l'os. Mais pour récapituler toutes les fonctions du ligament, les chirurgiens-dentistes du 20e siècle ont dû envisager son étude sous l'angle de la neurophysiologie. Dans ce cas, il ressort qu'il représente à lui seul l'essentiel de chaque organe dentaire. Il s'avère être ainsi, grâce à ses organes propioceptifs, le principal agent de renseignements pour le cerveau. Il est donc à la base de tous les systèmes de l'adaptation de l'occlusion puisque c'est lui qui va envoyer les informations au cerveau sur les dents en contact et va permettre, en retour, la modulation de l'intensité des forces masticatoires des muscles masticateurs. En mettant en relation l'os et l'organe dentaire, le ligament alvéolo-dentaire est le premier élément anatomique qui lie la dent à son environnement. Donc la prise en considération de l'existence de ce desmodonte oblige à ouvrir les connaissances sur d'autres structures. L'étymon du mot "desmodonte", desmos (lien) et odonte (dent) rappelle d'ailleurs, si besoin était, son rôle de lien entre la dent et l'os. Dans les phénomènes inflammatoires du ligament, ceux-ci contribuent à mieux comprendre la complexité de l'inflammation mais aussi à mettre en évidence les liens, les relations entre la dent et le reste de l'organisme. On vérifie ici ce qu'écrivait Cournot : « L'esprit doit accepter d'explorer, dans une sorte d'aventure ordonnée, les divers ordres du réel, avant d'espérer revenir vers l'Ithaque de l'unité. »[502]

A l'instar des liens qui existent entre cette entité anatomophysiologique, le ligament alvéolo-dentaire, et les différentes disciplines dentaires, nous allons passer en revue toutes les disciplines de l'art dentaire qui ont profité des apports épistémologiques de l'anatomie et de la physiologie en art dentaire pour prospérer au niveau épistémologique. Nous examinerons ainsi successivement l'O.D.F, la prothèse, l'occlusodontologie, la clinique bucco-dentaire, la parodontologie et l'endodontie. Par contre, nous n'aborderons pas la chirurgie bucco-dentaire car son développement s'est fait sur le modèle de la chirurgie, en général, et ce sujet a été largement abordé. Les connaissances anatomiques et physiologiques favorables à son essor sont si nombreuses qu'un manuel entièrement consacré à la chirurgie et à la

502 B. Saint-Sernin, *Cournot*, op. cit., p.13

participation de l'anatomie et de la physiologie à son développement épistémologique n'y suffirait pas. Rappelons simplement qu'au 20e siècle, l'application des découvertes de la seconde moitié du 19e siècle, l'anesthésie et la radiographie ont notamment permis l'amélioration significative des performances en chirurgie bucco-dentaire. De plus, la connaissance de plus en plus détaillée des fonctions biologiques aux niveaux cellulaire et moléculaire, l'étendue des découvertes en hématologie et en immunologie, procurent à la chirurgie bucco-dentaire la possibilité d'envisager de nouvelles interventions comme les greffes, les transplantations, les implantations,... Enfin, la chirurgie parodontale, en se développant, donnera la possibilité à la chirurgie bucco-dentaire de mieux maîtriser la microchirurgie.

3-2-1. Rôle de l'anatomie et de la physiologie dans l'évolution épistémologique de l'orthopédie dento-faciale au 20e siècle

Durant la période de la seconde guerre mondiale, l'évolution épistémologique de l'O.D.F, en Europe, va être soumise à des contraintes économiques, institutionnelles et sociétales qui vont quelque peu figer, dès 1940, l'exploitation des recherches anatomiques et physiologiques par l'O.D.F. Outre-atlantique, au contraire, aux alentours de 1940, de nouvelles positions sont prises par les chirurgiens-dentistes vis-à-vis du rôle de l'anatomie et de la physiologie sur cette évolution. En particulier, l'O.D.F va connaître une révolution conceptuelle aux Etats-Unis où les chirurgiens-dentistes ne croient plus en la détermination de la croissance faciale par les fonctions en général, et l'occlusion en particulier, et considèrent désormais que la face est génétiquement déterminée. En conséquence, il est habituel de considérer deux périodes durant lesquelles l'influence de l'anatomie et de la physiologie sur le développement épistémologique de l'O.D.F n'est pas la même. Nous considérerons l'année 1940 comme une année charnière entre ces deux périodes s'étendant, pour la première, de 1900 à 1940, et pour la seconde, de 1940 à 2000. Nous envisagerons donc d'étudier le rôle de l'anatomie et de la physiologie dans le développement épistémologique de l'O.D.F durant ces deux périodes.

3-2-1-1 – Rôle de l'anatomie et de la physiologie dans l'évolution épistémologique de l'O.D.F de 1900 à 1940

Au cours de cette première période du 20e siècle, de 1900 à 1940, l'O.D.F instaure une dialectique entre forme et fonction et rend compte ainsi de ses conceptions sur la morphogenèse. De plus, elle a besoin de l'anatomie pour choisir des repères anatomiques et définir une certaine normalité. L'O.D.F va s'engager scientifiquement en s'appuyant sur ces deux concepts de base : la morphogenèse et la normalité.

LA MORPHOGENESE

Durant cette première période du 20e siècle, la pensée du 19e siècle va laisser durablement son empreinte sur l'O.D.F. Ceci sera particulièrement sensible pour tout ce qui a trait à la réflexion sur le rapport entre l'organe et la fonction. La question du choix entre primauté de la fonction et primauté de la forme se pose encore et demeure en discussion. Au 19e siècle, de grands anatomistes avaient déjà apporté une réponse à cette question, différente selon l'anatomiste concerné. Ainsi, le naturaliste Cuvier (1769-1832), à partir de nombreux travaux d'anatomie comparée, avait affirmé la primauté absolue de la fonction sur la forme. Il avait montré, le premier, l'existence d'une corrélation des formes : « la forme de la dent implique celle du condyle, la forme de la clavicule implique celle de la griffe, exactement comme l'équation d'une courbe implique toutes ses propriétés ».[503] A l'inverse, Schelling (1775-1854), dans la mesure où la nature est pour lui une entité organique, avait opté pour la primauté de la forme. De son côté, le naturaliste Lamarck avait imaginé une théorie évolutive, le "transformisme" ; selon lui, les individus changeraient en s'adaptant au milieu extérieur par "un sentiment intérieur". Il avait écrit : « les efforts faits par le besoin pour obtenir des facultés nouvelles, se trouvant aidés du concours des circonstances favorables, créent, avec le temps, les organes nouveaux qui sont propres à ces facultés, et qu'ensuite un long emploi développe ».[504] **Enfin,** s'engageant sur la voie de la doctrine transformiste, Darwin avait développé en 1859 des vues originales dans son célèbre ouvrage *De l'origine des espèces par voie de sélection naturelle*. Selon lui, la variation de l'espèce n'est pas dépendante d'une modification de l'environnement, l'espèce peut évoluer sans cela. Darwin peut donc être considéré comme un formiste. Les lois de distribution génétique, découvertes par Mendel en 1865, expriment elles aussi la prépondérance de la forme sur la fonction.

Au 20e siècle, les chirurgiens-dentistes, s'inspirant des réponses différentes apportées par les anatomistes du 19e siècle à la question du choix entre primauté de la fonction et primauté de la forme, ont pris des positions différentes dans leur approche de la morphogenèse. La plupart des orthodontistes américains, très mécanistes, opteront pour la primauté de la forme. D'ailleurs, plus tard, dans la seconde moitié du 20e siècle, la notion de "gène", support matériel de la latence d'un caractère morphologique, associée à celle de "mutation", fera inévitablement pencher la balance en faveur de la forme, aux dépens de la fonction. Ce qui amènera ainsi les

503 R. Pena, *Petite histoire de la thérapeutique orthodontique fonctionnelle : origine et évolution*, U.F.R. d'odontologie, Lyon 1, 1993, Thèse de Doctorat n° 93 LYO.1D061, p. 2

504 Ibid.

Américains à attribuer une place capitale à l'hérédité dans l'étiologie des dysmorphoses dento-maxillaires.

En tous les cas, les chirurgiens-dentistes tombent d'accord sur un point : il y a un lien étroit entre forme et fonction, et la morphogenèse en est l'expression. Quelle que soit l'option choisie par les chirurgiens-dentistes, pour la primauté de la forme ou pour celle de la fonction, l'orthodontie du 20e siècle va être influencée durablement par les maîtres allemands de la pensée scientifique en biologie, W. Roux et J. Wolff.

Très marqués par la pensée de Wilhelm Roux (1850-1924), les orthodontistes vont attacher beaucoup d'importance à l'introduction de la physiologie dans leur programme de recherche. Il faut dire que Roux, après s'être appuyé, d'une part, sur ses observations sur la croissance et, d'autre part, sur ses observations sur l'organisation des vaisseaux de l'embryon, et après avoir constaté l'étroite dépendance de cette organisation vasculaire avec la fonction des tissus qu'ils irriguent, va postuler un pouvoir morphogénétique de la fonction pour tous les organes. Selon Roux, dès le début de la vie embryonnaire, tous les organes qui constituent l'être sont présents et ce n'est que grâce aux stimuli fonctionnels que ces organes se maintiennent et croissent. Comme l'explique R. Pena, « la forme n'est plus quelque chose de figé, mais elle varie constamment, ceci sous l'influence de l'activité fonctionnelle. »[505]Déjà, avant Roux, l'orthopédiste français Julien Guérin (1801-1886) s'était fait remarquer en proclamant : « la fonction crée l'organe. » Confrontés tous les jours aux problèmes de morphologie, de structure et de fonction, les orthodontistes ne pouvaient pas être insensibles à l'anatomie et à la physiologie bucco-dentaire, ce qui explique combien ils ont très vite été attentifs aux connaissances issues de ces deux disciplines et à l'interaction de certaines de leurs données. En 1890, Roux écrivait : « c'est l'excitation mécanique fonctionnelle qui donne à l'os sa forme ; toute modification dans l'intensité ou la direction des forces tend à modifier à la fois la forme externe de l'os et son architecture interne »[506]. Roux ne pouvait pas ne pas connaître les conclusions des études menées par Tomes, en 1873, selon lesquelles, le savant anglais affirmait que l'os est un os malléable et que les contractions musculaires peuvent provoquer certaines déformations sur cet os. De même, Roux ne pouvait ni être indifférent aux travaux de l'anatomiste Hermann Von Meyer concernant l'orientation des trabécules de l'os spongieux par rapport à la station debout, ni faire abstraction de la démonstration, par le physicien Culmann (1821-1881), de la concordance du trajet des trabécules avec la direction des trajectoires de tension de la

505 R. Pena, *Petite histoire de la thérapeutique orthodontique fonctionnelle : origine et évolution*, op. cit., p. 3

506 Ibid.

statique. Quant aux travaux de recherche effectués par l'orthopédiste Wolff (1836-1902), ils vont permettre le début de la thérapeutique fonctionnelle et montrer que l'os évolue en fonction de sa stimulation.[507]

Les travaux de ces physiologistes vont recueillir une grande audience auprès des chirurgiens-dentistes. En Europe, une partie des chirurgiens-dentistes vont traduire leur adhésion à ce courant fonctionnaliste en émettant une théorie fonctionnelle de traitement et en mettant ensuite en place des thérapeutiques fonctionnelles. Robin et Andersen, chirurgiens-dentistes non-mécanistes, vont assurer la promotion de la thérapeutique fonctionnelle et s'appliquer à stimuler la croissance des bases osseuses à partir du jeu des muscles. Pour obtenir celle-ci facilement, ils choisiront plus particulièrement la période pendant laquelle se situe le pic de croissance.

Les chirurgiens-dentistes mécanistes américains vont, pour leur part, interpréter la pensée de Roux et de Wolff de façon extensive, en considérant que l'augmentation de la fonction entraîne un accroissement de la taille. Angle (1855-1930), aux Etats-Unis, va adopter cette interprétation et sa conception de la morphogenèse se fonde essentiellement sur ce lien entre augmentation de la fonction et accroissement de la taille. Encore faut-il préciser qu'il pense essentiellement aux dents quand il évoque la fonction. Ceci lui permet de se conforter dans son refus des extractions ; il croit en effet « que c'est l'étendue de l'occlusion et son dynamisme qui suscitent le développement des bases maxillaires, et par-là, rétablit l'harmonie entre le volume osseux et celui des dents ».[508] Angle accorde donc aussi une importance capitale à l'occlusion. Il subordonne le départ puis l'entretien de l'excitation fonctionnelle à la perfection de l'occlusion. Celle-ci est obtenue quand les racines dentaires sont à la fois bien placées et bien orientées. L'occlusion et l'orientation des axes dentaires conditionneront tous les travaux d'Angle et représenteront pour lui toujours une préoccupation constante et ses objectifs majeurs. M. Helpmann va dans ce sens dans un article du *Dental cosmos* de 1913 dans lequel il insiste sur le rôle de l'occlusion : « la force de l'occlusion développe, en ordre d'importance, d'abord la langue, puis les lèvres et les joues, ensuite les mâchoires, et enfin les dents et les arcades dentaires ».[509]

Pour sa part, Case (1847-1923) critique la position d'Angle car il constate que la perfection de l'occlusion ne règle pas tous les problèmes et en particulier celui de l'harmonie faciale en fin de traitement. Ainsi il peut

---

507 R. Pena, *Petite histoire de la thérapeutique orthodontique fonctionnelle : origine et évolution*, op. cit., p. 3.

508 J. Philippe, *Histoire de l'orthodontie*, op. cit., p.89

509 Ibid.

existers une dysharmonie dento-maxillaire due à la discordance entre volume des dents et taille des arcades, mais il peut y avoir aussi une position des arcades en dysharmonie avec la face malgré l'existence d'une bonne occlusion (bi-protrusion et bi-rétrusion).

LA NORMALITE

Certes, le mot "normal" est apparu en 1759, le mot "normaliser" en 1834, et comme le rappelle Georges Canguilhem, « le normal n'est pas un concept statique ou pacifique mais un concept dynamique et polémique »[510], la polysémie de la normalité est manifeste. Cependant, par son étymon, le sens commun de normalité demeure ; il ne peut échapper à ceux qui exercent l'art dentaire puisqu'il répond à la volonté de faire droit, de dresser et de redresser. G. Canguilhem apporte de précieuses précisions à ce sujet : « Quand on sait que *norma* est le mot latin que traduit équerre et que *normalis* signifie perpendiculaire, on sait à peu près tout ce qu'il faut savoir sur le domaine d'origine du sens des termes norme et normal, importés dans une grande variété d'autres domaines. »[511] On sait aussi qu'au 18e siècle, les chirurgiens-dentistes voulaient déjà redresser les dents "tortueuses" et que pendant la seconde moitié du 19e siècle, la normalisation s'est manifestée en art dentaire avec une acuité encore plus intense, conduisant les praticiens à donner aux dents une position droite, qui ne soit ni tordue ni gauche. Il n'est donc pas étonnant que le concept de droit se soit imposé en art dentaire et se retrouve par sa racine grecque "orthos" dans les deux termes apparus successivement au 19e siècle : orthodontie et orthopédie dento-faciale (O.D.F). Il n'a échappé non plus à personne que ces deux termes désignent des concepts normatifs qui définissent en même temps des activités où la préoccupation normalisatrice s'est d'abord traduite par l'instauration de normes morphologiques, dont l'affirmation s'est exprimée principalement au 20e siècle. Il a donc fallu chercher des caractères qui étaient le plus fréquemment identiques pour ensuite les qualifier de normaux. Principalement motivé par des préoccupations de morphologie et d'esthétique, cet élan vers la normalisation nous pousse ainsi indirectement à souligner le rôle majeur de l'anatomie dans l'édification épistémologique de l'O.D.F. A l'évidence, d'une façon générale, l'essor de l'O.D.F s'est donc fait à partir de "décisions normatives".

Au cours de la première partie du 20e siècle, à l'image de la médecine du 19e siècle, l'orthodontie va répondre plus à la normalité qu'à la santé. En se laissant influencer par la connaissance physiologique et en la laissant s'installer au cœur de la réflexion dentaire, l'orthodontie accentue cette

---

510 G. Canguilhem, *Le normal et le pathologique*, op. cit., p. 176
511 Ibid., p. 177

tendance. Mais, du même coup, ceci obligera plus tard l'orthodontie à laisser s'instaurer la « bipolarité médicale du normal et du pathologique. »[512] En attendant, dans un premier temps, des discussions entre praticiens vont avoir lieu et elles porteront sur la finalité du traitement orthodontique. Pour certains orthodontistes, la réponse apportée est la parfaite normalité morphologique ("biometric norm"), seul but du traitement. Davenport et Angle ayant fixé les canons de la normalité de l'occlusion et Case ayant montré les dysharmonies possibles, dento-osseuses et maxillo-faciales, les hommes de l'art vont surtout s'intéresser à la normalité de la face et à celle de la position des arcades dans la face. Mais pour ce faire, des outils de mesure et des procédures sont nécessaires. Les anthropologues s'étant déjà beaucoup penchés sur les mesures de la tête, les orthodontistes vont grandement profiter de leurs recherches en céphalométrie. Ils vont ainsi choisir des points, des segments, des plans, et effectuer des tracés, à partir desquels des mesures seront possibles. L'allemand Paul Simon déclare : « les relations céphalométriques tridimensionnelles dans toute anomalie dentaire humaine ont une importance fondamentale pour poser un diagnostic orthodontique correct. »[513] L'analyse gnathostatique de Simon, d'inspiration anthropologique, va pousser les chirurgiens-dentistes à s'investir dans le champ de l'anthropologie et à collaborer activement avec les anthropologues. B. Holly Broadbent, au Etats-Unis, va travailler avec T. Wingate Todd, un éminent anthropologiste de Cleveland, pour adapter un craniostat modifié et ainsi mettre en pratique l'analyse céphalométrique de Simon. En fait, les orthodontistes vont s'approprier les méthodes céphalométriques des anthropologues mais, au lieu de réaliser leurs premières mesures sur le crâne sec comme le font les anthropologues, ils les feront à partir de mensurations cutanées sur le vivant, ce qui les rend moins précises. A l'instar des anthropologues, l'orthodontiste va établir son analyse de cas à partir de points, de lignes, de plans. La définition d'un certain nombre de points, de centres de références, permettra de tracer des segments de droite. Les orthodontistes vont aussi définir des plans perpendiculaires au plan de Francfort qui avait été adopté par les anthropologues en 1882. L'objet du premier rapport d'Izard en 1922, présenté devant la toute nouvelle Société française d'orthopédie dento-faciale est d'ailleurs le « choix d'un plan horizontal d'orientation en orthodontie ».[514] Les compas et des appareils de mesure plus élaborés, comme l'orthomètre, entreront dans la panoplie instrumentale des orthodontistes pour effectuer des mesures, établir des proportions et définir les types de face. Lucien de Coster (1893-1962)

---

512 M. Foucault, *Naissance de la clinique*, op. cit., p. 36

513 F. Brunner, A. Huet, J. Philippe, *Deux siècles d'orthodontie autour de l'Atlantique*, *Two centuries od orthodontics around the Atlantic*, Paris, Editions du 6e congrès international d'orthodontie, 2005, p. 35

514 J. Philippe, *Histoire de l'orthodontie*, op. cit., p.91

présente plus d'une centaine d'instruments pour faire les mesures externes de la tête. L'exploitation des résultats de ces mesures se concrétise sous la forme de tableaux de mesure, de courbes de croissance, mais aussi de « figures polygonales réunissant par des lignes droites divers repères faciaux ».[515] L'américain Hellmann va tracer de véritables diagrammes schématisant l'évolution des principaux points du profil au cours de la croissance.

Toujours sous le charme de l'anthropométrie, l'orthodontie va lui emprunter aussi sa théorie des proportions. A partir de mesures et des calculs mathématiques les plus savants, l'orthodontie va s'engager dans une investigation systématique de proportions harmonieuses afin d'obtenir une norme esthétique. Cet univers des proportions et de l'esthétique en anthropométrie avait été ouvert, dès la Renaissance, par Léonard de Vinci dont l'art conjuguait à la fois le respect de la figure humaine, la maîtrise des difficultés techniques et la prise en compte du spectateur. En adoptant la notion de "sym-métrie" si chère aux hommes de la Renaissance, parce que principe fondamental de la perfection esthétique, et en la faisant fusionner à l'interprétation cosmologique des proportions, l'orthodontie montre son attachement à la symétrie architectonique du corps humain et instaure la systématisation de la mesure en même temps que sa mathématisation. L'orthodontie suit le principe d'Alberti, si cher aux artistes comme Dürer et Vinci, selon lequel on « doit par-dessus tout s'efforcer de faire que toutes les parties s'accordent l'une à l'autre. »[516] L'invention de repères et l'établissement de tables comparatives d'indices vont aider à définir la normalité et à établir le diagnostic positif. Fleurissent alors une série de règles de normalité morphologique (celles, entre autres, de Bogue, Simon, Dreyfus), d'indices (ceux de Camper, Pont, Izard) et de constructions géométriques (celles de Bonwill, Hawley, Comte, Herbst). Ces règles, ces indices, ces constructions géométriques, vont faciliter la pensée et la compréhension des phénomènes, en simplifiant le donné et en mettant le général à la place du particulier. Désormais, comme l'écrit Brodie en 1950 : « the form of the human head could be expressed as a norm ».[517]

La fascination des orthodontistes pour le concept de norme les pousse à multiplier les mesures et ce sera encore plus flagrant avec l'avènement de la téléradiographie. Dès 1922, les chercheurs vont s'efforcer de réduire les déformations observées sur les clichés radiographiques. La téléradiographie va leur permettre de substituer les mesures intracéphaliques aux mesures extracéphaliques. La céphalométrie radiographique devenue possible,

---

515 J. Philippe, *Histoire de l'orthodontie*, op. cit., p.90

516 E. Lévine et P. Touboul, *Le corps*, Paris, Editions Flammarion, 2002, p. 193

517 J. Philippe, *Histoire de l'orthodontie*, op. cit., p.127

révolutionnera la recherche et le diagnostic orthodontique, ainsi que les études crânio-faciales. L'image fournie par les tracés sur les décalques des téléradiographies de profil en vue des analyses céphalométriques donne un nouveau souffle à l'anatomie et surtout elle ne se limite pas à son immédiateté scopique. Elle facilite un retrait , une distanciation et ouvre ainsi un espace de pensée. Elle offre l'avantage d'être supérieure à l'image fournie par la téléradiographie puisqu'elle en réduit considérablement les détails et, en cela, elle se trouve aussi nettement supérieure à une image anatomique traditionnelle. D'une certaine façon, l'O.D.F va devenir ainsi, un art des tracés, un art de synthèse, une science des traits et des tracés. Aux figures anatomiques se substituent des figures géométriques et, avec toute méthode d'analyse céphalométrique, les chirurgiens-dentistes parviennent ainsi, en ne gardant que quelques caractères les plus importants, à réduire l'amplification quantitative des détails observés et à diminuer la part du qualitatif. Ils en arrivent ainsi à une véritable schématisation de la figure anatomique et dans la figure géométrique ainsi obtenue, la géométrie joue le rôle de l'intermédiaire indispensable à la scientifisation de l'O.D.F. Les trahisons des mots ne sont plus possibles et, comme le fait remarquer Niels Bohr « l'usage des symboles mathématiques assure la non ambiguïté des définitions nécessaires à toute description objective. »[518]

La définition des normes ne peut se faire sans une étude de l'anatomie et James Th. Quintero (1885-1954), diplômé de Philadelphie, estime qu'elle doit être approfondie. Aussi, en fondant à Lyon, le 21 mai 1921, la Société Française d'orthopédie dento-faciale, il lance un appel aux orthodontistes, dans son discours d'ouverture. Il propose aux membres de la Société d'étudier les maxillaires, les procès alvéolaires, les dents, et de déterminer la normalité de ces pièces anatomiques : « Nous ne savons pas exactement ce que sont des maxillaires normaux, une denture normale, une occlusion normale. Pourtant, n'est-ce pas là le principe même de notre spécialité ? Comment pouvons-nous prétendre corriger parfaitement une malformation dento-faciale du moment que nous ne possédons pas une définition exacte des conditions normales que nous devons produire ? »[519] Quintero ne se contente pas de préciser toutes les mensurations définissant la normalité, il donne un nom à chaque irrégularité. Le but du traitement orthodontique est alors de rendre le patient conforme à la norme. Mais Quintero sait que des bases quasi-mathématiques ne sont pas suffisantes pour octroyer à l'orthodontie un statut scientifique.

---

518 N. Bohr cité dans G. Samama, *"Une mutation dans le regard : observer au lieu de spéculer"*, in G. Samama (sous la dir. de), *La connaissance des des choses : définition, description, classification*, Paris, Ellipses édition, 2005, p. 29

519 J. Philippe, *Histoire de l'orthodontie*, op. cit., pp.118-119

L'ORTHODONTIE POURSUIT SA BIOLOGISATION EN FAISANT APPEL À LA PHYSIOLOGIE ET À L'HISTOLOGIE

Le recours à l'anatomie, première composante de la biologie, étant acquis, Quintero ne va pas s'en contenter et surtout, il ne veut pas limiter son programme d'étude à de simples mesures. Il se veut plus ambitieux et il est résolu à faire franchir à l'O.D.F le statut de science pure. Pour ce faire, il envisage une biologisation très nette du champ épistémologique de l'ODF. Il s'intéresse ainsi à la deuxième composante de la biologie, c'est-à-dire à la physiologie. Il se penche donc sur le problème des changements tissulaires au cours des traitements orthopédiques, sur le lien entre les troubles des sécrétions des glandes endocrines et les problèmes d'O.D.F, sur le rôle de l'hérédité. Il affirme sa volonté d'étendre considérablement le champ épistémologique de l'orthodontie et il consolide ses prétentions en préférant le terme d'orthopédie dento-faciale au terme d'orthodontie. En ce sens, il suit les traces de Benno Lischer.

Aux Etats-Unis, Benno Lischer, orthodontiste et doyen de la faculté de Washington à Saint Louis, est décidé à ne pas laisser l'orthodontie s'enfermer dans un champ de mécanique pure et se préoccuper uniquement de l'alignement dentaire. Il va donc insister sur l'indispensable extension du champ épistémologique de l'orthodontie. D'ailleurs, en 1912, il écrit l'un des premiers livres d'orthodontie traitant en même temps de physiologie. Selon Lischer, l'orthodontie s'intéresse à la relation existant entre les dents et le développement de la face, mais parmi ses objectifs, figure aussi la correction des arrêts ou des perturbations de croissance. Il ne conçoit donc pas d'action en O.D.F sans une maîtrise parfaite des connaissances en physiologie. De plus, si Lischer prête attention à l'anthropométrie, c'est non seulement parce qu'il est concerné par les problèmes de normalité, mais c'est aussi parce qu'il attache de l'importance au rôle exercé par la neuro-musculature sur la morphologie crânio-faciale. Du fait de l'impressionnant développement du champ épistémologique de l'orthodontie, la spécialisation est rendue nécessaire. En 1925 et 1926, les universités américaines de Michigan et de Pennsylvanie vont délivrer les premiers diplômes de spécialiste en orthodontie. En se posant des questions sur le devenir des structures osseuses et dentaires, d'autres chercheurs vont suivre le sillage tracé par Lischer et vont ainsi contribuer eux aussi à l'élargissement du champ épistémologique de l'O.D.F, en faisant appel à la physiologie osseuse et à la physiologie plus proprement bucco-dentaire. De plus, voulant savoir quelles sont les répercussions des traitements d'O.D.F sur les tissus, les chirurgiens-dentistes vont porter leur intérêt sur l'anatomie microscopique, c'est-à-dire sur l'histologie. Les études histologiques de Ketcham ainsi que celles de Sandstedt, d'Oppenheim et de Noyes vont permettre de lancer la recherche ultérieure sur les résorptions radiculaires aux Etats-Unis, au Canada et dans d'autres pays. Les chirurgiens-dentistes se rendent compte que les résorptions radiculaires sont plus importantes avec des arcs lourds et quand il y a un faible jeu dans les brackets à gorge étroite. L'histologie vient ainsi modifier la vision purement mécanique de l'orthodontie. De plus, elle fait prendre conscience aux orthodontistes de l'importance de la prise en considération des tissus vivants et surtout des réactions de ceux-ci aux agressions mécaniques. Désormais, le but mécanique du déplacement des dents ou de la modification des rapports interosseux n'apparaît plus comme le seul à atteindre ; il faut en même temps ne pas altérer les tissus vivants, leur nuire le moins possible et au mieux, pas du tout. Après Ketcham, Henry Sicher, grand anatomiste originaire d'Autriche, prend le relais et devient à son tour le défenseur du respect des tissus.

LA CONTRIBUTION DE LA PHYSIOLOGIE À L'ETUDE ET À LA COMPREHENSION DES DYSMORPHOSES DENTO-MAXILLAIRES

Pendant la première partie du 20e siècle, les hypothèses étiologiques gravitant autour de la dégénérescence et calquées sur les théories de C. Lombroso, appliquées à la face, s'effondrent. Par contre, les facteurs fonctionnels sont considérés comme prépondérants. Les orthodontistes redoutent de plus en plus les récidives dues aux troubles fonctionnels. Angle proclame même « The muscular pressure is far more important than is generally recognised »[520], mais il ne tient pas compte des muscles manducateurs, c'est-à-dire, ni de leurs fonctions ni des réflexes qui les gouvernent. A sa décharge, Angle ne pouvait pas tenir compte des réflexes neuro-musculaires puisque leur découverte, base fondamentale de la fonction des fibres musculaires en physiologie, ne sera faite que dans les années 1930, par Scott Sherrington et Edgar Douglas Adiran. Non seulement les orthodontistes étudient les "mauvaises habitudes", c'est-à-dire les parafonctions, l'action des muscles et de la langue, plus particulièrement, sur les organes dentaires et les maxillaires, mais en 1930, Stallard[521] examine aussi les conséquences des pressions d'origine externe (la position pendant le sommeil, l'appui sur la main, etc.)

Jusqu'en 1935, l'hérédité n'aura pas ou peu de place dans l'étiologie des malpositions ou des malocclusions. Case, néanmoins, lui accordera encore beaucoup d'importance puisqu'il invoquera par exemple "l'héritage" des dents larges **de l'**un des parents et les petits maxillaires de l'autre. Mais entre 1935 et 1940, les orthodontistes américains opèrent un revirement de leur système de pensée en abandonnant la théorie de Roux et Wolff qui soutenait le lien entre activité fonctionnelle et modelage des os. Ils vont attribuer à la

520 J. Philippe, *Histoire de l'orthodontie*, op. cit., p.91
521 Ibid.

génétique un rôle prépondérant et laisser de côté les idées fonctionnelles de Lamarck. Ils se détacheront d'autant plus facilement des idées de Lamarck que Brodie, en 1937, en utilisant la technique céphalométrique sur téléradiographie, mise au point par Broadbent, va prétendre qu'au niveau osseux, l'action des traitements sur la croissance osseuse se limite à celle des procès alvéolaires. Autant dire que les orthodontistes américains vont faire reposer l'étiologie des dysmorphoses dento-maxillaires essentiellement sur les malocclusions. En cela, ils vont suivre Angle qui, dès 1911, était persuadé qu'une parfaite occlusion constitue la clé de voûte de la croissance faciale.

En France, Pierre Robin (1867-1950) a une vision holistique du corps humain et il insiste sur les relations entre bouche et reste du corps : « tout provient des troubles fonctionnels, mastication mais surtout respiration incomplète ; les dysmorphoses dento-crânio-vertébrales sont la signature de troubles fonctionnels des organes contenus dans la tête »[522]. En 1922, frappé par la mauvaise santé de certains enfants qui « sans être malades, sont des mal portants »[523], Robin attribue ce mauvais état de santé général à la glossoptose qui gêne leur respiration. Selon lui, cette altération de la respiration est responsable du mauvais développement des bases osseuses et de la dégradation de la santé générale.

LA PHYSIOLOGIE, INSPIRATRICE DE LA THERAPEUTIQUE FONCTIONNELLE

Les traitements orthodontiques, pendant cette période de 1900 à 1940, se subdivisent principalement en traitements mécaniques et en traitements non mécaniques. Mais, puisque notre discours est destiné à montrer le lien épistémologique entre physiologie et ODF dans le cadre de la thérapeutique fonctionnelle, nous n'évoquerons pas ici les traitements mécaniques.

Pour ce qui est des traitements non mécaniques, au début, la thérapeutique orthodontique fonctionnelle sera empirique. Elle deviendra ensuite de plus en plus scientifique, en s'appuyant sur des travaux européens et américains, établis à partir d'expérimentations animales et d'études sur des jumeaux. Cette thérapeutique fonctionnelle s'est développée selon trois axes principaux. Le premier de ces axes est celui de la thérapeutique préventive qui veille au respect du maintien des fonctions. Le second est celui de la thérapeutique myofonctionnelle dont le mode d'action consiste en une intervention sur les muscles de la sphère buccale, par la pratique d'exercices

---

522 F. Brunner, A. Huet, J. Philippe, *Deux siècles d'orthodontie autour de l'Atlantique*, op. cit., p. 54

523 Ibid., p. 56

musculaires, avec ou sans appareillages. Le troisième axe correspond à la thérapeutique fonctionnelle qui se caractérise par une intervention sur les bases osseuses, par le biais d'un appareillage mettant les fibres musculaires sous tension constante.

Robin va poser les bases de la thérapeutique préventive quand il se rend compte, dès 1926, de la tendance chez l'enfant à la rétromandibulie. Il dénonce alors la tétée en position allongée puisque, dans ce cas, la propulsion de la mandibule ne peut se faire. Il recommande donc la "tétée orthostatique", le nourrisson étant ainsi obligé d'effectuer une propulsion de la mandibule pour saisir le mamelon. De même, les chirurgiens-dentistes de l'époque ont aussi la volonté de prévenir la succion du pouce et des doigts, d'empêcher l'interposition de la langue ou des lèvres entre les dents. Ils concevront plusieurs types de dispositifs s'opposant à cette succion ainsi qu'à l'interposition labiale ou linguale entre les dents. Mais la majeure partie de ces dispositifs seront abandonnés après 1968, au profit de la psychothérapie et/ou de la rééducation fonctionnelle.

La thérapeutique myofonctionnelle prend naissance avec Rogers en 1918. Rogers fonde sa myothérapie sur les études effectuées par Tomes en 1873, sur la malléabilité de l'os maxillaire et sa possibilité à se déformer sous l'effet de contractions musculaires. Il s'appuie aussi sur les études de Wolff ayant trait aux modifications de l'os en fonction des sollicitations de l'organe. Rogers part du constat que l'hypotonicité d'un ou plusieurs muscles, consécutive à une attitude vicieuse, entraîne l'altération ou la limitation du développement de l'organe (ou des organes) mis en mouvement par ce (ou ces) muscle(s). En fonction du ou des muscles à traiter, Rogers proposera donc différents types de thérapie basée sur la stimulation des muscles hypotoniques. Les exercices musculaires sont destinés à augmenter la force de contraction des muscles afin que celle-ci ait une action sur la croissance osseuse, la forme et la position des arcades dentaires. Les contractions musculaires concernent tous les muscles du corps (culture physique), les muscles de la face et du cou, et suivant l'anomalie morphologique, les muscles masticateurs et le muscle orbiculaire des lèvres. Mais, finalement, malgré la conviction de ses adeptes, la myothérapie se révèle sans action orthopédique et dotée de peu d'action orthodontique.

La thérapeutique fonctionnelle a pu être mise en œuvre et évoluer grâce à deux types d'appareils : le monobloc et l'activateur. A partir du port d'un appareil monobloc, porté en dehors des repas et de celui d'un appareil de mastication au cours des repas, Robin met au point en 1923 sa méthode de traitement eumorphique. Il prend la précaution de présenter au préalable sa définition de l'eumorphie. « J'ai défini l'eumorphie : science qui étudie les dysmorphoses organiques et squelettiques, ainsi que les conditions les plus favorables de réaliser l'application des moyens les plus propres à obtenir l'équilibre parfait entre la morphologie et la fonction, nécessité inéluctable d'un développement normal. »[524]Cet équilibre est appelé "équilibre vital lamarckien"[525]par Robin. Le traitement eumorphique de Robin vise à dégager le "confluent vital fonctionnel", en avançant la mandibule, et à améliorer la ventilation nasale, en pratiquant une expansion du maxillaire. Ce traitement est à la fois général et loco-régional. L'art dentaire s'appuie ici sur une vision holiste du corps et sa biologisation s'affirme à nouveau. Il est préconisé, en effet, une vie saine au grand air et dépourvue de surmenage, et un traitement loco-régional assuré à la fois par l'oto-rhino-laryngologiste et le chirurgien-dentiste. Ce dernier établit son traitement à partir du port du monobloc et de "l'appareil de mastication". Le monobloc permet de maintenir l'arcade mandibulaire en position avancée. A cette époque, le monobloc est en vulcanite et il recouvre la voûte palatine, les faces internes et occlusales des dents et les procès alvéolaires supérieurs et inférieurs. Ce monobloc est divisé en deux parties réunies par un guide et un vérin central. Il est porté en permanence, sauf pendant les repas. Le patient met alors à la place de cet appareil, l'appareil de mastication, plaque de vulcanite placée à la mandibule. Cet appareil de mastication comble les espaces laissés libres dans l'interligne entre les faces occlusales des molaires, du fait de la propulsion. Grâce à cet appareil, la mandibule ne peut pas revenir en arrière ; cette plaque, fendue en deux, est dotée de crochets afin d'assurer sa stabilité. Elle comporte un vérin central permettant au praticien de s'aligner sur l'expansion produite par le monobloc.

Attachant toujours autant d'importance aux fonctions, Robin va prêter attention à la respiration et l'étudier dans le cadre de sa relation avec la sphère oro-faciale. Pour lui, la respiration buccale, provoquée par une insuffisance respiratoire nasale, est à l'origine d'une endognathie maxillaire et d'une diminution de la croissance mandibulaire. De plus, la respiration, en cas de glossoptose, est particulièrement troublée ; il définit cette glossoptose comme étant « la chute de la base de la langue dans le pharynx buccal, déterminant une obstruction de ce conduit à l'air qui vient des cavités nasales pour pénétrer dans le larynx. »[526] La mise en bouche du monobloc corrige la position de la mandibule, bouche fermée, et rétablit la respiration nasale, l'espace vital de la langue étant restauré.

Vigo Andresen (1870-1950), directeur du département d'orthodontie de l'Ecole dentaire d'Oslo, publie sa méthode en 1936. Si la méthode

---

524 R. Pena, *Petite histoire de la thérapeutique orthodontique fonctionnelle : origine et évolution*, op. cit., p. 36

525 Ibid.

526 Ibid.

eumorphique de Robin ne s'impose pas en France, celle d'Andresen aura plus de succès. Contrairement à Robin, Andresen fait abstraction des considérations médicales et se propose de chercher à atteindre "l'optimum individuel gnatho-physionomique" en se référant aux données anthropologiques. L'appareil de sa conception, pendant la fermeture de la bouche, conduit la mandibule dans une position avancée. Cet appareil, passif, n'a pas de système de rétention et comme il chute souvent, il provoque de fréquents mouvements de fermeture en position corrigée. De ce fait, il est appelé "activateur".

Haüpl, à partir de l'activateur d'Andresen auquel il applique les concepts de Roux et de Wolff, va établir les bases théoriques de la thérapeutique fonctionnelle. Selon lui, seules des forces naturelles doivent être employées et « la transformation des mâchoires doit être obtenue uniquement par l'excitation du système circulatoire et du complexe musculaire ».[527] Et Blau précise que cette transformation se poursuit « jusqu'à ce qu'une nouvelle structure se soit constituée, adaptée à la fonction modifiée… Toute existence de l'os dépend des excitations fonctionnelles… L'action de la mastication réalise une excitation fonctionnelle, mais aussi les chocs de la langue, des joues et des lèvres sur les dents… L'articulation dentaire et l'articulation temporo-mandibulaire dépendent de la manière dont agit l'excitation musculaire à ce niveau ».[528] Pour Brunner, « l'appareil n'est envisagé que comme un intercepteur, plus ou moins passif, des forces naturelles qui sont redistribuées selon les besoins morphologiques ».[529]

Herbst, représentant avec Jung, Pfaff, et Korbitz, l'orthodontie allemande, va lui aussi rechercher en 1909 une action sur la fonction de croissance osseuse. Il emploie un système de bielles scellées sur les molaires supérieures et les canines inférieures. Par cette méthode, Herbst parvient soit à provoquer la croissance osseuse, soit à la diminuer en inversant, dans ce cas, l'action des bielles. Cette méthode n'a pas d'action transversale possible.

De son côté, Beauregard, en 1937, conçoit un appareil en vulcanite comprenant deux plaques distinctes — une à chaque maxillaire — en rapport l'une avec l'autre par l'intermédiaire de plans inclinés. La plaque supérieure est munie d'un vérin et l'activation progressive de celui-ci permet une expansion. Il est donné aux plans inclinés une pente plus ou mois grande, en fonction de la dysmorphose à corriger. Ce système biplaque n'oblige pas le patient à quitter ses appareils pour manger.

---

527 F. Brunner, A. Huet, J. Philippe, *Deux siècles d'orthodontie autour de l'Atlantique*, op. cit., p. 60

528 Ibid.

529 Ibid.

Au cours de la première moitié du 20e siècle, les thérapeutiques fonctionnelles se sont répandues dans toute l'Europe mais elles se sont développées plus spécialement en Allemagne où de grandes cliniques spécialisées étaient dirigées par des praticiens s'adonnant exclusivement à ces thérapeutiques.

3-2-1-2 – Rôle de l'anatomie et de la physiologie dans l'évolution épistémologique de l'O.D.F de 1940 à 2000

Lors de notre examen de l'O.D.F au cours de la première partie du 20e siècle, nous avons montré combien Lischer avait compris la nécessité d'ouvrir l'histologie à l'O.D.F pour mieux comprendre et mieux prendre en compte les phénomènes tissulaires au cours des traitements d'O.D.F. Pendant la seconde période du 20e siècle, si ces phénomènes sont encore mieux compris c'est parce que les orthodontistes n'ont pas cessé d'investir l'histologie. Les principaux apports épistémologiques de l'histologie à l'O.D.F sont dus à Kaare Reitan (1903-2000), autant histologiste qu'orthodontiste. La conception de l'O.D.F de Kaare Reitan est en rupture avec celle de la plupart des chirurgiens-dentistes. En effet, ces derniers ont une vision purement mécanique des déplacements dentaires, et leur seul souci est de résoudre des problèmes de forces et de résistances. En intégrant une exigence nouvelle, celle de la connaissance des phénomènes tissulaires, dans la gestion des phénomènes en O.D.F, Reitan secoue le joug de la mécanique posé sur l'O.D.F. Reitan met en évidence les réactions des tissus de soutien et la sensibilité de la réponse ligamentaire aux pressions mécaniques. Selon lui, il n'y a pas de salut en O.D.F sans une réelle approche physiologique.

Comme nous l'avons déjà mentionné, après 1940 la majorité des orthodontistes américains sont acquis à l'idée que la face est génétiquement déterminée. Durant cette seconde période du 20e siècle, ne manquons pas de préciser que la croissance de la face et le concept de norme biométrique préoccupent toujours autant les orthodontistes. Les orthodontistes peuvent d'autant plus éprouver un regain d'intérêt pour ces deux thèmes d'étude qu'ils peuvent désormais compter sur la fiabilité des téléradiographies pour évaluer les transformations bucco-faciales. Broadbent a beaucoup œuvré pour perfectionner les dispositifs de ses prédécesseurs et, en standardisant les conditions de prise des clichés, il est parvenu à réduire considérablement les déformations des images et à superposer ces images, prises à des moments différents. Il arrive ainsi à les comparer dans le temps, ce qui lui permet d'étudier la croissance de la face dans le temps. Des techniques d'analyse céphalométrique sur téléradiographie vont alors être mises au point ; à partir des définitions de plans, de repères et de points, du tracé des structures sur un calque, le document d'étude et de mesure sera réalisé. Ce procédé servira bien sûr à étudier de plus en plus précisément la croissance faciale et, dans un deuxième temps, il servira aussi pour diagnostiquer les anomalies. Les orthodontistes seront encore attentifs aux normes et à la croissance faciale, mais s'intéresseront aussi beaucoup à l'occlusodontie.

CONTROVERSES AUTOUR DE LA CROISSANCE ET DE LA MORPHOGENESE DE LA FACE, AUTOUR DU CARACTERE INNE DE CERTAINES FONCTIONS

Des controverses vont éclater autour de la croissance et de la morphogenèse de la face. Puisque, dès 1938, Broadbent avait eu l'idée de réaliser des études longitudinales, à l'aide de téléradiographies standardisées, il peut désormais effectuer l'examen d'un même sujet, à différentes étapes de son développement, en utilisant les mêmes repères. Ainsi, nous explique Julien Philippe, il « établit que le type facial est fixé dès la naissance et ne change plus. Quand le schéma de la face s'agrandit du fait de la croissance, les points anatomiques qui le forment, semblent se déplacer en ligne droite, et les angles que composent leurs trajets restent constants ».[530]

De son côté, Brodie, en 1940 et 1941, va fixer les bases théoriques de toute thérapeutique orthodontique. Julien Philippe nous en relate les grandes lignes :

- « le type musculaire, tout comme le type squelettique ne peut être changé ;
- la forme et la taille du maxillaire et de la mandibule ne peuvent être modifiées au-delà de leur schéma génétique ;
- le traitement ne modifie que la zone alvéolaire. Puisque au-delà de la zone alvéolaire tout va dépendre de la croissance, il importe d'en bien connaître les effets ».[531]

Le cadre ainsi posé par Broadbent et Brodie laisse une impression négative aux praticiens de l'époque et la rigidité restrictive des règles dictées par Broadbent et Brodie laisse peu de marge d'action pour effectuer le traitement orthodontique. Les orthodontistes, pendant une vingtaine d'années (1940-1960), se trouvent désemparés face à ces conceptions sur la croissance faciale. Néanmoins, Charles Henry Tweed (1895-1970) dont la pensée est en adéquation avec les conceptions scientifiques de Broadbent et de Bordie sait s'en accommoder. Il parvient à présenter un plan de traitement cohérent, suivant une méthode qui lui assure de bons résultats.

Malgré tout, ces conceptions sur la croissance faciale ne résisteront pas quand, Arne Björk (1911-1996), en 1955, parvient à donner une image de la croissance faciale qui n'a rien à voir avec celle de Broadbent. Il met d'abord en évidence la variabilité interindividuelle de la croissance et il montre que

---

530 J. Philippe, *Histoire de l'orthodontie*, op. cit., p. 123
531 Ibid., pp. 123-124

bon nombre des points remarquables de la face ne se déplacent pas en ligne droite comme le prétendait Broadbent. Pour étudier la croissance osseuse, avant de prendre les téléradios, Björk a l'idée de placer de minuscules implants en titane dans les os de la face. Ces implants constituent des repères fixes à partir desquels il lui est possible de mesurer sur les clichés, les changements de position ou de forme des structures osseuses. Cette technique très originale permet à Björk de constater « que la face ne se déplace pas de façon homothétique, et que les masses osseuses croissent en suivant parfois des trajets courbes, mêlant d'une façon complexe des mouvements de translation et de rotation ».[532] Les points remarquables se déplacent donc selon des trajets courbes dont la concavité est orientée vers l'avant ou vers l'arrière. « Le maxillaire, et plus encore, la mandibule, se développent selon un mouvement de rotation antérieure ou postérieure. F. Schudy explique ces rotations en montrant que la partie antérieure de la face peut se développer verticalement plus ou moins que la partie postérieure. Il s'ensuit que la forme de la face peut changer ».[533] Cette conception de la croissance faciale a pour effet positif de porter un coup fatal au mouvement d'inertie engendré par les conclusions de Broadbent et de Brodie. L'enthousiasme des chercheurs en orthodontie repart de plus belle et cette conception de la croissance faciale influence toutes les thérapeutiques orthodontiques qui vont suivre celle de Tweed.

Ricketts (1920-2003), en publiant en 1960 *The influence of orthodontic treatment on facial growth and development*[534], souligne l'influence du traitement sur la croissance faciale et met ainsi à mal la thèse officielle d'une influence limitée à la zone alvéolaire. Il reconnaît les effets des traitements utilisant les forces extra-buccales sur les structures faciales. S'étant éloigné ainsi des conceptions de son maître Brodie, il va se rapprocher de la pensée de Björk en montrant l'importance clinique des variations individuelles de la direction de croissance du condyle. Les orthodontistes vont continuer à se préoccuper principalement de la croissance faciale jusqu'aux environs de 1980.

Durant la seconde période du 20e siècle, les liens épistémologiques entre la physiologie et l'O.D.F semblent avoir moins d'importance pour un certain nombre de chercheurs européens. Ils remettent en cause le principe même de rééducation physiologique et les traitements destinés à corriger les dysfonctions. C'est le cas des Anglais Rix, Ballard et Tulley, pour lesquels le jeu fonctionnel, le type squelettique et le type musculaire, sont génétiquement déterminés. Les travaux de Rix (1946), de Ballard (1953) et

---

532 J. Philippe, *Histoire de l'orthodontie*, op. cit., p. 160

533 Ibid., pp. 125-126

534 Ibid., p. 179

de Tulley (1970) vont porter sur l'influence des fonctions labio-linguales sur les rapports incisifs. A la suite de ces travaux, ces chercheurs affirment que ni l'intervention de l'orthodontiste, ni celle de l'orthophoniste ne peuvent modifier les postures et les structures de mouvements qui caractérisent l'individu. Les exercices ne peuvent pas modifier la déglutition "viscérale" qui est un caractère inné. La stabilité du recul des incisives maxillaires ne sera obtenue que si la lèvre inférieure passe sur les faces vestibulaires des incisives maxillaires. Rix insiste sur l'activité de la langue ; il indique qu'elle recherche le contact avec la lèvre inférieure pour former avec elle un joint efficace au moment de la déglutition. L'absence de ce joint implique instabilité, récidive et échec. Ces auteurs vont ainsi à contre sens des théories myothérapiques et donnent peu d'espoir aux perspectives thérapeutiques fonctionnelles. D'ailleurs, Ballard ira jusqu'à dénier toute efficacité aux exercices musculaires préconisés par Rogers, ainsi qu'à l'action des appareils fonctionnels.

A contrario, des auteurs comme le suédois Linder-Aronson, les américains E. Harvold et P. Vig, et plus tard, le français J. Talmant, vont contribuer à mettre en évidence le rôle morphogénétique de la ventilation.

LE CONCEPT DE "NORME" BIOMETRIQUE DURANT LA SECONDE MOITIE DU 20^E SIECLE

Le concept de "norme" biométrique est toujours d'actualité pendant la seconde partie du 20e siècle et grâce à la téléradiographie, il séduit même de plus en plus de praticiens. En effet, la téléradiographie rend possibles les mesures intracéphaliques qui vont contribuer au regain d'intérêt des orthodontistes pour le concept de "norme". De plus, nombreux sont les chirurgiens-dentistes qui cèdent à la tentation de donner pour objectif, au traitement orthodontique, la mise en conformité du patient à cette norme. La recherche de l'esthétique, manifeste chez Case, va passer au second plan au cours de cette seconde période du 20e siècle, et ce, au profit de la recherche de la normalité morphologique. La plupart des orthodontistes vont alors chercher à rendre leur patient conforme à la norme établie à partir des mesures céphalométriques.

Dans cette recherche de la normalité, l'américain Robert M. Ricketts occupe une place à part. Alors que ses contemporains croyaient en l'influence de leur traitement uniquement sur la croissance de l'os alvéolaire, Ricketts souligne l'influence du traitement orthodontique sur la croissance faciale. Il est en quête d'une beauté reposant sur le mythique nombre d'or. Soucieux d'harmonie et fervent défenseur d'une vision holiste de l'art dentaire, il rappelle que la face est un tout à considérer dans son ensemble et non à compartimenter. Hostile à la ségrégation, à l'isolement de l'étage buccal par rapport aux autres étages faciaux, il va même jusqu'à intégrer la vision globale de la face dans une vision globale de l'être humain. Ricketts s'engage donc pour la conduite de tout traitement, à rechercher les sept harmonies : faciale, fonctionnelle, occlusale, squelettique, psychologique, nutritionnelle et temporelle. Tout se passe comme si Ricketts avait imaginé une boucle réflexive dans laquelle la recherche de l'obtention des sept harmonies concourrait à l'esthétique, et réciproquement, la recherche de l'esthétique participerait à l'élaboration des sept harmonies.

Pour mener à bien la définition de normes biométriques, les chirurgiens-dentistes vont s'appuyer sur des clichés téléradiographiques. Ceux-ci vont représenter des supports de choix pour effectuer des mesures et des analyses intra-céphaliques, jusque-là impossibles. Ces clichés téléradiographiques vont constituer un moyen d'investigation incomparable. Nous avons déjà indiqué dans notre étude de l'O.D.F de 1900 à 1940 combien les chercheurs s'étaient évertués, dès 1922, à réduire les déformations observées sur des radiographies prises à distance et que Broadbent avait su perfectionner les dispositifs déjà en place et améliorer très nettement la standardisation des clichés. Des Européens comme De Coster, Hofrath, Korkhaus, avaient, eux aussi, participé à l'amélioration de la technique, mais leurs travaux avaient été suspendus par la seconde guerre mondiale. Après la seconde guerre mondiale, les clichés téléradiographiques et les analyses céphalométriques, effectués à partir de ces clichés, vont atteindre un niveau de perfectionnement inégalé jusque là. Ils vont faciliter les recherches et l'exploration des phénomènes.

Puisque l'analyse céphalométrique permet de mieux cerner, d'affiner le concept de "norme" biométrique, elle sera aussi un des moyens principaux d'établir le diagnostic. Les premières analyses céphalométriques, celles de Broadbent, De Coster, Brodie, Björk, ont servi en premier lieu à étudier la croissance faciale. Ensuite seulement, les analyses ont fait partie de l'arsenal diagnostique des anomalies. Aux Etats-Unis, les premières méthodes d'analyse céphalométriques, aidant au diagnostic d'un cas, sont publiées par Downs en 1948 ; elles reposent sur des mesures angulaires. En France, en 1954, c'est Muller qui les introduit. Comme les méthodes d'analyse céphalométrique ont pour caractéristique de refléter les conceptions et les priorités de leur auteur, chaque auteur se fait fort d'en concevoir une. Le nombre de méthodes mises à la disposition des praticiens s'en trouve considérablement augmenté. Seules, celles de Tweed et de Steiner sont les plus utilisées dans le monde parmi la centaine de méthodes existant. La céphalométrie associée à la technique radiologique va aider, pour une large part, l'orthodontie à se détacher de l'empirisme, de ce fameux "sens clinique", fruit de la mémoire. Désormais, des supports demeurent, servent d'étude mais aussi de mémoire et écartent progressivement les estimations approximatives. Mais, au cours du dernier quart du 20e siècle, l'obsession de la norme biométrique montre aussi ses effets pervers puisque l'analyse céphalométrique étant censée présenter toutes les qualités de précision, d'irréfutabilité, de simplicité, de scientificité, certains praticiens ont tendance à la considérer comme première au point de délaisser quelque peu la recherche d'autres données diagnostiques, issues de l'examen clinique en particulier. Philippe Julien n'hésite pas à souligner ces effets pervers : « Pendant de longues années, personne ne s'avisa de ce que les écarts entre les mesures du patient et les moyennes provenaient autant des variations de plans de référence, jamais identiquement placés d'un sujet à l'autre, que des variations de la structure mesurée. Et cela retirait toute valeur diagnostique à la comparaison de cette mesure avec la norme. Le concept de "norme" s'imposa avec une rigueur extrême, les mesures angulaires étant prises au degré près, et le plus souvent, sans incorporer la notion statistique "d'écart-type" c'est-à-dire les variations normales. On aboutit, dans la bouche de certains praticiens à une véritable confusion quand ils présentaient aux parents comme des anomalies, ce qui n'était que des variations. »[535]

Mais heureusement, certains orthodontistes n'ont pas été irrationnellement atteints par cette fièvre céphalométrique et sont restés lucides. Julien Philippe nous explique ainsi que dès 1955, Hooper déclarait que « ses objectifs de traitement étaient moins de satisfaire à des critères arbitraires de normalité que d'éliminer tout ce qui pouvait handicaper le patient maintenant ou dans l'avenir. »[536] Malgré leur engouement pour les analyses céphalométriques, les orthodontistes savaient raison garder et s'évertuaient à améliorer la qualité des images téléradiographiques, la transparence intracéphalique, leur connaissance des détails anatomiques. Ils avaient compris la nécessité de standardiser les clichés. Cette standardisation des clichés a autorisé la superposition de plusieurs films successifs d'un même sujet, espacés dans le temps pendant sa croissance et son traitement, et elle a facilité ainsi la comparaison des tracés. Ceci a conféré à la céphalométrie un aspect dynamique indéniable puisqu'elle a permis d'intégrer les facteurs espace et temps dans le développement des structures cranio-faciales du sujet et de mieux appréhender son suivi physiologique au fil du temps. En superposant les tracés effectués sur les décalques de téléradiographies de profil réalisés à des instants"t" différents, les orthodontistes vont prendre conscience de la complexité, non seulement des phénomènes de croissance, mais bien au-delà de tous les phénomènes physiologiques. Ils seront alors seront de moins en moins expéditifs dans leurs conclusions. Par exemple, ils pourront montrer que « l'extrémité céphalique ne s'accroît pas de manière homothétique, sa taille n'augmente pas comme un ballon que l'on gonfle, car

535 J. Philippe, *Histoire de l'orthodontie*, op. cit., p. 128.
536 ibid.

chaque région croit selon des règles particulières, en direction et en intensité. Certains auteurs pensent qu'il existe au niveau de la base du crâne une région centrale, fixe, et qu'autour de ce centre, la croissance rayonne avec des lois cependant complexes. Pour l'école lilloise de crâniologie (Fenart 1975 et Cousin 1968), cette origine des courbes sur lesquelles se déplacent les points anatomiques, se situe au niveau de l'oreille interne, organe de l'équilibration. Pour Ricketts (1982), un tel centre de rayonnement est implicitement reconnu, situé dans la région paraptérygoïdienne. »[537]

A partir de ces données, les orthodontistes vont remettre en cause leurs façons de procéder et se soucier de la variabilité des lignes de référence. Ils verront aussi la nécessité de mieux prendre en compte les anomalies transversales. Ils comprendront aussi combien le concept de norme biométrique, considéré de façon trop dogmatique, peut avoir des conséquences pernicieuses : faire passer au second plan la notion d'individualité et donc réserver beaucoup moins d'importance aux différences interindividuelles. C'est ainsi qu'à partir de 1990, la suprématie de l'analyse céphalométrique s'est faite moins forte et les orthodontistes se sont mis à considérer d'autres éléments d'appréciation à partir de supports comme le cliché panoramique, le scanner, etc. La photographie va être remise à l'honneur, elle aussi, pour suppléer opportunément les défaillances de la mémoire humaine en permettant de suivre l'évolution de l'ensemble du visage et des étages faciaux, à partir de clichés photographiques, pris à des moments différents du traitement. Le portrait photographique face-profil, utile pour le diagnostic en ODF, va être étudié ; la photographie devient un outil scientifique. Les orthodontistes y adjoignent un bilan fonctionnel complet et prennent en considération le point de vue d'un occlusodontiste. Ils redécouvrent les vertus de l'examen des dimensions transversales de la face et des arcades. Ils peuvent se servir de l'ordinateur pour effectuer le diagnostic. Au cours de cette dernière décade du 20e siècle, le jugement esthétique ne se borne plus à la simple appréciation des rapports du profil avec les plans céphalométriques, il s'étend à tous les éléments du massif maxillo-facial et au sourire. A la fin du 20e siècle, l'obsession de la normalité morphologique s'estompe, au profit d'une priorité affichée pour l'obtention d'une esthétique et d'un bon fonctionnement de la face.

CONSIDERATIONS GENERALES SUR LA THERAPEUTIQUE FONCTIONNELLE ENTRE 1950 ET 1975

Etant essentiellement européenne de 1940 à 1975 et n'ayant que très peu évolué en Europe de 1940 à 1950, nous ne considèrerons la thérapeutique

---

537 J. P. Loreille et al, *Céphalométrie et orthodontie*, Paris, editions S.N.P.M.D., 1992, p. 66

fonctionnelle que de 1950 à1975. Entre 1950 et 1975, un nouveau mouvement d'évolution des concepts et des appareils d'O.D.F prend naissance. Ce mouvement se poursuivra tout au long de la seconde partie du 20e siècle. Ainsi, constatant la fréquente association de dysmorphoses thoraciques aux anomalies dento-maxillaires, Macary, ancien collaborateur de Robin, établit son traitement en se fixant trois objectifs : la respiration nasale, l'optimum fonctionnel et l'optimum esthétique. Selon Macary, la maxillo-thoraco-myothérapie a un retentissement bénéfique sur la posture de la colonne vertébrale, du bassin et de la voûte du pied mais aussi sur celle de l'omoplate, de la colonne cervicale et de la tête.

Pendant cette période (1950-1975), le courant "fonctionnaliste" continue à s'appuyer sur les théories de Roux et de Wolff. Le respect de la fonction demeure toujours la priorité pendant tout le traitement et, de ce fait, en fin de traitement, les traitements fonctionnels offrent un alignement et une intercuspidation moins rigoureux que ceux obtenus avec les traitements mécaniques. Pour les fonctionnalistes, la forme n'est que le reflet du jeu des fonctions et Muzy définit de "lien plastique" la relation de la forme à la fonction. Les fonctionnalistes continuent à attribuer aux tissus mous un rôle important et ce, par l'intermédiaire de leurs fonctions, de leur volume, de leur tonus et de leur posture. Selon eux, il est facile d'agir sur la mandibule car elle a des rapports peu figés avec l'os temporal. Ainsi, il est possible d'avancer facilement la mandibule par pro-glissement quand elle est en rétroposition, ou au contraire de la reculer quand elle est trop en avant. Les thérapeutes fonctionnalistes insistent toujours sur le lien existant entre statique de l'individu, position de la mandibule et posture de la tête. Convaincu de l'importance d'une bonne posture, Balters ira jusqu'à créer une salle de gymnastique dans son cabinet. Les thérapeutes fonctionnalistes affirment avec conviction leur aptitude à modifier les relations des bases osseuses et s'opposent en cela aux thérapeutes « mécanistes » de l'école américaine qui estiment leur action limitée à la zone alvéolo-dentaire. La pensée des Européens est très éloignée de celle des Américains ; cette dernière est très marquée par le déterminisme des formes. Château affirme cette divergence dès 1956, en montrant la possibilité de modifier les bases osseuses.

Tout au long de cette période, les activateurs vont s'imposer comme instrument thérapeutique de choix ; l'appareil d'Andresen sera à l'origine d'une série de versions toujours plus efficaces et moins encombrantes. En France, de 1940 à 1975, le courant fonctionnaliste connaît une forte audience. Différents types de procédure de traitement et d'appareillage sont proposés. Soulet et Besombes conçoivent un appareil monobloc en caoutchouc très souple et très simple et le présentent en 1953 ; c'est un stimulateur de l'activité musculaire de la bouche, en particulier la nuit ; ils l'appellent donc "activateur incitateur physiologique de Soulet et Besombes". Château va lui aussi avoir sa part de gloire ; il présente différents types d'appareils dont la logique d'action enthousiasme beaucoup de praticiens : c'est le cas du "bi-bloc" puis du "quatre-pièces". Afin de réduire l'encombrement buccal causé par le volume des appareils, des praticiens vont créer des activateurs en deux parties reliées par un effet de plan incliné (Delannoy, Brunner) ou de bielle (Tavernier-Martine).

CONSIDERATIONS GENERALES SUR LA THERAPEUTIQUE FONCTIONNELLE ENTRE 1975 ET 2000

Durant la période comprise entre 1975 et 2000, dans sa quête d'innovation épistémologique, l'O.D.F fait moins appel à la physiologie et les fonctionnalistes limitent les fonctions auxquelles ils se réfèrent pour élaborer leurs théories. De ce fait, en s'éparpillant moins, les fonctionnalistes donnent à leur recherche un cadre plus scientifique. Ils concentrent leur attention sur la croissance de la mandibule en général, celle des condyles en particulier, et sur la façon de stimuler cette croissance. A. Petrovic fait des recherches en ce sens. Il s'agit ici d'un véritable changement d'objectif des "fonctionnalistes" dans leur action sur la mandibule. Désormais, le but recherché est l'allongement de la mandibule et non son avancement. Pour prouver l'allongement de la mandibule, les fonctionnalistes effectuent des bilans comparatifs à des âges différents en s'aidant des mesures effectuées lors des analyses céphalométriques établies à partir des téléradiographies prises à des âges différents. Ils utilisent de plus en plus de téléradiographies. Par rapport aux périodes précédentes, les orthodontistes "fonctionnalistes" ont choisi de limiter la thérapeutique fonctionnelle à celle qui se situe exclusivement au niveau des muscles et des structures osseuses de la sphère orale. En opérant de la sorte, les orthodontistes "fonctionnalistes" ont ralenti, de fait, l'extension du champ épistémologique de l'O.D.F et considérablement réduit leurs prétentions épistémologiques. Ils l'ont fait parce qu'ils ont pris conscience de la difficulté à maîtriser un champ épistémologique trop largement ouvert, donc difficilement cernable. Ils n'ont pas pour autant perdu de vue l'immensité du terrain à parcourir pour mieux comprendre les phénomènes en O.D.F. L'examen de l'O.D.F fonctionnelle au 20e siècle a le mérite de mettre en évidence toute l'étendue des connaissances physiologiques qui seraient requises pour avancer dans la compréhension des phénomènes si complexes auxquels est confrontée l'O.D.F. Il s'est donc avéré difficile de définir un programme épistémologique et de s'y tenir. Ce qui explique que ce programme s'est tantôt soldé par une véritable volonté expansionniste de son champ de recherche, tantôt soldé par un retour à des réquisits fondamentaux aboutissant à la réduction du champ épistémologique de l'O.D.F.

Pour d'autres raisons que celles évoquées par les orthodontistes fonctionnels, d'autres praticiens sont convaincus de la nécessité de réduire les pistes de recherche épistémologique de l'O.D.F et préconisent en particulier, dans certains cas, d'abandonner certaines pistes physiologiques. Parmi eux, figurent ceux qui préfèrent mettre au premier plan l'anatomie et la chirurgie pour gagner en efficacité thérapeutique. En effet, alors qu'entre le début du 20e siècle et les années 1960, les spécialistes en chirurgie maxillo-faciale et les orthodontistes collaboraient peu, les orthodontistes du dernier quart du 20e siècle réalisent qu'il faut mettre fin au cloisonnement entre les deux spécialités. A partir des années 1970, les orthodontistes se rendent compte que chez l'adulte, ils ne peuvent prétendre déplacer les bases osseuses ; si ce déplacement est nécessaire, le seul recours possible est alors la chirurgie maxillo-faciale. Mais en retour, pour assurer la consolidation des ostéotomies, les spécialistes en chirurgie maxillo-faciale ont besoin du concours préalable des orthodontistes afin d'assurer l'équilibration et la stabilité de l'occlusion. En 1981, le rapport de Mauchamp, Labarge et Mathouret sur *l'orthodontie face à la chirurgie* vient consacrer[538] la collaboration entre orthodontistes et chirurgiens maxillo-faciaux, qui est désormais acquise.

Au cours de cette dernière période du 20e siècle, face à la complexité de l'approche épistémologique de l'O.D.F, les certitudes épistémologiques s'effondrant, les orthodontistes vont se servir des outils statistiques pour vérifier le bien fondé de leurs théories et de leurs orientations épistémologiques. Les praticiens fonctionnalistes n'hésiteront pas à effectuer et publier des études statistiques qui mettront en évidence les effets bénéfiques des appareils fonctionnels comme ceux de Clark, de Fränkel et de Herbst. De plus, ces études statistiques souligneront l'importance de la physiologie dans la recherche épistémologique en O.D.F, et renforceront par là même l'image scientifique de l'O.D.F.

Si les concepts fonctionnalistes ont évolué au cours de cette période, les méthodes thérapeutiques ont fait de même. Certaines ont triomphé pendant que d'autres ont disparu. Parmi les plus répandues, il faut noter la méthode de P. Planas. Planas axe principalement ses recherches sur une fonction dont l'importance aurait dû depuis longtemps sembler évidente : la mastication. La fonction masticatoire représente pour lui un véritable moteur morphogénétique à condition qu'elle ne soit pas bridée dans ses mouvements de latéralité symétrique.

Dans les années 1970, en adhérant aux principes fonctionnalistes, Mc Namara et Graber vont entraîner avec eux un certain nombre

538 J. Philippe, *Histoire de l'orthodontie*, op. cit., p. 145

d'orthodontistes américains dont ils vont devenir les chefs de file. Ils vont quelque peu mettre en cause la suprématie de l'orthodontie ou, tout au moins, ils vont parvenir à faire accepter la réalité orthopédique qui était jusque-là niée. En 1986, leur influence sera telle que le titre de la revue *American Journal of Orthodontics*, sera changé et deviendra *American Journal of Orthodontics and Dentofacial orthopedics*. Désormais, les termes orthodontique et orthopédique vont cohabiter aux Etats-Unis.

Enfin, durant cette dernière période du 20e siècle, ne passons pas sous silence la méthode de traitement de Ricketts qui est particulière car elle est mixte et associe au traitement mécanique des facteurs fonctionnels, tout en visant la modification du comportement. Cette méthode bio-progressive est donc particulière à plusieurs titres. D'abord le diagnostic est établi à partir des analyses céphalométriques de face et de profil. Ensuite, cette méthode recommande de dresser le plan de traitement en se préoccupant de la prévision de croissance et de l'occlusion. Cette méthode tient compte enfin des effets du traitement et de la croissance faciale. Elle fait appel à une technique multibagues. Elle est originale car elle a le mérite de prétendre à l'extension de l'action du traitement, au-delà de la zone alvéolaire. Elle se veut donc orthopédique. Ricketts s'appuie sur sa méthode d'analyse céphalométrique. Celle-ci fait appel à des mesures dont la valeur idéale est atténuée par le concept de "déviation clinique", proche de celui d'écart-type. Le nombre de données à collecter lors de l'examen est si grand que le recueil de celles-ci doit être informatisé. La collecte de toutes ces données a permis d'adapter au fur et à mesure le programme informatique et de modifier les prévisions en tenant compte des dizaines de milliers de cas traités et terminés, pour lesquels toutes les données ont été saisies.

Presque exclusivement européenne de 1940 à 1975, la thérapeutique fonctionnelle, séduit de plus en plus les Américains, de 1975 à2000. Au cours de la dernière décade du 20e siècle, le diagnostic, avant tout traitement ODF, ne peut se concevoir sans un bilan fonctionnel complet, une bonne étude occlusodontologique et une évaluation du fonctionnement de la face. C'est dire combien l'obsession de la normalité morphologique s'est estompée par rapport aux impératifs physiologiques qui président désormais lors de tout traitement O.D.F. Dans ces conditions, rien d'étonnant à ce que la physiologie continue à affirmer son empreinte sur le développement épistémologique de l'O.D.F.

FIN DU 20^E SIECLE : MALGRE L'AMELIORATION DES CONNAISSANCES MORPHOLOGIQUES ET FONCTIONNELLES, DES INCERTITUDES DEMEURENT POUR LA STABILITE DU TRAITEMENT EN ODF

En réalité, quand on parle de stabilité d'un traitement, on sous-entend l'absence de récidive de dysmorphose dento-maxillaire après ce traitement. L'étiologie des récidives est multiple mais la cause de récidive qui nous intéresse plus particulièrement c'est, comme l'écrit Julien Philippe, « le désaccord entre la forme donnée à l'arcade par le traitement, et la ligne où s'équilibrent les pressions des tissus mous qui se meuvent autour de l'arcade au rythme des fonctions ».[539] Si la forme de l'arcade est déterminée par l'équilibre musculaire, comme le suggère la théorie de Tomes (1873), alors la forme donnée à l'arcade par le traitement doit correspondre à la ligne où s'équilibrent les pressions musculaires, sous peine de voir celles-ci modifier la forme de l'arcade et ainsi se traduire par une récidive.

Néanmoins, pour parvenir à empêcher toute récidive, le praticien se heurte à des inconnues et à des difficultés pour le moment insurmontables. D'abord, comme l'explique Julien Philippe « le praticien ne sait pas et jusqu'à présent ne peut pas savoir où se situera exactement la ligne d'équilibre des pressions musculaires après traitement. »[540] Dépourvu de guide précis, le praticien ne peut écarter tout risque de récidive. De plus, la définition même de la forme de l'arcade se définit dans trois plans différents de l'espace schématisés par trois courbes : l'ellipse, la courbe de Spee et celle de Wilson. Inutile de mettre l'accent sur les difficultés rencontrées pour préciser les données qui permettraient d'établir et de maintenir la stabilité de ces trois courbes concomitamment. Enfin, quand bien même les chercheurs parviendraient à déterminer les zones d'équilibre fonctionnel et à donner à l'arcade la forme qui y correspondrait exactement, à quoi cela servirait-il si cet équilibre n'est pas constant au cours de la vie? En effet, la constance de cet équilibre est difficilement soutenable puisque les comportements buccaux et péribuccaux, la posture de la tête changent, semble-t-il, au fur et à mesure que l'on avance dans la vie ? Comment pourrait-on imaginer que maturation, croissance et sénescence affectent l'organisme dans son ensemble et que le système dento-maxillo-facial et l'arcade dentaire n'en subissent pas eux aussi les effets ?

Du fait de la difficile et quasi impossible maîtrise du jeu physiologique changeant sans cesse, les praticiens, avec beaucoup d'humilité, sans arrêter leurs recherches, sont obligés pour l'instant d'admettre qu'il est très difficile de donner une forme aux arcades qui corresponde aux lignes virtuelles

---

539 J. Philippe, *Histoire de l'orthodontie*, op. cit., p. 168

540 Ibid., p. 128

d'équilibre du jeu physiologique et donc d'assurer sans complexe une stabilité pérenne de leur traitement.

3-2-2. Rôle de l'anatomie et de la physiologie dans l'évolution épistémologique de la prothèse au 20e siècle

3-2-2-1 – Rôle de l'anatomie et de la physiologie dans l'évolution épistémologique de la prothèse fixée au 20e siècle

L'amélioration et l'accumulation des connaissances en physiologie et en physiopathologie vont contribuer aux progrès impressionnants enregistrés en prothèse fixée. Dès 1919, Knoche montre le rôle joué par les couronnes et les bridges pour préserver la fonction normale de l'organe dentaire à condition de restaurer fidèlement la morphologie de celui-ci et ses rapports anatomiques. La même année, Maulk énonce les principes de base auxquels tout traitement prothétique fixé doit répondre ; ce traitement sera jugé de qualité s'il veille au respect de tous les éléments anatomiques de soutien de la dent. En outre, ce traitement devra comprendre des préparations adéquates avec des contours anatomiques corrects pour assurer la protection des tissus mous et aboutir à une articulation en occlusion normale. Ces principes seront encore en vigueur à la fin du 20e siècle.

En fait, en ce début du 20e siècle, une sensibilisation aux problèmes de l'occlusion est lancée avec les travaux de Siffre, de Gono, qui étudient les contacts cuspidiens en fonction des mouvements mandibulaires. De leur côté, les recherches d'Oppenheim, d'Amodeo, de Jores, de Stillman et de Benett apporteront beaucoup pour une meilleure conception des bridges et un respect à la fois de l'occlusion et des tissus vivants. Dorénavant, en même temps qu'aux connaissances mécaniques, les chirurgiens-dentistes font appel aux connaissances biophysiologiques. En 1920, Bores émet des lois sur les réactions tissulaires ostéo-muqueuses en fonction de l'intensité, de la constance, de la durée d'application des forces, ou selon les alternances dans les pressions masticatrices sur les dents piliers ou les dents artificielles. Un an plus tard, Stillman fera la même analyse pour les tissus parodontaux. Au niveau osseux, pour Jores, une pression continue et forte conduit à la résorption, une pression discontinue et forte avec intervalles de repos très courts agit comme si elle était continue. Une pression discontinue avec intervalles de repos prolongés favorise l'ostéogenèse et l'organisation favorable des trabécules osseuses. L'absence de pression aboutit à la résorption. La résorption des crêtes est chronique, progressive et cumulative, même si un remodelage continue. Dans leurs ouvrages, Prothero et Peeso accordent, eux aussi, beaucoup d'importance aux connaissances biophysiologiques. Des bridges respectant les lois mécaniques et biologiques, seront ainsi mis au point.[541]

Afin de donner à la prothèse définitive une capacité maximale à restaurer les fonctions de l'organe dentaire, les chirurgiens-dentistes réalisent des prothèses transitoires. Ceci permet de parer optimalement à l'altération des fonctions des organes dentaires en attendant la mise en place des prothèses définitives. L'autre avantage présenté par les prothèses transitoires, est de préserver à la fois tous les tissus de soutien de la dent — si bien connus désormais grâce à l'anatomie microscopique en parodontologie — mais aussi les tissus dentaires et, en particulier, les tubuli dentinaires. Les rôles fonctionnels de la prothèse transitoire sont aussi de permettre la réalisation des fonctions occlusales de centrage, de calage et de guidage, en même temps, bien sûr, que la préservation de la mastication et de la phonation. Evidemment, la prothèse transitoire assume aussi une fonction esthétique. Comme la prothèse transitoire assure toutes ces protections et ces fonctions, les chirurgiens-dentistes ont de plus en plus recours à elle. Seule une connaissance approfondie des données environnementales anatomiques et du contexte physiologique est à même de fournir les conditions de réalisation optimales des artifices prothétiques. A la fin du 20e siècle, cette connaissance oblige ainsi les chirurgiens-dentistes à observer des impératifs d'intégration biologique de plus en plus élaborés pour les prothèses fixées.

Au cours du dernier quart du 20e siècle, au niveau de l'anatomie microscopique du parodonte, les chirurgiens-dentistes sont de plus en plus attentifs à l'espace biologique constitué de l'attache épithéliale et de l'attache conjonctive. Ils veillent à ce que cet espace biologique ne soit pas violé par une prothèse fixée qui aurait des limites inadéquates, donc incompatibles avec la préservation du fond du sulcus gingival et de l'épithélium sulculaire.

A la fin du 20e siècle, le plan de traitement prothétique est désormais rigoureusement basé sur des impératifs anatomiques et fonctionnels. Au niveau anatomique, la topographie du parodonte, le volume et la situation de l'os alvéolaire vont guider la préparation pré-prothétique et influencer le choix de la restauration.

---

541 C. Lefébure, *Une histoire de l'art dentaire*, Toulouse, Editions Privat, 2001, p. 140

3-2-2-2- Rôle de l'anatomie et de la physiologie dans l'évolution épistémologique de la prothèse amovible au 20e siècle

CONSIDERATIONS GENERALES SUR L'EVOLUTION EPISTEMOLOGIQUE DE LA PROTHESE AMOVIBLE À PARTIR DE CONNAISSANCES ANATOMIQUES ET FONCTIONNELLES

Plus encore qu'en prothèse fixée, en prothèse amovible, considérée ici en tant que sous-section disciplinaire de la prothèse, l'abolition de la douleur par la pratique de l'anesthésie n'est pas réservée uniquement aux procédures prothétiques. Elle rend aussi possibles, sans aucune appréhension, les phases chirurgicales pré-prothétiques sur les bases osseuses ou sur d'autres tissus, parfois nécessaires, avant d'envisager les préparations prothétiques proprement dites. La pratique de l'anesthésie offre ainsi la possibilité d'améliorer ou de restaurer le contexte anatomique ou les conditions physiologiques dans lesquels s'inscrira la future prothèse.

Sans conteste, les connaissances physiologiques de la fin du 19e siècle et celles dévoilées au 20e siècle aideront les chirurgiens-dentistes à remettre en question les conceptions prothétiques antérieures. En particulier, la physiologie de l'occlusion sera capitale pour obtenir de meilleurs résultats en prothèse. De même, l'étude du vieillissement et de ses répercussions physiologiques, en mettant en évidence les modifications anatomiques et physiologiques du complexe dento-maxillo-facial, montrera aux chirurgiens-dentistes la nécessaire adaptation des traitements prothétiques selon la tranche d'âge des populations concernées. La connaissance des phénomènes de résorption osseuse, des altérations ostéo-fibro-muqueuses et des dégradations des structures musculaires, articulaires et osseuses de l'appareil manducateur, au cours du vieillissement, va être à l'origine d'une très nette amélioration du traitement prothétique des patients édentés. De plus, les considérations physiologiques sur l'occlusion et sur le fonctionnement de l'appareil manducateur vont enrichir considérablement le champ épistémologique de la prothèse. Ceci va entraîner la prise en compte d'impératifs préventifs concernant ces structures vivantes et donner une orientation biologique à la discipline "prothèse", jusque-là presque exclusivement guidée par des préoccupations mécaniques. L'impact de la biologie sur le mode de pensée de cette discipline est de plus en plus manifeste.

A partir de la seconde moitié du 20e siècle, les chirurgiens-dentistes ne limitent plus du tout l'acte prothétique à la pose d'un simple "appareil" destiné à remplacer les dents absentes. Ils ont pour objectif premier l'intégration d'un système matériel, en l'occurrence la prothèse, dans la structure complexe de l'appareil manducateur. Ainsi, ils veulent en effet maintenir ou restaurer certaines fonctions de celui-ci, plus particulièrement la mastication et la phonation tout en permettant à d'autres fonctions, comme la gustation, la salivation, la déglutition, mais aussi la respiration, de s'effectuer dans les meilleures conditions. Enfin, les chirurgiens-dentistes s'enquérront de plus en plus des conditions psychologiques et comportementales de chaque patient et de ses exigences fonctionnelles et esthétiques pour concevoir tout le plan de traitement prothétique et la réalisation de la prothèse elle-même.

Plus tard, à partir des années 1970, la prothèse amovible gravira un nouveau palier dans l'évolution de la connaissance en faisant siennes les nouvelles données sur la cognition. Puisque la cognition dépend des expériences qu'implique le fait d'avoir un corps doté de différentes capacités sensori-motrices et que ces capacités s'inscrivent dans un contexte biologique et culturel plus large[542], les chirurgiens-dentistes vont en tenir compte. Désormais, durant le dernier quart du 20e siècle, ils sont convaincus de la nécessaire prise en considération de l'importance de l'intégration cérébrale de la prothèse et de la variabilité de la qualité de cette intégration, en fonction de chaque individu. Il en résulte une attention de plus en plus grande portée à chaque individualité et à son vécu, à ses "connaissances incarnées". Toute cette attention a pour fin d'amener ensuite chaque individu à mieux accepter la prothèse et a pour objectif final de réduire significativement les risques d'échec en prothèse. L'esthétique participera à la réussite de l'intégration de la prothèse. Puisque « l'imitable est deux fois laid, […], parce qu'il est asservissant »[543], l'homme de l'art du dernier quart du 20e siècle va chercher à reconquérir la noblesse de la création en prothèse grâce à un projet esthétique qui s'accorde avec la restauration prothétique et esthétique d'un sujet singulier. De plus en plus, en prothèse comme dans les autres disciplines, la dimension singulière supplante les règles trop générales et les chirurgiens-dentistes affirment la volonté de dépasser celles-ci. Durant ce dernier quart du 20e siècle, lors de la réalisation de toute prothèse amovible, partielle ou complète, les chirurgiens-dentistes n'ignoreront pas le comportement des tissus osseux et muqueux et s'en préoccuperont puisque ceux-ci, en supportant des bases plus ou moins étendues, peuvent évoluer physiologiquement ou pathologiquement. Les chirurgiens-dentistes veilleront à maîtriser l'orientation du plan d'occlusion prothétique, l'évaluation de la dimension verticale et la détermination de la relation axiale terminale centrée. Afin de ne pas nuire aux tissus muqueux et osseux, le choix des dents, antérieures ou postérieures, s'appuiera sur des considérations anatomiques et physiologiques.

---

542 F. Varela, *Quel savoir pour l'éthique – action, sagesse et cognition*, Paris, Editons La Découverte, 2004, p. 28

543 M. Serres, *Eclaircissements*, Paris, Editions Françoise Bourin, 1992, p. 140

SI LA PROTHESE ADJOINTE PARTIELLE DOIT REPONDRE À L'IMPERATIF DE BONNES PERFORMANCES MECANIQUES, ELLE DOIT AUSSI OBEIR À DES CONDITIONS ANATOMIQUES ET PHYSIOLOGIQUES OPTIMALES

Au cours de la seconde moitié du 20e siècle, le traitement prothétique des édentés partiels, dépasse de plus en plus la visée uniquement mécanique de la prothèse. Il obéit de plus en plus à des impératifs biologiques et pour ce faire, il peut nécessiter au préalable la mise en œuvre de soins d'orthodontie afin de minimiser les effets parasites des mauvais rapports des dents naturelles ou des maxillaires entre eux. Pour réaliser tout traitement prothétique, le chirurgien-dentiste adopte de plus en plus une vision pluri-disciplinaire et ce, plus particulièrement durant le dernier quart du 20e siècle. Ces dernières décennies voient l'orthodontie, mais aussi la parodontologie, se mettre au service de la prothèse pour ménager le vivant, en lui redonnant des conditions anatomiques et physiologiques compatibles avec la vie. En parodontologie, par exemple, si le parodonte est fin et présente une récession tissulaire marginale, ou s'il existe une gencive attachée insuffisante, les techniques de greffe épithélio-conjonctive ou enfouie, permettront de renforcer ou de recréer un complexe mucco-gingival adéquat. Comme le remodelage du vivant est alors un préalable à la réussite prothétique, indéniablement les connaissances anatomiques et physiologiques sont largement sollicitées.

En prothèse amovible partielle à châssis métallique, les chirurgiens-dentistes de la seconde moitié du 20e siècle ne dessinent plus les châssis au hasard. Ils en étudient le dessin afin d'obtenir un châssis qui permette de répartir les pressions de façon équilibrée et d'éviter tout effet mécanique pernicieux qui aurait fatalement des répercussions négatives au niveau des tissus dentaires et muqueux. Les chirurgiens-dentistes doivent donc être les concepteurs du châssis et fixer l'axe d'insertion de la prothèse à partir duquel sont déterminées les zones de rétention, les plans guides, les zones muqueuses de contre-dépouille, d'éventuels besoins en interventions chirurgicales ostéo-mucco-gingivales. Les chirurgiens-dentistes sont de plus en plus soucieux du respect de l'intégrité tissulaire par la prothèse. C'est le cas de Moses, dès 1962, puisqu'il recommande de porter « de plus en plus d'attention aux facteurs biologiques. »[544] A partir des années 1970, ce sera encore plus vrai avec le développement de la parodontologie et l'amélioration des connaissances en anatomie microscopique des tissus parodontaux. Il n'est plus possible pour les chirurgiens-dentistes de faire abstraction d'un certain nombre de règles afin d'intégrer le mieux possible la prothèse. Ainsi, une

544 C.H. Moses, *Biologie emphasis in prosthodonties*, J.P.D., juillet-août 1962, p. 698

règle a été définie concernant les appuis occlusaux ; dans les cas d'édentement encadré, les appuis occlusaux sont situés au plus près de l'édentement, sur les dents le bordant ; et dans les cas d'édentement postérieur libre, l'appui occlusal est situé en mésial de la dent bordant cet édentement. Une autre règle concerne l'axe de rotation de l'appareil ; tous les éléments constitutifs du châssis de l'appareil (les selles, la connexion principale, les crochets et les connexions secondaires) doivent concourir à la neutralisation de cet axe et le dessin du châssis, réalisé par le chirurgien-dentiste, devra en tenir compte. Toutes ces règles ont pour finalité d'aménager le principal écueil relevé en prothèse adjointe partielle, c'est-à-dire la dualité tissulaire entre la dent et le tissu muqueux. Ces règles ont aussi pour but d'abolir d'éventuels axes de rotation parasites et de favoriser la stabilisation de la prothèse. La mobilité du tissu muqueux, de l'ordre de 500 µm, est vingt-cinq fois supérieure à celle de la dent ; cette double mobilité peut donc bien sûr s'accompagner de mouvements parasites s'avérant préjudiciables pour les structures dentaires et muqueuses. La conception raisonnée du châssis métallique de la prothèse va donc désormais prendre en considération un ensemble de données que seuls les examens clinique et radiologique permettent de collecter : épaisseur et élasticité des muqueuses, reliefs osseux, valeurs intrinsèques et extrinsèques des dents. Ensuite, le montage sur articulateur de modèles d'étude en plâtre, réalisés à partir d'empreintes, permettra de valider une série d'éléments — la situation du plan d'occlusion, les rapports dento-dentaires et/ou dento-muqueux, la bonne dimension verticale d'occlusion — et de choisir entre l'occlusion d'intercuspidie maximale (OIM) et l'occlusion de relation centrée (ORC).

A la fin du 20e siècle, toute conception de prothèse amovible partielle est soumise prioritairement à des impératifs biologiques qui conditionnent même les impératifs mécaniques. La prothèse, en tant que discipline, fait de plus en plus en sorte que les lois mécaniques ne soient pas en discordance avec les lois du biologique, s'évertue à copier de plus en plus, et de mieux en mieux, la Nature. Il s'établit donc une véritable collaboration épistémologique entre les disciplines biologiques — dont font partie l'anatomie et la physiologie — et la prothèse (discipline réputée mécanique, par excellence).

EN PROTHESE AMOVIBLE COMPLETE, EGALEMENT, LES CONDITIONS ANATOMIQUES ET PHYSIOLOGIQUES DOIVENT ETRE OPTIMALES

Comme en prothèse amovible partielle, en prothèse amovible complète (P.A.C), tout est fait pour retrouver des conditions anatomiques et physiologiques les meilleures possible. Les chirurgiens-dentistes vont s'évertuer à améliorer la tenue en bouche de la P.A.C, tout en respectant les structures anatomiques en présence et en ne portant pas atteinte aux fonctions bucco-dentaires. Dans les années 1980, c'est la rétention de la P.A.C à l'aide de la pression atmosphérique avec joint périphérique qui semble encore la plus satisfaisante. Mais, dans les conditions anatomiques et physiologiques les plus favorables à cette rétention, il va falloir être en mesure de connaître avec précision l'extrados et évaluer le volume toléré de la prothèse. C'est la piézographie mandibulaire, technique de choix pour enregistrer la zone musculaire ou zone neutre, décrite dès la fin des années trente par Fisch, qui va permettre d'utiliser la musculature bucco-jugale pour augmenter la stabilité prothétique. Une fois mise en évidence, la présence d'une structure anatomique, susceptible de compromettre la rétention de la PAC, peut être rectifiée, remodelée, supprimée, etc. Ainsi, par exemple, il peut être procédé à la régularisation des crêtes osseuses, à la résection du frein labial, ..., donc à un remodelage des structures anatomiques, afin d'assurer une meilleure rétention de la P.A.C.[545]

A la fin du 20e siècle, l'espérance de vie ayant augmenté et l'édentement survenant à un âge de plus en plus avancé, les problèmes liés à l'édentement sont de plus en plus tardifs, donc de plus en plus graves et apparaissent le plus souvent dans un contexte gériatrique avéré. Quand l'édentement survient à un âge avancé, l'altération des structures anatomiques — comme la résorption des crêtes osseuses, la fragilisation des surfaces d'appui et des tissus de revêtement — se caractérise par un faible pouvoir de réparation. En outre, pour ces patients âgés, l'implantologie ne donne plus, ou peu souvent, des solutions de rechange. De plus, les réalités physiologiques de ces édentés ne sont pas les mêmes que celles observées sur des édentés plus jeunes. Pour le plus grand nombre des patients âgés édentés, le vieillissement physiologique se solde par une altération qualitative et quantitative de la salivation, des difficultés d'acquisition de nouveaux réflexes et une incoordination musculaire qui peut aller du simple manque d'habileté à la perte partielle ou totale d'autonomie. Ce vieillissement physiologique peut s'accompagner d'une ostéoporose par exemple, et avoir aussi des conséquences fâcheuses sur les crêtes osseuses dont l'anatomie est alors défavorable à la rétention de la PAC. De plus il se produit souvent une fragilisation et une perte de souplesse de la muqueuse, dues à une raréfaction de l'élastine. Tous ces problèmes rendent l'obtention de la stabilisation et de la rétention des prothèses de plus en plus difficile. A l'évidence, ce déplacement vers la gériatrie du traitement de l'édentement total demande une connaissance de plus en plus grande de tous les phénomènes caractérisant le vieillissement des structures et des fonctions de la bouche.

545 C. Lefébure, *Une histoire de l'art dentaire*, op. cit., p. 137

D'une façon générale, durant les deux dernières décades du 20e siècle, les chirurgiens-dentistes envisagent le traitement pré-prothétique comme une étape préparatoire fondamentale qui permet d'améliorer les données anatomiques et physiologiques, voire aussi les conditions psychiques, en favorisant l'intégration des appareils de prothèse. A la fin du 20e siècle, la prothèse adjointe complète ne se limite donc plus à une conception et à une réalisation élémentaire. Elle va tenir compte de l'évolution des acquis des chirurgiens-dentistes, tant biologiques, que physiologiques et technologiques. Les objectifs d'un traitement par PAC sont de rétablir la fonction et l'esthétique tout en favorisant l'intégration biologique et ce, en respectant les tissus de soutien et en veillant à l'intégration psychologique de la prothèse. A la fin du 20e siècle, dans les cas d'édentement complet aux deux maxillaires, le contrôle régulier de l'occlusion après l'insertion prothétique est nécessaire pour s'assurer du maintien de la stabilité en bouche des deux P.A.C. Le contrôle régulier de l'occlusion fait partie intégrante de la thérapeutique et, plus tard, de la maintenance. Un déséquilibre occlusal lié à l'apparition d'un contact prématuré, à la perte du schéma occlusal totalement équilibré, à la transformation des surfaces d'appui, peut engendrer de graves perturbations musculaires, articulaires, muqueuses et osseuses. En 1992, Van-Hemert et coll. montrent que la conservation, dans le temps, d'une occlusion stable, équilibrée, fonctionnelle, participe à la préservation des tissus de soutien et des articulations temporo-mandibulaires. Plus tard, en 1998, Schoendorff et Millet insisteront sur les équilibrations secondaires et les vérifications occlusales ultérieures, indispensables à la préservation de l'intégralité tissulaire, à la stabilité prothétique et à la prévention d'une résorption osseuse accélérée.

Le respect de la physiologie naturelle de la sphère bucco-dentaire lors de toute réhabilitation bucco-dentaire est une condition sine qua none de réussite, a fortiori quand il s'agit d'une prohèse adjointe complète (P.A.C.). Les qualités requises de la P.A.C. sont l'efficacité de la manducation et de l'incision, la production aisée des phonèmes et l'harmonieuse intégration des postiches dans l'esthétique du visage.

3-2-3. Rôle de la physiologie dans l'émergence et le développement d'une formation interdisciplinaire : l'occlusodontologie, au 20e siècle

Quand on étudie toutes les structures anatomiques qui sont sollicitées lors des mouvements de fermeture de la bouche, les articulations temporo-mandibulo-dentaires apparaissent comme un ensemble complexe, et force est de considérer que la physiologie de l'occlusion est elle aussi bien complexe. Comme la physiologie de l'occlusion intéresse toutes les disciplines de l'art dentaire, son champ d'étude va rapidement s'étendre. Ceci va conduire la physiologie de l'occlusion à permettre l'émergence d'une quasi-spécialité qui se nommera *occlusodontologie.*

3-2-3-1 – Modes d'enregistrement des rapports intermaxillaires, physiologie de l'occlusion et théories de l'occlusion, au cours du 20e siècle

3-2-3-1-1 – Modes d'enregistrement des rapports intermaxillaires, physiologie de l'occlusion et théories de l'occlusion, au cours de la première moitié du 20e siècle

En 1905, c'est Christensen qui, le premier, emploie le terme de cire d'enregistrement. En 1907, Gysi va essayer de convaincre ses contemporains que les problèmes occlusaux ne peuvent être résolus sans l'aide de l'enregistrement et la reproduction des trajets condyliens. Il faudra attendre 1908 pour que Gysi puisse mettre au point un appareil enregistrant la forme et la direction de la trajectoire de l'articulation et reproduise les mouvements mécaniques du condyle (glissement en avant et en arrière) déjà décrits par Walker (en 1896), Schwartze (en 1900) et Christensen (en 1902). Gysi étudie avec beaucoup de précision les normes de l'arcade dentaire et il la matérialise par une courbe ellipsoïdale. De plus, il parvient à restituer les points de contact des dents naturelles au cours des différents mouvements de l'articulation temporo-mandibulaire. En ce début du 20e siècle, les théories occlusales ont pour seule prétention la stabilisation des prothèses adjointes totales et ce sont les théories géométriques (sphériques ou sphéroïdes) qui dominent. La première d'entre elles, dite théorie de la sphère, est créée par Monson. Les cuspides mandibulaires se meuvent à la surface des dents maxillaires comme sur une sphère de cent quatre millimètres de rayon dont le centre passe par la glabelle pour Von Spee et à trois centimètres en arrière du point nasal pour Villain. L'articulateur de Monson et le stabiloccluseur de Villain sont des applications de cette théorie.

Les dents des deux appareils de prothèse, montées selon les lois et les préceptes de Gysi, se touchent au cours des mouvements latéraux, pour chacune des dents, en deux ou quatre points. Comme l'écrit Gysi, leur stabilité est garantie et la division des aliments est la plus parfaite possible. En prothèse complète, Gysi échafaude la théorie sphéroïde, ne banalisant plus les points mais les plans cuspidiens, mais sa théorie, comme les précédentes, privilégie une fois de plus les trajectoires cuspidiennes en tant que déterminant principal du mouvement mandibulaire. Cette théorie conduit Gysi à construire, en 1915, un articulateur dit Simplex. En 1932, Monson résumera cette théorie ainsi : « ce sont les dents qui guident le mouvement. »[546]

Alors que se développaient les théories géométriques, Bennett était parvenu en 1904 à isoler un mouvement plan de la mandibule en étudiant la projection en ombre chinoise d'un mouvement d'ouverture mandibulaire. Il avait mis en évidence l'association d'un mouvement de translation et de rotation et il avait donc contesté la notion de rotation pure d'ouverture. L'axe de rotation mandibulaire était localisé par Campion, en 1909. Dans les années 1920, ce sera alors au tour d'Hermann Schröder et de ses collègues de l'Ecole de Berlin de conduire de nouvelles recherches sur le mouvement mandibulaire qui aboutiront à la conception d'un nouvel articulateur physiologique. A partir des découvertes de Bennett et de Campion, Mac Collum et le groupe des gnathologistes (Fisher, Stuart, Guichet, Stallart, d'Amico...) vont élaborer une théorie et en même temps ils vont concevoir une instrumentation permettant d'enregistrer des mouvements condyliens. Ils vont démontrer que certaines positions peuvent être reproduites. L'articulation temporo-mandibulaire devient composante du mouvement. En 1924, Mc Collum découvre le premier une méthode qui lui permet de localiser l'axe charnière ou axe de rotation de la mandibule. En 1934, avec Stuart, il fabriquera le premier gnathographe en mesure d'enregistrer tous les mouvements mandibulaires. En 1929, Hanau introduit la notion d'égalité des pressions lors de l'enregistrement. Le "quint" de Hanau a défini clairement les principaux paramètres de l'occlusion ; les éléments de guidance sont représentés par l'angle de la pente condylienne, l'angle du guide incisif, le plan d'occlusion, la courbe d'occlusion (ou de compensation) et l'angle des pentes cuspidiennes. L'équilibre occlusal découle de l'harmonie qui doit se créer entre ces cinq composants. Au cours de cette première moitié du 20e siècle, Gysi va s'illustrer à nouveau en 1929 et en 1937, Ackermann fera de même en 1930 et en 1953.

3-2-3-1-2 – Modes d'enregistrement des rapports intermaxillaires, physiologie de l'occlusion et théories de l'occlusion, au cours de la seconde moitié du 20e siècle

Au cours de la seconde moitié du 20e siècle, Swenson inaugure l'introduction des nouveaux concepts de l'occlusion alors que les enregistrements effectués par les gnathologistes de la première moitié du 20e siècle, et plus particulièrement ceux de Fischer, en 1934, intéressaient des mouvements non guidés.

546 A. Trévelo, J. Dubreuil, *Articulateurs et prothèse adjointe totale*, in "Spécial prothèse totale", A.O.S., (sous la dir. de A. Trévelo), Paris, mars 1992, n° 177, p. 113

En 1952, Posselt change la donne, en enregistrant les mouvements tridimensionnels extrêmes guidés et limités par la physiologie et l'anatomie. Posselt s'emploie à définir l'enveloppe à l'intérieur de laquelle le mouvement mandibulaire est uniquement possible. Pour lui, un postulat évident doit être posé : une prothèse en harmonie avec cette enveloppe ne peut pas provoquer de dysfonctionnement de l'appareil manducateur. En 1962, Posselt affirme : « la connaissance de l'occlusion et des relations des arcades dentaires antagonistes est d'une importance pratique primordiale : il ne se passe pas un jour sans que le chirurgien-dentiste soit amené à régler l'occlusion et, simultanément, à harmoniser le jeu des muscles masticateurs et des éléments articulaires. »[547] Grâce à l'étude de la cinématique mandibulaire, un certain nombre de facteurs indispensables à la reproduction du mouvement mandibulaire vont être mis en évidence. C'est d'ailleurs l'intégration progressive de ces facteurs qui augmente la fiabilité des articulateurs qui se succèderont et seront de plus en plus performants. D'autres données physiologiques concernant l'occlusion vont être découvertes. Ainsi, en 1970, Lundeen, Gibbs et Mahan, grâce au replicator, vont enregistrer simultanément les mouvements fonctionnels aux niveaux dentaire et condylien et ils mettront ainsi en évidence le passage répété en relation centrée, lors de la fermeture du cycle masticatoire.

En 1981, Lee, auteur de la "Quick analyse", et Slavicek, créeront une instrumentation qui rendra possible l'enregistrement des mouvements condyliens directement sur leur axe horizontal de rotation. Ils mettront ainsi au point l'axiographie. Hickey et al. en 1985, Lejoyeux en 1986, Mariani en 1989, Louis et al. en 1991, Korber et Johnke en 1995, et Stutten et Hue en 1997, vont eux aussi contribuer à l'élaboration des nouveaux concepts d'occlusion de cette seconde moitié du 20e siècle. Pendant cette période du 20e siècle, l'enregistrement des rapports inter-maxillaires va occuper une place de plus en plus grande dans le déroulement du traitement prothétique. Dans la dernière décade du 20e siècle, l'évolution s'oriente vers des analyseurs de cinématique fonctionnelle. En une prise, à l'aide d'une caméra ou de masses magnétiques, l'enregistrement tridimensionnel est possible. Le décryptage final est effectué à l'aide d'un logiciel informatique.

L'enregistrement des rapports intermaxillaires va être examiné différemment selon que l'on est en présence de prothèses amovibles partielles ou de prothèses amovibles totales. Pour les prothèses amovibles partielles, les chirurgiens-dentistes vont faire la différence entre cas simples et cas complexes. L'enregistrement des rapports inter-maxillaires se fera au cours de deux étapes du traitement prothétique, l'étape de l'analyse occlusale pré-

---

547 G. J. Mount, W.R. Hume, *Prévention et restauration de la structure dentaire*, Bruxelles, Editions De Boeck Université, 2002, p. 236

prothétique et celle du traitement prothétique après les empreintes. L'analyse occlusale pré-prothétique ne peut se faire sans modèles d'étude montés sur articulateur. L'articulateur, véritable "mannequin analogique" est selon Lejoyeux, un "simulateur" du mouvement mandibulaire ; il vise à reproduire l'essentiel des mouvements mandibulaires. Cette reproduction se fait par une reconstruction d'un mouvement décomposé au préalable. Chaque mouvement étant tridimensionnel peut être, en effet, d'un point de vue analytique, décomposé en trois projections planes. Chaque mouvement plan ainsi obtenu est constitué de deux mouvements simples : une rotation et une translation des rapports variables. Ainsi, on peut étudier le mouvement plan sagittal, le mouvement plan horizontal et le mouvement plan frontal. L'articulateur est l'instrument privilégié pour effectuer l'analyse occlusale, puis pour réaliser les prothèses. Certes, l'articulateur ne reproduit qu'une schématisation de l'appareil manducateur du patient mais, sans lui, les rapports dento-dentaires, impossibles à objectiver cliniquement (en particulier les contacts linguaux), ne seraient pas observables. La complexité du cas déterminera le choix de l'articulateur et selon celle-ci, l'articulateur aura des valeurs préréglées (articulateur dit non adaptable) ou présentera des paramètres plus ou moins ajustables (articulateurs semi-adaptables ou adaptables). L'articulateur, au cours du dernier quart du 20e siècle, est plus que jamais un outil incontournable. Il permet d'intégrer la transposition complète de la translation latérale (mouvement de Bennett) et le degré de rotation horizontale (l'angle de Bennett). L'articulateur assure la compréhension des engrènements et des points d'occlusion, en favorisant la visualisation tridimensionnelle. En outre, il permet d'intégrer les différentes variables individuelles, d'apprécier quelle est la part des dents, des muscles, de la typologie crânio-faciale et de la cinématique dans l'apparition des dysfonctions, de corriger une courbe de compensation, de choisir un plan d'occlusion ou de restituer le guide antérieur. Lors de la programmation de l'articulateur, l'axiographie vole au secours du chirurgien-dentiste en lui permettant d'évaluer les déplacements condyliens dans les trois plans de l'espace. La maîtrise de l'articulateur et la reproduction des déterminants occlusaux du patient sont indispensables pour assurer une optimisation de la fonction et des morphologies occlusales. A la fin du 20e siècle, les articulateurs sont très perfectionnés ; ils sont capables de simuler les mouvements mandibulaires, de les enregistrer stéréographiquement et de les retranscrire sur l'appareil où seront élaborées les prothèses. Une analyse axiographique peut aussi être réalisée. La complexité du cas conditionne aussi le choix du montage du modèle maxillaire ; celui-ci est fait soit par l'intermédiaire d'un plateau de montage, soit grâce à l'arc.

Dans le dernier quart du 20e siècle, les chirurgiens-dentistes savent distinguer les deux types de relation inter-maxillaire, la relation centrée et la relation d'intercuspidie maximale, et surtout retenir, en fonction de la complexité du cas, la relation la plus appropriée.

➢ Le concept de relation centrée, utilisée en dentisterie depuis les années cinquante, représente depuis cette époque un outil indispensable pour les chirurgiens-dentistes puisqu'il est un élément clé de la pratique clinique quotidienne. A ce titre, ce concept simple est devenu incontournable. La relation centrée, véritable position de référence, est reproductible et elle permet de retrouver exactement le même rapport maxillo-mandibulaire aussi bien en bouche que sur les moulages des arcades dentaires.

Après 1980, les nombreux travaux dirigés pour étudier les positions mandibulaires, déterminées uniquement par les muscles, ont montré l'instabilité de ces positions et leur non-reproductibilité. Si l'on ne peut pas compter sur des appuis dentaires — comme les muscles sont incapables de stabiliser la mandibule de façon reproductible — la stabilisation de la mandibule peut se faire seulement au niveau condylien. Comme l'articulation temporo-mandibulaire a une double capacité de rotation et de translation, tous les mouvements spontanés résultent de la combinaison systématique de ces deux mouvements élémentaires. Mais si l'on autorise uniquement un simple mouvement de rotation dite "pure", en l'absence de translation combinée, la stabilisation des deux condyles mandibulaires est possible. Le mouvement ainsi obtenu est appelé mouvement axial terminal. Il s'obtient à partir d'une rotation limitée de 10 à 20°, autour d'un axe bicondylien (l'axe charnière), stabilisé en position dite de relation centrée. Cette position est reproductible et elle autorise son enregistrement en permettant l'abaissement et l'élévation mandibulaire.

➢ Une autre position de la mandibule peut être considérée de référence, chez le sujet denté, sans malocclusion majeure, c'est celle qui est dictée par l'occlusion d'intercuspidie maximale (O.I.M.) qui fournit toujours la même position mandibulaire, globalement indépendante des tensions musculaires. Dans les cas simples (segments intercalaires de petite étendue et en l'absence de toute pathologie), la relation d'intercuspidie maximale, position de la mandibule pour laquelle l'engrènement et le nombre de contacts occlusaux sont maximaux, est choisie. Pour tous les autres cas, c'est la position des condyles dans leur cavité glénoïde respective qui compte le plus. Elle doit être la plus haute, la plus reculée et la plus médiane, ce qui définit l'autre relation intermaxillaire : la relation centrée. Dans ce cas, le guidage n'est plus assuré par les contacts dento-dentaires.

Pour effectuer le choix de la relation intermaxillaire, entre relation centrée et O.I.M, en fonction du typed'édentement, les chirurgiens-dentistes se sont servis de la classification des édentements, réalisée en 1925 par Kennedy. Ils ont pu ainsi indiquer pour chaque type d'édentement la position de référence à choisir pour la mandibule. Ainsi les classes I et II (édentement postérieur bi ou unilatéral) imposent la relation centrée sauf si la dimension verticale n'est pas diminuée et si le guidage antérieur est correct. La classe III (édentement encastré postérieur uni ou bilatéral) pourra être traitée en occlusion de convenance si elle ne représente qu'un petit segment (de une à trois dents) ; quand il y aura des segments d'édentement plus importants, ou si aucune dent ne se rencontre, la relation centrée sera obligatoire. La classe IV (édentement encastré antérieur) sera traitée en occlusion d'intercuspidie maximale à condition qu'il y ait un bon calage postérieur.[548] En prothèse amovible totale, l'enregistrement de la relation intermaxillaire se fait en relation centrée, à l'aide de deux maquettes d'occlusion. Les dimensions verticales (d'occlusion et de repos) sont bien sûr mesurées, elles sont validées à partir de méthodes phonétiques et de déglutition.

Dans le dernier quart du 20e siècle, l'enregistrement du rapport intermaxillaire se fait de telle façon qu'il permette de reporter sur l'articulateur une position spatiale de la mandibule par rapport au maxillaire, position définie à partir de trois paramètres indépendants. L'un est vertical, c'est la dimension verticale d'occlusion qui correspond à la distance séparant le point nasal du gnathion en position d'intercuspidie maximale. Les deux autres sont la position antéro-postérieure de la mandibule et son calage latéral. C'est du moins ainsi que Rignon-Bret, en 1978 et 1986, Begin et Rohr en 1983 et 1989, Begin et Hutin en 1997, définissent la position de la mandibule par rapport au maxillaire supérieur pour effectuer le montage des dents des deux appareils complets quand les dents sont en occlusion. La dimension verticale d'occlusion (DVO) peut être déterminée de différentes façons. La méthode la plus commune est celle définie ci-dessus. D'autres méthodes font appel à la dimension verticale phonétique (D.V.P.) ; c'est le cas de celles qui sont utilisées par Silverman en 1951 et 1956, par Pound en 1966, par Pound et Murrel en 1971. Ces méthodes intègrent les connaissances dévoilées par la physiologie de la phonation. La D.V.P. correspond à la hauteur de l'étage inférieur de la face, ménageant, entre les bourrelets d'occlusion un espace libre d'inocclusion phonétique minimum (E.L.I.P.M.) pour la prononciation correcte du phonème "esse" qui correspond à la position la plus haute de la mandibule lors de l'élocution. Dans ce cas, D.V.O. = D.V.P. – E.L.I.P. D'autres méthodes sont directes, elles permettent d'obtenir la D.V.O. sans mesure intermédiaire.

De nombreuses méthodes ont ainsi été crées ; parmi elles, celles de Lejoyeux en 1976 et de Begin et Rohr en 1983 et 1989. En fait dans la dernière décade

548 S. Escure, *Enregistrement de l'occlusion en prothèse amovible*, Les cahiers de l'ADF, 2e trim. 2000, n° 8, p. 26

du 20e siècle, les chirurgiens-dentistes s'efforcent de redonner à l'édenté total une D.V.O. déterminant les différents espaces libres adaptés à sa physiologie actuelle, lui permettant donc de retrouver des fonctions de phonation, de mastication, de respiration et de déglutition équilibrées, en alternance avec des périodes de repos, ainsi qu'une esthétique satisfaisante. Pour l'obtention d'une D.V.O. qui soit harmonieuse avec le type d'espace libre du patient, les praticiens sont obligés d'abandonner toute méthode faisant appel à des mesures. Puisque les espaces libres sont différents d'un individu à un autre, il est en effet inutile de chercher à les quantifier mais il faut par contre s'assurer qu'ils permettent les différentes fonctions.

A la fin du 20e siècle, l'enregistrement des rapports intermaxillaires prend une place, encore plus marquée qu'auparavant, dans l'élaboration du plan de traitement et dans la réalisation prothétique. Cette attention plus particulière à cet enregistrement montre que la fonctionnalité et la santé de l'appareil manducateur sont au centre des préoccupations du praticien. Le choix du concept occlusal, la réalisation d'un wax-up et d'un montage directeur, sont autant d'étapes incontournables que les chirurgiens-dentistes ne négligeront plus. Au cours du 20e siècle, les chirurgiens-dentistes avaient rencontré de nombreuses difficultés en prothèse mais ils s'étaient efforcés de réaliser une étude de plus en plus élargie de tous les facteurs d'échecs et de les analyser en détail. A la fin du 20e siècle, les chirurgiens-dentistes peuvent alors tirer des conclusions de ces analyses et obtenir un certain consensus sur la cause principale de ces échecs. En prothèse, l'échec est souvent occlusal et l'optimisation des fonctions occlusales est un des passages obligés pour parvenir à l'amélioration du pronostic des artifices prothétiques. Dans les cas complexes, l'approche du chirurgien-dentiste devient architecturale afin de reconstruire le mieux possible la denture du patient, en prenant soin de restaurer à la fois les conditions physiologiques optimales et les conditions esthétiques. Bien entendu, c'est l'aspect fonctionnel des constructions prothétiques qui prime et il ne s'agit pas là d'une donnée subjective, mais d'une donnée mécanique réelle. L'édenté total va d'abord être considéré comme un infirme dont l'infirmité est à la fois fonctionnelle et psychologique. L'infirmité fonctionnelle sera traitée grâce à toutes les attentions techniques et conceptuelles du chirurgien-dentiste mais aussi par l'apprentissage de la mastication avec les prothèses. L'infirmité psychologique nécessitera une prise en charge affective. La recherche des moyens pour résoudre l'infirmité fonctionnelle et psychologique, causée par l'édentement total, a considérablement participé à l'optimisation de l'efficacité de la mastication dans le traitement prothétique des patients. Le clinicien de la fin du 20e siècle intègre l'analyse fonctionnelle pour chaque cas prothétique en prenant en compte les données occlusodontiques. L'intégration des données fonctionnelles de la déglutition et de la mastication à toute démarche occlusodontique a apporté quelques modifications aux comportements cliniques des chirurgiens-dentistes. Désormais les chirurgiens-dentistes vont opérer « une recherche moins "mécaniste" de la relation mandibulo-crânienne que celle donnée par les manipulations, en associant étroitement la posture mandibulaire de repos aux conditions de l'intercuspidie. »[549] Ils vont effectuer « une réévaluation des protocoles d'examen des mouvements mandibulaires en contacts dentaires afin de mettre en évidence l'intégralité des trajets de guidage fonctionnel. »[550] Ils adopteront « une approche plus réelle de la signification des dents cuspidées dans la lecture des contacts de guidage à l'aide d'une terminologie adaptée. »[551] Les chirurgiens-dentistes tiendront compte dans le diagnostic et dans le traitement des « désordres temporaux-mandibulaires, du rôle propioceptif privilégié joué par le rail de guidage dento-dentaire dans le maintien ou le rétablissement de l'harmonie du système neuromusculaire. »[552] Mais d'une façon générale, quand ils considéreront l'occlusion, ils ne tiendront plus compte exclusivement des contacts dento-dentaires.

3-2-3-2 – Mode de résolution de tout problème dysfonctionnel ou pathologique de l'occlusion à la fin du 20e siècle

A la fin du 20e siècle, en occlusodontie, la résolution de tout problème dysfonctionnel ou pathologique se fait à l'aide d'un algorithme thérapeutique. Ceci est devenu nécessaire car les chirurgiens-dentistes ont pris conscience de la haute complexité de l'occlusodontologie et de l'étude des troubles de l'occlusion. De plus, il y a nécessité d'approcher l'occlusodontologie en admettant la très grande diversité interindividuelle et la difficulté, voire même l'impossibilité, à se polariser sur des lois générales. En outre, la résolution de tout problème dysfonctionnel ou pathologique de l'occlusion requiert une réflexion épistémologique approfondie. Cette réflexion s'impose aussi sur un plan plus pratique, pour le traitement de chaque cas individuel. En effet, en occlusodontie, pour tout phénomène, comme l'écrit Edgar Morin pour tout phénomène général, « l'on ne peut ramener l'explication d'un phénomène ni à un principe d'ordre pur, ni à un principe d'organisation multiple. Il faut mêler et combiner ces principes-là. »[553] A partir de tous les déterminants qui ont causé le problème dysfonctionnel ou pathologique, il sera plus facile alors de le résoudre en

---

549 M.G. Le Gall, J.-F. Lauret, *Réalité de la mastication – Nouvelle démarche clinique*, in Les cahiers de prothèse, n° 103 septembre 1998, p. 29

550 Ibid.

551 Ibid.

552 Ibid.

553 E. Morin, *Introduction à la pensée complexe*, Issy-Les-Moulineaux, ESF éditeur, 1990, p. 142

passant en revue ces principes. L'appartenance de l'appareil manducateur à l'ensemble plus vaste du système cranio-facial entraîne la nécessité d'établir un diagnostic différentiel entre dysfonctionnement de l'appareil manducateur et des problèmes de dysfonctionnement se situant à un autre niveau du système cranio-facial. Face à un dysfonctionnement de l'appareil manducateur, une vision systémique de l'occlusion oblige à penser le cas en évitant toute réduction qui serait dommageable à la résolution du problème. Alors seulement, dans ces conditions, le diagnostic et la catégorisation des types de prise en charge sont alors possibles. Dans la majorité des cas, la rééducation fonctionnelle, complétée éventuellement par une gouttière occlusale, est suffisante. Pour certaines situations dento-squelettiques particulières, des modifications structurelles seront nécessaires. C'est le cas pour les traitements chirurgicaux qui sont confiés au chirurgien maxillo-facial. Celui-ci intervient au niveau articulaire, musculaire ou osseux. Le chirurgien-dentiste intervient pour sa part par meulage, collage, orthodontie, prothèse.

A la fin du 20e siècle, lors de tout traitement, les chirurgiens-dentistes veillent donc à ce que la posture mandibulaire soit bonne lors de l'occlusion, et à ce qu'aucun trouble de l'occlusion ne vienne perturber les fonctions de l'appareil manducateur ou engendrer une quelconque pathologie. L'occlusodontologie est au centre du carrefour décisionnel pour tout plan de traitement. Elle est au cœur de l'établissement des plans de traitement non seulement en prothèse, mais aussi en parodontologie, en dentisterie opératoire, en orthodontie et en chirurgie.

Mais avant d'en arriver à cette gestion rationnelle de tout cas clinique, de tout cas dysfonctionnel ou pathologique de l'occlusion, il a fallu solliciter la physiologie macroscopique qui a permis de comprendre les problèmes fonctionnels et l'apparition des syndromes pathologiques. C'est ainsi qu'en créant l'électrophysiologie à la fin du 19e siècle, Etienne Marey est parvenu à télédétecter les flux qui traversent ou animent les muscles, à « transmettre et amplifier les changements les plus minimes, tout à fait inaperçus et qu'il a ramassé à la surface »[554], comme l'écrit François Dagognet. Etienne Marey a surtout offert aux physiologistes de la première moitié du 20e siècle, la possibilité de réaliser des électromyogrammes. Désormais, grâce à lui, il devenait possible de mesurer l'activité des muscles élévateurs et abaisseurs de la mandibule, de mettre le dedans dehors, de "le sortir de son fouillis" et de « le conserver de telle façon qu'on puisse l'examiner à loisir ».[555]

---

[554] F. Dagognet, *Penser le vivant – L'homme maître de la vie ?*, Paris, Bordas, 2003, p. 94

[555] Ibid., p. 103

Au cours de la seconde moitié du 20e siècle, c'est Posselt qui, finalement, est parvenu à enregistrer des mouvements d'ouverture et de fermeture de la bouche, et par ses enregistrements a eu l'opportunité d'appréhender et d'analyser la vie, de ne pas la modifier, d'éviter aussi de recourir à l'expérimentation mutilante directe. Les mouvements d'ouverture et de fermeture de la bouche étant complexes, seules la quantification des mouvements et leur transcription graphique ont pu permettre leur étude. Posselt, à partir de l'enregistrement des mouvements d'ouverture et de fermeture de la bouche, a obtenu un diagramme schématique qui figure l'occlusion en rétrusion, l'occlusion terminale ou centrée, l'occlusion en bout à bout, la protusion extrême, mais aussi le chemin d'ouverture habituel de la position d'occlusion terminale à l'ouverture maximale, le trajet d'ouverture en rétrusion et bien d'autres mouvements d'ouverture. En outre, il a étudié aussi les mouvements de latéralité. A partir de très nombreux enregistrements, Posselt a réussi à définir les tracés normaux et donc à étalonner les normalités des différentes séquences des mouvements d'élévation, d'abaissement, de protrusion, de rétrusion et de diduction de la mandibule. L'évaluation de ces mouvements est cruciale puisque c'est grâce à ces mouvements de la mandibule normaux que les fonctions physiologiques de mastication, de déglutition, de phonation peuvent se développer normalement.

Pour ce qui est de l'examen des forces enregistrées au niveau de l'articulation temporo-mandibulaire (l'A.T.M.), il est envisagé différemment selon que l'on opte pour la théorie de Gysi (1921) ou la théorie de Robinson (1946). La théorie de Gysi (1921) considère la mandibule comme un levier du troisième genre (puissance = muscles masticateurs ; résistance = bol alimentaire ; centre de rotation = articulation temporo-mandibulaire) et pour Gysi, l'articulation reçoit des pressions. Dans la théorie de Robinson (1946), l'articulation ne supporte aucun effort et les pressions se produisent au niveau des dents. Quant au système de l'articulation temporo-mandibulaire, il se trouve être complexe et il se définit selon différents étages, l'étage articulaire proprement dit comprenant les articulations avec leur système capsulo-ligamentaire, le système musculaire, l'occlusion dentaire et la région parodontale. La meilleure connaissance de la physiologie de l'A.T.M. va aider les chirurgiens-dentistes à assurer une meilleure prise en charge de la prophylaxie et surtout une efficacité plus grande dans le traitement des dysfonctions de l'A.T.M.

De plus, pour comprendre les troubles cranio-mandibulaires, il a fallu connaître toutes les caractéristiques de la normalité de l'activité musculaire, alors que l'on avait tendance, au début du 20e siècle, à attribuer les symptômes douloureux des articulations temporo-mandibulaires, à des troubles de l'occlusion, à une sur-occlusion ou à la perte des organes dentaires postérieurs… On considèrait que ces troubles entraînaient un déplacement distal des condyles mandibulaires et engendrent alors une pression manifestement excessive sur les structures articulaires, les terminaisons nerveuses, les vaisseaux sanguins, les conduits auditifs. Ce qui aboutissait alors à ce que Costen, en 1934, affirmait être un syndrome résultant de l'effondrement de l'occlusion et du déplacement postérieur du condyle, syndrome appelé depuis *syndrome de Costen.* Or, en 1948, les enregistrements musculaires et les études anatomiques de Sicher ont révélé dans le cas du syndrome de Costen le rôle étiologique majeur des facteurs musculaires et psychologiques. Différentes théories psycho-physiologiques se sont succédées entre 1952 et 1982. En particulier, de 1979 à 1982, les travaux de Greene et coll. ont fait ressortir la responsabilité dans le S.A.D.A.M (Syndrome algo-dysfonctionnel de l'appareil manducateur) de la contracture des muscles masticateurs. Ces travaux ont montré que l'anxiété et le stress sont le plus souvent à l'origine de cette contracture. En 1985, Geissler a mis même en évidence la prépondérance du stress émotionnel par rapport aux problèmes occlusaux dans le développement du S.A.D.A.M.

En outre, la physiologie neuro-musculaire a permis de cerner les troubles neuro-musculaires et, sans écarter les troubles de l'occlusion dans l'étiologie possible des troubles cranio-mandibulaires, a éclairé les chirurgiens-dentistes sur l'extrême complexité de l'étiologie de ces troubles.

Toutes ces études mises en place pour étudier les troubles cranio-mandibulaires auront concouru à souligner la complexité du fonctionnement de l'ensemble du système manducateur. Elles ont aussi mis en évidence à quel point il ne fallait pas s'arrêter à des schémas causaux trop simples. Un trouble fonctionnel peut être le résultat de la défaillance de plusieurs paramètres fonctionnels ou environnementaux. D'où, aussi, l'insistance appuyée de certains chercheurs à démontrer la nécessité de raisonner de façon systémique et non de façon isolée. Des troubles locaux peuvent avoir ainsi des répercussions loco-régionales ou à distance. De même des troubles endocriniens (généraux) ou métaboliques peuvent entraîner des dysfonctions locales ou loco-régionales, entre autres un S.A.D.A.M.

A la fin du 20e siècle, la vision systémique de l'occlusion triomphe donc et s'avère même d'une impérieuse nécessité. En effet, sans elle, les praticiens ne sont pas en mesure de construire un diagnostic différentiel efficient et de réduire substantiellement les risques d'erreurs diagnostiques.

3-2-3-3 – La physiologie de l'occlusion et l'occlusodontologie au service de disciplines dentaires

Au 20e siècle, l'occlusodontologie devient une pièce majeure du développement épistémologique de l'art dentaire, en ce sens où elle oblige les chirurgiens-dentistes à étendre leur champ d'observation et à découvrir de nouvelles connaissances. Sans vraiment renoncer à la limitation de leur champ d'étude puisqu'ils le centrent sur l'organe dentaire lui-même en l'examinant selon deux niveaux, macroscopique et microscopique, les chirurgiens-dentistes vont porter leur intérêt sur l'occlusion et ce faisant, étendre leur champ d'étude. Ils mèneront ainsi de front deux modes d'épistémologisation différents, l'un plutôt atomiste et l'autre plutôt holiste, en maintenant entre eux une dichotomie schizoïde, au fur et à mesure du déroulement du 20e siècle. Dans la généalogie des disciplines et des sous-disciplines dentaires qui s'enrichissent de plus en plus durant la seconde moitié du 20e siècle, l'occlusodontologie dont le statut est celui d'une quasi-discipline, figure en bonne place. Elle y occupe une place particulière puisqu'elle contribue au développement de toutes les disciplines dentaires pour lesquelles elle constitue aussi un pôle de rencontres et d'échanges épistémiques à la croisée de ces chemins disciplinaires. L'occlusodontologie joue un rôle de liant pour l'unité épistémologique de l'art dentaire. L'art dentaire lui réserve partout une place privilégiée. Aucun secteur de l'odontologie n'échappe aux lois de l'occlusodontologie ; l'O.D.F, la dentisterie, la prothèse, la parodontologie, la chirurgie orthognathique et l'implantologie placent l'occlusodontologie au cœur de chaque thème d'étude ou de recherche. L'occlusodontologie se révèle donc être à la fois le centre d'intérêt commun à toutes les disciplines et un facteur de développement pour toutes celles-ci. Nous nous contenterons néanmoins d'étudier uniquement les rapports étroits entre orthodontie et occlusodontologie d'une part, et prothèse et occlusodontologie, d'autre part.

Avant d'aborder les rapports étroits entre orthodontie et occlusodontologie, évoquons brièvement les échanges fructueux entre l'anthropologie et l'art dentaire, rendus possibles par l'occlusodontologie. L'occlusodontologie représente, en effet, un passage obligé pour tous les scientifiques qui se posent des questions sur l'évolution de l'homme. L'occlusodontologie a constitué et continue à constituer un instrument d'étude de premier choix pour les activités de recherche anthropologique. De son côté, l'anthropologie a ouvert à l'art dentaire des perspectives intéressantes en lui dévoilant les retentissements, à l'échelle historique, des changements culturels sur les modifications anatomiques et fonctionnelles de l'appareil manducateur. A la fin du 20e siècle, les nouvelles réponses aux sollicitations de l'environnement moderne sont considérées par les chirurgiens-dentistes comme déterminantes dans la transformation des rapports interdentaires et intermaxillaires. Certains de ces chirurgiens-dentistes prétendent même que les rapports occlusaux évolueraient vers ceux d'une classe II.

3-2-3-3-1 – La physiologie de l'occlusion et l'occlusodontologie au service de l'O.D.F

Pendant la première moitié du 20e siècle, pour une bonne partie des praticiens en orthodontie, la recherche d'une bonne occlusion est une priorité et l'étude de l'occlusion fait partie des axes de recherche de l'orthodontie. De ce fait, quand l'occlusodontologie va se développer, elle héritera déjà de toutes les recherches effectuées en orthodontie sur l'occlusion.

A partir de la seconde moitié du 20e siècle, c'est l'occlusodontologie qui va émanciper à son tour la pensée des orthodontistes et enrichir notablement l'O.D.F, en interférant avec elle. En effet, l'occlusodontologie a trait au fonctionnement de l'appareil manducateur et s'intéresse aussi bien aux relations dynamiques des arcades qu'aux relations mandibulo-crâniennes, qu'aux structures et ensembles mis en présence. Jusque là, Davenport, Angle et leurs contemporains s'étaient limités à l'examen statique de l'occlusion et s'étaient peu penchés sur les relations dynamiques des arcades et sur les relations mandibulo-crâniennes. L'occlusodontologie, en tant que discipline, naît dans les dernières années des années 1950 et prend un certain essor, illustré par les travaux de Mc Collum en 1960, de Posselt en 1962 et de Ramfjord en 1966. Elle se fixe pour mission de traiter les dysfonctions de l'articulation temporo-mandibulaire et de mieux connaître les troubles douloureux en découlant.

L'orthodontie, dont l'un des buts est d'instaurer une bonne occlusion, trouve ici un champ d'intérêt et de recherche commun avec l'occlusodontologie. Celle-ci va ainsi apporter un certain nombre de nouvelles connaissances à l'orthodontie et ce, d'autant plus que l'occlusodontologie se situe, comme nous l'avons déjà signalé, à la croisée de plusieurs autres disciplines dentaires : la prothèse, la parodontologie, l'implantologie,... De plus, l'occlusodontologie faisant aussi appel à l'histologie et à la physiologie générale, il en résulte, à la fois pour l'occclusodontologie et pour l'orthodontie, un élargissement considérable de leur capital épistémologique.

Mc Iver en 1962 aux Etats-Unis, Rigal en 1964 et Philippe en 1966 en France, ont les premiers appliqué les nouvelles connaissances en occlusodontologie à leurs travaux d'orthodontie. En tous les cas, comme l'écrit Julien Philippe, « établir des relations harmonieuses entre relation condylienne et position d'intercuspidie maximale devint l'un des critères de succès du traitement orthodontique. Cette notion porta un coup sévère au concept de "rétro-position" de la mandibule, traitée par "proglissement" qui avait cours au début du siècle et qui persistait dans quelques esprits. »[556] Parmi les objectifs du traitement orthodontique figure, en bonne place depuis les années 1960, la volonté de permettre une exécution aisée des mouvements fonctionnels de la mandibule et de supprimer toute contrainte.

Quand Angle avait mis au point sa classification des dysmorphoses dento-maxillaires, il l'avait fait en étudiant les rapport occlusaux à partir de moulages, en position d'intercuspidie maximale. Il a fallu le déploiement de l'occlusodontologie pour déterminer les orthodontistes à ne plus limiter les relations maxillo-mandibulaires à leur position obtenue par intercuspidie maximale. Conscients de la nécessité de ne pas s'arrêter à la position statique de ces rapports, les orthodontistes ont su tirer avantage de toutes les données dynamiques de l'occlusodontologie et recentrer le traitement orthodontique sur le respect de toutes les structures (denture, muscles et articulations) participant à l'occlusion. S'ils ont accordé une telle place à l'occlusion au cours de tout traitement orthodontique, c'est parce qu'ils ont découvert que la dysocclusion peut être dommageable à chacune de ces structures et au-delà, peut avoir pour conséquence des répercussions sur la posturologie, donc entraîner des troubles proches et/ou même à distance.

3-2-3-3-2 – La physiologie de l'occlusion et l'occlusodontologie au service de la prothèse

CONSIDERATIONS GENERALES SUR LA PROTHESE ET LES CONCEPTS D'OCCLUSION

Au cours de la seconde moitié du 20e siècle, la prothèse, en tant que discipline, continue à porter un grand intérêt à l'occlusion et à l'occlusodontologie. Les chirurgiens-dentistes sont de plus en plus convaincus de l'utilité de l'occlusodontologie en prothèse s'ils veulent prévenir ou traiter les troubles de l'occlusion et les dégradations des structures anatomiques et histologiques causées par ces troubles. Ainsi, en prothèse amovible ou en prothèse fixée, une bonne connaissance de l'occlusodontologie s'impose et elle est d'autant plus nécessaire pour les traitements prothétiques de grande étendue.

A partir de la seconde moitié du 20e siècle, la place de l'occlusodontologie est de plus en plus grande en prothèse. Les parodontologistes ayant mis l'accent sur les nuisances causées aux tissus parodontaux par l'occlusion traumatogène, les chirurgiens-dentistes feront tout pour réaliser des prothèses aux fonctions occlusales satisfaisantes et non traumatogènes. Tous les déboires observés au niveau des tissus d'appui et provoqués par des plans

---

[556] J. Philippe, *Histoire de l'orthodontie*, op. cit., p. 129

de traitement mal pensés, par un défaut initial de conception, vont obliger les chirurgiens-dentistes à bien penser l'architecture des prothèses, aussi bien des prothèses fixes, que des prothèses amovibles (architecture des châssis). En prothèse amovible squelettée, le stade pré-prothétique d'étude, correspondant à un véritable projet architectural, va permettre le choix de l'architecture du châssis. Le projet architectural révèle les dents d'appui concernées et après une étude sur un articulateur, le chirurgien-dentiste peut aussi choisir les dimensions d'éventuels attachements. La qualité de l'occlusion s'avère donc essentielle et des normes sont établies pour y parvenir. Comme nous l'avons déjà indiqué, pour la maîtrise de l'occlusion, l'enregistrement des rapports intermaxillaires représente un moment crucial. La démarche du chirurgien-dentiste en prothèse va être guidée par l'instauration d'une hiérarchie des fonctions occlusales. Désormais, les chirurgiens-dentistes tiennent compte d'abord de la fonction de centrage, ensuite de la fonction de calage et enfin de celle de guidage. L'amélioration du pronostic des artifices prothétiques passe par l'optimisation des fonctions occlusales. Le plan occlusal doit avoir une orientation correcte et la dimension verticale d'occlusion doit être respectée. Les données architecturales essentielles (la stabilité de la position mandibulaire, le choix de la position de référence, le réglage du plan d'occlusion et des courbes occlusales) doivent être analysées et tout doit être fait pour les faire correspondre le mieux possible aux normes établies. Sur les dents naturelles restantes, les praticiens s'évertuent à assurer l'alignement dentaire, les contacts occlusaux et la morphologie dentaire. Le respect de toutes ces conditions est un gage de réussite pour la prothèse.

Tout au long du 20e siècle, l'examen de la conception occlusale en prothèse amovible complète nous révèle les nombreux concepts d'occlusion qui ont été proposés avec pour objectifs communs et essentiels, la restauration des différentes fonctions de l'appareil manducateur et la préservation de l'intégrité des surfaces d'appui prothétique. Pour une prothèse amovible complète bimaxillaire, le schéma retenu le plus souvent est celui d'un articulé généralement équilibré et il doit répondre à plusieurs impératifs. Il faut que les contacts maximaux soient répartis sur l'ensemble des dents postérieures en occlusion d'intercuspidie maximale (OIM) et qu'il n'y ait point de contacts occlusaux sur les dents antérieures. Lors des mouvements de propulsion mandibulaires, il doit y avoir des contacts antérieurs et postérieurs et lors des mouvements de latéralité mandibulaire, il doit y avoir des contacts bilatéraux. Pour une prothèse complète unimaxillaire, l'écueil le plus important est le schéma occlusal de la denture antagoniste. Là, en effet, le schéma occlusal existe déjà au niveau de l'arcade dentée et il est rarement adapté aux exigences de stabilisation posées par la prothèse amovible. Or, le plan d'occlusion doit pouvoir assurer une bonne répartition des forces occlusales complètes sur l'ensemble des surfaces d'appui en intercuspidie, préserver la stabilité prothétique lors des mouvements excentrés et contribuer à la restauration de l'esthétique et de la phonétique. Il est donc nécessaire de préparer l'arcade antagoniste, et ce, de façon souvent pluridisciplinaire. L'objectif est de reconstruire des courbes occlusales correctes dans le plan sagittal (courbe de Spee) et dans le plan frontal (courbe de Wilson), afin de retrouver le concept de l'occlusion généralement équilibrée.

A la fin du 20e siècle, le concept de l'occlusion totalement équilibrée s'impose en prothèse amovible complète et il est soutenu par la plupart des auteurs. En accordant la priorité au montage des dents postérieures, l'aspect esthétique de l'agencement des dents antérieures passe au second plan, quel que soit le schéma occlusal choisi. Chez le patient totalement édenté, la disparition de l'occlusion naturelle et des surfaces de guidage laisse peu de paramètres exploitables par le praticien pour la détermination du rapport intermaxillaire. Seuls les mouvements et les trajets condyliens, traduisant la mobilité condylienne déclenchée par la musculation, sont enregistrables et exploitables. Tous les autres paramètres ainsi que les déterminants occlusaux sont introduits par le praticien. A partir de 1991, pour assurer la stabilité des prothèses posées sur une surface d'appui ostéo-fibro-muqueuse, les chirurgiens-dentistes abordent les problèmes posés selon le concept biomécanique de Rignon-Bret. Ce concept biomécanique guide les chirurgiens-dentistes qui se fixent quatre objectifs pour réaliser leur traitement prothétique. Leur premier objectif est de rétablir une dimension verticale d'occlusion fonctionnelle. Leur second objectif est de créer un équilibre avec des contacts cuspidiens simultanés au cours des mouvements de glissement en propulsion et en diduction, s'établissant à partir d'une position d'intercuspidie maximale d' "équilibre prothétique". Leur troisième objectif est d'assurer un équilibre biomécanique des prothèses avec interposition alimentaire unilatérale. Leur quatrième objectif est de rétablir l'esthétique et la fonction de l'appareil manducateur sans amener de pathologies.

Ces objectifs étant fixés, de nouveaux déterminants occlusaux aux niveaux incisif et molaire sont alors indispensables. Ils vont d'ailleurs minorer le rôle du paramètre postérieur fourni par l'articulation temporo-mandibulaire et ce, afin que la prothèse constitue un outil pour le patient et lui permette de pallier son infirmité. La prothèse doit être en mesure d'éduquer le patient et de le conditionner en quelque sorte dans une "parafonction" qui ne doit amener aucun trouble pathologique. Ce que doit créer le praticien, c'est donc une parafonction physiologique, une "normalité prothétique de substitution".

LA PHYSIOLOGIE BUCCO-DENTAIRE ET L'OCCLUSODONTOLOGIE, DE PUISSANTS FACTEURS DE PROGRES POUR LA DISCIPLINE "PROTHESE"

La prise en compte des normes fonctionnelles pour la sphère bucco-dentaire va constituer un puissant facteur de progrès pour la discipline "prothèse". Au cours du 20e siècle, l'établissement du plan de traitement prothétique subira des modifications et sera conçu de façon à corriger optimalement les anomalies anatomiques et les situations non physiologiques (édentements, pertes de substances dentaires, anomalies de position...). En effet, ces situations s'avèrent délétères pour le système dentaire anormalement sollicité, pour ses tissus de soutien, mais aussi, dans certaines conditions, pour les systèmes neuro-musculaire et articulaire. Par la prothèse, quel qu'en soit son type, amovible, fixée, implantaire, les chirurgiens-dentistes du 20e siècle veulent donner une réponse appropriée à ces anomalies.

A partir des années 1960, l'accroissement notable des connaissances en physiologie de la sphère bucco-dentaire va permettre aux chirurgiens-dentistes d'être plus vigilants par rapport au dépistage d'éventuelles anomalies de fonctionnement (parafonctions, DAM musculo-articulaires,...) Les chirurgiens-dentistes vont songer à une thérapeutique initiale occlusodontique qui intégrera différents impératifs : la prise en charge des parafonctions, l'équilibration occlusale pré-prothétique, la stabilisation articulaire. Les chirurgiens-dentistes vont prendre conscience de la nécessité d'accorder beaucoup d'importance à l'ensemble de l'appareil manducateur et d'assainir tout le contexte manducateur avant d'envisager la réalisation de la prothèse car la réussite de celle-ci en dépend.

L'accent sera donc mis sur l'occlusion. La prise en considération de la physiologie de l'occlusion va conduire les chirurgiens-dentistes à viser un "équilibre occlusal", c'est-à-dire une position mandibulaire adaptée. Ils vont se rendre compte que celle-ci est obtenue quand les condyles sont en position physiologique au sein de l'A.T.M et quand la dimension verticale d'occlusion est optimisée. Ils vont aussi réaliser que la recherche de la position mandibulaire stabilisée se fait par un guidage dentaire limitant les contraintes manducatrices. Puisque l'équilibre occlusal ne peut être assuré que si l'enregistrement de l'occlusion est adéquat et permet une simulation occlusale adaptée, un certain nombre de précautions seront prises. Les essayages prothétiques devront permettre le contrôle de la position de l'élément prothétique, des contraintes adjacentes, puis de l'occlusion (à l'aide de papiers d'occlusion, silicone, shimstock...). De même, le rôle de la prothèse transitoire ne sera plus exclusivement esthétique et "masticatoire". L'intérêt de la prothèse transitoire sera à la fois préventif, fonctionnel et restaurateur et il sera mieux perçu. La prothèse transitoire constituera une première phase d'observation et de traitement des handicaps fonctionnels, car pendant le port de la prothèse transitoire, faite pour gérer les phases de temporisation et de cicatrisation, il se passe souvent une instabilité occlusale iatrogène (générée par ces phases). Le suivi du patient au cours du port de la prothèse transitoire permettra d'y remédier.

En prothèse, le plan de traitement va répondre à de nouveaux paradigmes. Il va, en particulier, se fixer comme priorités l'occlusion et le respect des tissus. En recherchant la pérennité de la réhabilitation prothétique, les chirurgiens-dentistes vont se rendre compte qu'elle ne peut être assurée sans le rétablissement préalable de l'intégrité physiologique de la surface d'appui muqueux et du jeu fonctionnel des articulations temporo-mandibulaires. De même, avant de refaire une prothèse ayant causé des dommages aux surfaces d'appui, déjà, à partir de 1957, Lyttle, puis Chase et Lejoyeux en 1962, ont compris la nécessité de s'atteler à la réhabilitation des tissus de la surface d'appui, encore appelée "mise en condition". Ils ont été conduits à le faire parce qu'ils se sont préoccupés des dommages qui pouvaient être consécutifs au port des prothèses amovibles. En bons cliniciens, ils ont cherché l'origine des pathologies observées, inflammatoires (stomatites prothétiques, ...), infectieuses (candidoses, ...) ou traumatiques (anciennes prothèses mal adaptées,...). Les praticiens se sont aussi aperçu que parfois, avant de s'engager dans la confection de la prothèse, le traitement du complexe musculo-articulaire devait être effectué. Ils ont pris conscience qu'il était utopique de modifier ou de rétablir l'intégrité des structures "dures" de l'A.T.M mais qu'il fallait intervenir au niveau des muscles du complexe stomatognathique. En particulier, il fallait chercher à rétablir l'équilibre, la symétrie des contractions, la longueur des fibres musculaires. Ce rétablissement dépendait bien sûr de la restauration de la dimension verticale d'occlusion, de l'espace libre et de la précision de l'occlusion. Tous ces paramètres étant contrôlés, le rétablissement de l'homéostasie des tissus était alors possible.

A partir de ces années 1960, la connaissance de la physiologie de la bouche et l'approche physiologique du patient sont donc des préalables incontournables avant d'envisager la conception de la prothèse. Ces conditions étant respectées, la restauration des fonctions bucco-dentaires à l'aide de la prothèse sera rendue possible. Par exemple, connaître la physiologie de la phonation permet de suivre la qualité de la prononciation des phonèmes les plus importants du point de vue prothétique (les labio-dentales "Fe-Ve" ; les dento-dentales "che-je" ; les bilabiales "Be-Pe" ; les dento-linguales "De-Te" ; les palato-linguales, le K et les sibilantes "S, Z,

C").[557] A partir de défauts de prononciation de ces phonèmes, au cours de l'essayage du montage des dents sur cire, il sera facile de détecter les défauts de ce montage et d'y remédier. Ainsi, par exemple, un "che" mou implique une dimension verticale trop faible et un claquement traduit une dimension verticale exagérée.

De plus, au cours des dernières décades du 20e siècle, les chirurgiens-dentistes, confrontés à des patients de plus en plus âgés, sont de plus en plus obligés de tenir compte des modifications physiologiques intéressant la sphère oro-faciale (celles de l'appareil manducateur, en particulier) et des modifications des tissus, qui sont la conséquence du vieillissement. Dans leur projet thérapeutique, les praticiens font de plus en plus attention à l'ensemble des modifications auxquelles sont soumis les patients au cours du vieillissement afin de choisir la solution thérapeutique la mieux adaptée, mais aussi programmer un suivi bucco-dentaire pour assurer une maintenance de la prothèse et des tissus. Désormais, comme les chirurgiens-dentistes se sont intéressés aux modifications physiologiques dépendantes de l'âge, ils revoient leur façon d'appréhender les traitements prothétiques en fonction de celui-ci. A l'instar de l'orthodontie, la chirurgie et la prothèse imposent aux chirurgiens-dentistes une connaissance plus étendue de la physiologie générale et de la pathologie générale. Les praticiens se préoccupent de toutes les perturbations physiologiques de leurs patients, c'est-à-dire celles atteignant les glandes salivaires, les articulations temporo-mandibulaires et la coordination neuro-musculaire, parce qu'elles ont une incidence sur les conditions de traitement chirurgical et prothétique. De même, ils portent un regard très pointu sur toutes les modifications anatomiques et histologiques des tissus parodontaux, muqueux et osseux. Enfin, ils prennent aussi en considération l'atteinte de l'état général qui peut être la conséquence d'une ou plusieurs affections systémiques.

La connaissance de la physiologie du vieillissement et l'incursion du chirurgien-dentiste dans le champ épistémologique de la gériatrie deviennent donc des réquisits cruciaux pour aborder dans de bonnes conditions les traitements chirurgicaux, prothétiques et parodontaux chez les personnes âgées. Les chirurgiens-dentistes peuvent ainsi prendre plus facilement les précautions nécessaires pour procéder aux actes chirurgicaux et prothétiques et en assurer la pérennité biologique, fonctionnelle et esthétique.

La physiologie a représenté un puissant facteur de progrès pour la discipline "prothèse" et celle-ci a concouru au même titre que l'O.D.F, la

---

[557] J. Makzoumé, *Les troubles phonétiques en prothèse adjointe complète*, in Les cahiers de prothèse (revue trimestrielle), n° 103, septembre 1998, p. 32

parodontologie, la dentisterie opératoire, la chirurgie et l'implantologie à l'émergence de l'occlusodontie.

3-2-3-4 – L'approche systémique de l'occlusion, un moyen de conquête épistémologique pour la physiologie de l'occlusion et l'occlusodontologie

Au cours des 18e et 19e siècles, la notion de système dentaire, intégrant l'ensemble des dents, n'avait pas échappé aux chirurgiens-dentistes. Par contre, à la fin du 19e siècle, ces derniers ne tenaient pas compte, ou alors très peu, des articulations temporo-mandibulaires et des éléments neuro-musculaires. Pratiquement, seule l'importance accordée à l'articulé dentaire soulignait celle octroyée au système dentaire. Cependant, dès 1840, des occluseurs avaient déjà été conçus aux Etats-Unis et, au cours de la seconde moitié du 19e siècle, des recherches avaient déjà été menées sur l'occlusion. De plus, les recherches sur l'équilibrage de l'articulation et la création des premiers articulateurs physiologiques, pendant les vingt dernières années du 19e siècle témoignaient déjà de l'intérêt des chirurgiens-dentistes pour l'étude de l'occlusion. Il faudra pourtant vraiment attendre la seconde moitié du 20e siècle pour assister à la naissance de l'occlusodontologie.

Très rapidement, au 20e siècle, les chirurgiens-dentistes vont adopter une démarche systémique beaucoup plus étendue, ce qui va constituer un atout non négligeable et les faire progresser dans leurs recherches sur l'occlusion. Par des sauts successifs, en respectant la hiérarchie des systèmes étudiés selon leur degré de complexité, les chirurgiens-dentistes vont envisager l'étude de l'occlusion en s'attardant d'abord sur les organes dentaires et le système dentaire, en s'intéressant ensuite au système d'arcades et enfin à l'appareil manducateur. En s'appuyant sur chaque élément de cette triade systémique, la conquête épistémologique de l'occlusodontologie nous révèle la complexité des phénomènes relatifs à l'occlusion ou gravitant autour d'elle. Cette approche systémique de l'occlusodontologie donnera une extraordinaire impulsion à son développement épistémologique. En effet, non seulement le développement épistémologique de l'occlusodontologie s'édifiera à partir de celui de chacun de ces trois systèmes mais il sera aussi le produit du développement épistémologique résultant des interactions entre ces trois systèmes et de l'évolution propre de cette triade systémique.

Avec la naissance de la parodontologie au 20e siècle, le système dentaire s'enrichit puisqu'il ne se limite plus à l'ensemble des dents mais à l'ensemble des organes dentaires, c'est-à-dire des dents et de leur parodonte. La prise en considération du parodonte donne une dimension propioceptive à des éléments jusque-là considérés essentiellement comme des entités mécaniques. Dans les années 1970, quand la parodontologie s'est affirmée comme une véritable discipline, elle a mis l'accent sur la restauration du système dentaire dans son ensemble afin de ne pas détériorer l'occlusion. Les chirurgiens-dentistes se sont alors évertués à établir un schéma occluso-prothétique pour y intégrer les dents délabrées, ou en malposition, qui nécessitent une restauration, afin de préserver leur parodonte. Ils ont fait entrer la correction des dysharmonies du système dentaire dans le cadre du traitement des parodontopathies. Puis, progressivement et grâce à l'O.D.F en particulier, les chirurgiens-dentistes ont de plus en plus associé le système dentaire aux structures ostéo-articulaires et aux ensembles neuro-musculaires, incluant ainsi ce système dentaire dans l'ensemble fonctionnel que constitue l'appareil manducateur.

Il est bon de noter que l'étude des aspects anthropologiques de l'évolution de l'appareil manducateur a servi l'art dentaire en l'aidant à mieux comprendre l'influence de facteurs externes sur les rapports intermaxillaires. Cette étude anthropologique se situe à deux niveaux de l'évolution de l'appareil manducateur. Un premier niveau, révélé par l'étude phylogénétique du genre Homo et étudié par Brabant en 1964, montre une réduction considérable du tissu osseux supportant les dents, c'est-à-dire une gracilisation des tissus de soutien des dents, en même temps que l'existence d'un système de protection neuro-sensorielle fin compensant la fragilisation mécanique du tissu de soutien. Le second niveau d'évolution se situe dans un passé plus récent et concerne les populations de deux continents différents. Il s'agit, d'une part, des Indiens d'Amérique latine, entre la fin du 15e siècle et la fin du 16e siècle et, d'autre part, des Européens, entre la fin du Moyen-Âge et le début du 17e siècle. Ce second niveau d'évolution se caractérise par l'acquisition d'un système bio-mécanique dans lequel les dents antérieures jouent un rôle fonctionnel nouveau. En Amérique latine, la venue des colons a provoqué le changement de mode alimentaire des Indiens qui sont ainsi passés, du fait des affrontements occlusaux antérieurs des dents des blocs incisivo-canins en bout à bout, de dentures très abrasées à des dentures présentant un recouvrement incisif et un recouvrement inter-canin. La réalité anatomique de ce recouvrement antérieur a été constatée de la même façon au 17e siècle, en Europe, quand le mode alimentaire des Européens s'est modifié (alors que l'abrasion était très manifeste jusqu'au Moyen-Âge, elle a ensuite décliné jusqu'au 17e siècle). Cette réalité est donc un phénomène récent. Au 17e siècle, la limitation de la fonction préhension-section, en vigueur jusqu'alors, a favorisé d'une part, la rétromandibulie en diminuant la stimulation de la croissance condylienne et d'autre part, le recouvrement antérieur par l'absence de limitation de la force d'éruption des incisives et des canines.[558] Sans conteste, le système dentaire et le système manducateur se sont modifiés avec l'évolution mais les deux études, pratiquées chez les

[558] J.-D. Orthlieb, O. Laplanche, *Description de l'occlusion –*, in J.-D. Orthlieb et al, *Occlusodontie pratique*, Rueil-Malmaison, Editions CDP, 2000, p. 14

Indiens d'Amérique et chez les Européens, montrent aussi la transformation du système dentaire, du système des arcades et du système manducateur en fonction du mode alimentaire de ces populations. Si les chirurgiens-dentistes du Moyen-Âge et des périodes antérieures nous avaient décrit l'occlusion, ils n'auraient donc pas décrit la normalité que nous définissons aujourd'hui.

A la fin du 20e siècle, les chirurgiens-dentistes considèrent donc la fonction occlusale comme conditionnée par les contacts occlusaux. Mais ils se rendent compte aussi combien une gestion au mieux de l'occlusion exige d'autres considérations. En particulier, il leur faut tenir compte du fait que le mécanisme de suspension de l'articulation temporo-mandibulaire étant de nature musculaire, il n'est pas immuable. Dans un premier temps, les chirurgiens-dentistes avaient désigné les désordres occlusaux comme étant le facteur étiologique majeur des algies et dysfonctionnements de l'appareil manducateur (A.D.A.M). Puis, les chirurgiens-dentistes se sont rendu compte de l'extrême urgence de s'employer à replacer l'occlusion dans un système plus complexe et plus enrichissant au niveau épistémologique, le système manducateur. Enfin, d'autres auteurs ont donné aux facteurs psychologiques autant d'importance, sinon plus, qu'aux désordres occlusaux. En étudiant de plus en plus en détail les A.D.A.M, les chirurgiens-dentistes ont constaté qu'elles regroupent un large éventail de troubles différents. Ils ont aussi remarqué combien les concepts étiologiques basés sur une causalité directe semblaient de moins en moins pertinents et crédibles à propos de ces troubles. A partir des années 1970, l'idée d'une étiologie multifactorielle ayant fait ses preuves en odontologie, l'occlusodontologie va pouvoir développer ses concepts étiologiques qui reposent sur trois grands groupes de facteurs étiologiques. Ces trois grands groupes de facteurs correspondent aux anomalies structurelles et occlusales, aux dysfonctionnements neuromusculaires dont l'origine se situe au niveau du système nerveux central et aux troubles psychologiques et comportementaux. Ces différents facteurs interagissent et peuvent abaisser les seuils de tolérance et d'adaptation tissulaires, musculaires ou articulaires face à une contrainte fonctionnelle. Seule une analyse dynamique permet de resituer certains d'entre eux en désignant leur imputabilité respective dans l'émergence et le maintien du trouble. En fonction des cas, ces facteurs se différencient en facteurs "prédisposants", "déclenchants" ou "pérennisants". Parmi les facteurs prédisposants figurent les systémiques (état général), les psychologiques (personnalité, comportement), les structuraux (occlusaux, anatomiques). Les traumas, les surcharges ou les parafonctions constituent les facteurs déclenchants. Quant aux facteurs pérennisants, ils sont comportementaux, sociaux, émotionnels ou d'ordre systémique et font évoluer le trouble aigu en trouble chronique.

Sans la réhabilitation du système dentaire et l'optimisation des fonctions occlusales, il est parfois impossible de réhabiliter les relations intermaxillaires et articulaires. A contrario, l'intervention au niveau bucco-dentaire peut ne pas être du tout indiquée. Par exemple, pour les bruits articulaires, ceux-ci peuvent avoir une signification très différente suivant la cause. Par conséquent, seule une connaissance parfaite des causes possibles peut permettre d'éviter des erreurs. Quand les chercheurs vont considérer les A.D.A.M dans les années 1980-1990, ils vont attacher de l'importance au disque articulaire de l'A.T.M et ils vont voir en la normalisation de la relation du disque et du condyle, la résolution de certains dysfonctionnements de l'A.T.M. L'imagerie par résonance magnétique sera un outil précieux pour convaincre les sceptiques et renforcer ce courant thérapeutique qui fait du disque articulaire une pièce maîtresse de l'articulation. Ainsi, pour parvenir à caler les pièces articulaires de l'A.T.M dans une position "idéale" par l'intermédiaire de l'occlusion, il faut combiner les chirurgies articulaire et orthognathique à l'orthodontie et là encore, le chirurgien-dentiste a sa place dans une équipe médicale pluridisciplaire.

Ce simple aperçu des A.D.A.M et de leur étiologie multifactorielle illustre à quel point l'art dentaire est obligé de déplacer les cloisons épistémologiques qui délimitaient son domaine d'étude. L'art dentaire est aussi contraint d'élargir son champ de connaissance en étudiant les rapports du système bucco-dentaire avec d'autres systèmes plus étendus, qu'ils soient proches ou plus éloignés. L'occlusodontologie a contribué, pour beaucoup, à faire raisonner l'art dentaire en termes d'appareils, de systèmes. Par conséquent, elle l'a aidé à accroître considérablement son champ d'investigation et à rendre plus ambitieux son programme épistémologique. Etendant son intérêt aux trois systèmes qui concourent à la réalisation des fonctions manducatrices, le système dentaire, le système neuro-musculaire et le système ostéo-articulaire, l'odontologiste de la fin du 20e siècle s'intéresse à chacun d'entre eux afin d'être en mesure d'évaluer et de traiter chirurgicalement et orthopédiquement le système dentaire et l'appareil manducateur. Confronté aux dysfonctionnements oraux et désireux d'optimiser l'expression de la fonction, le chirurgien-dentiste de la fin du 20e siècle, sans écarter ses connaissances biomécaniques, intègre des conceptions et des pratiques physiologiques, comportementales et sociales. Il est même conduit à élaborer des stratégies de prise en charge pluridisciplinaire. Il tient compte désormais du fait que les fonctions orales répondent à plusieurs finalités, biologiques (manducation), sociales (phonation, expression des émotions par les mimiques), et relationnelles. En cette fin de 20e siècle, les chirurgiens-dentistes reconnaissent que les dysfonctions de l'appareil manducateur présentent un vaste ensemble de manifestations diverses comprenant l'ensemble des douleurs musculaires, articulaires ou autres, des bruits articulaires et des troubles fonctionnels de la sphère oro-faciale. La notion de dysfonction a énormément évolué au niveau terminologique mais surtout dans ce qu'elle englobe ou recouvre. Elle est passée du syndrome algo-dysfonctionnel de l'articulation temporo-mandibulaire, dit "syndrome de Costen", défini par cet auteur en 1934, aux notions de D.A.M (dysfonctionnements de l'appareil manducateur) ou d'A.D.A.M (algies et dysfonctions de l'appareil manducateur) à la fin du 20e siècle. La terminologie d'A.D.A.M offre l'avantage de recouvrir l'ensemble des étiologies et des problèmes fonctionnels et algiques de la sphère oro-faciale. A la fin du 20e siècle, les praticiens s'aperçoivent de la nécessaire connaissance de l'ensemble des étiologies possibles — vasculaires, neurologiques, musculaires, articulaires, dentaires — pour établir un diagnostic différentiel de certitude au sein des algies oro-faciales. Ils vont donc juger indispensables une parfaite connaissance de la sphère oro-faciale et un examen clinique complet de celle-ci pour être en mesure d'établir une discrimination entre chacune de ces étiologies. Alors seulement, il leur sera possible de comprendre la genèse de ces algies et de proposer ensuite une thérapeutique appropriée. L'examen de l'occlusion est un préalable indispensable au diagnostic des A.D.A.M. Dès que les chirurgiens-dentistes se rendront compte d'algies et d'un dysfonctionnement de l'appareil manducateur (A.D.A.M), ils évalueront tous les composants du système manducateur. Les chirurgiens-dentistes seront désormais vigilants vis-à-vis de tous les dysfonctionnements. Les chirurgiens-dentistes feront attention au dysfonctionnement musculaire qui comprend différentes situations possibles comme l'incoordination musculaire, la contracture musculaire, la contracture d'immobilisation, la myosite et la myalgie chronique. Ils rechercheront le dysfonctionnement de la langue et celui des lèvres qui posent parfois de gros problèmes au patient. Ils seront à l'affût d'un éventuel dysfonctionnement articulaire (sans désordres congénitaux) qui pourra revêtir la forme d'une luxation discale réductible, d'une luxation discale réductible avec épisode irréductible, d'une luxation discale irréductible (aiguë-chronique), d'une luxation compressive (étirements traumatiques), d'une capsulite, d'une synovite, d'arthropathies (arthrose-arthrite), d'une ankylose. Pour déceler ces dysfonctionnements musculaires ou articulaires, les chirurgiens-dentistes effectueront des tests cliniques musculo-articulaires. Par contre, pour certaines douleurs musculaires oro-faciales, en particulier au niveau des muscles manducateurs, c'est-à-dire pour les myalgies idiopathiques des dysfonctions manducatrices qui ne présentent pas de signe clinique, les praticiens ne pourront pas les identifier.

En cette fin de 20e siècle, pour expliquer les dysfonctions manducatrices, les chirurgiens-dentistes ont proposé deux théories, une théorie biomécanique et une théorie psychosomatique. La théorie biomécanique explique que des anomalies d'occlusion seraient à l'origine de modifications des contraintes fonctionnelles des muscles manducateurs. Il y aurait alors la possibilité de traiter ces anomalies en utilisant des gouttières d'occlusion, mais cette thérapeutique ne permet pas de traiter l'ensemble des cas de myalgies idiopathiques. La théorie psychosomatique, lancée en 1984 par Feinmann et al., nous explique que les myalgies idiopathiques des dysfonctions manducatrices seraient associées à un stress psychologique. Cette théorie semble vérifiable dans certains cas traités avec succès à l'aide d'antidépresseurs tricycliques. Les situations de stress correspondent en effet à des changements particuliers dans les conditions environnementales et elles s'accompagnent de modifications comportementales et physiologiques, en particulier hormonales, comme l'ont montré Gomez et al. en 1996, et Josko en 1996. Ceci va d'ailleurs dans le sens d'une étiologie à l'échelon moléculaire des myalgies idiopathiques des dysfonctions manducatrices (Martrette et al., 1998 ; Hartmann et al., 1999).[559] Dans ces conditions, retrouver un tonus physiologique des muscles masticateurs relève avant tout d'un abord comportemental. A la fin de l'examen clinique, le praticien doit être en mesure de préciser si les ADAM dont souffre le patient sont liées ou non au système manducateur ; dans l'affirmative, si elles sont ou non en relation avec l'occlusion dentaire. Alors, seulement si l'étiologie est dite "occlusale", le traitement sera envisagé ; à la fin du 20e siècle, on préfère utiliser des traitements non invasifs. Le traitement occluso-fonctionnel et le contrôle des parafonctions sont efficaces dans la majorité des cas de dysfonctions et améliorent considérablement l'état des patients qui présentaient des ADAM. En première intention, les gouttières occlusales permettent de bien traiter les dysfonctionnements d'origine musculaire. A la fin du 20e siècle, la gouttière occlusale, par ses réglages successifs, permet de diversifier les phases thérapeutiques musculo-articulaires, en fonction des observations cliniques. Les gouttières occlusales doivent respecter toutes les règles de l'occlusion, c'est-à-dire rétablir des contacts équilibrés au niveau des prémolaires et des molaires, rétablir les fonctions de guide des canines et des incisives, surtout si les guides sont déficients, et redonner la liberté à la mandibule. La fonction première des gouttières occlusales est d'éviter que le contrôle des rapports intermaxillaires soit géré par l'intercuspidie existante. En réalité, à la fin du 20e siècle, de nombreux auteurs prônent l'association des deux approches, le rétablissement des contacts dento-dentaires équilibrés et la rééducation comportementale. Ils estiment en effet que l'association quasi systématique de ces deux approches se justifie puisque en plus, elles interagissent.

A la fin du 20e siècle, les chirurgiens-dentistes sont d'accord sur le fait que « des lois bio-mécaniques, c'est-à-dire des principes géométriques associés à

559 J.-M. Martrette, *Effets de différentes contraintes environnementales sur la structure des muscles orofaciaux*, in Le chirurgien-dentiste de France, 05/10/2006, n° 1273, p. 45

des contrôles neurologiques, dirigent l'établissement des fonctions et des protections organisées de manière hiérarchisée : organe dentaire, système d'arcade, appareil manducateur. »[560] Indéniablement, en poussant les chirurgiens-dentistes à connaître les trois systèmes de cette triade, l'occlusodontologie a considérablement contribué à l'extension du champ épistémologique de la physiologie bucco-dentaire et la physiologie bucco-dentaire a servi de véritable ascenseur épistémologique pour l'occlusodontologie.

LA PHYSIOLOGIE, UN VERITABLE ASCENSEUR EPISTEMOLOGIQUE POUR L'OCCLUSODONTOLOGIE

Les premières théories de l'occlusion, d'abord principalement édifiées à partir de principes mécaniques et statiques, ont laissé la place à de nouvelles théories dès que la physiologie s'est orientée vers une vision plus dynamique de l'occlusion. Au cours de la seconde moitié du 20e siècle, l'émancipation de l'occlusodontologie a été rendue possible par le fort développement de la physiologie bucco-dentaire.

Sans le développement de la microphysiologie osseuse, il aurait été difficile de détecter les dystrophies anatomo-physiologiques liées aux troubles de l'occlusion, donc de les traiter, et même d'en prévenir. Grâce à lui, l'occlusodontologie a étendu son territoire épistémologique. La microphysiologie osseuse nous renseigne sur le degré de fonctionnalité occlusodontique. Ainsi, la microphysiologie de l'os alvéolaire ou parodontal montre que celui-ci présente une grande plasticité pendant la période fonctionnelle, du fait des sollicitations des forces occlusales. « Les remaniements tissulaires de l'os alvéolaire se manifestent par les deux processus de résorption ostéoclastique et d'apposition ostéoblastique, qui évoluent de façon rythmique, les appositions et les résorptions étant séparées par des phases de repos. La ligne dentelée de lacunes de Howship, bordée d'ostéoclastes, limite l'os ancien en voie de résorption, et contraste avec les lignes d'apposition qui sont rectilignes et bordées d'ostéoblastes. Ces processus sont actifs dans l'os alvéolaire, par suite de l'importance de la stimulation fonctionnelle de l'occlusion. Ces faits sont prouvés par les modifications telles que la raréfaction des trabécules de l'os spongieux, l'amincissement des corticales, l'élargissement "des criblures" de l'os desmodontal, observées en l'absence de fonction occlusale, au niveau des dents sans antagoniste. »[561]

La physiologie de l'occlusion apporte à l'occlusodontologie et, par conséquent, à l'orthodontie, des explications sur les forces musculaires déterminant la position des dents lors de leur éruption. Andrée Chaput nous rappelle les grandes lignes de ces processus. « Après la première phase de l'éruption dentaire, la position des couronnes sur la crête alvéolaire est déterminée par les pressions musculaires antagonistes de la langue d'une part, des joues et des lèvres d'autre part. Les dents antagonistes, sous l'influence de la poussée éruptive, arrivent au contact. Chacune des couronnes possède une morphologie

560 J.-D. Orthlieb, O. Laplanche, *Description de l'occlusion*, dans, J.-D. Orthlieb et al, *Occlusodontie pratique*, op. cit., p. 14
561 A. Chaput, *Stomatologie*, op. cit., p. 283

singulière permettant un équilibre approximatif, les cuspides et les plans inclinés servent pour la mise en place de chacune d'entre elles, pendant la période de "recherche posturale" (Ramfjord). Au niveau de chacune des arcades, les dents adjacentes s'épaulent par le point de contact proximal. A ce moment, les caractères anatomiques des bases maxillaires, des articulations temporo-mandibulaires, la morphologie des couronnes dentaires et leurs rapports proximaux et occlusaux, la qualité des fonctions musculaires jouent un rôle important dans le comportement des tissus parodontaux. Dans le cas idéal, la configuration des surfaces occlusales est telle que les forces exercées par le contact des dents antagonistes sont transmises au parodonte comme une incitation favorisant le renouvellement tissulaire, dans les limites de sa résistance physiologique. »[562]

Le développement et l'évolution épistémologique de l'occlusodontologie reposent sur la physiologie de l'occlusion mais, comme pour toute écriture épistémologique, celle-ci a besoin de mots pour édifier son texte. Ces mots ont d'abord permis de rationaliser le discours de la physiologie de l'occlusion, de fixer des repères à partir desquels il était plus facile de comprendre la complexité de l'occlusion et de construire un discours philosophique qui soit plus précis et ne se cantonne pas à des données empiriques vagues et incomplètes. Il a donc fallu dans un premier temps s'accorder sur la définition d'un certain nombre de termes, comme ceux d'occlusion dentaire, d'occlusion centrée terminale, d'occlusion excentrée, d'articulé de relation centrée terminale. A. Chaput nous expose les définitions de ces cinq termes et l'on peut deviner, à travers elles, l'immensité du travail effectué dans les années 1960 par les chercheurs en occlusodontologie pour fournir des bases solides et rigoureuses dans toute recherche occlusodontique.

❶ Le terme "occlusion dentaire", « désigne les rapports de contact entre les surfaces occlusales des arcades dentaires antagonistes, quelle que soit la position de la mandibule. Il y a donc de multiples positions d'occlusion pour chaque denture. »[563]

❷ « Parmi le nombre théoriquement illimité de position d'occlusion dentaire, il n'existe pour chaque individu qu'une position d'occlusion centrée terminale, toutes les autres étant excentrées par rapport à celle-ci. L'occlusion centrée terminale est une position d'engrènement comportant le maximum de points et de surfaces de contact entre les arcades dentaires antagonistes. C'est la position de fermeture dynamique des arcades dentaires, ou "d'intercuspidation" (Posselt), vers laquelle tend à revenir la mandibule en effectuant les multiples mouvements que comporte la mastication. Elle est en rapport avec la morphologie des arcades dentaires et des articulations temporo-mandibulaires et correspond à la contraction des muscles élévateurs de la mandibule (masséter, ptérygoïdien interne, temporal). »[564]

❸ Si l'on parle d'occlusion centrée, il faut aussi évoquer les occlusions excentrées ; celles-ci « comprennent toutes les positions d'occlusion, hormis l'occlusion centrée. Les contacts excentrés des dents antagonistes se produisent à la suite d'un mouvement mandibulaire vers l'avant (protrusion), d'un mouvement mandibulaire vers l'arrière (rétrusion) ou d'un mouvement latéral en

---

562 A. Chaput, *Stomatologie*, op. cit., p. 287

563 Ibid.

564 Ibid., pp. 287-288

diagonale, droit ou gauche. Par convention, ces rapports d'occlusion, en clinique, sont notés en bout à bout incisif, en bout à bout canin, en rétrusion ; les arcades dentaires étant en contact. »[565]

❹ « L'articulé est une relation dynamique entre les arcades et désigne le passage d'une position d'occlusion à une autre (A.J. Held) »[566]

❺ « La relation centrée mandibulo-crânienne : ce terme désigne une position mandibulaire fondamentale de référence, dans le plan horizontal. Elle est définie par la position la plus postérieure, en rétrusion non forcée, des condyles dans les cavités glénoïdes, d'où la mandibule peut effectuer des mouvements latéraux. Elle est en rapport avec la tension des ligaments des articulations mandibulo-temporales. Cette position fonctionnelle est indépendante de la denture ; elle a une grande importance en prothèse dans la restauration de l'occlusion et son enregistrement est indispensable chaque fois qu'un montage en articulateur doit être fait. En d'autres termes, la relation centrée mandibulaire est la position de référence horizontale, en rétrusion, d'où partent les mouvements mandibulaires. Parfois cette position en rétrusion coïncide avec la position d'occlusion centrée d'intercuspidation (Posselt). »[567]

Bien sûr, bien d'autres définitions relatives à l'occlusion mériteraient d'être rappelées et seraient nécessaires pour rendre compte du long et laborieux parcours de déchiffrement de la physiologie de l'occlusion. Définitions qui n'ont d'ailleurs pu être données qu'après avoir collecté un certain nombre de données sur l'occlusion et compris un certain nombre de phénomènes. Mais, ces cinq définitions suffisent pour mettre en évidence la complexité de l'occlusion et se faire une idée des connaissances de base mises à la disposition des chirurgiens-dentistes pour se lancer dans l'émission de théories et mieux appréhender cette complexité. Posselt s'illustre dans le travail d'élaboration des définitions de l'occlusion. Il a su montrer l'importance de l'occlusion en étudiant les mouvements de la mandibule et les fonctions de l'appareil masticateur et il a su souligner la complexité des articulations "temporo-mandibulo-dentaires". On comprend mieux ainsi ce que l'occlusodontologie a apporté à l'orthodontie : une position de référence pour la mandibule (la "relation centrée mandibulo-crânienne"), des précisions sur les relations entre cette position condylienne, celle qui est déterminée par les dents (l'intercuspidie maximale), et celle que donne le système musculaire (la position de repos). L'occlusodontologie, attentive aux trajets fonctionnels de la mandibule au cours de la manducation, et bien enrichie par les travaux de Posselt et d'autres auteurs, fournit des recommandations sur le type d'occlusion que doit apporter le traitement, mais celles-ci peuvent différer d'un auteur à l'autre.

Au cours de la seconde moitié du 20e siècle, à son tour, c'est la physiologie de l'appareil manducateur qui va permettre à l'occlusodontologie de franchir un degré de plus dans son ascension épistémologique. Lors de la réalisation

565 A. Chaput, *Stomatologie*, op. cit., p. 288
566 Ibid.
567 Ibid.

de la prothèse amovible, les chirurgiens-dentistes vont prendre aussi en compte les conséquences du vieillissement, c'est-à-dire l'altération des articulations temporo-mandibulaires, le changement de la posture et l'incoordination neuro-musculaire.

Comme nous l'avons déjà expliqué, le système manducateur, système complexe composé de trois sous-ensembles, le sous-ensemble dento-maxillaire, les articulations temporo-mandibulaires et les muscles de l'appareil manducateur, est une entité dont chacune des composantes ne pourra pas être ignorée par l'occlusodontologie. En effet, bien que principalement intéressés par le sous-ensemble dento-maxillaire, étant donné l'importance des liens existant entre ce sous-ensemble et les deux autres, les chirurgiens-dentistes ne peuvent faire abstraction des deux autres. Ils seront donc amenés à tenir compte de l'environnement anatomique, à la fois musculaire et articulaire du système dentaire, et à faire des incursions dans le domaine maxillo-facial. Il leur faut donc veiller avec leurs restaurations prothétiques, à ce que l'occlusion respecte les conditions normales de rapport des condyles mandibulaires avec les os temporaux et que la contraction des muscles ne soit perturbée, ni dans le sens d'une hypertonie, ni dans celui d'une hypotonie. La physiologie va beaucoup éclairer les chirurgiens-dentistes sur les problèmes soulevés en occlusodontologie. Dans la seconde moitié du 20e siècle, les chirurgiens-dentistes s'acheminent de plus en plus vers une pensée élargie, complexe, intégrant la notion d'appareil manducateur et réalisant par là même la complexité de cet ensemble et de ses fonctions. Les chirurgiens-dentistes vont tenir compte du rapport entre muscles agonistes et antagonistes, permettant le contrôle des mouvements (et ceci aussi bien en intensité qu'en précision) et la production d'une position stable, la posture. Cette posture, définie comme une série de petits mouvements de part et d'autre d'une position fixe, et liée au réflexe myotatique, montre l'importance des interneurones dans les phases d'activation et d'inhibition. Les praticiens vont donc tenir compte de la cinématique mandibulaire. Il y aura une évolution vers la rationalisation dans la conception des tracés de prothèse métallique amovible, reposant sur la logique et la simplicité. Les chirurgiens-dentistes vont avoir la volonté de réconcilier prothèse fixée et parodonte et donc d'être en mesure d'opérer des réhabilitations occluso-prothétiques, implanto-dento-portées chez les patients atteints de maladies parodontales.

Indéniablement, la meilleure connaissance physiologique de l'environnement bucco-dentaire des prothèses amovibles va permettre d'améliorer considérablement la compréhension de phénomènes observés, consécutifs au port de prothèses mal ajustées. Les études de Desjardins et coll., en 1971, montrent par exemple que l'organisation des terminaisons nerveuses au niveau des muqueuses tapissant les crêtes édentées est sensiblement identique à l'innervation de la gencive. De plus, ces chercheurs mettent en évidence le rôle essentiel des extérocepteurs de la muqueuse puisque ceux-ci donnent des informations tactiles assurant la régulation des mécanismes nerveux présidant à la discrimination de la position mandibulaire. En outre, ces extérocepteurs muqueux qui assurent d'ailleurs le relais entre le parodonte et la muqueuse, sont sensibilisés quand une inflammation est observée au niveau des surfaces d'appui de la prothèse. En effet, quand la pression sur celles-ci est trop intense, les récepteurs dits de pression intense ont leur seuil de stimulation abaissé, ils sont donc plus sensibles et ils codent mieux l'intensité de la pression appliquée (qualitativement et quantitativement). Objectivement, ces extérocepteurs permettent donc, par le biais de l'intensité plus ou moins grande des pressions, de renseigner le praticien sur les corrections à apporter à la prothèse pour rétablir une position adéquate de la mandibule.

Les travaux de Tallgren et coll., en 1991, vont démontrer la nécessité du rétablissement d'une occlusion satisfaisante, c'est-à-dire équilibrée. Ils soulignent l'action bonifiante de l'équilibration de l'occlusion sur la qualité des informations transmises par les propiocepteurs au système nerveux central. Et puisque ce dernier agit sur les muscles, l'équilibration de l'occlusion aura donc une incidence positive sur la régulation de l'activité musculaire des muscles élévateurs et abaisseurs de la mandibule. Les travaux de Tallgren et coll. montrent donc que, grâce au rétablissement d'une occlusion satisfaisante, il y a un accroissement des forces développées par les muscles élévateurs et ainsi une normalisation de l'activité masticatoire. L'obtention d'une occlusion satisfaisante s'avère donc indispensable si l'on veut pérenniser, dans des conditions fonctionnelles optimales, la réhabilitation orale. A la fin du 20e siècle, pour toute restauration prothétique, les chirurgiens-dentistes vont donc juger nécessaire de rechercher de bons rapports articulaires, par l'analyse de l'occlusion, et de vérifier l'existence d'un équilibre neuro-musculaire et articulaire satisfaisant. De même, ils seront à la quête d'une éventuelle dysfonction cranio-mandibulaire. Ils s'évertueront à détecter d'éventuelles contraintes musculaires par la palpation de la musculature cranio-cervico-faciale. Par ailleurs, sur le parodonte affaibli et/ou sur les implants, les chirurgiens-dentistes feront en sorte que la prothèse vise à établir une position d'intercuspidation maximale en harmonie avec le chemin de fermeture physiologique, répartie sur un maximum de dents par des contacts punctiformes et de même intensité, en respectant la dimension verticale d'occlusion. La prothèse sera conçue de telle manière que les glissements fonctionnels puissent s'effectuer aisément, en latéralité, en rétrusion et en propulsion sans aboutir à une fermeture des cycles de mastication.

A la fin du 20e siècle, les chirurgiens-dentistes réalisent combien il est important de se conformer aux caractéristiques fonctionnelles propres à chaque patient. Ils sont conscients qu'au-delà du rétablissement des différentes fonctions, mastication, phonation, déglutition, l'équilibration occlusale contribue aussi à la préservation de l'intégrité tissulaire. Et ce, d'une part, de façon immédiate par la régulation du comportement neuro-musculo-articulaire et, d'autre part, à long terme par la pérennisation des relations interarcades. « En effet, le contrôle de la répartition des pressions appliquées sur les surfaces d'appui réduit au minimum les phénomènes inflammatoires avec leur cortège de conséquences physiopathologiques au premier rang desquelles se place la résorption. »[568]

Quand les chirurgiens-dentistes considèrent l'architecture de la mandibule, ils ne peuvent plus s'arrêter à la troisième articulation de la mandibule représentée par les arcades dentaires. Ils doivent en plus, bien sûr, tenir compte des deux articulations temporo-mandibulaires de la mandibule. De plus, ils sont en présence d'une structure rigide, impliquant une dynamique musculaire élaborée à partir de plusieurs jeux musculaires. La nécessité d'une synchronicité et d'une harmonie de ces jeux physiologiques apparaît alors évidente pour une bonne santé manducatrice. Avant tout traitement prothétique, il est alors un préalable absolu, celui de rechercher d'éventuelles défaillances des jeux physiologiques et leurs causes : croissance inégale des branches montantes, altération d'une ou des articulations temporo-mandibulaires, ou inadéquation des rapports inter-maxillaires ou inter-arcades. Pour une activité harmonieuse de l'appareil manducateur, en l'absence de toute pathologie, les chirurgiens-dentistes ont pris conscience combien priment des relations inter-arcades statiques et dynamiques correctes.

En outre, durant cette seconde moitié du 20e siècle, et plus particulièrement pendant le dernier quart du 20e siècle, la physiologie du vieillissement a aidé l'occlusodontologie à franchir une nouvelle étape de son ascension épistémologique. C'est ainsi que les chirurgiens-dentistes se sont intéressés à l'ensemble des modifications physiologiques de l'appareil manducateur chez la personne âgée. Dans les années 1980, la problématique du devenir resurgissant avec plus d'acuité en art dentaire, les chirurgiens-dentistes sont de plus en plus sensibles à la gérodontologie et aux problématiques liées aux modifications de l'appareil manducateur avec l'âge. Ainsi, la physiologie du vieillissement oblige l'occlusodontologie à considérer la prothèse pour les personnes âgées avec un regard particulier puisqu'il faudra penser à évaluer les fonctions manducatrices de la personne âgée, à examiner l'état des

568 M.-V. Berterechte, *L'équilibration en prothèse complète*, A.O.S. (sous la dir.de M. Benoist), n° 196, déc.1996, Paris, Editions C.D.P, 1996, p. 576

structures anatomiques de ces personnes âgées avant d'envisager tout traitement prothétique. Pour les personnes âgées, les chirurgiens-dentistes vont devoir tenir compte, au moment de la réalisation de leur plan de traitement prothétique, de certaines particularités liées au vieillissement des tissus et à l'atteinte de l'état général.

REFLEXIONS FINALES SUR L'OCCLUSODONTOLOGIE

Au cours des deux dernières décades du 20e siècle, en occlusodontologie, si le chirurgien-dentiste est obligé de prendre en considération l'appareil manducateur dans son ensemble, il n'abandonne pas pour autant ce qui est au centre des ses préoccupations, c'est-à-dire les fonctions occlusales et les anomalies de l'occlusion. La parfaite connaissance de celles-ci demeure cruciale et en aucun cas le chirurgien-dentiste ne peut faire abstraction des dents. .En effet, comme l'écrit Jean-Daniel Orthlieb, « les surfaces occlusales constituent la partie active de l'outil "dent" qui a pour but biologique de favoriser la fonction de nutrition »[569] et « les fonctions occlusales représentent les conditions de l'affrontement des arcades dentaires antagonistes ; elles sont organisées pour optimiser cette fonction de nutrition. »[570] De même, le chirurgien-dentiste ne peut pas délaisser les dents quand il aborde l'appareil manducateur humain puisque celui-ci a développé d'autres capacités fonctionnelles comme la phonation et la déglutition, auxquelles les dents participent.

Orthlieb nous rappelle aussi les conditions pour que la fonction "nutrition" avec ses phases de préhension-section, déchirement, trituration, déglutition soit convenablement assurée. Il faut une « anatomie occlusale spécifique des différents secteurs d'arcades (incisif, canin, pluricuspidés) permettant l'efficacité de la section, du déchirement et de la trituration alimentaire. »[571] Les deux arcades dentaires doivent s'articuler correctement, de façon coordonnée, en l'absence de tout décalage squelettique maxillo-mandibulaire. La fonction "nutrition" nécessite aussi « l'organisation curviligne des arcades dans les trois plans, associée à un guidage dentaire non abrupt, créant, en diduction, un rapprochement homogène des dents cuspidées sur tout le côté travaillant qui accentue l'efficacité masticatoire. Il en résulte une diminution notable de l'intensité et du temps d'application des forces masticatoires. »[572] Enfin, cette fonction "nutrition" ne peut être bien assurée que si « la stabilité et la précision de l'occlusion d'intercuspidation

569 J.-D. Orthlieb, *Fonctions occlusales et anomalies de l'occlusion*, in J.-D. Orthlieb et al, *Occlusodontie pratique*, op. cit., p. 51

570 Ibid.

571 Ibid.

572 Ibid.

maximale (O.I.M) facilitent le travail musculaire et optimisent la phase de déglutition. »[573]

L'aptitude à distinguer les fonctions occlusales de centrage, de calage et de guidage de la mandibule, est un préalable à l'analyse de l'occlusion. Alors seulement, cette analyse est claire et il est possible d'identifier les facteurs occlusaux. susceptibles de troubler le bon fonctionnement de l'appareil manducateur. Les chirurgiens-dentistes de la seconde moitié du 20e siècle y sont parvenus après avoir défini chacun d'entre eux (« le centrage concerne la situation de la position mandibulaire en O.I.M, le calage concerne la stabilisation de la position en O.I.M, leguidage concerne les trajectoires d'accès à la position mandibulaire en O.I.M »[574]). Respectivement, pour chacune de ces fonctions occlusales, les anomalies seront détectées en recherchant où se situe la mandibule en O.I.M dans l'espace, si la mandibule est stable en O.I.M, comment la mandibule accède à l'O.I.M. Il est ainsi aisé de voir à quel point la connaissance de la normalité des fonctions occlusales a été indispensable pour identifier les malocclusions pathogènes. En 1975, Ramfjord S.P. affirme : « C'est l'absence de manifestations pathologiques et la présence de mouvements fonctionnels libres de toute gêne qui doivent être les critères d'évaluation de l'occlusion plutôt que le type d'intercuspidation pour le diagnostic des malocclusions. »[575]

Dans toutes les disciplines de l'art dentaire, à la fin du 20e siècle, les chirurgiens-dentistes sont particulièrement attentifs aux anomalies de l'occlusion, caractérisées par un affrontement conflictuel des arcades dentaires. Ce dernier favorise en effet des altérations structurelles des éléments constitutifs de l'appareil manducateur et des troubles fonctionnels avec comportement adaptatif, perturbant la gestion ergonomique de l'appareil manducateur. Toutes ces données illustrent les incursions de plus en plus fréquentes de l'odontologiste dans les autres spécialités médicales qui s'intéressent à l'appareil manducateur. L'odontologiste, à partir des troubles de l'occlusion constatés, est à même de détecter les anomalies pouvant constituer d'éventuels facteurs de déclenchement, de prédisposition et/ou d'entretien des dysfonctionnements de l'appareil manducateur (D.A.M). De même, comme pendant toute la seconde moitié du 20e siècle, les chirurgiens-dentistes de la dernière décade du 20e siècle appareillent leurs patients en veillant à ne pas créer des troubles iatrogènes.

---

573 J.-D. Orthlieb, *Fonctions occlusales et anomalies de l'occlusion*, in J.-D. Orthlieb et al, *Occlusodontie pratique*, op. cit., p. 51

574 Ibid.

575 H. Aubert, *Réflexion sur le chemin de rétrusion et la notion de glissement harmonieux*, Le chirurgien-dentiste de France, 23/01/1992, n° 595, p. 58

A la fin du 20e siècle, le bilan du développement épistémologique de l'occlusodontologie s'avère positif puisque l'occlusodontologie a apporté aux chirurgiens-dentistes une aide précieuse en leur donnant la possibilité de définir des règles précises de reconstruction des arcades dentaires en prothèse amovible ou fixée. De plus, l'occlusodontologie leur a fourni les éléments de connaissance pour parvenir à la discrimination entre les anomalies de centrage, les anomalies de calage et les anomalies de guidage et pour distinguer l'occlusion fonctionnelle (physiologique ou de convenance) de la malocclusion pathogène. Enfin, par son approche systémique de l'occlusion, l'occlusodontologie a mis en œuvre un programme épistémologique ambitieux, dépassant le cadre strict de la sphère bucco-dentaire et permettant un réel essor de l'épistémologie de l'occlusodontologie et de l'ensemble de l'art dentaire.

3-2-4. Rôle de l'anatomie et de la physiologie dans l'évolution épistémologique de la clinique bucco-dentaire au 20e siècle

Au début du 20e siècle, comme durant les deux dernières décades du 19e siècle, en clinique bucco-dentaire, les chirurgiens-dentistes vont continuer à s'intéresser aux problèmes pathologiques relatifs à la dent et à ses tissus. Par conséquent, ils vont s'engager résolument et prioritairement sur le chemin de la découverte des rapports étroits entre dentine et pulpe. Ce faisant, ils identifieront puis consolideront le concept de complexe pulpo-dentinaire, ce que nous verrons plus loin quand nous aborderons le développement épistémologique de l'endodontie. Mais, les chirurgiens-dentistes ne vont pas écarter pour autant l'étude des autres pathologies de la sphère bucco-dentaire. D'ailleurs, en reconnaissant le complexe pulpo-dentinaire comme une entité à part entière, ils ont fait de ce concept un véritable moteur épistémologique. Ce moteur épistémologique va les pousser à s'engouffrer dans la recherche anatomique, histologique, microbiologique et immunologique et les obliger à dépasser le cadre d'étude des pathologies dentaires et à aborder la clinique bucco-dentaire.

Au cours de la seconde moitié du 20e siècle, les chirurgiens-dentistes vont s'appuyer de plus en plus sur la physiologie pour mieux comprendre les phénomènes caractérisant les pulpopathies. Les recherches entreprises vont amener les chirurgiens-dentistes à faire tomber les différentes barrières qui avaient été dressées au cours de l'étude clinique des pathologies des différents tissus et en particulier celle établie entre les tissus durs de l'émail et de la dentine, et les tissus mous de la pulpe ou du parodonte. L'approche plus globale du complexe pulpo-dentinaire va permettre de mieux comprendre les pulpopathies et les liens entre pathologies des tissus durs et pathologies de la pulpe, mais aussi entre pathologies de la pulpe et pathologies du parodonte, entre pathologies du parodonte et pathologies d'un environnement plus étendu, celui de la sphère bucco-dentaire.

La rencontre de la recherche clinique et de la recherche fondamentale va avoir des retombées épistémologiques très positives. Parmi les principales, notons l'approfondissement des connaissances relatives au complexe pulpo-dentinaire, la classification des pulpopathies, et la très nette amélioration des traitements des tissus dentaires et parodontaux. En effet, jusqu'à la fin du 20e siècle, ces traitements vont être de plus en plus performants. De plus, quand les chirurgiens-dentistes aborderont les pulpopathies, ils ne feront plus abstraction du continuum entre le réseau vasculaire pulpaire et le réseau vasculaire parodontal apical. Il leur sera aisé de montrer les liens intimes entre endodontie et parodontie puisque le complexe pulpo-dentinaire et les tissus du parodonte sont en continuité à travers le foramen apical. Par conséquent, la ségrégation entre pathologies du complexe pulpo-dentinaire et pathologies parodontales paraîtra de plus en plus arbitraire. De même, les liens entre les pathologies dentaires et parodontales avec les autres pathologies de la sphère bucco-dentaire pourront être mis en évidence et la clinique en art dentaire s'inscrira donc dans un champ d'étude plus élargi que celui correspondant à l'organe dentaire puisqu'il sera désormais question de clinique de la sphère bucco-dentaire. C'est grâce à une vision systémique des phénomènes pathologiques que le cadre épistémologique de l'art dentaire s'est ainsi étendu.

3-2-4-1 – Rôle de l'anatomie pathologique dans l'évolution épistémologique de la clinique bucco-dentaire au 20e siècle

Au cours de la première moitié du 20e siècle, les chirurgiens-dentistes vont s'approprier les techniques exploratoires de l'Ecole Médicale de Paris, en particulier les études d'anatomie pathologique "sur le vivant". A ces études résultant du mariage entre anatomie et clinique, les chirurgiens-dentistes vont donner de plus en plus d'importance afin de procéder à l'identification des pathologies des muqueuses buccales mais surtout, dans un premier temps, des pathologies endo-osseuses et dento-osseuses périapicales. Pendant cette période, le regard du chirurgien-dentiste demeure néanmoins souverain puisque « l'expérience lit d'un coup les lésions visibles de l'organisme et la cohérence des formes pathologiques. »[576] Le développement de l'anatomie pathologique a conduit ensuite à la création d'examens anatomo-pathologiques dont les chirurgiens-dentistes se sont servis à titre d'examen complémentaire afin d'établir ou de confirmer certains diagnostics. L'art dentaire s'est ainsi doté d'un caractère beaucoup plus médical. En exploitant ces examens, les chirurgiens-dentistes se sont

576 M. Foucault, *Naissance de la clinique*, op. cit., p. 2

très vite aperçu que certaines lésions anatomiques ne coïncident pas forcément avec des maladies locales au niveau de la bouche, mais peuvent représenter l'expression de maladies générales au niveau buccal, comme c'est le cas pour la syphilis ou la tuberculose, par exemple. Une vraie ségrégation s'est ainsi instituée entre maladies bucco-dentaires proprement dites et pathologies générales à manifestations bucco-dentaires. Afin d'être en mesure d'opérer cette ségrégation, la clinique a dû, bien sûr, faire appel à son regard qualitatif mais elle a dû aussi intégrer, dans son arsenal méthodologique, la méthode anatomoclinique. Celle-ci, en combinant « l'approche spatiale de l'anatomie pathologique qui inscrit la maladie dans le corps, et l'approche temporelle qui repère et classe en séries chronologiques les symptômes »[577], a rendu d'énormes services à la clinique dentaire.

De l'anatomie pathologique, ont dérivé certains examens anatomo-pathologiques faits à partir de biopsies, de prélèvements de tumeurs, de kystes, de granulomes... qui, eux aussi, ont contribué à améliorer notablement les recherches étiologiques, diagnostiques et thérapeutiques en clinique bucco-dentaire. D'autres examens paracliniques comme les examens biologiques vont venir enrichir la panoplie des examens complémentaires nécessaires pour établir le diagnostic. Parmi ces examens biologiques figurent l'analyse de sang ou l'analyse de salive qui ne sera pratiquée que dans la seconde moitié du 20e siècle.

3-2-4-2 – Rôle de la physiologie dans l'évolution épistémologique de la clinique bucco-dentaire au 20e siècle

Les chirurgiens-dentistes avaient déjà constaté, en abordant la clinique au cours des 18e et 19e siècles, combien elle ne pouvait se limiter à de simples relevés empiriques des observations réalisées sur les malades et elle devait se fonder aussi sur des données non seulement anatomiques mais aussi physiologiques. Au 20e siècle, la physiologie va donner un éclairage conséquent aux phénomènes pathologiques et permettre d'améliorer notablement l'analyse clinique.

3-2-4-2-1 – Rôle de la physiologie dans l'évolution épistémologique de la clinique bucco-dentaire au cours de la première moitié du 20e siècle

La création des écoles dentaires et l'instauration de stages cliniques des étudiants en chirurgie dentaire, à l'hôpital, à la fin du 19e siècle, a été le point de départ de l'étude scientifique des pathologies bucco-dentaires, de

577 C. Herzlich, J. Pierret, *Maladies d'hier, malades d'aujourd'hui*, Paris, Editions Payot, 1991, pp. 124-125

l'essor de la clinique bucco-dentaire en tant que discipline, au 20e siècle. La clinique dentaire ne se repliera pas sur le degré premier de l'empirisme, elle s'appuiera sur des données physiologiques et sur un ensemble de connaissances qui vont lui permettre de mieux "voir" en surface et même en profondeur.

LA CLINIQUE BUCCO-DENTAIRE ET L'ETUDE SCIENTIFIQUE DES PATHOLOGIES BUCCO-DENTAIRES AU COURS DE LA PREMIERE MOITIE DU 20E SIECLE

La clinique mise en place à la fin du 19e siècle, s'enrichit au 20e siècle de nouvelles observations et des découvertes médicales. A l'image de la clinique médicale du 19e siècle, mais avec un certain retard sur elle, la clinique bucco-dentaire a fait se superposer « l'espace de configuration de la maladie et l'espace de localisation du mal. »[578] Dans le fouillis des signes et des pathologies bucco-dentaires, les chirurgiens-dentistes vont s'évertuer à mettre en rapport leurs observations des malades et de leurs maladies, avec les théories médicales admises. Ils vont s'appliquer méthodiquement à donner des significations aux manifestations des désordres provoqués par les maladies. Les chirurgiens-dentistes vont aussi s'efforcer à être plus concis dans la description des phénomènes et à améliorer la terminologie en vigueur en pathologie.

La clinique bucco-dentaire, durant la première moitié du 20e siècle, parviendra enfin à être "à la fois dictionnaire et syntaxe" de l'ensemble de la pathologie bucco-dentaire. « Dictionnaire dans la mesure où de chaque manifestation isolée, elle fait un signe doué de plusieurs sens possibles ; et syntaxe dans la mesure où elle s'intéresse aux rapports, producteurs de sens, de ces signes entre eux. »[579]

La clinique bucco-dentaire ne se limite plus à une description de la réalité, mais elle est maintenant un véritable « langage dans lequel les symptômes tiennent lieu de mots et les syndromes (ensemble de symptômes) ou maladies, de phrases. »[580] La terminologie va jouer un rôle capital dans la simplification des énoncés et faciliter, accélérer la scientifisation de la clinique bucco-dentaire. Tout au long du 20e siècle les cliniciens dentaires vont se débattre avec la terminologie. L'importance de celle-ci saute aux yeux pour deux raisons si bien énoncées par François Dagognet : « d'abord

---

578 M. Foucault, *Naissance de la clinique*, op. cit., p. 1

579 L. L. Lambrichs, *La vérité médicale – Claude Bernard, Louis Pasteur, Sigmund Freud – Légendes et réalités de notre médecine*, Paris, Editions Robert Laffont, 1993, p. 249

580 Ibid.

le mot matérialise un choix théorique qu'il diffuse. Selon la manière dont on "caractérise" l'affection, on la nommera. Le vocabulaire médical supprime le sursis des flottements ou des discours fuligineux. »[581] Ensuite, « le même principe d'économie dans les énoncés force à constituer des familles et à esquisser des rapprochements. »[582] François Dagognet précise encore : « toute chose qu'on nomme n'est déjà plus tout à fait la même. »[583]

Au début du 20e siècle, en clinique bucco-dentaire, les chirurgiens-dentistes vont répertorier trois types d'affections : celles provoquées par des infections microbiennes, celles représentant les différents cancers buccaux et celles regroupant les malformations. Ils vont veiller à en maîtriser la connaissance afin d'être en mesure de réaliser un bon diagnostic différentiel. Ils ne détournent pas leur attention de maladies comme la tuberculose et la syphilis. Celles-ci occupent une place importante dans leur registre des pathologies, tant les manifestations de ces deux grandes pathologies sont fréquentes au niveau bucco-dentaire et peuvent avoir des répercussions négatives sur la santé bucco-dentaire.

Ce faisant, la clinique dentaire, en sachant conjointement intégrer de nouvelles connaissances issues des découvertes en physiologie neuromusculaire, en sciences du comportement et d'une façon générale en psychologie, va aiguiser le sens diagnostique des chirurgiens-dentistes. Les chirurgiens-dentistes seront ainsi mis sur la piste des tics nerveux ou des désordres neuromusculaires en observant des usures exagérées des matériaux d'obturation, des dents naturelles, ou des dents artificielles des artifices prothétiques. Le bruxisme nocturne pourra être suspecté grâce à ces observations. Plus les grilles de lecture clinique vont se diversifier et plus le sens du diagnostic des chirurgiens-dentistes va s'aiguiser.

La clinique dentaire reprendra même certaines leçons épistémologiques empruntées au registre de la clinique de la médecine générale de la fin du 19e siècle, en accordant aussi à l'oreille une place dans le diagnostic de certaines dysfonctions. Ainsi, pour les claquements, les craquements, le saut de ménisque de l'articulation temporo-mandibulaire (l'A.T.M.), les chirurgiens-dentistes font appel à l'oreille et même parfois au stéthoscope. L'oreille s'avèrera bien utile pour le diagnostic dans bien d'autres situations cliniques et aidera, par exemple, à reconnaître le bruit d'une crépitation et à identifier, par là même, un emphysème sous-muqueux.

---

581 F. Dagognet, *Le catalogue de la vie*, op. cit., p. 214
582 Ibid.
583 Ibid., p. 242

PHYSIOLOGIE ET ESSOR DE LA CLINIQUE BUCCO-DENTAIRE

Au 20e siècle, la physiologie représente un maillon essentiel dans le processus évolutif de la clinique bucco-dentaire. Au début du 20e siècle, les chirurgiens-dentistes vont être enfin prêts à appliquer la méthode expérimentale de Claude Bernard et, comme il le recommande, ils ne vont pas « avoir la prétention d'expliquer complètement la pathologie par la physiologie. »[584] Ils vont « [...] y tendre parce que c'est la voie scientifique»[585] mais ils vont surtout s'en tenir aux prescriptions de Claude Bernard : « ce qu'il est prudent et raisonnable de faire pour le moment, c'est d'expliquer dans une maladie tout ce que l'on peut en expliquer par la physiologie en laissant ce qui est encore inexplicable pour les progrès ultérieurs de la science biologique. »[586]

Au début du 20e siècle, un certain nombre de physiologistes ont tendance à croire que tous les phénomènes de la vie peuvent se réduire aux lois fondamentales de la physique et de la chimie. Jusqu'en 1920, les idées de Jacques Loeb, chef de file de l'école mécaniste et promoteur de "la conception mécaniste de la vie", influencent les physiologistes s'intéressant à la sphère bucco-dentaire. Puis, dans les années 1930, ces idées se heurtent à une nouvelle attitude promue par certains biologistes qui s'efforcent de trouver des relations entre le comportement et l'organisation des différentes parties d'un organisme. Pour ces biologistes comme pour les chirurgiens-dentistes de cette époque, il ne suffit pas d'étudier simplement les parties du corps prises isolément. Ils croient les systèmes vivants dotés d'un haut degré de comportement organisé et pour eux ces systèmes ne sont pas de simples assemblages de molécules. La médecine dentaire va devenir scientifique et "sa base doit être la physiologie".

En réalité, ces deux courants de pensée de la physiologie se complètent et ils vont s'avérer indispensables pour mieux comprendre les phénomènes bucco-dentaires. Les deux univers extrêmes, macroscopique et microscopique, de la physiologie vont constituer un terrain de recherche fécond pour la formation de l'épistémè de l'art dentaire. De plus, les découvertes effectuées dans ces deux univers auront un retentissement conséquent sur l'évolution des connaissances des différentes disciplines de l'art dentaire, en ODF plus particulièrement, ce que nous avons prouvé quand nous l'avons abordée.

Pour le courant de pensée, principalement axé sur la physiologie cellulaire, la découverte du métabolisme en 1939 constitue sans doute une découverte

---

584 C. Bernard, *Introduction à l'étude de la médecine expérimentale*, op. cit., p. 280
585 Ibid.
586 Ibid.

capitale en ce sens qu'elle a engendré chez les chirurgiens-dentistes un nouveau regard sur la bouche et les dents. Ils sont ainsi passés d'un regard extérieur sur la vie de la bouche et des dents et sur la vie du corps dans sa totalité, à un regard plus profond, scrutant la vie jusqu'aux unités de vie les plus infimes. Leur regard sur la matière et sur la vie s'est ainsi transformé.

Dorénavant l'organe dentaire, la cavité bucco-dentaire, le corps humain ne peuvent plus être considérés comme un pur agencement mécanique. Les chirurgiens-dentistes sont à chaque fois confrontés à un agencement qui a une fonction et savent que cette fonction détermine son être.[587] La découverte du métabolisme a non seulement permis de découvrir les maladies métaboliques mais elle a surtout provoqué une véritable révolution de pensée comme la philosophie de la vie de Jonas l'a montré, en redonnant « sens à la possibilité de penser une transition continue de la première cellule métabolique jusqu'à l'homme ».[588] En outre, comme l'explique P. Montebello, « le modèle de la régénération métabolique conduit à faire de la vie un pouvoir de résistance à la mort dont le seul but est d'éviter toute déformation, toute perte, toute modification. »[589] Désormais, le regard des chirurgiens-dentistes sur les bactéries, sur les dents, les patients à risques, ne sera plus le même qu'avant cette découverte du métabolisme.

Au fil de la première moitié du 20e siècle, l'art dentaire se sentira donc de plus en plus concerné par la physiologie. Il suivra les deux grandes orientations prises par les physiologistes voulant étudier la sphère bucco-dentaire. Parmi ces physiologistes, certains portent leur intérêt sur le microcosme et la physiologie cellulaire, d'autres sont plus focalisés sur la physiologie macroscopique, englobante, et sont séduits par une physiologie systémique prenant en compte la physiologie des grands ensembles.

---

587 P. Montebello, *Vie et phénomène de vie*, in P. Kerszberg (sous la dir. de), *Penser la vie*, Revue philosophique Kairos 23, Toulouse, Presses universitaires du Mirail, 2004, p. 89

588 Ibid.

589 Ibid., p. 90

3-2-4-2-2 – Rôle de la physiologie dans l'évolution épistémologique de la clinique bucco-dentaire au cours de la seconde moitié du 20e siècle

L'ADOPTION DU CONCEPT DE MILIEU INTERIEUR ET LA PRISE EN COMPTE DE LA TEMPORALITE REPRESENTENT DEUX FACTEURS DE DEVELOPPEMENT EPISTEMOLOGIQUE POUR LA PHYSIOLOGIE ET, PAR CONSEQUENT, POUR LA CLINIQUE BUCCO-DENTAIRE DURANT LA SECONDE MOITIE DU 20E SIECLE

L'adoption du concept de milieu intérieur est à l'origine du bond extraordinaire réalisé par l'épistémologie de la physiologie bucco-dentaire. En effet, ce concept a particulièrement mis en valeur les relations entre la sphère bucco-dentaire et le reste de l'organisme et il a ainsi fortement incité le rapprochement de la clinique bucco-dentaire et de la clinique générale. De même, il a permis d'abattre toute barrière entre la physiologie de la sphère bucco-dentaire et la physiologie générale. La clinique bucco-dentaire va donc, désormais, tenir compte de toutes les découvertes en microphysiologie, en particulier en hématologie et en immunologie. Tout au long de la seconde moitié du 20e siècle, la clinique bucco-dentaire connaîtra ainsi un essor sans pareil grâce aux retombées positives de toutes ces découvertes en physiologie sur son développement.

Durant cette seconde moitié du 20e siècle, la prise en compte de la temporalité en clinique bucco-dentaire constituera aussi un véritable facteur de développement pour cette discipline et un facteur de spécialisation pour l'art dentaire. Le jeu de la temporalité implique toute une série de connaissances nouvelles car les stigmates du temps sont visibles à tous les niveaux, morphologique, anatomique, physiologique, pathologique, etc. L'allongement très net de la durée de vie, au cours du 20e siècle et particulièrement durant le dernier quart du 20e siècle, a fait prendre conscience aux chirurgiens-dentistes et aux professions médicales, en général, que "le temps est facteur de dissemblance, d'écart, de différence."[590] D'une façon générale, la temporalité doit donc être prise en considération quand on étudie les phénomènes physiologiques. Il va de soi que l'existence de variations physiologiques en fonction de l'âge oblige la clinique bucco-dentaire à les prendre en compte. Par exemple, les processus physiologiques du vieillissement apportent d'intéressantes indications à la clinique bucco-dentaire. Autant dire qu'en fonction de l'âge du patient, les manifestations cliniques des phénomènes physio-pathologiques ne seront pas forcément les mêmes. Face à ce facteur de dissemblance, les chirurgiens-dentistes ont été conduits à étudier de plus près les enfants et les personnes âgées. Ces différences observées au niveau clinique chez les enfants et les personnes

---

[590] P. Ricoeur, *Soi-même comme un autre*, Paris, Editions du Seuil, 1990, p. 142

âgées expliquent d'ailleurs la création de services de pédodontie et de gérodontologie dans certains centres hospitaliers. La prise en considération de la temporalité, au niveau clinique, va donc, elle aussi, participer à l'extension du tableau nosologique des pathologies bucco-dentaires puisque, comme l'écrit Henri Bergson, « partout où quelque chose vit, il y a ouvert quelque part un registre où le temps s'inscrit. »[591] Les stigmates du temps sont donc universels. S'il y a bien permanence de la structure, de l'organisation d'un système combinatoire, permanence dans le temps au niveau de la permanence du code génétique d'un individu biologique, force est de constater que le temps qui "passe" s'accompagne de modifications du corps qui sont visibles avec le temps. La bouche n'échappe pas à la tyrannie du temps puisque comme tout organe, avec le temps elle se modifie.

FIN DU 20^E^ SIECLE : UNE NOUVELLE VISION DE LA PHYSIOPATHOLOGIE ET SON INCIDENCE SUR L'EVOLUTION EPISTEMOLOGIQUE DE LA CLINIQUE BUCCO-DENTAIRE

Au 20e siècle, l'identification des pathologies est le résultat d'examens physiques (optique, acoustique, électrique, radiologique, scanographique, échographique), mais aussi chimiques, ou biologiques. Le rôle de la biologie dans la nouvelle approche des pathologies a été déterminant et les lois de l'hérédité par exemple, ont permis d'établir une nouvelle discrimination entre les maladies bucco-dentaires. Les chirurgiens-dentistes se sont mis à distinguer « celles qui sont héréditaires, dépendant de la constitution du génome ; celles qui sont congénitales, dépendant des circonstances de la vie intra-utérine ; celles qui sont à proprement parler occasionnelles, par les rapports de l'individu avec le milieu écologique ainsi qu'avec le groupe social de vie. »[592] Avec les maladies génétiques, dès la seconde moitié du 20e siècle, la clinique bucco-dentaire a découvert que « l'erreur inscrite dans le tissu héréditaire inhérente à la vie est à l'origine d'un certain type de maladie. »[593] Elle a aussi compris que « la vie est erreur » et que « l'erreur gnoséologique est dépendante de l'erreur génétique comprise comme dimension du vivant »[594]. L'art dentaire s'est aussi rendu compte que « les maladies génétiques sont ainsi des erreurs de l'organisme, la substitution erronée d'un arrangement à un autre. »[595] De plus, l'art dentaire ne peut nier que « le code génétique, le message génétique indiquent l'intervention d'un

---

591 H. Bergson, *L'évolution créatrice*, Œuvres, cité dans, M. Merleau-Ponty, *La nature, Notes. Cours du Collège de France*, (établi et annoté par Dominique Séglard), Paris, Editions du Seuil, 1994, p. 88

592 G. Canguilhem, *Ecrits sur la médecine*, op. cit., p. 37

593 G. Le Blanc, *Canguilhem et les normes*, Paris, P.U.F., 1998, p.110

594 Ibid.

595 Ibid.

" ordre linéaire " et fixent une information interne à la vie inscrite dans le chromosome. Les maladies génétiques ne peuvent donc, dans ce registre, valoir que comme une mauvaise transmission de l'information. »[596] Ce concept d'erreur innée fait émerger chez les cliniciens de la sphère bucco-dentaire un nouveau regard sur les pathologies. Les pathologies ne sont pas seulement des accidents. Elles peuvent être l'expression d'une erreur inscrite dans la vie elle-même. « Ainsi la théorie génétique de l'information inspirée à Canguilhem par Ruyer et Simondon lui permet-elle de traiter de l'erreur et du vrai non comme de simples règles du jugement scientifique mais comme les formes mêmes de l'ordre vivant. Si la vie se comprend dans l'ordre génétique du vrai, il n'en reste pas moins quelle crée en elle-même les conditions de fausseté des normes vitales. Le faux est alors le corrélat d'une erreur inscrite dans la vie elle-même. »[597] Au cours de la seconde moitié du 20e siècle, les chirurgiens-dentistes vont enregistrer un certain nombre de mutations génétiques à expression bucco-dentaire. La classification des pathologies bucco-dentaires va s'enrichir de nouveaux critères de classement, les critères génétiques, qui permettront d'isoler les pathologies dites génétiques. L'entreprise de recensement des pathologies au 20e siècle va prendre ainsi un nouveau contour et un nouvel essor. L'accumulation des connaissances tout au long du 20e siècle et le volume impressionnant de celles-ci à la fin du 20e siècle imposent non seulement de nouveaux classements des pathologies mais aussi une redistribution des disciplines et des activités en art dentaire.

A la fin du 20e siècle, puisque les cliniciens ne s'intéressent plus exclusivement à la physiologie macroscopique mais prêtent aussi attention à la physiologie microscopique, la lecture des lésions pathologiques ne se situe plus alors au même niveau. La lésion est « renvoyée à la cellule ou aux molécules, identifiée par les biopsies ou l'imagerie, point de départ d'une "remontée" qui ne conduit plus des tissus aux symptômes mais de l'altération des gènes ou du métabolisme aux signes.»[598] La physiologie microscopique va donc faire appel à la biologie moléculaire et à la génétique moléculaire pour expliquer les phénomènes pathologiques de la sphère bucco-dentaire.

Au cours de la dernière décade du 20e siècle, les cliniciens de la sphère bucco-dentaire ne peuvent pas être indifférents à la physiopathologie telle qu'elle est exposée par Henri Laborit et ils sont obligés d'en tenir compte. Comment pourrait-il en être autrement quand le discours d'H. Laborit est le suivant : « lorsqu'une source énergétique —énergie mécanique, thermique, radiante, chimique, etc—,

---

596 G. Le Blanc, *Canguilhem et les normes*, op. cit., p.110
597 Ibid.
598 J.-P. Gaudillière, *La médecine et les sciences*, Paris, Editions La découverte, 2006, p. 26

située dans l'environnement d'un organisme, entre en relation avec cet organisme et, en agissant directement sur lui, provoque une perte partielle ou totale de sa structure, cela se traduit par l'apparition de lésions qui affectent l'organisme de façon plus ou moins étendue. Il s'agit d'un état pathologique. Le rôle du thérapeute à l'égard de la lésion est alors assez simple : il doit en assurer ou en faciliter la réparation. Mais à côté de la ou des lésions existent aussi des réactions neuroendocriniennes, réactions aiguës à une agression elle-même brutale et passagère. Elles appellent des traitements intensifs, soit généraux comme celui des états de choc, soit locaux comme celui des processus inflammatoires par exemple. [...] Ces syndromes aigus ne se présentent pas de la même façon, suivant l'histoire antérieure, nerveuse en particulier, de l'organisme qui les subit : la pathologie réactionnelle aiguë à une lésion elle-même brutale et soudaine dépend aussi de ce qu'il est convenu d'appeler le terrain, c'est-à-dire l'état de la dynamique métabolique tissulaire du moment. Cette dynamique elle-même dépend de toute l'histoire antérieure du sujet, c'est-à-dire de l'histoire de ses rapports avec ses environnements, de sa mémoire inconsciente. Or, cette histoire, qui est à la fois nerveuse, endocrinienne et métabolique, domine toute la physiopathologie aiguë ou chronique. Autant dire, de façon peut-être schématique et cependant fondamentalement exacte, que la physiopathologie se trouve dominée par les processus de mémoire et par leurs conséquences sur le comportement à l'égard du milieu. Ces processus mettent en jeu à la fois la mémoire génétique, la mémoire immunitaire et surtout la mémoire nerveuse : c'est en effet cette dernière qui mobilise le système inhibiteur de l'action qui, à son tour, mobilise le système neuro-endocrinien de la réaction d'alarme. » »[599]

Sans conteste, à l'aube du 21e siècle, la pensée des cliniciens en art dentaire est en concordance avec celle d'H. Laborit quand il écrit : « il paraît évident qu'il ne suffit pas d'un contact avec un microbe, un virus ou un irritant local chroniquement subi pour développer une infection ou une tumeur. » [...] « On a trop focalisé sur ces facteurs extérieurs et pas assez sur le sujet, sur son histoire passée et présente, sur ses rapports avec son environnement. » [...] « La toxicité de ces facteurs varie probablement avec le contexte et le statut social de l'individu qu'ils atteignent. »[600] Des leçons d'Henri Laborit, l'art dentaire a retenu que ce sont toutes les pathologies qui dépendent sans doute des comportements individuels en situation sociale, et pas uniquement les maladies psychiques et psychosomatiques. Comme Henri Laborit, à la fin du 20e siècle, les cliniciens en art dentaire recueillent les critères d'appréciation du normal et du pathologique à plusieurs niveaux d'organisation. Eux aussi, estiment que « toute dichotomie entre l'homme et son environnement, entre le psychique et le somatique, paraît ressortir d'une préhistoire de la biologie, époque où la thermodynamique dominait la recherche scientifique dans l'ignorance de la notion d'information. »[601] Le paradigme qui guide un grand nombre de chercheurs en sciences odontologiques est très proche du paradigme psycho-médico-social de la santé, ainsi dessiné par Henri Laborit. A l'évidence, le phénomène complexe du bruxisme dentaire n'aurait pu être compris sans une approche conforme à l'esprit de la physiopathologie insufflé par ce chercheur. De même, les processus infectieux et inflammatoires, en art dentaire, ne sont plus traités de la même manière depuis que les chirurgiens-dentistes prennent en considération les principes physiopathologiques soutenus par Henri Laborit.

599 H. Laborit, *La légende des comportements*, Paris, Editions Flammarion, 1994, p. 301

600 Ibid., p. 302

601 Ibid., p. 305

REFLEXIONS ULTIMES SUR LE BILAN DES RAPPORTS EPISTEMOLOGIQUES ENTRE PHYSIOLOGIE ET CLINIQUE BUCCO-DENTAIRE À LA FIN DU 20^E^ SIECLE

A la fin du 20e siècle, ce qui ressort de l'examen de l'évolution de la clinique bucco-dentaire, c'est qu'elle a réussi à objectiver les processus pathologiques grâce à la multiplication des niveaux d'analyse et des technologies. Il ne pouvait d'ailleurs en être autrement car, comme le rappelle Michel Morange, « différents schémas de causalité sont nécessaires pour rendre compte des phénomènes vivants dans leur richesse et leur diversité. »[602] De plus, ne manquons pas de faire remarquer qu'au 20e siècle, les maladies bucco-dentaires ont été localisées successivement dans la cellule, le gène, l'enzyme, après l'avoir été, dans les siècles précédents, dans l'organe et dans les tissus. Il en a donc résulté une remise en cause quasi-continuelle de la causalité en clinique bucco-dentaire.

Néanmoins, même si le regard des chirurgiens-dentistes a changé tout au long du 20e siècle, à la fin du 20e siècle, il reste une voie insuffisamment explorée par les chirurgiens-dentistes, celle d'une recherche plus approfondie en physiologie microscopique permettant une étude plus fine et plus exhaustive des différents métabolismes bactériens et cellulaires. Et ce, afin de tenter, peut-être un jour, un meilleur contrôle du maintien de la forme vitale à partir des contrôles métaboliques, s'il est permis de rêver. Alors seulement, l'art dentaire parviendrait à instrumentaliser le métabolisme au service d'une perpétuation de la forme, d'une identité de la forme sans faire appel à l'artificialité des restaurations pour remplacer les tissus altérés ou manquants. S'ils y parvenaient, les chirurgiens-dentistes ne mettraient plus au premier plan la plasticité de la matière, mais celle de la vie. En effet, l'échange d'énergie entre le milieu et le vivant illustre la tendance, pour tous les éléments vivants du système bucco-dentaire, « [...] à une reconstruction permanente de la forme vitale par le moyen de la reproduction des molécules constitutives de l'organisme. »[603] Mettre au premier plan la plasticité de la vie, ce n'est pas forcément utopique, puisque, comme l'écrit Hans Jonas, « la totalité s'intègre soi-même dans une opération active et la forme pour la première fois est cause plutôt que le résultat des conditions matérielles dans lesquelles elle subsiste successivement. Ici l'unité s'unifie soi-même par le moyen de la multiplicité changeante. »[604] Ce qui supposerait alors que le

---

602 M. Morange, *Biologie : une causalité éclatée*, in L. Viennot et C. Debru (sous la dir. de), *Enquête sur le concept de causalité*, op. cit., p.173

603 P. Montebello, *Vie et phénomène de vie*, in P. Kerszberg (sous la dir. de), *Penser la vie*, op. cit., p. 82

604 H. Jonas, *Le phénomène de la vie, Vers une philosophie biologique*, Bruxelles, Editions De Boeck Université, 2001, p. 89

déterminisme d'Aristote est indépassable lorsqu'on traite de la vie. Les maladies métaboliques, ou même simplement les maladies de carence vitaminique, ou de façon encore plus atténuée les dysfonctionnements métaboliques, ont déjà prouvé aux chirurgiens-dentistes combien les désordres métaboliques pouvaient avoir un impact sur la forme et la structure de l'organe dentaire mais aussi de toutes les unités anatomiques du système bucco-dentaire. Veiller et parvenir à maintenir l'équilibre du métabolisme pourrait donc représenter une voie royale pour prévenir les pathologies bucco-dentaires. Que l'art dentaire ait ainsi la volonté d'agir sur le métabolisme pourrait ainsi, quand ceci est nécessaire, se justifier puisque le métabolisme se définit généralement « par la capacité du vivant à imposer une forme à une matière, capacité indissociable d'un effort permanent contre la dissolution de la forme en matière. »[605] Or l'art dentaire pourrait s'en inspirer puisqu'une grande partie de sa recherche épistémologique gravite autour de la non-dissolution de la forme en matière. C'est peut être d'ailleurs ce qui caractérisera l'épistémologie dentaire du 21e siècle.

3-2-5. Rôle de l'anatomie et de la physiologie dans l'essor épistémologique de la parodontologie au 20e siècle

L'anatomie et la physiologie, sous toutes leurs formes, vont contribuer au développement épistémologique de la parodontologie, et vont fournir les critères nécessaires à la classification des parodontopathies et à son renouvellement. Avant le 20e siècle, la classification des parodontopathies n'avait pas de raison d'exister puisque, depuis Fauchard, en 1746, il n'y avait qu'une approche raisonnée de la pathologie parodontale. Néanmoins, à la fin du 19e siècle seulement, John Riggs avait fait évoluer la définition de cette pathologie. Dans un article de 1882, il l'avait décrite et l'avait nommée "pyorrhéa alveolaris", lui attribuant ainsi un caractère beaucoup plus spécifique. Dès les premières décennies du 20e siècle, les parodontologistes vont s'éloigner du simple concept de la "maladie parodontale" et ils n'étudieront plus une maladie parodontale mais des maladies parodontales. Tout au long du 20e siècle, l'évolution des connaissances anatomiques et physiologiques concernant le parodonte et l'organe dentaire, la bouche dans son ensemble et l'organisme, mais aussi le monde bactérien, va pousser les parodontologistes à revoir régulièrement leur classification des pathologies parodontales. Les parodontologistes vont aussi s'évertuer à instaurer une nomenclature plus pertinente, plus conforme aux nouvelles découvertes, plus apte à révéler les caractères discriminants des maladies parodontales. Mais, au fur et à mesure de leur apparition, les idées et les observations nouvelles vont accuser les tares des anciennes terminologies et en même temps rendre

605 P. Montebello, *Vie et phénomène de vie*, in P. Kerszberg, *Penser la vie*, op. cit., p. 82

obsolètes les classifications établies. Soucieux d'être en phase avec les nouvelles découvertes anatomiques et physiologiques, les parodontologistes remettront sans cesse en question la classification des maladies parodontales. L'évolution des connaissances sera telle qu'elle entraînera une réelle instabilité des repères classificatoires et donc des classifications. Mais cette instabilité aura pour corollaire positif l'activation de la recherche anatomique et de la recherche physiologique aux niveaux macroscopique et microscopique. Et ce, de façon à identifier de mieux en mieux les maladies parodontales et à trouver des classifications de plus en plus adéquates. Cette recherche, toujours aussi active, octroiera à la parodontologie les caractéristiques d'une discipline de plus en plus scientifique.

3-2-5-1 – Rôle de l'anatomie pathologique et de la physiologie dans la naissance et le développement de la parodontologie ainsi que dans la genèse et l'évolution de la classification des pathologies parodontales durant le 20e siècle

3-2-5-1-1 – Rôle de l'anatomie pathologique et de la physiologie dans la naissance et le développement de la parodontologie ainsi que dans la genèse et l'évolution de la classification des pathologies parodontales durant la première moitié du 20e siècle

Dans les premières classifications, celles des années 1920, auxquelles il est raisonnable de se référer, les praticiens décrivent deux groupes de pathologies parodontales. D'une part, ils regroupent des pathologies qui correspondent à une entité clinique unique, d'origine inflammatoire, que nous appelons aujourd'hui les parodontites, et ils leur donnent le nom de schmutzpyorrhea, de parodontisis. D'autre part, ils distinguent le groupe des maladies atrophiques ou dégénératives.

Quand Gottlieb, en 1928, distingue quatre groupes de maladies parodontales dans sa classification des pathologies parodontales, il se réfère à l'anatomie osseuse et c'est la perte osseuse plus ou moins importante qui est commune à chacune de ces classes. Ainsi, la "schmutzpyorrhea" (filth pyorrhea) se caractérise bien sûr par la perte osseuse, en même temps que par des calculs, de l'infection et de la suppuration. Le second groupe des parodontopathies correspond à la pyorrhée parodontale et il se présente avec des poches irrégulières et profondes qui signent une perte osseuse. Le troisième groupe montre une atrophie diffuse de l'os et se reconnaît à la mobilité dentaire, à l'extrusion des dents et à des migrations dentaires, et à l'absence d'inflammation. A la fin du 20e siècle, elle sera appelée parodontite agressive. Enfin, le quatrième groupe est réservé à l'occlusion traumatique qui s'identifie par la perte osseuse et la mobilité dentaire. De son côté, Weski — fondateur en Allemagne en 1923 de l'Association pour les recherches sur les parodontopathies (l'A.R.P.A) qui deviendra ensuite l'A.R.P.A internationale — établit sa propre classification des pathologies parodontales. Il la fonde sur la distinction des pathologies en deux classes, chacune d'entre elles se différenciant par une anatomie pathologique particulière de l'os alvéolaire. Pour la première classe, l'anatomie pathologique révèle des pertes osseuses horizontales, alors que la seconde présente des pertes osseuses verticales. Cette anatomie pathologique se caractérise aussi par la présence ou non de poches, qui seront, en fonction de l'atrophie osseuse, soit supra-osseuses, soit infra-osseuses. La classification de Weski distingue ainsi les maladies parodontales en atrophies totales (précoces ou juvéniles et tardives ou séniles) et en atrophies partielles (horizontales ou verticales, et pour chacune d'entre elles, avec ou sans poches).

En se référant à l'origine embryologique commune du cément, du ligament et de l'os, et en se basant sur la possible dégradation de chacun de ces éléments dans les processus pathologiques, Weski crée le concept d'organe parodontal. Il désigne cet ensemble par le terme "paradentium", appelé par la suite parodonte. En ayant introduit le nouveau concept de l'unité structurelle et fonctionnelle des tissus de soutien de la dent, Weski aura sans doute fixé la date de naissance de la discipline "parodontologie". En effet, il aura fait prendre véritablement conscience à tous de l'importance de l'entité "parodonte" au sein de l'organe dentaire et il aura aussi contribué à l'efflorescence de tout un vocabulaire, véhicule indispensable pour le développement de la parodontologie en tant que science. En effet, comme le rappelle Daniel Parrochia « toute science est d'abord une technique de capture et d'inscription tout autant qu'un langage » et « [...] une façon de s'emparer des choses est déjà, en effet de jeter sur elle les filets des mots. »[606]

Orban et Weinman, en 1942, vont utiliser pour la première fois le terme de parodontose ("périodontosis") pour désigner les maladies parodontales. Ils reconnaîtront à ces maladies une origine générale et au niveau anatomo-pathologique, ils considéreront que cette parodontose, appelée par la suite parodontite, progresse sur le plan anatomo-pathologique selon trois stades : la dégénérescence des fibres ligamentaires parodontales, la migration épithéliale et la formation de poche.

---

606 D. Parrochia, *Sciences exactes et sciences de l'homme : les grandes étapes*, Paris, Ellipses, 1997, p. 38

3-2-5-1-2 – Rôle de l'anatomie pathologique et de la physiologie dans le développement de la parodontologie ainsi que dans l'évolution de la classification des pathologies parodontales durant la seconde moitié du 20e siècle

Kantorowicz (1880-1962), directeur de l'Institut dentaire de l'Université de Bonn a été le premier à distinguer clairement, d'une part, des maladies parodontales dues à des troubles physiologiques, en l'occurrence inflammatoires et, d'autre part, des maladies parodontales repérées à partir de modifications anatomiques, reconnaissables par des changements dystrophiques. Kantorowicz a ensuite distingué ces deux types de maladies, respectivement en parodontites et en parodontoses. Cette dichotomie des pathologies parodontales en deux grandes catégories dont les suffixes respectifs "ose" et "ite" permettent déjà de définir sommairement l'étiologie de la parodontopathie, nous éloigne carrément de la dénomination indistincte et floue de "pyorrhée dentaire" et témoigne de la transformation du langage qui va de pair avec l'évolution scientifique de la parodontologie. A partir du mot parodonte, il a donc été créé deux mots "parodontite" et "parodontose" pour désigner respectivement les maladies inflammatoires et les maladies dégénératives du parodonte. Par la suite, il sera créé le mot "parodontome" qui sera attribué aux maladies tumorales du parodonte. C'est alors trois classes de parodontopathies qui seront différenciées. De nouveaux critères de distinction anatomiques et physiologiques vont apparaître et donner lieu à de nouvelles classifications des parodontopathies. L'importance du langage et des mots, soulignée par Daniel Parrochia, fait force de loi en parodontologie aussi et ces trois mots — parodontite, parodontose, parodontome — expriment, à eux seuls, la puissance d'une discrimination classificatoire. De cette façon la parodontologie prend un caractère scientifique puisque, comme Cassirer l'a affirmé pour la science en général, « la création d'une terminologie systématique cohérente, loin d'être un simple caractère accessoire de la science, est au contraire un de ses éléments constitutifs indispensables. »[607]

Ainsi, la classification des parodontopathies va encore évoluer avec celle proposée en 1955 par l'A.R.P.A. qui classe les parodontopathies à partir de deux critères. Le premier définit leur état pathologique et permet de les séparer en parodontopathies inflammatoires (ite), dystrophiques (ose) ou tumorales (ome). Ce critère ne fait que correspondre à celui ayant permis la classification examinée précédemment. Mais la classification de l'A.R.P.A institue un second critère qui répartit les parodontopathies en deux groupes, celui des parodontopathies intéressant uniquement la gencive et celui des parodontopathies s'étendant à tout le parodonte. Comme nous le rappelle

607 E. Cassirer, *Essai sur l'homme - Le sens commun*, Paris, Les éditions de minuit, 1975, p. 292

Henri Petit, « selon leur localisation, elles seront : gingivite (papillite, gingivite ulcéro-nécrotique, gingivite hyperplasique, etc.), gingivose ou gingivome si elles n'intéressent que la gencive, ou parodontite, parodontose ou parodotome si elles concernent tout le parodonte. »[608]

Si l'on considère la classification de l'A.A.P (Association Américaine de Parodontologie), en 1957, et celle de Carranza, en 1959, le traumatisme occlusal y joue un rôle différent. Il fait partie du groupe des maladies dystrophiques pour la première et il est décrit comme une entité à part dans la seconde. A l'évidence, dans ces deux classifications, la physiologie de l'occlusion est prise en considération.

Par la suite, en 1962, dans la classification des parodontopathies de Goldman, Schulger, Cohen, Chaikin et Fox, trois types de pathologies parodontales sont décrits. Elles sont soit inflammatoires [gingivite, parodontite (marginale)], soit dystrophiques (gingivose, parodontose ; il s'agit alors d'une atrophie de dysfonction ou d'un traumatisme occlusal), soit le résultat de la combinaison des deux précédentes (parodontite associée à un traumatisme occlusal, ou parodontose associée à une parodontite).

Après 1965, la preuve de l'origine bactérienne locale des maladies parodontales — apportée par Loë et coll., en 1965, et par Socransky, en 1970 — mais aussi la classification anatomo-pathologique des lésions parodontales — élaborée par Page et Schroeder en 1976 — conduiront au total remaniement des classifications qui interviendra à la fin des années 1970. Ces deux bouleversements successifs vont aboutir au consensus de Page et Schroeder de 1982 : il existe désormais « non seulement deux grands types de maladies parodontales, les gingivites et les parodontites, mais aussi des parodontites constituant des entités cliniques suffisamment différenciées pour avoir à elles seules les caractéristiques d'une maladie à part entière. »[609] Dans la classification de Page et Schroeder, en 1982, figureront la parodontite pré-pubertaire, la parodontite juvénile, la parodontite à progression rapide, la parodontite de l'adulte, la gingivite/parodontite ulcéro-nécrotique.

La classification de l'Association américaine de parodontologie (A.A.P), en 1986, distinguera quant à elle, les parodontites juvéniles (parodontite pré-pubertaire, parodontite juvénile localisée, parodontite juvénile généralisée),

---

608 H. Petit, *Parodontologie – Notions fondamentales et problèmes pratiques*, Paris, Editions Masson et Cie et Julien Prélat, 1968, p. 48

609 P. Bouchard, *Classification des maladies parodontales*, in L'information dentaire, Vol. 76, n° 28, 14/07/1994, p. 2435

la parodontite de l'adulte, la gingivite/parodontite ulcéro-nécrotique et la parodontite réfractaire.

En 1989, Suzuki et Charon proposeront une classification où le premier critère discriminant est la perturbation physiologique, en l'occurrence l'inflammation, du parodonte. Les parodontites étant ainsi définies, le second critère de discrimination est la vitesse d'évolution de ces parodontites, le troisième critère discriminant correspond à une situation physiologique de développement du patient répondant à une période de sa vie fixée au préalable (juvénile, pré-pubertaire, adulte). Cette classification regroupe les parodontites chroniques de l'adulte (la perte d'attache et l'alvéolyse sont progressives), les parodontites à début précoce (comprenant d'une part, la parodontite à progression rapide de type A et d'autre part, la parodontite à progression rapide de type B), les parodontites juvéniles (avec deux subdivisions : la parodontite juvénile localisée et la parodontite post-juvénile), les parodontites pré-pubertaires.

La même année, le rapport de consensus du *World Workshop in clinical periodontics* dévoilera une classification où sont mentionnées la parodontite de l'adulte, les parodontites précoces [avec la parodontite pré-pubertaire se subdivisant en localisée (moins de 30 % de sites atteints) et généralisée (plus de 30 % de sites atteints), la parodontite juvénile subissant la même subdivision, et la parodontite à progression rapide], la parodontite associée à des maladies systémiques, la parodontite ulcéro-nécrotique et la parodontite réfractaire (caractérisée par le fait qu'elle ne répond pas au traitement).

En 1991, une classification sera mise au point à la demande des caisses d'assurance maladie aux Etats-Unis (*Current Procedural Terminology for Periodontics and Insurance Reporting Manual*). Elle se veut être une classification quantitative à visée pratique des maladies parodontales. Comme l'écrit Philippe Bouchard, « cette classification est digne d'intérêt car elle est la seule à évaluer sommairement le degré de perte de masse osseuse et la gravité des lésions. »[610] Cinq classes de maladies parodontales autonomes ont été répertoriées. La classe I est celle de la gingivite [la profondeur de poche (PP) = 0 mm, l'alvéolyse en pourcentage de hauteur radiculaire (Al) = 0 %]. La classe II est celle de la parodontite modérée [(PP est inférieure à 5 mm) et (Al inférieure à 25 %)]. La classe III est celle de la parodontite avancée [(PP est supérieure ou égale à 5 mm et inférieure ou égale à 7 mm) et (Al inférieure à 75 %)]. La classe IV est celle de la parodontite sévère [(PP est supérieure à 7 mm) et (Al supérieure ou égale à 75 %)]. La classe V correspond à la parodontite réfractaire (la PP et l'Al sont

610 P. Bouchard, *Classification des maladies parodontales*, in L'information dentaire, Vol. 76, n° 28, 14/07/1994, op. cit., p. 2439

variables). Les parodontites peuvent se décliner en localisées ou généralisées. Les classes sont affectées du coefficient "A" si des facteurs aggravants, tels qu'un trauma occlusal, du bruxisme, des lésions inter-radiculaires, une maladie systémique, existent.

En 1992, Ranney classera les parodontites en parodontites de l'adulte (avec ou sans participation systémique), les parodontites précoces [qui se déclinent en localisée (juvénile), généralisée (à progression rapide), associée à des maladies systémiques], les parodontites ulcéro-nécrotiques (se différenciant en celles qui sont liées au virus du sida, celles liées à des troubles nutritionnels, celles d'origine non encore indéterminée).

Les classifications de la dernière décennie du 20e siècle — c'est le cas de celle de Bouchard en 1994 — reposent essentiellement sur trois critères : l'âge du patient, la rapidité d'évolution (progression rapide ou non), la réponse thérapeutique (réfractaire). La terminologie de parodontite "à progression rapide" sera quelque peu boudée par les chirurgiens-dentistes, puisqu'elle leur semble peu appropriée, peu spécifique, et il est bien difficile de déterminer d'une manière rigoureuse la vitesse de progression de la maladie.

En 1999, la classification de Meyer, Lemaître, et Roch-Arveiller, prend pour critère discriminant l'âge du patient au moment du diagnostic. Cette classification fait la ségrégation entre les parodontites à début précoce (comprenant la parodontite pré-pubertaire, la parodontite juvénile, la parodontite post-juvénile ou de l'adolescent, la parodontite du jeune adulte) et la parodontite de l'adulte.

Enfin, la dernière classification du 20e siècle, celle de novembre 1999, issue des travaux du *World Workshop in clinical periodontis* est vague et elle fait abstraction de deux critères, celui de l'âge du patient, jugé trop ambigu, et celui de la progression de la maladie. Cette classification répartit les parodontites en parodontites chroniques (se différenciant en localisées et en généralisées), en parodontites agressives (se distinguant en localisées et en généralisées), en parodontites associées aux maladies systémiques [comprenant d'une part celles associées à des troubles hématologiques (neutropénie acquise, leucémies, autres), d'autre part celles associées à des troubles génétiques (neutropénie cyclique et familiale, syndrome de Down, syndrome de déficience de l'adhésion leucocytaire, syndrome de Papillon-Lefèvre, histiocytose, syndrome de Chediack-Higashi, maladies de stockage du glycogène — thésaurismose —, agranulocytose infantile génétique, syndrome de Cohen, syndrome d'Ehlers-Danlos, hypophosphatasémie, autres)], en maladies parodontales nécrotiques (représentées par la gingivite ulcéro-nécrotique et la parodontite ulcéro-nécrotique), en abcès du parodonte (abcès gingival, abcès parodontal, abcès péricoronaire), en parodontites associées à des lésions endodontiques (lésions combinées endo-parodontales).[611] En éliminant les deux critères "âge" et "progression de la maladie", du fait de leur manque de spécificité, cette classification a le mérite d'être plus appropriée que les précédentes. Les termes "parodontite chronique de l'adulte" et "parodontite à début précoce" trop dépendants de l'âge ont été respectivement remplacés par "parodontite chronique" et "parodontite agressive". Les parodontites réfractaires formaient un groupe trop hétérogène, dans lequel étaient logées à la fois les récidives et les parodontites réellement réfractaires au traitement. Il a donc été décidé de les évincer de cette classification. Mais, celle-ci demeure purement clinique et elle ne tient pas compte des dernières données microbiologiques, immunologiques et génétiques. Elle est jugée insuffisante par certains auteurs ; en effet, ceux-ci voudraient adjoindre aux critères ségrégatifs de cette classification, ceux relatifs, d'une part, à l'activité immédiate des sites et, d'autre part, au pronostic à long terme de la maladie (notamment son pronostic génétique). Ils justifient cette prise de position par une série d'arguments dont, entre autres, l'existence de différences interindividuelles de susceptibilité génétique aux maladies parodontales.

A la fin du 20e siècle, les chirurgiens-dentistes se contentent donc encore d'une classification clinique des maladies parodontales même si elle est imparfaite, avec ses chevauchements et son incapacité à prédire l'avenir. Conscients des insuffisances de cette classification, les chirurgiens-dentistes se lancent dans la recherche de nouveaux critères discriminants, tant microbiologiques, qu'immunologiques, génétiques ou biochimiques, persuadés que c'est la seule façon de faire évoluer les classifications cliniques. Les deux entités apparues dans la classification de 1999, les parodontites chroniques et les parodontites agressives, présentent une définition si générale que la révision de cette classification semble inévitable. Les parodontologistes de la fin du 20e siècle réclament une classification beaucoup moins herméneutique et beaucoup plus fondée sur des critères scientifiques reposant sur les dernières découvertes scientifiques en parodontologie. Les progrès de la recherche de la fin du 20e siècle laissent présager de nouvelles pistes classificatoires et augurer la possibilité d'établir au 21e siècle une classification plus judicieuse. Celle-ci serait alors produite à partir de critères discriminants nouveaux, plus précis, issus des découvertes scientifiques déjà dévoilées. Ces critères assureraient une ségrégation plus pertinente dans cette myriade de pathologies qui sont classées dans les deux grands groupes de pathologies retenus en 1999. Mais bien sûr, l'évolution

---

611 N. Benzarti et coll., *Classifications des parodontites : controverses actuelles et perspectives d'avenir*, L'information dentaire, Vol. 83, n° 42, 05/12/2001, p. 3677

aidant, les prochaines classifications seront à leur tour condamnées à être obsolètes dès que de nouvelles découvertes scientifiques forceront les odontologistes à modifier ces classifications.

3-2-5-2 – Histologie et histopathologie : la lecture de l'univers tissulaire microscopique au service du développement épistémologique de la parodontologie au 20e siècle

Certes, dès le 17e siècle, Leeuwenhoek avait inauguré la lecture de l'univers tissulaire microscopique de la dent. Mais jusqu'aux années 1880, les études microscopiques répondaient plus à la satisfaction d'une curiosité exploratrice qu'à un réel souci d'investigation dont la finalité aurait été la compréhension des phénomènes observés au niveau macroscopique à partir d'observations réalisées au microscope. Par contre, au cours des deux dernières décades du 19e siècle, comme l'anatomie microscopique, devenue histologie, a pour but d'explorer la structure des tissus, s'assigne aussi pour mission l'étude des rapports constitutifs et fonctionnels entre les éléments fonctionnels de ces tissus, ainsi que celle du renouvellement de ceux-ci, tout va changer. Autrement dit, comme l'histologie permet aussi de discerner les dysfonctions des éléments des tissus et de relever les processus pathologiques et leurs effets, l'histologie va être de plus en plus sollicitée.

Ainsi, avec la naissance de la parodontologie au 20e siècle, la volonté d'explorer les tissus à l'échelle microscopique correspond enfin à une finalité bien précise, la compréhension et l'explication des phénomènes délétères observés au niveau tissulaire, au cours des pathologies parodontales. Le choix de cette stratégie analytique va s'avérer judicieux puisqu'il sera à l'origine de l'extraordinaire développement épistémologique de la parodontologie.

Au cours de la première moitié du 20e siècle, les chercheurs viennois vont s'ingénier à décrire le mécanisme d'union entre l'épithélium et la dent (l'attache épithéliale), les altérations microscopiques des tissus au niveau des poches parodontales et les effets néfastes de l'occlusion traumatique sur les tissus parodontaux. Au moment de la seconde guerre mondiale, bon nombre des chercheurs de l'école de Vienne émigreront aux Etats-Unis et viendront gonfler les rangs des chercheurs américains en histopathologie parodontale.

3-2-5-2-1 – Première moitié du 20e siècle : l'histologie pour une meilleure compréhension des processus parodontopathiques

Durant la première moitié du 20e siècle, à partir des analyses histologiques comparatives des tissus pathologiques et des tissus sains, les chercheurs vont se fixer deux missions. D'une part, ils vont s'évertuer à définir les tissus parodontaux sains et à les distinguer des tissus parodontaux pathologiques. D'autre part, ils vont chercher à identifier les processus conduisant aux altérations tissulaires observées et les pathologies correspondantes. A partir des études histologiques, les parodontologistes mettront en évidence, au niveau des tissus du parodonte, l'importance du rôle de la jonction épithéliale de la gencive sur la dent, pour la santé du parodonte. Ces études histologiques aideront aussi à comprendre comment se manifestent les phénomènes inflammatoires au cours des agressions du parodonte, au niveau cellulaire. Grâce à l'histologie, les parodontologistes constateront que si l'inflammation est une réaction de défense pour les tissus du parodonte, elle peut aussi entraîner de graves dommages au niveau du parodonte. L'histologie et l'histo-pathologie vont donc occuper une place cruciale en parodontologie.

LA LECTURE DES PROCESSUS PARODONTOPATHIQUES PAR DIFFERENTS SAVANTS DE LA PREMIERE MOITIE DU 20^E SIECLE

ZNAMENSKY : LE PREMIER TRAITE D'HISTOPATHOLOGIE PARODONTALE

N.N. Znamensky, professeur de stomatologie à Moscou, publie en 1902 le premier traité d'histopathologie parodontale. Il y explique clairement la nature de la parodontite et son étiologie à partir de l'interaction entre les facteurs locaux et les facteurs systémiques. Znamensky offre la première description de l'histopathologie des maladies parodontales et démontre l'étroite relation entre les dépôts de tartre, la réponse inflammatoire et la migration de la jonction épithéliale conduisant à la formation d'une poche parodontale. A partir d'une autopsie sur une femme de trente neuf ans, Znamensky va suivre à la trace l'infiltration inflammatoire de la gencive. Il remarquera, son extension à l'os, en même temps que la résorption lacunaire de l'os alvéolaire. Znamensky observera que cette résorption lacunaire de l'os alvéolaire présente des ostéoclastes multinucléées qui proviennent du périoste, proche de la crête alvéolaire et des canaux de Havers, et conduisent à la destruction de l'alvéole. Il fait un résumé de ses découvertes : « le tableau évolutif complet des altérations anatomo-pathologiques, montre très distinctement que le développement de la pyorrhée alvéolaire progresse de la périphérie vers le centre, le phénomène inflammatoire primitif prenant son origine dans la gencive et passant ensuite dans l'os dense et le périoste de l'alvéole. Ce processus ne correspond pas à une atrophie, mais à une inflammation chronique ; la formation de pus (en même temps que la mobilisation de la dent et la dénudation de la racine, conséquence de la disparition de l'alvéole, à un certain stade) est selon moi, l'un des symptômes cardinaux des ennuis de santé… Les images microscopiques […] montrent que nous avons ici à faire à des inflammations raréfiantes, à des ostéites raréfiées. »[612] De plus, Znamensky distingue la pyorrhée de l'atrophie

---

[612] F. Carranza, G. Shklar, *History of periodontology*, Chicago, Quintessence publishing Co, 2003, p. 119

de l'alvéole. Il explique que cette atrophie se produit en l'absence d'inflammation avec une gencive normale, en l'absence de tartre et de suppuration. Il nous renseigne sur l'existence de deux courants de pensée, pour l'étiologie des maladies parodontales. « Quelques auteurs la pensaient comme l'expression locale d'une irritation constante et continuelle des gencives, produite par des agressions microbiennes, chimiques, ou par d'autres types d'irritants. Les autres la prenaient pour une manifestation d'ennuis de santé constitutionnels communs. »[613] Il admet « l'association des deux causes dans le développement d'une pyorrhée alvéolaire dans les cas courants de pathologies constitutionnelles avec, d'un côté, un terrain préparé à une forme d'atrophie ostéoporotique de l'alvéole, et, d'un autre côté, une série d'agents locaux, au premier rang desquels se trouve le tartre. »[614] Mais Znamensky précise « qu'un désordre constitutionnel ou une maladie épuisante n'est pas toujours nécessairement associée à l'atrophie des alvéoles »[615] ou qu'au contraire, « quelques désordres constitutionnels dont font partie le rachitisme, le tabès dorsalis et le diabète, causent parfois rapidement une atrophie des alvéoles. »[616]

Donc, dès le début du 20e siècle, en faisant état de tableaux histologiques différents et en les mettant en corrélation avec des pathologies parodontales particulières, Znamensky inaugure brillamment l'ensemble des recherches qui seront engagées par la suite, après lui. Il récapitule déjà l'ensemble très divers des facteurs déterminant des effets délétères au niveau du parodonte, finalement admis dans la vision complexe des phénomènes des parodontopathies, à la fin du 20e siècle.

KAROLYI, UNE EXPLICATION QUASI-MECANIQUE DES ALTERATIONS DES TISSUS PARODONTAUX

De son côté, en 1901, le dentiste viennois Moritz Karolyi (1865-1945) décrit les crispations des mâchoires et le grincement des dents en les rendant responsables de la destruction osseuse associée à la maladie parodontale. Pour stopper cette évolution, il recommande la correction de l'occlusion et le port nocturne d'une plaque de surélévation. Il explique ainsi les dégradations du parodonte par les surcharges occlusales subies par les dents et transmises au parodonte, à la suite de désordres neuro-musculaires. En rendant ces désordres neuro-musculaires responsables des forces négatives qui vont entraîner des dégradations des tissus parodontaux, Karolyi garde une vision essentiellement mécanique des phénomènes, tout en les subordonnant au

613 F. Carranza, G. Shklar, *History of periodontology*, op. cit., p. 119
614 Ibid., p. 120
615 Ibid.
616 Ibid.

biologique qui assure le déclenchement des phénomènes. Par l'entremise de l'histologie, la parodontologie va manifestement offrir à l'art dentaire l'occasion de reconnaître au vivant son originalité par rapport à la matière inerte. Elle va aussi le contraindre à dépasser résolument sa vision presque exclusivement mécanique des phénomènes pour s'investir dans une explication de ceux-ci où le biologique a une place de plus en plus grande.

HOPEWELL-SMITH, DEUX ARTICLES SUR SES DECOUVERTES AU MICROSCOPE

En Angleterre, Hopewell-Smith publie, en 1911, deux articles dans lesquels il nous révèle ses découvertes faites au microscope à partir de trois spécimens humains, en insistant sur la transformation des tissus parodontaux au cours des maladies parodontales.

- Dans le premier article, il détaille les altérations de l'épithélium, en mentionnant la prolifération de la couche cellulaire basale et l'existence d'un épanchement séreux dégénératif. Hopewell-Smith « décrit, dans les tissus d'attache de la gencive, la présence d'un grand nombre de cellules inflammatoires, consistant en de nombreux polynucléaires neutrophiles, éosinophiles, lymphocytes et cellules lymphoïdes, comprenant aussi de nombreux mastocytes et cellules plasmatiques d'Unna. »[617] Il observe aussi une invasion bactérienne massive des tissus gingivaux. Puis il passe brièvement en revue les altérations du ligament alvéolo-dentaire, en pointant du doigt dans la zone cervicale, l'hyperhémie, l'infiltration cellulaire, l'hyperplasie des éléments fibreux, et une augmentation de la largeur du ligament. Dans les zones plus apicales, il trouve de petites proliférations cellulaires et "peu d'infiltrat de cellules rondes ou d'invasion de leucocytes". Il note aussi la présence de corps de type glandulaire. Dans le cément, Hopewell-Smith fait état de la présence d'épaississements et de lacunes de Howship occupées par de grands ostéoclastes. Dans l'os, il discerne des pertes osseuses pouvant être le résultat de trois processus différents : la résorption ostéoclastique, l'altération métabolique de l'os due à une carence en vitamine D_3, et la dégradation osseuse consécutive à des perforations radiculaires. De ces trois processus, Hopewell-Smith constate la plus grande fréquence des deux premiers. De toutes ses observations, il tire ses conclusions : « la pyorrhée alvéolaire ne commence pas par une gingivite... et elle dépend essentiellement d'une lésion osseuse, d'une atrophie de l'os, qui dans les zones les plus minces entraîne la dénudation de la dent dans sa région cervicale, à cause de troubles métaboliques et de la résorption ostéoclastique. Le pus associé à la pyorrhée, provient des débris alimentaires, de bactéries pyogéniques et d'autres éléments... La présence de

[617] F. Carranza, G. Shklar, *History of periodontology*, op. cit., p. 120

calculs séreux n'est pas suffisante en elle-même pour induire cet état et ne peut pas être associée à la pyorrhée à chaque fois, comme une cause prédisposante ou irritative. »[618] De leur côté, deux autres chercheurs britanniques W. W. James et A. Counsell contestent l'hypothèse de l'origine osseuse de la lésion parodontale marginale, développée par Hopewell-Smith. Ils situent la lésion initiale au niveau gingival. Leur description de la lésion parodontale marginale, effectuée à partir de coupes histologiques, est remarquablement précise ; elle souligne l'abondance de cellules plasmatiques dans les lésions mais en même temps l'absence singulière de cellules inflammatoires dans le ligament.

• Dans le second article, Hopewell-Smith examine un autre cas humain pour conclure : « l'atrophie de l'os alvéolaire et sa diminution sont suivies d'un élargissement de la gencive marginale et d'un approfondissement des poches avec une hyperplasie du ligament. Si une infection pathogène survient, il y a un logement tout prêt pour les bactéries pathogènes dans ces poches, la pyorrhée en résulte, et elle peut ou non être accompagnée d'une gingivite et d'une production de tartre. »[619] Le point de départ de la pyorrhée alvéolaire ne semble pas facile à déterminer et Hopewell ne parvient pas à fixer une ligne bien définie pour en parler.

EUGENE S. TALBOT ET LA GINGIVITE INTERSTITIELLE

Eugène S. Talbot (1847-1924), chirurgien-dentiste bénéficiant d'une grande renommée à Chicago, éprouve la même difficulté qu'Hopewell à préciser l'étiologie de la maladie parodontale. Il publie en 1913 *la gingivite interstitielle et la pyorrhée alvéolaire*, traité dans lequel il expose ses recherches des vingt cinq dernières années. Son livre comprend des descriptions microscopiques détaillées des tissus parodontaux d'un homme âgé d'une soixantaine d'années et de ceux de nombreux chiens. Talbot rejette le terme de "pyorrhée alvéolaire" car il implique la présence systématique d'un écoulement de pus, ce qui supposerait que la maladie devrait toujours résulter d'une infection provoquée par des microbes pyogènes. Il lui préfère le terme de "gingivite interstitielle" car le mot "interstitiel", selon Talbot qui cite différents lexicographes, se réfère « à un état de désorganisation d'une partie ou de la totalité d'un organe et à l'inflammation affectant le tissu d'attache d'un organe. »[620]

Talbot attribue deux origines possibles à cette inflammation, l'une est bactérienne et l'autre correspond à « des irritants variés ou poisons circulant

618 F. Carranza, G. Shklar, *History of periodontology*, op. cit., p. 121
619 Ibid.
620 Ibid.

dans le sang à n'importe quel endroit situé entre la gencive marginale et l'apex de la racine de la dent. »[621] Il définit la gingivite interstitielle comme « un état inflammatoire local des gencives, ou des procès alvéolaires, ou des deux, tendant à accélérer la disposition à la désorganisation des tissus lors de certaines périodes de stress, ou à l'involution (les altérations produites par la sénescence en représentant un type). »[622]

Talbot reconnaît le rôle important des bactéries bien qu'il estime qu'il n'y ait pas de germe spécifique qui soit capable de produire la maladie à lui seul ; pour lui, le stade de la pyorrhée est seulement une complication, due au germe pyogénique, d'une gingivopathie déjà existante. Talbot soutient l'existence de facteurs prédisposants locaux et d'agents toxiques.

LES PHENOMENES PARODONTOPATHIQUES VUS PAR G. V. BLACK ET PAR SON FILS A. D. BLACK

Greene Vardiman Black (1836-1915), doyen de la faculté dentaire de Chicago, publie en 1915 un livre couvrant en détail le diagnostic et le traitement des maladies parodontales et pulpaires, en même temps que les caractéristiques cliniques et microscopiques des tissus parodontaux. Ce livre, illustré de photographies de cas cliniques, de radiographies, de coupes histologiques (dont quelques unes sont en couleur), et de diagrammes, fait le point sur la gingivite, la péricémentite due aux dépôts de tartre. G. V. Black explique dans ce livre que la gingivite précède toujours la formation de poche gingivale et que la péricémentite chronique conduit à la formation de "poches de pus". De plus, selon lui, il y a seulement un nombre limité de cas qui répondent à une étiologie systémique et les micro-organismes, spécialement les endameba buccalis, sont toujours associés aux lésions, mais la pathogenèse de ces lésions n'est pas encore expliquée.

Le fils de G. V. Black, Arthur D. Black (1870-1937), à son tour doyen de la faculté dentaire de Chicago, auteur de *l'index périodique dentaire*, écrit un article en 1920 dans lequel il résume les évènements pathologiques parodontaux, au niveau tissulaire, comme suit : « l'irritation gingivale permet une invasion microbienne. Les conditions systémiques peuvent réduire la résistance des tissus à l'invasion bactérienne et cela peut arriver en l'absence d'irritation locale. L'infection qui pénètre les tissus est prise en charge par la lymphe périvasculaire et circule dans le ligament le long de la paroi des vaisseaux sanguins... L'attachement des fibres ligamentaires au cément disparaît, conduisant à la dénudation du cément. Le reste des fibres et de l'os

---

621 F. Carranza, G. Shklar, *History of periodontology*, op. cit., p. 121
622 Ibid.

est détruit. »[623] De plus, d'après Arthur D. Black, les dépôts de tartre n'auraient aucun rapport avec la formation de la poche. Celle-ci serait causée par les calculs du sérum.

Toujours est-il que dès le premier quart du 20e siècle, malgré une certaine divergence des points de vue, certains parodontologistes s'accordent sur l'existence de changements histologiques au niveau du parodonte au cours des parodontopathies et sur l'association de microbes aux processus pathologiques responsables de ces changements.

L'HISTOPATHOLOGIE PARODONTALE ETUDIEE PAR BOX, FISH, WEINMANN, SICHER, ERAUSQUIN, CARRANZA, ...

Harold Keith Box (1890-1956), enseignant la pathologie dentaire et la parodontologie à Toronto de 1927 à 1956, y fait de nombreuses publications sur l'histopathologie parodontale. Dans un de ses premiers articles, il montre que l'invasion initiale des bactéries conduit à une perte importante du revêtement épithélial, et à des ulcérations gingivales, et s'accompagne d'une réaction inflammatoire primaire. Il en résulte une réponse inflammatoire se traduisant par un exsudat contenant des cellules épithéliales et des leucocytes. Suite à l'action des ferments provenant soit des leucocytes polynucléaires, soit des bactéries, les tissus se dissolvent. Ce faisant, la gencive se détache du cément et il se produit la formation d'une petite poche. La pénétration de cette poche dans les tissus profonds se solde par une plus grande invasion des bactéries et elle aboutit à la perte totale de l'attache gingivale au cément, à la formation d'ulcérations et d'une poche autour du cément. Box suggère la possibilité d'un lien entre la profondeur des poches et la présence de bactéries spécifiques.

E. Wilfred Fish, dans un livre publié à Londres en 1948, décrit deux types de pathologies parodontales. D'une part, il nous donne une description détaillée du premier type de maladies parodontales. « Commençant par une ulcération traumatique persistante de la gencive marginale, l'épithélium se détache de l'émail, il y a d'abord une gingivite marginale. Les fibres parodontales sont progressivement détruites par des substances issues des ulcérations toxiques et protéolytiques, en solution, qui diffusent : c'est la pyorrhée simple. Des bactéries s'infiltrent dans le ligament parodontal, causant des abcès parodontaux qui, en ouvrant le sulcus, produisent des poches profondes et une pyorrhée profonde. »[624] D'autre part, dans l'autre type de pathologie parodontale, Fish observe des altérations osseuses correspondant à la

623 Ibid., p. 122
624 F. Carranza, G. Shklar, *History of periodontology*, op. cit., p. 128

résorption et à la sclérose, et dans ces cas, il affirme que l'os n'est jamais infecté.

De leur côté, J.-P. Weinmann (1896-1960) et Harry Sicher (1889-1974), enseignants à l'Université de Loyola, entameront des recherches en biologie osseuse et consigneront les résultats de celles-ci dans un ouvrage *De l'os et des os*. Ce livre illustrera l'importance du rôle et du suivi des altérations osseuses dans les processus pathologiques en parodontologie.

Bien d'autres chercheurs européens ont apporté une importante contribution à l'histologie et à la pathologie des tissus parodontaux. En Amérique latine, plus précisément en Argentine, Rodolfo Erausquin (1883-1945) et Fermin Carranza (1900-1988) ont fait des recherches importantes sur les pathologies parodontales. Ils ont mis en corrélation la clinique (sur le vivant et post-mortem), la microscopie et les images radiographiques ; ils ont ensuite présenté une analyse statistique de leurs résultats. Ils ont aussi utilisé des techniques histométriques et ils ont différencié le parodonte, en parodonte de protection (la gencive) et en parodonte d'attachement (l'os, le ligament et le cément).

AU COURS DE LA PREMIERE MOITIE DU 20^E^ SIECLE, DIFFERENTES HYPOTHESES EMISES SUR LE POINT DE DEPART DES PROCESSUS PARODONTOPATHIQUES

Tout au long de cette première moitié du 20e siècle, les observations histologiques vont favoriser l'émission de différentes hypothèses et de théories sur le point de départ et l'évolution des processus parodontopathiques.

Pour Bernard Gottlieb (1886-1950), le chef de file de l'école de Vienne, le point de départ du processus pathologique se situe au niveau de l'épithélium gingival. Gottlieb accorde une place centrale au concept d'attache épithéliale de la gencive et il admet le rôle crucial joué par la poche gingivale dans l'évolution de la pathologie parodontale. En considérant cette attache comme une barrière physiologique de premier ordre à toute invasion microbienne, il renoue quelque part clairement avec la vision mécanique des phénomènes bucco-dentaires et il réduit leur biologisation à sa plus simple expression. Gottlieb et ses disciples n'attachent de l'importance qu'à l'effraction de la barrière épithéliale de la gencive, point de départ du processus pathologique. Ils font abstraction de la déficience du système immunitaire.

Quant à Becks (1897-1962) de San Francisco, selon lui, la poche gingivale est une formation physiologique normale qui quand elle s'approfondit, signe un processus pathologique. Il considère lui aussi cette poche comme le point de départ du processus pathologique. De nombreuses dissensions vont apparaître entre les chercheurs, en particulier entre ceux de l'école de Vienne et ceux de l'école scandinave. Néanmoins, pour la plupart d'entre eux, quelle que soit leur définition du lien entre gencive et dent, attache épithéliale ou simple jonction, la dégradation de la qualité de ce lien et la présence d'une poche parodontale non stérile représentent le point de départ du processus pathologique parodontal.

Plus tard, à partir de 1923, Gottlieb remarque d'autres situations pathologiques du parodonte, caractérisées par une "atrophie diffuse de l'os alvéolaire". Il décrit cette atrophie diffuse de l'os alvéolaire comme une perte de fibres de collagène du ligament parodontal, remplacées par du tissu de connexion lâche et causant une perte extensive de tissu osseux, la gencive n'étant apparemment pas appliquée. En 1928, Gottlieb émet l'hypothèse que cette maladie est causée par l'inhibition de la formation du cément et l'appelle la cémentopathie profonde. Le point de départ de ce processus parodontopathique se situerait donc, dans ce cas, au niveau du cément.

En 1940, Kurt H. Thoma et Henry M. Goldman suggèrent que la lésion de départ a lieu dans l'os alvéolaire et résulte d'une résorption vasculaire et d'une carence en vitamine D_3, plutôt que d'une résorption osseuse due aux ostéoclastes.

Deux chercheurs, Rudolf Kronfeld (1901-1939) et Coolidge, vont suggérer que des modifications du parodonte, celles du ligament en particulier, peuvent être dues à des phénomènes purement physiologiques. Kronfeld, de l'institut de recherche de Loyola, observe des variations au niveau de l'épaisseur du ligament alvéolo-dentaire selon que la dent est fonctionnelle ou non et Coolidge considère que cette épaisseur varie avec l'âge et donc en fonction du vieillissement.

Deux chercheurs allemands, Karl Haüpl (1893-1960) et F. J. Lang, montrent dans une étude de 1927 que toutes les maladies parodontales sont de nature inflammatoire, même si l'inflammation n'est pas apparente cliniquement, et ils les appellent "parodontites marginales". Ils mentionnent aussi l'infiltration du ligament parodontal par des cellules inflammatoires, sous l'effet d'une occlusion traumatique. Au contraire, Weski n'accepte ni l'inflammation gingivale, ni l'infection, comme processus à l'origine du changement initial conduisant à la destruction du parodonte. Pour lui, le départ du processus pathologique se situe au niveau de l'os où est observée une "atrophie dystrophique de l'os".

En 1941, Weinmann publie un article dans lequel il soutient que l'inflammation gingivale signe le commencement des parodontopathies et se propage aux autres tissus de soutien par les vaisseaux sanguins.

3-2-5-2-2 – Seconde moitié du 20e siècle : de nouvelles approches épistémologiques pour l'étude et la compréhension des altérations des tissus parodontaux

LA SYSTEMATISATION DE LA METHODE EXPERIMENTALE POUR UNE ANALYSE ETIOLOGIQUE DES ALTERATIONS DES TISSUS PARODONTAUX

L'étude des tissus parodontaux sains et pathologiques durant la première moitié du 20e siècle a donné aux chercheurs de la nouvelle génération — celle d'après la seconde guerre mondiale — des bases histologiques et histo-pathologiques suffisantes pour passer à un autre niveau de recherche. Les chercheurs de la nouvelle génération vont systématiser l'utilisation de la méthode expérimentale en provoquant des pathologies chez des animaux de laboratoire. Ces expérimentations animales innovantes vont être destinées à analyser la réponse des tissus parodontaux à une grande variété d'agressions d'origine locale ou systémique. Elles aideront aussi à suivre et à comprendre la guérison de lésions parodontales de types variés. Les protocoles de recherche sont désormais soigneusement préparés et ils reposent sur des contrôles adéquats et des méthodes d'observation plus précises.

Les parodontologistes montrent ainsi leur volonté de donner un coup d'arrêt à tout empirisme aveugle qui ne serait pas en mesure de partir d'une corrélation de lois et serait incapable de s'adonner à une pensée "ironisante". Il se produit ainsi une véritable conversion de la parodontologie qui refuse de bâtir son épistémologie seulement à partir des observations. Les parodontologistes voient en l'expérimentation le seul moyen d'enrichir le corps d'explication de la parodontologie, tout en demeurant aptes à tout moment de remettre en question ce corps d'explication. Au cours de la seconde moitié du 20e siècle, la connaissance en parodontologie va donc être de plus en plus questionnée. La méthode expérimentale prépare, par un ajustement progressif de la théorie et de l'expérience, un rationalisme scientifique de plus en plus omniprésent en parodontologie. Elle éclaire d'un jour nouveau les problèmes posés par les parodontologistes et les aide à en poser de nouveaux. De plus, la naissance de nouvelles écoles et la multiplication de celles-ci vont constituer une chance pour la parodontologie. En effet, ces écoles mettront fin à la culture du moi, de celle du chercheur isolé, pour laisser la place à celle du moi social qui bénéficie de l'enrichissement produit par la confrontation des théories émises par des chercheurs différents, appartenant à des écoles différentes. Enfin, tout ceci conduira à une spécialisation de plus en plus poussée de la parodontologie qui passera ainsi d'approximations en approximations de plus en plus fines. Cette spécialisation de la pensée en parodontologie est loin de représenter une mutilation de la pensée. Comme le dit si bien Gaston Bachelard, « un des traits marquants de la spécialisation —et c'est d'après nous un trait heureux— c'est qu'elle est un succès de la société des savants. »[625]

La méthode expérimentale, prônée au cours de cette seconde moitié du 20e siècle, permet la mise à l'épreuve des théories émises sur l'origine des effets délétères observés au niveau des tissus parodontaux au cours des parodontopathies. L'adoption de cette méthode va avoir des conséquences très positives puisqu'il s'ensuivra un enrichissement considérable de l'épistémologie en parodontologie. Les parodontologistes vont, au fur et à mesure qu'ils progressent, privilégier le complexe par rapport au simple. Ils vont s'intéresser aux causes internes des parodontopathies. En 1950, Charles Miller et d'autres parodontologistes s'interrogent sur la possibilité qu'un seul facteur soit en mesure de produire la maladie parodontale. Selon Miller, si la recherche constante d'un seul agent causal de la maladie parodontale n'a pas abouti, c'est que les troubles du parodonte sont la résultante d'une combinaison de facteurs étiologiques qui, ensemble, diminuent la résistance des tissus et agissent sur ces tissus affaiblis. Sigurd P. Ramfjord (1911-1997), titulaire de la chaire de parodontologie à l'université du Michigan, avec son groupe de collaborateurs, va conduire de nombreuses études expérimentales. Il étudie, sous tous ses aspects, la guérison des tissus parodontaux selon différentes procédures thérapeutiques, les effets des traumatismes occlusaux mais aussi les effets des maladies de systèmes sur le parodonte. De son côté, Irving Glickman (1914-1972) concentre ses recherches sur les effets de différents types de maladies systémiques sur les structures parodontales d'animaux de laboratoires. Il étudie, en particulier, les effets des déficiences nutritionnelles et des dysfonctions endocriniennes sur le parodonte de ces animaux. Il analyse plus particulièrement l'interaction entre facteurs systémiques et facteurs locaux. Aux Etats-Unis, Sigmund Stahl fait des recherches expérimentales de grande ampleur en parodontologie et réalise un large éventail d'études sur la guérison des gencives, sur les effets des maladies systémiques sur les tissus parodontaux et, en dernier ressort, sur l'évaluation des performances des matériaux de régénération osseuse au niveau histologique.

Pour leur part, Loë en 1965 et Parkhurst en 1981, montrent que des taux élevés d'oestrogènes au cours de l'adolescence, de la grossesse, ou chez des patientes sous traitements contraceptifs oraux, peuvent beaucoup modifier une inflammation gingivale. De même, il est remarqué que la gencive peut

625 G. Bachelard, *Epistémologie*, Paris, PUF, 2001, 7e éd., p. 148

devenir hyperplasique consécutivement à la prise de certains médicaments (en particulier d'anticomitiaux). En 1982, Steinberg constate que malgré le gonflement diffus inesthétique des papilles interdentaires, l'attache épithélio-conjonctive se trouve toujours à la jonction amélocémentaire. En 1997, Ishikawa et al. mettront en évidence des dysfonctions du métabolisme du collagène, au cours de gingivites hyperplasiques dues aux anticomitiaux.

Au cours de la seconde moitié du 20e siècle, les mesures histométriques, l'usage de l'histochimie et du microscope électronique et d'autres méthodes nouvelles, font progressivement partie des moyens techniques utilisés pour effectuer des études destinées à répondre aux questions posées. Beaucoup de ces études sont réalisées entre 1945 et 1970 et concernent surtout les principaux acteurs de la recherche, qui se situent aux Etats-Unis et en Europe. En combinant des méthodes morphologiques et des méthodes quantitatives stéréologiques, Schroeder constitue une documentation approfondie sur la nature et la fonction de l'épithélium buccal.

AU COURS DE LA SECONDE MOITIE DU 20^{E} SIECLE, L'ETROITE COLLABORATION ENTRE L'HISTOPATHOLOGIE ET LA MICROBIOLOGIE, SOURCE DE PROGRES EPISTEMOLOGIQUES IMPORTANTS EN PARODONTOLOGIE

La confirmation de l'étiologie microbienne des parodontopathies est à l'origine d'une collaboration fructueuse entre microbiologie et histopathologie en parodontologie. Listgarten décrit en 1965 la pénétration des tissus par les spirochètes dans les gingivites nécrotiques ; il analysera ensuite clairement les informations fournies par les sondages de poche et exécutera de nombreuses études sur la plaque bactérienne, au microscope électronique. Au cours de la période s'étendant de 1970 à la fin du 20e siècle, les études concernant les actions des germes sur les tissus parodontaux vont être à l'origine d'une collaboration entre la microbiologie et l'histopathologie qui amènera ensuite aux premiers rangs de la recherche en parodontologie, la bactériologie et l'immunologie. Cette collaboration sera fructueuse puisqu'elle apportera une connaissance approfondie des mécanismes intimes des dégradations histologiques dues aux bactéries et s'accompagnera, bien sûr, de nets progrès épistémologiques en parodontologie. Histopathologie et microbiologie seront ainsi au cœur du processus d'épistémologisation de la parodontologie.

Entre 1970 et 1980, les parodontologistes vont s'intéresser plus particulièrement à l'action des germes pathogènes de la plaque sur les tissus parodontaux, donc aux effets qui en résultent. Ceux-ci correspondent essentiellement à la destruction des cellules et des liaisons intercellulaires, provoquée par les bactéries. Les altérations pathologiques de la gencive, observables cliniquement (gencive oedémateuse, rouge, papilles gonflées, disparition du piqueté gingival et présence d'un exsudat de fluide gingival), sont le résultat de l'engorgement et de la dilatation des vaisseaux sanguins.

A Strasbourg, Pierre Klewansky nous décrit les phénomènes parodontaux tels qu'ils se manifestent au niveau cellulaire et tels qu'ils sont expliqués dans les années 1970 : « une partie du collagène périvasculaire disparaît, il est remplacé par des protéines de sérum et des cellules inflammatoires ; on y trouve surtout de la fibrine. Un grand nombre de leucocytes polynucléaires migrent dans l'épithélium et le sillon gingival. On décèle également quelques macrophages au niveau de l'épithélium de jonction. Barnett (1974) a trouvé dans le tissu gingival des immunoglobulines notamment des IGg et leur complément sans que l'on en connaisse le rôle actuellement. Les espaces extracellulaires sont occupés par un matériel granulaire et les débris cellulaires nécrosés. Toute cette pathogénie peut être considérée comme une réaction à des substances chimiotactiques ou antigéniques du sillon gingival. Buttler et coll. (1975) ont démontré que les réactions inflammatoires aiguës peuvent être provoquées au niveau du sillon gingival par la simple application de produits chimiotactiques provenant de la plaque. Elles peuvent exercer un effet antigénique sur des cellules préalablement sensibilisées ou provoquer des mitoses au niveau des cellules non sensibilisées. Or ces effets qui sont en partie dus à des mécanismes de défense, peuvent également devenir pathogènes. C'est ainsi que la production de lymphotoxines peut provoquer des altérations cellulaires des fibroblastes de la gencive. En présence des antigènes de la plaque, la formation de complexes immunologiques et les séquences de l'activation du complément peuvent, par la dégranulation des mastocytes, prolonger et accentuer la réponse inflammatoire. La destruction des mastocytes libère des enzymes protéiques semblables à la trypsine capables de dissocier les cellules épithéliales, elle libère également de l'héparine, de l'histamine et de la sérotonine. En principe ce mode d'action devrait permettre l'afflux de sérum et des éléments leucocytaires de la défense organique. Cependant il apparaît bien que la lésion peut être amplifiée par le passage inverse des toxines bactériennes dans les tissus, entretenant ainsi le processus pathologique. »[626] Il est ainsi mis en évidence que l'inflammation peut avoir une action destructrice. Cette réaction de défense peut se retourner contre la vie et aboutir à une désorganisation des tissus.

En 1976, Page et Schroeder montrent que les gingivites et les parodontites constituent un groupe de maladies multifactorielles hétérogènes, aux étiologies et pathogénies différentes, mais qu' « elles se traduisent toutes par des altérations ou des destructions plus ou moins sévères et rapides, localisées ou généralisées des tissus parodontaux. »[627] Dans le dernier quart du 20e siècle, un fait apparaît évident : « A l'exception des gingivites stables ou stabilisées, toutes les parodontites, de quelque type qu'elles soient, se présentent avec la même caractéristique : destruction plus ou moins importante et plus ou moins rapide du système d'attache parodontale appelée perte d'attache conjonctive. »[628] Page et Schroeder notent aussi que « ce sont les pertes d'attache (et non les poches parodontales) qui représentent le signe pathognomonique des parodontites »[629]. Pour les gingivites, au niveau

---

626 P. Klewansky, *Abrégé de parodontologie*, Paris, Edition Masson, 1981, pp. 43-44

627 J. Charon, C. Mouton, *Parodontie médicale*, Rueil-Malmaison, Editions CDP, 2003, p. 245

628 Ibid., p. 69

629 Ibid.

histologique, Page et Schroeder observent une diminution du collagène périvasculaire s'accompagnant de légères altérations de la structure des fibroblastes. Ils décrivent aussi une infiltration leucocytaire (surtout des polymorphonucléaires neutrophiles) sous l'épithélium de jonction. L'histopathologie va permettre de suivre l'évolution des parodontopathies. En cette année 1976, Page et Schroeder font ainsi une description magistrale des quatre stades de l'évolution histopathologique des lésions parodontales selon l'ordre chronologique de leur apparition : lésion initiale, lésion précoce, lésion établie et lésion avancée. Les trois premiers stades correspondent à des gingivites et le dernier à des parodontites ; ainsi est définie la progression de l'inflammation dans le tissu conjonctif gingival.

Au stade de la lésion initiale, c'est le dépôt bactérien, même minime, qui explique une réaction inflammatoire discrète, visible aux niveaux microscopique et ultramicroscopique, bien avant l'apparition des signes cliniques. Le plexus vasculaire sous-jacent à l'épithélium jonctionnel va augmenter l'apport sanguin dans ce secteur grâce à une dilatation des capillaires, artérioles et veinules. Ceci s'accompagne de l'ouverture d'espaces dans les jonctions intercellulaires des parois endothéliales et de l'exsudation d'un fluide et de protéines dans les tissus. Les produits bactériens peuvent en profiter pour passer. Ce fluide est l'expression de la lésion initiale et il constitue le fluide gingival sulculaire dont l'augmentation est mesurable grâce à l'infiltration de bandelettes de papier. Il y a aussi une « accumulation d'un nombre important de polymorphonucléaires neutrophiles à l'intérieur de l'épithélium de jonction et c'est à la partie la plus apicale de l'épithélium sulculaire que se produit l'exsudation de produits sériques, la formation d'un œdème périvasculaire et le dépôt de fibrine dans le tissu conjonctif (Payne et al., 1975). »[630] La lésion précoce se développe au bout de quatre à sept jours d'accumulation de plaque bactérienne. Les vaisseaux sont dilatés et leur nombre augmente. La conséquence de cette néovascularisation est l'apparition d'un liseré gingival rouge. Il y a un infiltrat cellulaire inflammatoire qui occupe 15 % du volume conjonctif. Les lymphocytes et les neutrophiles sont les cellules prédominantes, avec peu de plasmocytes supplémentaires. Certains fibroblastes dégénèrent et les fibres de collagène sont détruites. Apparaissent aussi des invaginations de l'épithélium jonctionnel et sulculaire qui s'insinuent en profondeur.

Si la stimulation bactérienne et/ou mécanique persiste ou si les mécanismes de défense ne sont pas parvenus à contrôler les bactéries, une lésion inflammatoire chronique peut s'installer ; »[631] c'est alors le stade de la lésion établie. Ce stade correspond cliniquement à la gingivite et se caractérise par

---

630 J. Charon, C. Mouton, *Parodontie médicale*, op. cit., p. 69
631 Ibid.

une inflammation qui se développe en sévérité et en profondeur et peut durer plusieurs semaines, plusieurs mois, voire même des années, en passant par des phases plus ou moins aiguës. L'exsudat fluide augmente ainsi que la migration des leucocytes polymorphonucléaires dans les tissus et dans le sulcus. Alors, de ce fait, l'augmentation de volume des tissus devient cliniquement visible, et se traduit pas un œdème gingival qui entraîne la formation d'une fausse poche. Cette lésion est diminuée par les plasmocytes. On constate une poursuite de la dégradation du collagène en profondeur et l'augmentation de plus en plus forte de la profondeur des digitations épithéliales. L'épithélium est plus perméable au passage de substances dans le tissu conjonctif sous-jacent.

Puis, la lésion établie peut évoluer rapidement vers la lésion avancée ou au contraire rester stable pendant des mois ou des années. A force d'évoluer, la lésion établie aboutira à la lésion avancée. Pour cela, il faut que la poche s'approfondisse, la plaque progresse rapidement et que dans cette niche anaérobie, les bactéries parodontopathogènes trouvent un environnement favorable à leur développement. Il faut aussi que l'alvéolyse, résorption de l'os alvéolaire et donc atteinte du parodonte profond, soit accompagnée de la migration apicale de l'épithélium jonctionnel ; alors une vraie poche parodontale se développe. Au niveau anatomo-pathologique, seule l'extension de la destruction tissulaire différencie la lésion avancée de la lésion établie.

La connaissance de plus en plus fine des aspects histopathologiques du parodonte pathologique a permis d'améliorer notablement la discrimination des différentes pathologies du parodonte et d'encourager la recherche de correspondances cliniques afin d'ébaucher une ségrégation plus pertinente des parodontopathies au niveau clinique. Ainsi, un type de gingivite, la gingivite ulcéronécrotique (G.U.N), est décrit d'abord par Listgarten en 1965 puis par Sabiston en 1986. Elle se caractérise par des travées conjonctives mises à nu, avec un tissu conjonctif dont le collagène est détruit massivement, des fibroblastes gingivaux altérés et des îlots tissulaires nécrosés. Un infiltrat existe aussi, il est surtout composé de polymorphonucléaires neutrophiles et de plasmocytes. Listgarten montre aussi l'envahissement des tissus épithéliaux et conjonctifs par les bactéries. Des tableaux histopathologiques différents conduiront aussi les parodontologistes à distinguer les parodontites chroniques de l'adulte, des parodontites à début précoce, des parodontites à progression rapide. En 1983, Page et al. montrent que les parodontites à début précoce encore appelées "agressives", atteignent des patients qui réunissent fréquemment, et de manière intense, les quatre conditions nécessaires pour déclencher les destructions tissulaires. Ces parodontites progressent souvent très rapidement et par poussées, n'intéressant au début que le parodonte de quelques dents mais se manifestant par des alvéolyses visibles sur les radios. Puis au bout de quelques années ou seulement de quelques mois, on observe des pertes d'attache sévères, des lésions profondes et des lyses osseuses généralisées importantes. Parmi les parodontites, sont encore signalées les parodontites juvéniles localisées qui atteignent des sujets jeunes de 12 à 26 ans. Ces parodontites se caractérisent par des pertes d'attache limitées aux premières molaires et aux incisives mais ces pertes d'attache peuvent parfois atteindre une ou deux autres dents adjacentes. La progression des pertes d'attache est très rapide puisque sa vitesse est deux à cinq fois plus grande que celle des parodontites chroniques de l'adulte. Baer et Benjamin, en 1974, estimaient qu'elles atteignent surtout les femmes (trois femmes pour un homme) et que presque toujours, les dépôts de plaque et de tartre, les caries, sont minimes ou inexistants. Il y a, enfin, les parodontites pré-pubertaires qui surviennent sur des dentures lactéales ou mixtes. Elles se manifestent par un défaut du cément et une dysfonction de l'épithélium gingival.

A la fin du 20e siècle, les mécanismes permettant d'expliquer les altérations tissulaires et/ou les destructions tissulaires ne sont pas encore complètement élucidés. Néanmoins, grâce aux études menées par Page et Schroeder en 1976, Williams et al. en 1989, Seymour en 1991, Page en 1992, Brikedal-Hansen en 1993, Tonetti et al. en 1993, Offenbacher en 1996, Page et al. en 1997, une certitude s'impose : la nature de la réponse de l'hôte aux agressions bactériennes détermine la sévérité et la rapidité des pertes d'attache.

Si les parodontologistes ont privilégié l'étude et la recherche en histologie et en histopathologie, c'est d'abord parce qu'elles valorisent la réalité concrète à laquelle les chirurgiens-dentistes sont si attachés, c'est ensuite parce qu'elles conduisent à une épistémologie réaliste et optimiste à laquelle ils adhèrent plus facilement et plus volontiers. Ce faisant, ayant ainsi acquis un certain optimisme, ils seront amenés à s'engager prudemment sur les pistes étiopathogéniques des parodontopathies. Les chirurgiens-dentistes aborderont alors par le biais de l'étiopathogénie une épistémologie de l'ambiguïté où il n'y a pas de place pour la croyance en des natures simples et absolues, une épistémologie plus conforme à l'esprit de Bachelard pour lequel, « si une philosophie se complait dans une tâche de la réduction, elle devient fatalement involutive. »[632]

---

[632] G. Bachelard, *Epistémologie*, op. cit., p. 107

3-2-5-3 – Influences de l'anatomie et de la physiologie sur le développement de la chirurgie parodontale au 20e siècle

CONSIDERATIONS GENERALES SUR LA PRATIQUE CHIRURGICALE EN PARODONTOLOGIE AU 20E SIECLE

Il n'est point question ici d'épiloguer sur la thérapeutique en parodontologie mais puisque nous nous intéressons à l'influence qu'ont exercé l'anatomie et la physiologie sur le développement épistémologique de la parodontologie, il nous faut bien nous entretenir de la chirurgie parodontale qui a représenté, durant une grande partie du 20e siècle, le principal outil thérapeutique en parodontologie. Cette place de la chirurgie en parodontologie s'explique pour deux raisons. La première raison est que des liens très étroits ont toujours existé, d'une façon générale, entre l'anatomie et la chirurgie. La seconde raison est que les parodontologistes ont manifesté un attachement si fort aux formes en général et aux formes gingivales et osseuses en particulier, donc à l'anatomie du parodonte, que pour pallier les anomalies de forme accompagnant les parodontopathies, la chirurgie leur a semblé l'outil thérapeutique le mieux adapté pour remédier à ces problèmes. Les chirurgiens-dentistes se sont ainsi laissés entraîner vers un interventionnisme chirurgical durant une bonne partie du 20e siècle et la chirurgie parodontale a ainsi régné en maîtresse quasi-absolue sur les schémas thérapeutiques au détriment de la médecine parodontale. Dans les années 1980, le recours à la chirurgie a été jugé exagéré et les parodontologistes, forts de leurs découvertes en anatomie microscopique et en microphysiologie, ont dévoilé les arcanes d'une médecine plus subtile. Les parodontologistes ont préféré s'intéresser à l'infime, et là, ils ont su équilibrer approche microanatomique et approche microphysiologique. Ceci leur a permis de déceler des troubles encore silencieux, ou très peu manifestes et de s'intéresser à des centres d'intérêt plus secrets (hormonal, ostéogénique).

La physiologie a permis une meilleure intelligibilité du parodonte, de l'organe dentaire et de leurs relations avec l'ensemble de l'organisme. Les parodontologistes n'ont plus considéré le remodelage anatomique comme une fin en soi et ils ont honoré le concept de chirurgie physiologique, créé par Leriche qui assure que « la maladie est trouble de la fonction avant que d'être lésion. »[633] Autrement dit, la médecine parodontale s'est fait une bonne place à côté de la chirurgie parodontale.

---

633 P. Hubinois, *Petite philosophie de la chirurgie*, op. cit. , p. 71

FIN DU 20^{E} SIECLE : DECLIN DE L'HEGEMONIE DE LA PRATIQUE CHIRURGICALE ET MISE EN PLACE DE NOUVELLES STRATEGIES

A la fin du 20e siècle, il y a une réelle contestation de l'omnipotence de la pratique chirurgicale qui se traduit par une réduction très nette des actes chirurgicaux classiques et une place plus grande réservée à la médecine parodontale. De plus, des stratégies d'ingénierie tissulaire et de thérapie génétique vont émerger. A partir de 1988, après analyse, en s'appuyant sur les travaux des chercheurs, les chirurgiens-dentistes ont continué à s'interroger sur les indications et les buts à atteindre de la chirurgie parodontale. Ils en ont conclu une certaine exagération du recours à la chirurgie durant la période qui les précédait. Il y a de toute évidence, à la fin du 20e siècle, une évolution vers une "médecine parodontale" "conservatrice". Cette évolution a pu avoir lieu puisqu'en investissant le monde microscopique, la médecine parodontale est devenue plus subtile. Abusés par la morphologie, les parodontologistes ont préféré aller à l'essentiel, c'est-à-dire au trouble latent avant-coureur, dont les traces ne sont pas encore visibles sur le malade. Le parodontologiste est maintenant contraint de s'intéresser à l'infime, il doit détecter un trouble qui est encore silencieux, accéder à un centre plus secret (hormonal parfois, ostéogénique). De plus en plus, les parodontistes sont à la recherche d'un nouveau paradigme pour envisager une régénération plus efficace et plus pérenne du tissu parodontal que celle obtenue avec des techniques de régénération s'appuyant sur le conditionnement tissulaire, les greffes, les membranes et l'application de divers facteurs de croissance. Une meilleure connaissance des mécanismes du développement et de la régénération des tissus parodontaux va aider les chirurgiens-dentistes à concevoir ce nouveau paradigme. Par exemple, la mise en évidence des cellules souches parodontales ouvre des perspectives quant à l'utilisation de ces cellules ou d'autres précurseurs mésenchymateux de la régénération cémentaire, puisque le cément reste l'élément clé de la régénération de l'ancrage du ligament. A partir de cellules souches du ligament susceptibles de former in vivo des structures similaires au cément et au ligament, des parodontistes des dernières années du 20e siècle commencent à penser à une recherche en régénération/ingénierie tissulaire. C'est donc à un paradigme à caractère prométhéen que les chirurgiens-dentistes donneraient le jour, asservissant en quelque sorte le vivant à leur "bon vouloir".

Ainsi, comme le dit Stan Gronthos quand il étudie la perspective de la régénération tissulaire et ses applications cliniques, « l'identification, la caractérisation et la manipulation ex vivo de cellules souches potentielles du desmodonte humain pourraient contribuer au développement de traitements cellulaires plus efficaces et plus prévisibles pour la régénération des tissus parodontaux endommagés par une blessure ou une pathologie. »[634] Un jour, les procédures chirurgicales pourraient être totalement repensées, voire même dans certains cas n'être plus nécessaires si l'utilisation des cellules souches mésenchymateuses de la moelle osseuse était rendue possible pour la régénération tissulaire. Selon Stan Gronthos, « une connaissance approfondie des propriétés des différentes cellules souches mésenchymateuses permettra d'élucider les conditions fondamentales nécessaires au maintien et à la croissance in vivo des populations cellulaires primitives, afin de diriger et d'améliorer leur potentiel de développement pour un large éventail de stratégies d'ingénierie tissulaire et de thérapie génétique. »[635]

En s'intéressant aux phénomènes de réparation tissulaire, de régénération tissulaire et de cicatrisation, la parodontologie a fait bénéficier la chirurgie bucco-dentaire de ses recherches et lui a permis de mieux comprendre certains de ses échecs, de réduire les traumatismes subis par les tissus et d'avoir une attitude plus respectueuse vis-à-vis d'eux. Si le taux de réussite des transplantations dentaires autogènes a considérablement augmenté, c'est bien grâce à la parodontologie. Sans connaissances en parodontologie, il est impossible de comprendre le phénomène d'ankylose qui apparaît après certaines autotransplantations, du fait d'un défaut de cicatrisation du ligament. Dans ce cas, en effet, en certains points de la surface radiculaire, l'os vient alors en contact direct avec la racine, provoquant ainsi une ankylose alors systématiquement suivie d'une résorption progressive de la racine. L'aide précieuse de l'histologie à la parodontologie est encore soulignée ici puisque des expériences menées sur la cicatrisation ligamentaire ont montré le rôle protecteur du desmodonte vis-à-vis des ostéoclastes responsables de la résorption de remplacement, mais aussi le rôle ostéo-inducteur de voisinage des cellules desmodontales.[636] Ces connaissances ont permis, au cours des deux dernières décades du 20e siècle, de promouvoir un nouveau protocole opératoire établissant la double stimulation desmodontale, en agissant à la fois sur les cellules et sur les fibres lors de la cicatrisation et permettant à la fois de réduire

---

634 S. Gronthos, *Perspective de la régénération tissulaire et applications cliniques*, pp. 171-172, in J- L. Giovannoli (sous la dir. de), *Quintescence du congrès de l'ADF 2006*, p. 172

635 S. Gronthos, *Applications en régénération parodontale et osseuse : les nouvelles pistes*, *Caractérisations des cellules souches mésenchymateuses postnatales multipotentes*, pp. 282-284, in J.-L. Giovannoli (sous la dir. de), *Quintescence du congrès de l'ADF 2006*, p. 283

636 T. Kuntz, *Les auto-transplantations dentaires ou greffes dentaires autogènes*, pp. 53-55, in M. Degrange (sous la dir. de) – *Quintescence du congrès 2007*, p. 53

considérablement les risques d'ankylose. Ces connaissances ont contribué aussi à assurer un bien meilleur pronostic aux transplantations dentaires ou aux greffes dentaires autogènes. Enfin, ces connaissances ont aussi montré qu'en remplaçant une dent, dont l'état des tissus parodontaux est nettement défavorable à son maintien sur l'arcade dentaire, par une dent ayant un ligament indemne, on peut espérer une réparation osseuse grâce au fort potentiel ostéogénique des cellules desmodontales. De même, en implantologie, la parodontologie a livré des clés pour la compréhension des phénomènes de péri-implantite.

3-2-5-4 – La microphysiologie et la microbiologie au service du développement épistémologique de la parodontologie au cours du dernier quart du 20e siècle

ETUDE DU MODE D'ACTION ET DES STRATEGIES DES MICRO-ORGANISMES CONCOURANT À LA PATHOGENESE DES PARODONTOPATHIES, À LA LUMIERE DE LA MICROPHYSIOLOGIE ET DE LA BIOLOGIE MOLECULAIRE

Au cours des deux dernières décennies du vingtième siècle, les parodontologistes vont tenter de répondre à leur questionnement sur le mode d'action des micro-organismes en investissant la biologie moléculaire et vont descendre ainsi d'un degré de plus au niveau du microcosme parodontal. La biologie moléculaire va les aider à comprendre les stratégies mises en œuvre par les bactéries pour survivre et celles responsables des phénomènes pathologiques.

Les micro-organismes, pour être reconnus comme parodontopathogènes, doivent exprimer des facteurs de virulence. Ceux-ci ont été mis en évidence ou précisés au cours des vingt dernières années du 20e siècle. Cette virulence des bactéries peut se manifester par la destruction des tissus de façon directe ou indirecte. Cette virulence peut provoquer le dérèglement de la réponse immunitaire, l'envahissement des tissus parodontaux, la production de vésicules au niveau de la membrane externe des bactéries, chargées d'un véritable arsenal enzymatique dont le contenu peut être libéré pour protéger les bactéries infectantes.

Les bactéries de la communauté du biofilm sous-gingival se soutiennent donc en libérant ces vésicules de leur membrane externe et ces vésicules peuvent jouer le rôle de boucliers pour les bactéries. Ces vésicules vont piéger une grande partie des anticorps dirigés contre les cellules bactériennes et en les empêchant de les atteindre, vont permettre aux bactéries d'échapper à l'opsonisation et à la bactériolyse. En considérant l'activité bactérienne de destruction tissulaire, directe ou indirecte et les trois mécanismes par lesquels elle peut se manifester — « directement, par libération d'enzymes et de substances cytotoxiques ; indirectement les bactéries et leurs produits déclenchent la synthèse d'enzymes lytiques par certaines cellules eucaryotes présentes dans le parodonte ; indirectement encore, en activant des cellules de la lignée myéloïde et en déclenchant une réponse immunitaire aboutissant à la libération de cytokines par les macrophages et les lymphocytes, cytokines qui, à leur tour, activent plusieurs mécanismes de dégradation tissulaire »[637] — les chirurgiens-dentistes ont dû s'impliquer résolument dans l'étude de l'infiniment petit et faire appel à la biologie moléculaire pour mieux étudier les phénomènes, en identifiant les molécules actives et en dévoilant leurs modes d'action. Ils se sont donc ainsi intéressés aux molécules responsables de l'affectation de la réponse de l'hôte et qui favorisent l'augmentation de l'accumulation de plaque ou la modification de sa composition, la rendant ainsi plus ou moins pathogène (Clark et Loe, 1993). Ainsi par exemple, l'isolement d'un des principaux constituants bactériens, le lipopolysaccharide (L.P.S) de la membrane externe des bactéries à GRAM négatif, a permis d'étudier l'aptitude des L.P.S à stimuler la synthèse des cytokines inflammatoires et leur implication dans les processus inflammatoires (Nichols et Coll., 1991 ; Takada et coll., 1991 ; Shelburne et coll., 1993 ; Tamura et coll., 1992). De même pour la colonisation des surfaces dentaires et des tissus parodontaux, la compréhension de ces phénomènes doit beaucoup à la biologie moléculaire. Dans les dix dernières années du 20e siècle il a été établi que la présence d'un consortium bactérien établi sur les surfaces dentaires au contact du parodonte, préalablement à l'apparition de la maladie parodontale et pendant son développement, est une constante.

On sait aussi que ce consortium s'établit en fonction d'interactions spécifiques hiérarchisées qui déterminent une répartition des espèces en colonisatrices primaires et secondaires. Or cette hiérarchisation résulte d'interactions spécifiques entre les espèces colonisatrices primaires et des ligands d'origine salivaire (GPS) présents sur les surfaces dentaires, d'une part, et d'interactions spécifiques des espèces colonisatrices secondaires avec les précédentes, d'autre part. En 1993, Kolenbrander et London ont constaté que les colonisatrices tardives, parmi lesquelles figurent les espèces dites parodonto-pathogènes, n'ont pas la capacité d'adhérer spécifiquement aux GPS et qu'elles s'agrègent aux pionnières, souvent par l'intermédiaire de Fusobacterium nucleatum, espèce dont le répertoire de congrégation intergénérique est large et dont l'incidence augmente en présence de parodontopathies. Une logique du vivant s'instaure ainsi avec des stratégies de collaboration, d'association, d'entraides entre les différentes espèces de bactéries.

---

637 J. Charon, C. Mouton, *Parodontie médicale*, op. cit., p. 128

De même, les surfaces dentaires et le tissu épithélial gingival ne sont pas les seuls substrats de colonisation pertinents. Au cours du développement de la maladie, d'autres substrats, comme les protéines matricielles, deviennent accessibles. Un certain nombre d'adhésines bactériennes sont impliquées dans des interactions directes avec les tissus de l'hôte, ou dans des phénomènes de congrégation intergénériques. L'importance des adhésines, type lectine, tant dans les interactions de congrégation interbactériennes que dans les interactions bactérie-hôte, est à souligner. D'autres types d'adhésines comme les protéases jouent un rôle crucial en ayant la possibilité d'être doublement impliquées dans la virulence des micro-organismes qui les expriment. Par exemple, l'adhésion de porphyromonas gingivalis au fibrinogène implique une cystéine-protéase ou phorphypaïne (Simmons et coll. 1994). Le fibrinogène, dans sa forme polymérique, peut constituer un support de colonisation transitoire. L'activité lytique de la porphypaïne facilite probablement la dissémination du micro-organisme.

Nishkata et Yoshimura en 1991, Hayashi et coll. en 1992, et Progulske-Foxetcoll en 1993, sont arrivés à montrer que les hemagglutinines de Prophyromonas gingivalis ont une activité protéolytique et que d'autres sont complexées avec des protéases. Selon eux, l'adhésion aux érythrocytes est sans doute un facteur de dissémination du micro-organisme. « L'activité des adhésines bactériennes, en fonction du récepteur ou du type cellulaire reconnu, peut induire des réponses biologiques différentes. Par exemple, les interactions entre cellules bactériennes et substrats naturellement présents dans la cavité buccale (ligands d'origine salivaire absorbés sur les surfaces dentaires, cellules épithéliales), de même que les interactions inter ou intra-espèces contribuent à l'établissement de communautés microbiennes sur ces substrats. Par ailleurs, les interactions de cellules bactériennes ou de certains de leurs constituants avec des récepteurs accessibles au niveau d'autres types cellulaires (monocytes, polymorphonucléaires), lors de l'effraction de l'épithélium, contribuent vraisemblablement à la stimulation des défenses de l'hôte, mais aussi à l'irritation et à la progression de l'inflammation. »[638]

L'étude des produits bactériens, rendue possible par la biologie moléculaire, a permis d'énormes progrès dans la compréhension, à l'échelle microscopique, de la genèse des parodontopathies, et elle a donc contribué à mieux saisir l'étiopathogénie des maladies parodontales. De même, la compréhension du rôle joué par les produits bactériens, met fin à l'ignorance des causes de nombreux phénomènes. La biologie moléculaire nous éclaire sur la diversité des stratégies développées par les bactéries pour contourner

---

[638] INSERM (Expertise collective), *Etiopathogénie des maladies parodontales*, pp. 1-18, in *Maladies parodontales – Thérapeutiques et prévention*, p. 8, http://ist.inserm.fr/BASIS/elgis/fqmr/rapp/DDD/662.html

les défenses de l'hôte ou interférer dans la fonction même d'effecteurs de l'immunité. La connaissance des enzymes bactériennes protéolytiques et de leur rôle, celui de dégrader les macromolécules de l'hôte pour utiliser le carbone comme source d'énergie, nous renseigne aussi sur la cause des dégradations tissulaires au cours des maladies parodontales. Ces enzymes protéolytiques sont nombreuses : hyaluronidases, héparinases, collagénases, chondroïtine – 4 – sulfatases, peptidases et aminopeptidases. A la fin du 20e siècle, la compréhension étiopathogénique des phénomènes est de plus en plus fine et l'analyse de l'activité protéolytique des bactéries semble être prometteuse pour comprendre de mieux en mieux leur rôle délétère au niveau des tissus parodontaux.

Ainsi, on sait que l'activité protéolytique est largement dépendante du pH et que pour Porphyromonas gingivalis par exemple, l'activité est maximale pour un pH compris entre 7,5 et 8. D'autres micro-organismes ont une activité maximale à pH 7. Certaines bactéries comme Prevotella intermedia doivent être nombreuses pour permettre l'émergence et la croissance des Porphyromonas gingivalis car elles produisent de l'ammoniaque et elles sont ainsi capables d'élever le pH, condition indispensable au développement de celles-ci.

De même, en 1992, Johansson et coll. ont montré l'altération de la quantité et de la qualité de la salive par la malnutrition. Les propriétés antibactériennes et physicochimiques de la salive s'en trouvent affectées. Il y a chez les malnutris, une réduction significative du contenu salivaire en IgA. De plus, déjà en 1984, Agarwal et coll. avaient souligné que l'arginase, la protéine la plus représentée dans les glandes salivaires, chute en cas de malnutrition, ce qui favorise la disponibilité d'arginine libre dans la salive. Or de nombreuses bactéries orales utilisent justement de l'arginine pour leur croissance. On constate aussi l'incidence de l'accroissement des stéroïdes salivaires — particulièrement les glucocorticoïdes (support nutritionnel pour Prevotella intermedia) — sur la surreprésentation des germes anaérobies lors de maladies parodontales. Or, lors des malnutritions, la part des glucocorticoïdes libre augmente dans le plasma. Une corrélation linaire existe entre le taux de cortisol libre sérique et celui de cortisol libre salivaire. Le cortisol libre du plasma diffuse dans les glandes salivaires où il est converti en cortisone par la 11ß-hydroxystéroïde déshydrogénase. Le taux de diffusion est assez fort pour maintenir l'équilibre de concentration entre le cortisol libre salivaire et la fraction cortisol libre sérique, indépendamment du débit salivaire.

L'augmentation de l'activité "adrénocorticoïde" pourrait expliquer pourquoi une malnutrition (la diminution en ascorbate dans la glande surrénale favorise la synthèse de glucocorticoïdes) ou un stress psychosocial constituent un important facteur de risque de gingivite ulcéro-nécrotique aigüe. Les malnutritions, d'une façon générale, induisent des modifications, des adaptations de la fonction endocrine qui ont des répercussions sur le pronostic de l'inflammation parodontale. On sait aussi qu'une alimentation pauvre en protéines ou/et en éléments traces (Zn, Cu, Mg) réduit la réponse protéique aux agents inflammatoires.

L'existence d'une poche dans la maladie parodontale fournit aussi une niche écologique particulière pour les microbes. Elle se compose, en effet, de différents étages où l'oxygénation est différente, ce qui explique la sélection des germes qui y sont présents. Là encore on s'aperçoit que les bactéries présentes dans la partie sous-gingivale sont des bactéries asaccharolytiques qui utilisent, pour la plupart d'entre elles, les acides aminés et des peptides comme source d'énergie (alors que les bactéries de la plaque supra-gingivale sont majoritairement saccharolytiques).

Progressivement, la biologie moléculaire fournit les éléments nécessaires à la compréhension du mode d'action et des stratégies des micro-organismes et concourt particulièrement à l'intelligence de la pathogenèse des parodontopathies. Néanmoins, à ce niveau microscopique, même si les chirurgiens-dentistes ont avancé dans l'étiologie des facteurs de virulence des bactéries, bien des questions restent en suspens, en particulier celles ayant trait aux interrelations hôte-parasite, aux réponses des cellules parodontales aux germes pathogènes parodontaux, aux modifications des germes pathogènes quand ils sont mis au contact des cellules parodontales. L'étiologie du dérèglement de la réponse immunitaire nécessite non seulement une incursion en biologie moléculaire mais aussi une forte sollicitation de disciplines comme l'immunologie, l'histologie, la cytologie et bien entendu la microbiologie. Alors seulement, les dysfonctionnements, par exemple des polymorphonucléaires neutrophiles (PMN), pourront être éclaircis en étudiant les effets possibles des bactéries sur les PMN, sur l'adhérence des PMN aux cellules endothéliales, sur leur chimiotactisme, sur leur fonction de phagocytose [les bactéries peuvent élaborer des carbohydrates leur permettant d'échapper ou de résister à la phagocytose et/ou à l'action bactériolytique des molécules du complément (Brook, 1987 ; Vermeulen et al., 1988)], sur leur pouvoir bactéricide.

Sans la biologie moléculaire, la parodontologie n'aurait pas pu assurer cette réussite qu'elle connaît à la fin du 20e siècle. C'est bien sûr en s'appuyant sur des démarches transitionnelles du macroscopique au moléculaire et en ayant recours en même temps à une technologie de plus en plus sophistiquée que la parodontologie a été autorisée à développer une progression exponentielle de ses connaissances. Sans la biologie moléculaire, il n'aurait pas été possible de saisir toute la "logique du vivant", de comprendre toutes les stratégies de dérobade, d'attaque, de défense des bactéries et en même temps toute la complexité de l'étiopathogénie des parodontopathies. La biologie moléculaire a donné les moyens de comprendre toute la subtilité de ces stratégies et sans cette nouvelle manière de considérer les phénomènes, il n'aurait pas été possible de prendre conscience des difficultés à mettre en place, dans ces conditions, des thérapeutiques efficaces et pérennes, étant donné les multiples possibilités d'adaptation du monde vivant. En s'appuyant sur la microbiologie et la biologie moléculaire, la microphysiologie a donné une forte impulsion au développement épistémologique de la parodontologie.

L'IMMUNOLOGIE, FACTEUR DE PROGRES DANS LA COMPREHENSION DE L'ETIOPATHOGENIE DES MALADIES PARODONTALES

L'immunologie va constituer une véritable aubaine pour la parodontologie en l'aidant à enregistrer des progrès conséquents dans la compréhension de l'étiopathogenèse des parodontopathies. L'immunologie permettra de comprendre comment les bactéries parodontopathogènes sont capables de contrer le système immunitaire et d'induire le dérèglement de la réponse immunitaire. Ainsi les protéinases des bactéries parodontopathogènes peuvent dégrader les immunoglobulines dirigées contre elles et certaines protéines anti-inflammatoires du complément.

Il est ainsi aisé de se rendre compte à quel point la connaissance en parodontologie devient de plus en plus dense et multipolaire à la fin du 20e siècle, en même temps qu'elle se complexifie. Logiquement, les chirurgiens-dentistes vont donc se mettre à s'intéresser aux réactions de l'hôte. L'étude d'Ivany et de Lehner[639], en 1970, montre que les lymphocytes issus du sang périphérique de patients atteints de maladie parodontale répondent mieux à la plaque bactérienne que les lymphocytes provenant de patients sains. Suivront ensuite une série de travaux sur la réponse de l'hôte. Il y aura ainsi la mise en évidence par Goodson, en 1972, du rôle des prostaglandines[640], en quantité dans les tissus parodontaux malades, sur la résorption osseuse. La même année, des auteurs comme Horton, Raisz, Simmons, Oppenheim et Mergenhagen isolent une cytokine, l'O.A.F. (Ostéoclasic Activating Factor) sécrétée par les leucocytes du sang périphérique de patients atteints de

[639] L. Ivany, T. Lehner, *Stimulation of lymphocyte transformation by bacterial antigens in patients with periodontal disease*, Arch Oral Biol, 1970, 15 , pp. 1089-1096

[640] J. M. Goodson, *Prostaglandins : Potential mediators of periodontal disease*, Den Res, 1972, 51 , p. 375

parodontite, capable d'induire en culture la résorption osseuse.[641] A contrario, d'autres chercheurs rapportent un défaut de chimiotactisme des polynucléaires[642] sur des sujets atteints de parodontite agressive et soulignent ainsi indirectement le rôle protecteur des réactions de défense de l'hôte.

Sur le plan général, la théorie humorale des pathologies ressurgit donc d'une certaine façon, au cours du dernier quart du 20e siècle quand les chirurgiens-dentistes se décident à approfondir la question de l'étiopathogénie des maladies parodontales. En 1978, R. Nicolas du département de biologie et matières fondamentales de la faculté de chirurgie dentaire de Nancy, J.-P. Nicolas et G. Jacquart du laboratoire de biochimie médicale de Nancy reconnaissent une étiologie infectieuse aux maladies parodontales dans lesquelles la plaque dentaire est impliquée et en même temps ils admettent que l'on ne connaît pas parfaitement l'origine de ces maladies. En s'intéressant au lien entre immunité humorale et maladie parodontale, ils insistent sur le fait que « la gencive est au contact avec trois compartiments liquidiens : la salive, le fluide gingival et le sang, contenant des anticorps sécrétoires et sériques. »[643] Ils affirment ensuite que « la réponse immunitaire humorale de l'hôte aux agressions microbiennes n'est pas seulement protectrice, car l'inflammation qui en résulte peut entraîner des lésions tissulaires. »[644] Ils expliquent ainsi les effets délétères de l'inflammation au niveau tissulaire : « en effet, l'oedème permet la pénétration des productions bactériennes et l'autolyse pourrait libérer localement des enzymes destructrices »[645], entraînant des dommages tissulaires et l'augmentation de l'inflammation chronique existant dans les maladies parodontales.

De plus, « à ces réactions immunitaires humorales viennent s'ajouter, dans un second temps, les réactions immunitaires à médiation cellulaire qui seront entretenues par une exposition prolongée et répétée aux germes de la plaque dentaire, et qui contribueront à l'entretien de l'inflammation qui deviendra pathologique et destructrice. »[646]Or, quand les lymphocytes T rencontrent un antigène, ils produisent des substances biologiques actives, les lymphokines. Ces lymphokines sont cytotoxiques pour les fibroblastes et activent la

---

641 JE Horton, LG Raisz, HA Simmons, JJ Oppenheim, SE Mergenhagen, *Bone resorbing activity in supernatant fluid from cultured human peripheral blood leukocytes*, Science, 1972 ; 177 , p. 793-795

642 RA Clark, RC Page, G.Wilde, *Defective, neutrophil chemotaxis in juvenile periodontitis*, Infect Immun, 1977, 79 :18, p. 694-700

643 R. Nicolas, J.-P. Nicolas et G. Jacquart, *Immunité humorale et maladie parodontale*, in A.O.S. n° 122, juin 1978, p. 283

644 Ibid.

645 Ibid.

646 Ibid.

résorption osseuse par les ostéoclastes. R. Nicolas, J-P. Nicolas et G. Jacquart se posent donc la question de savoir si « la réponse immunitaire de l'hôte à l'agression bactérienne causée par la plaque dentaire serait plus destructrice que bénéfique pour la gencive et le parodonte ? »[647] Dans les années 1980, les auteurs établissent des modèles qui, pour la plupart, précisent que des bactéries spécifiques activent les réponses de l'hôte qui peuvent être soit bénéfiques, soit destructrices.

Dans les années 1990, par suite de l'amélioration des techniques d'immunocytochimie, le rôle des réactions de défense sera mieux compris. Il faut dire aussi que les progrès de la biologie moléculaire ont aidé à mettre l'accent sur les médiateurs de l'inflammation et au cours de ces années-là, dans les communications qui se succèdent, l'implication des cytokines est systématiquement rapportée. Les chercheurs étudient en particulier le rôle de ces médiateurs, cytokines pro-inflammatoires comme l'interleukine (IL) 1, 6, 11 et 17 et la Tumor Necrosing Factor (T.N.F) dans la progression de la maladie parodontale.[648] Ils constatent le déclenchement, par les cytokines, de la libération d'enzymes comme les métalloprotéinases (MMP) qui dégradent le tissu conjonctif et le tissu osseux. Les chercheurs en déduisent que les destructions osseuses observées au cours des maladies parodontales semblent donc résulter de mécanismes tissulaires activés par les métalloprotéinases, l'interleukine 1 et les prostaglandines. Ils observent que les cytokines pro-inflammatoires assurent la propagation de l'inflammation dans les régions proches de l'os. Mais, à l'opposé, ils remarquent aussi l'existence de cytokines anti-inflammatoires comme l'interleukine (IL) 4, 10, 12, 13 et 18 et l'interféron (IFN) qui inhibent la résorption osseuse.

L'association de l'étude des phénomènes inflammatoires à celle de l'altération du métabolisme osseux ouvre bien sûr de nouvelles perspectives de recherche pour l'étiopathogénie des maladies parodontales faisant donc appel à la fois à l'immunologie et à la biologie osseuse, donc à ce qui pourrait être appelé l'ostéoimmunologie. Pour qu'il y ait résorption osseuse, il faut qu'il y ait d'abord réaction inflammatoire, que les médiateurs inflammatoires soient en concentration suffisante, qu'ils puissent non seulement envahir le tissu gingival, mais en plus qu'ils se trouvent à une distance critique de l'os.

Certes, l'immunologie, comme la biologie moléculaire, a elle aussi beaucoup éclairé les parodontologistes sur la pathogenèse des parodontopathies mais elle les a plongés en même temps dans un certain trouble en leur montrant

---

[647] Ibid.

[648] DT Graves, *The potential role of chemokines and inflammatory cytokines in periodontal disease progression*, Infect Dis, 1999 ; 28 , pp. 482-490

que les réactions inflammatoires sont en même temps bénéfiques et maléfiques pour les tissus parodontaux. Même si les chirurgiens-dentistes ont pris la précaution de coupler leur approche holiste des phénomènes parodontopathiques, revigorée par l'immunologie, à leur approche réductionniste, d'immenses incertitudes, touchant à la connaissance du vivant et de ces phénomènes, demeurent. Tout ceci témoigne encore de l'immense complexité du vivant et de l'étiopathogénie des parodontopathies, et illustre l'inachèvement du décryptement des phénomènes parodontaux.

LE MODELE ETIOPATHOGENIQUE DES PARODONTOPATHIES À LA FIN DU 20e SIECLE

A la fin du 20e siècle, une série de conclusions s'imposent. Parmi les deux cents ou trois cents espèces bactériennes possiblement présentes, à tout moment, dans une bouche humaine, une vingtaine d'entre elles sont potentiellement pathogènes pour le parodonte. Donc, puisqu'il existe de multiples agents étiologiques des maladies parodontales, le postulat de Koch de la spécificité bactérienne qui fait correspondre à une maladie spécifique, un germe spécifique, ne s'avère pas satisfaisant pour les maladies parodontales. Les infections sont hautement polymicrobiennes et sont mixtes puisque l'on se retrouve en présence de bactéries pathogènes majoritairement anaérobies mais aussi de bactéries aérobies facultatives, capnophiles et microaérophiles.

A la fin du 20e siècle, le premier postulat de Koch sera modifié par Socransky, ce postulat sera alors dit d'association. Il précise les conditions pour q'un germe soit considéré comme pathogène. J. Charon et C. Mouton nous en livrent les grandes lignes.

« Seront reconnus comme agents étiologiques les plus probables ceux qui sont retrouvés en grande quantité dans une majorité de sites atteints et ceux qui sont absents ou présents en faible quantité dans les sites sains (Socransky et Haffojee, 1992). On dira donc, de telle ou telle entité clinique, qu'elle est un pathogène potentiel pour le parodonte ou un agent étiologique probable. La distinction entre bactéries pathogènes et non pathogènes pour le parodonte repose sur quatre autres critères additionnels au critère d'association :

- élimination : l'éradication de l'agent étiologique suspecté s'accompagne d'une rémission des signes cliniques ;
- pathogénicité chez l'animal : dans un modèle animal l'agent étiologique suspecté recrée la lésion ;
- réponse immunitaire : la réponse cellulaire ou humorale de l'hôte est modifiée ;
- facteurs de virulence : les attributs du pouvoir pathogène que possède l'agent étiologique suspecté lui confèrent une capacité, directe ou indirecte, à détruire les tissus. »[649]

A la fin du 20e siècle, le modèle étiopathogénique pour les parodontopathies, appelé modèle de Socransky (Socransky et Haffajee, 1992 ; Page et al., 1997), montre que quatre conditions au minimum doivent être réunies au

[649] J. Charon, C. Mouton, *Parodontie médicale*, op. cit., p. 94

même moment pour que les tissus parodontaux soient détruits avec ou sans la formation de poches (pertes d'attache). Ces quatre conditions sont la présence de bactéries virulentes, l'absence de bactéries protectrices, un environnement dento-gingival défavorable, la défaillance du système immunitaire. Jacques Charon et Christian Mouton écrivent d'ailleurs : « la sévérité et la rapidité des pertes d'attache s'expliquent par la fréquence et l'intensité avec lesquelles ces quatre conditions sont réunies. Cependant, aucune d'entre elles, à elle seule, n'est capable de déclencher des pertes d'attache. »[650] Il ressort de ces quatre conditions qu'il n'est pas possible d'établir un diagnostic étiologique des parodontopathies uniquement sur la base des éléments bactériologiques.

De plus, il n'y a aucune monospécificité bactérienne quelle que soit la maladie parodontale, puisqu'il existe des associations bactériennes en relation avec l'activité de la maladie. A cet égard, Socransky et coll. ont essayé, en 1998, de comprendre les relations écologiques entretenues par les différentes espèces bactériennes résidant dans la cavité buccale, entre elles. Ils sont parvenus, grâce à des techniques d'hybridation de l'ADN sur trente deux espèces bactériennes, à déterminer la présence de cinq complexes bactériens auxquels ils ont attribué les couleurs rouge, orange, jaune, vert et violet. Selon les données de cette étude, Porphyromonas gingivalis appartient au complexe rouge qui semble être en corrélation avec des indicateurs cliniques mesurables de la maladie parodontale, en particulier la profondeur des poches et le saignement au sondage. Socransky et coll. ont également montré qu'il existe, non seulement des associations bactériennes dans chaque complexe, mais aussi des communautés d'intérêt et des interactions bactériennes entre les complexes, rouge et orange d'une part, et vert et jaune d'autre part. En fondant leur approche microbiologique sur des considérations écologiques, Socransky et coll. ont brillamment rendu compte de la complexité du problème ; celui-ci l'est d'autant plus que les seuils de pathogénicité des différentes espèces bactériennes ne sont pas connus et que chaque espèce fait apparaître une variabilité génétique.[651]

De toute évidence, à la fin du 20e siècle, les chirurgiens-dentistes réalisent à quel point la compréhension de l'étiopathogénie des parodontopathies est encore incomplète. S'ils veulent bien comprendre comment se manifeste le pouvoir pathogène des bactéries lors des parodontopathies, il leur faut prendre en compte simultanément les facteurs de virulence des bactéries, les interactions bactéries/bactéries et les interactions hôte/bactéries. La

650 J. Charon, C. Mouton, *Parodontie médicale*, op. cit., p. 115

651 N. Benzarti et coll., *Classification des parodontopathies : controverses actuelles et perspectives d'avenir*, in L'information dentaire, Vol. 83, n° 42 du 5/12/2001, pp. 3679-3681

distinction entre bactéries pathogènes et bactéries compatibles avec l'état de santé parodontale est donc déterminée par les trois ensembles de données précités. A la fin du 20e siècle, le parodonte est donc considéré par le plus grand nombre comme un écosystème complexe dont l'équilibre est précaire. Cet équilibre peut être rendu précaire par différents facteurs. Parmi eux, il peut y avoir la rupture de l'équilibre écologique des bactéries siégeant au niveau du parodonte. A ce sujet, deux écoles s'opposent, il y a d'un côté les tenants de l'origine exogène des bactéries parodontopathogènes qui seraient issues d'un réservoir extérieur à la cavité buccale et de l'autre, les tenants de la pathogénicité par opportunisme, qui découlerait de l'entrée en dominance d'une population de bactéries faisant partie de la communauté présente, suite à une perturbation du milieu.[652] De ces considérations Mouton et Robert en 1994, puis Grenier et Maryrand en 2000 en tireront la conclusion « que la seule manière d'appréhender la bactériologie du parodonte pathologique est d'accepter l'hypothèse selon laquelle les parodontites résultent d'un déséquilibre écologique. »[653]

A la fin du 20e siècle, l'univocité de l'étiologie des parodontopathies ne sera donc plus soutenue. A l'image du modèle pathogénique polycausal de Keyes pour la carie, Socransky en a conçu un pour les maladies parodontales (Socransky et Haffajee, 1992). Son modèle étiologique démontre que quatre conditions doivent être réunies au même moment pour que les tissus parodontaux soient détruits avec ou sans la formation de poches (pertes d'attache). Il faut donc, selon lui, comme nous l'avons déjà rapporté, à la fois la présence de bactéries virulentes, l'absence de bactéries protectrices, un environnement dento-gingival défavorable et la défaillance du système immunitaire. Socransky montre ainsi combien, en plus des bactéries, les conditions anatomiques et physiologiques jouent un rôle essentiel dans l'apparition de phénomènes délétères au niveau des tissus parodontaux.

Page et al., en 1997, vont améliorer ce modèle étiopathogénique des maladies parodontales en tenant compte de facteurs de risque acquis et environnementaux d'une part, de facteurs de risque génétiques, d'autre part. Ils citent un certain nombre de facteurs qui aggravent les maladies parodontales tels que les facteurs comportementaux (la consommation de tabac, le régime alimentaire, …), les maladies systémiques et inflammatoires, le stress, etc. L'étiologie de la maladie parodontale est donc polyfactorielle. Elle s'appuie à la fois sur une étiologie locale, une étiologie générale et une étiologie constitutionnelle. Dans l'étiologie constitutionnelle, Page et al. vont rechercher la responsabilité des gènes dans la susceptibilité aux parodontopathies. Dans le cas de certaines formes de pathologies

---

652 J. Charon, C. Mouton, *Parodontie médicale*, op. cit., p. 91

653 Ibid.

précoces des parodontopathies, la susceptibilité à ces maladies génétiquement transmises est désormais évidente. Mais il y a moins d'arguments en faveur de composantes génétiques pour les formes adultes de parodontopathies. Mises à part de rares immunodéficiences, dans le cas par exemple du syndrome de déficience d'adhésion leucocytaire (parodontite prépubertaire), il est peu probable que les déficits portent sur un seul gène. De ce fait, à la fin du 20e siècle, il est difficile d'envisager qu'une thérapie génique puisse prendre place dans l'arsenal thérapeutique de prévention des maladies parodontales. Par contre, à la fin du 20e siècle, les marqueurs génétiques de risque semblent plus prometteurs.

En résumé le modèle de Page, le dernier parmi les modèles étiopathogéniques des maladies parodontales, met en jeu des facteurs variés. Il a fallu attendre la fin des années 1990 pour que les chirurgiens-dentistes tiennent compte des facteurs extérieurs et des facteurs génétiques. Pourtant, des facteurs comme le tabac et le diabète, pouvant expliquer les variations de la maladie parodontale d'un individu à l'autre, avaient été mis en évidence de 1985 à 1995. Mais ces facteurs de risque susceptibles d'altérer la réponse de l'hôte n'étaient pas évoqués dans la pathogénie parodontale des années 1980.

Force est de constater le chemin parcouru et les progrès enregistrés entre le premier modèle étiopathogénique linéaire mis en place et ce dernier modèle. Le premier modèle, linéaire, reposait sur le rôle étiologique des bactéries. Le second modèle, datant des années 1980, était centré sur la réponse immuno-inflammatoire de l'os. Le dernier modèle étiopathogénique des maladies parodontales correspond à une extension du modèle de Socransky. Dans ce modèle, il a été adjoint des facteurs de risque acquis et environnementaux et des facteurs de risque génétiques. Ce dernier modèle fait donc intervenir à la fois l'exposition bactérienne mais aussi la réponse immuno-inflammatoire de l'hôte et le métabolisme du tissu conjonctif et du tissu osseux. Il en résulte un modèle étiopathogénique non linéaire, complexe, qui souligne une fois de plus combien la pensée complexe est omniprésente dans les sciences odontologiques de la fin du 20e siècle.

3-2-5-5 – Influence de l'évolution des connaissances fondamentales en anatomie et en physiologie sur l'évolution de la clinique en parodontologie et plus particulièrement sur l'évolution du diagnostic clinique au 20e siècle

3-2-5-5-1 – Brèves considérations générales sur les liens entre l'évolution des connaissances anatomiques et physiologiques et l'évolution de la clinique en parodontologie

Nous ne ferons ici qu'effleurer la clinique en parodontologie pour deux raisons. La première raison est qu'il n'est point question pour nous de transformer notre étude de l'évolution épistémologique de la parodontologie en fonction des connaissances anatomiques, physiologiques et microbiologiques en un traité complet de l'évolution de la clinique en parodontologie au cours du 20e siècle. D'ailleurs, ce serait peine perdue puisque dans le tableau presque exhaustif de l'épistémologie en parodontologie que nous avons dressé jusqu'ici, la clinique parodontale transparaît déjà quelque peu. La seconde raison est que nous avons déjà réservé un paragraphe très important à la clinique bucco-dentaire dans lequel nous avons développé les liens très étroits qui unissent l'anatomie et la physiologie à l'évolution épistémologique de la clinique bucco-dentaire, en général. Autrement dit, il est assez facile de transposer beaucoup de points que nous avons décrits, à propos de l'évolution épistémologique de la clinique bucco-dentaire, à la clinique parodontale. Et, sous peine de tomber dans le piège des redondances inutiles, il ne nous semble pas nécessaire de nous lancer dans l'étude de la clinique parodontale. Par contre, il nous paraît important de tenter de faire état des données diagnostiques qui ont contribué à enrichir et à faire évoluer notablement le diagnostic clinique tout au long du 20e siècle.

Au cours du 20e siècle, à partir des données issues de l'analyse étiologique des parodontopathies et des options choisies pour expliquer les phénomènes observés, mais aussi à partir de leurs observations cliniques, les cliniciens en parodontologie ont emprunté des chemins différents d'abord pour établir leur diagnostic et ensuite pour définir leur plan de traitement. Ce plan de traitement a été alors conservateur ou chirurgical. D'où l'apparition de deux grandes écoles théoriques qui se sont affrontées, celle des partisans d'une approche conservatrice et celle des partisans de la pratique chirurgicale, les premiers s'appuyant plus sur la physiologie, les seconds plus sur l'anatomie.

A la fin du 20e siècle, les maladies parodontales seront considérées comme des processus pathologiques affectant les tissus de soutien de la dent, c'est-à-dire la gencive, le desmodonte, le cément et l'os alvéolaire. Malgré les nombreuses dissensions autour de la classification des maladies parodontales, un consensus se dégagera sur la distinction entre pathologies superficielles et pathologies profondes du parodonte. Quand les processus pathologiques atteignent le parodonte superficiel, c'est-à-dire la gencive, ils réalisent la gingivite qui correspond à une inflammation gingivale cliniquement décelable. Quand les processus pathologiques intéressent le parodonte profond (cément, desmodonte et os alvéolaire), ils donnent lieu alors à une parodontite qui correspond à une perte de la masse osseuse alvéolaire et aboutit in fine, en l'absence de traitement, à la perte de dents. Le diagnostic ne peut être établi correctement qu'à partir d'un examen clinique approfondi, assorti ou non d'un examen radiographique et d'autres examens complémentaires, et d'une classification des différents types de parodontopathies.

3-2-5-5-2 – Influence de l'évolution des connaissances en anatomie et en microanatomie, en physiologie et en microphysiologie, en microbiologie, sur l'évolution des moyens diagnostiques en parodontologie

Les moyens d'investigation diagnostique mis en œuvre au cours du 20e siècle nous renseignent sur l'évolution épistémologique en parodontologie et surtout nous aident à suivre comment la clinique en parodontologie s'y est prise, à partir des connaissances nouvelles, pour améliorer ses capacités diagnostiques et thérapeutiques. La mise en place de moyens diagnostiques différents au cours du 20e siècle nous montre la relation étroite entretenue entre la recherche théorique et la clinique. En reliant la réalité microscopique à la réalité macroscopique, les parodontologistes peuvent donner un sens aux observations microscopiques et développer de nouveaux moyens diagnostiques.

Au 19e siècle, le diagnostic parodontal était limité à la découverte de signes cliniques évidents et peu discriminants. La discussion sur l'origine locale ou systémique des maladies parodontales avait embrouillé la distinction entre désordres parodontaux et maladies systémiques ayant des manifestations parodontales. La suppuration était considérée comme une clé du problème.

Avec John Riggs à la fin du 19e siècle et avec William Younger en 1901, les changements de l'aspect clinique de la gencive, les mobilités dentaires et les migrations dentaires au cours de la maladie évoluée, vont être exposés en détail. Les chirurgiens-dentistes vont alors accorder une place à part entière à l'examen gingival dans l'examen buccal. Pour poser leur diagnostic, ils se préoccuperont des modifications gingivales en évaluant ses changements de couleur, de volume, de contour et de position. Dès 1915, Black décrit la rougeur et les petites tuméfactions de la gencive, les zones de rétention alimentaire, la suppuration, la douleur et les dépôts de tartre. L'avènement et le développement ultérieur de l'éclairage électrique dans les cabinets dentaires, au 20e siècle et particulièrement après 1920, vont faciliter la détection des changements d'aspect de la gencive, la discrimination des différents degrés de gravité, et donc de diagnostic. Tout au long du 20e siècle, l'évolution des connaissances en anatomie et en microanatomie, en physiologie et en microphysiologie, en microbiologie, amèneront les chirurgiens-dentistes à découvrir de nouveaux moyens diagnostiques, à en abandonner certains, à en garder d'autres, dans tous les cas à obtenir un diagnostic de plus en plus pertinent. Ainsi, pour diagnostiquer les parodontopathies, de nombreux moyens seront mis en œuvre : sondage des poches parodontales, examens génétiques, recherche de troubles de l'occlusion, de désordres systémiques,...

LE SONDAGE DES POCHES PARODONTALES EN CLINIQUE PARODONTALE

Black, en portant son attention sur les pertes d'attache épithéliale de la gencive et sur les poches parodontales, va introduire la mesure de la profondeur des poches pour apprécier l'état de la dégradation du parodonte. Si le sondage des poches est effectué avec des sondes rustiques par Black, dès 1925, les sondes de F.V. Simonton seront millimétrées et calibrées soit du côté gauche, soit du côté droit. Il expose en détail ses instructions pour les utiliser. Afin de faciliter le diagnostic, Simonton nomme et définit une série de paramètres cliniques et il va fixer des normes pour leur mesure. Il se veut précis dans la mensuration des phénomènes et dans la définition des termes utilisés. Ainsi le "détachement" représente la perte du ligament le long de la surface radiculaire et celle-ci est mesurée gingivo-apicalement. La "poche" est l'espace situé entre la racine dénudée et les tissus de revêtement et la récession correspond à la rétrogression apicale de la gencive marginale libre à partir de sa position normale. Simonton explique aussi comment mesurer chacun de ces paramètres et comment enregistrer les mesures sur un tableau. Dans ce tableau, il recommande aussi d'adjoindre un ensemble de données environnementales et dans le recueil de ces données contextuelles, en bon clinicien, Simonton ne veut qu'aucun élément ne lui échappe. A cet effet, il observe tout l'environnement du parodonte et de l'organe dentaire afin qu'aucune donnée ne soit omise pour son étude étiologique de la désorganisation architecturale du parodonte. Dans une communication ultérieure à celle de 1925, Simonton s'applique à analyser les sources possibles d'erreur de la mesure de la profondeur des poches et la fiabilité de la méthode de sondage des poches. Il le fait afin d'améliorer si possible ces mesures qui, selon lui, sont à même de déterminer l'existence et l'étendue de la pyorrhée. Il préconise ces mesures soit à l'aide d'un instrument, soit radiographiquement, soit des deux façons.

Il a été difficile de faire admettre aux chirurgiens-dentistes le recours aux sondages systématiques des poches parodontales et de les faire figurer dans toute procédure diagnostique. Cela a pris du temps. Les livres de parodontologie publiés en 1930 vont faire une brève mention des sondes et des sondages, mais les tableaux qu'ils proposent ne font pas de place aux enregistrements des profondeurs de poches. Néanmoins, finalement, l'ère des sondages et des mesures est lancée en clinique parodontologique aux Etats-Unis dans les années qui précèdent la seconde guerre mondiale. La profondeur de la poche restera longtemps un des critères principaux pour établir le diagnostic, le pronostic et le choix du type de traitement, conservateur ou chirurgical. En s'emparant d'un instrument de mesure, les parodontologistes ont mis fin à une évaluation subjective de la poche parodontale. En s'installant résolument dans la quantification, la clinique parodontale s'est inscrite dans une démarche scientifique. Ce sondage des poches sera pratiqué en Europe beaucoup plus tardivement qu'aux Etats-Unis ; par exemple ce n'est que quarante ans plus tard environ, à la fin des années soixante, que le département de parodontologie de Strasbourg mettra en place la mesure de la profondeur des poches sur les faces vestibulaires et palatines de chaque dent.

A partir du niveau d'attache de la gencive, l'examen clinique et le sondage de la poche permettent aux Strasbourgeois d'apprécier la perte d'attache et la mesure de celle-ci se fait en additionnant la profondeur de poche et la hauteur de récession gingivale. Les pertes d'attache étant pathognomoniques des parodontites, les parodontologistes obtiennent ainsi en les mesurant de bons indicateurs d'évaluation du degré d'atteinte du parodonte. Les parodontologistes strasbourgeois établiront ainsi de véritables cartes d'examen parodontal, supports indispensables pour la visualisation des données recueillies à l'examen clinique concernant la situation de la crête gingivale, de l'attache épithéliale, de la jonction mucco-gingivale. Ils pratiqueront six mesures par dent (trois vestibulaires et trois palatines ou linguales) pour préciser la position exacte de la crête gingivale et de l'attache épithéliale et une mesure par dent pour situer la jonction mucco-gingivale.

Mais très vite, dans les années 1980, les parodontistes accorderont moins d'importance à la mesure de la profondeur des poches parodontales, des pertes osseuses et de la quantité de plaque bactérienne supragingivale. Ils s'intéresseront plus à l'architecture du parodonte et à la composition de la flore bactérienne sous-gingivale et de la flore présente dans le milieu buccal. Néanmoins, à la fin du 20e siècle, les examens microbiologiques ne seront pas systématiques. Leurs indications seront réservées aux adolescents et jeunes adultes, aux patients atteints de parodontites agressives et aux patients immunodéprimés. Les sites sélectionnés seront les plus profonds.

GENETIQUE ET DIAGNOSTIC EN CLINIQUE PARODONTALE

La parodontologie se "biologise" donc de plus en plus, à tel point que pour apprécier le risque de dégradation du parodonte, les praticiens vont essayer de suivre les racines étiopathogéniques de la maladie au niveau génétique. Comme pour les examens microbiologiques, la pratique des examens génétiques ne sera pas systématique. Elle peut néanmoins être utile puisqu'elle permet de détecter une variation des gènes IL – 1A et IL – 1B codant pour les interleukines IL – 1a et IL – 1b, entraînant une production excessive de celles-ci et ayant pour effet une réaction inflammatoire très augmentée (multipliée par quatre), autodestructrice pour les tissus gingivaux et osseux (dégradation du collagène et phénomènes ostéoclasiques). Les chirurgiens-dentistes vont s'apercevoir que le génotype correspondant à cette variation des gènes IL – 1A et IL – 1B serait présent chez environ 30 % des individus. En 1997, Kornman et col. mettent au point un test simple par prélèvement salivaire, le test P.S.T. (Periodontal Susceptibility Test). Ce test pour détecter le génotype correspondant à cette variation des gènes, quand il est positif, renseigne sur l'augmentation du risque de développer une maladie parodontale ou d'être victime d'une récidive pour des patients non fumeurs puisque, quand c'est le cas, il est multiplié par dix-neuf.

LA PRISE EN COMPTE DE L'OCCLUSION EN CLINIQUE PARODONTALE

Si l'on revient à la période correspondant à la première moitié du 20e siècle, un autre paramètre important, la prise en compte de l'occlusion, va être à l'origine de variations de l'investigation diagnostique durant le 20e siècle. La vision holiste de Goethe a laissé des traces culturelles qui se retrouvent au niveau du monde scientifique et en particulier auprès des parodontologistes de l'école de Vienne et au-delà de toute l'école anglo-saxonne des départements de parodontologie du nouveau continent. Ces parodontologistes affirment leur volonté de ne pas isoler l'organe dentaire, de l'intégrer dans un système plus large. Ils vont le faire en s'intéressant à l'analyse de l'occlusion au cours de la première moitié du 20e siècle alors qu'elle n'avait été abordée jusque là que par les praticiens spécialisés en prothèse, en dentisterie conservatrice et en orthodontie. Les parodontistes s'aperçoivent que le parodonte ne doit pas être dissocié de son environnement, qu'il n'est qu'un des maillons de l'enchaînement biologique qui constitue l'appareil manducateur. Ils se rendent compte aussi que les forces axiales sont généralement bien supportées par le parodonte et ne provoquent pas de phénomènes d'adaptation, mais par contre, les forces latérales ne sont pas bien tolérées et elles sont défavorables à l'appareil desmodontique. Les chirurgiens-dentistes vont s'employer, comme en orthodontie, à tout faire pour rétablir de bons rapports occlusaux. Ils le feront pour réaménager la position des dents de façon à ce que le "couloir dentaire" représenté par l'ensemble des dents corresponde à une zone d'équilibre vestibulo-lingual entre les forces exercées par la sangle buccino-orbiculaire d'un côté et les forces de la langue, de l'autre. Ils vont empêcher les dents de déborder hors des limites élastiques de ce couloir, car sinon les dents recevraient des forces latérales défavorables pour leur parodonte.

Quant à Sidney de l'Université de New York, en 1935 il attire l'attention de ses contemporains sur le rôle de différents tics dans l'étiologie des maladies parodontales. La vision mécanique de l'étiologie de la maladie parodontale est de retour et l'occlusion y occupe une place centrale. En 1956, Muhlemann et ses collègues vont utiliser « le terme de trauma occlusal pour définir les lésions microscopiques induites par une situation occlusale traumatogène, alors que Chacker le définit en 1968 comme étant l'ensemble "des mouvements mandibulaires provoquant des forces susceptibles de créer des troubles au niveau du parodonte". »[654] La méthode la plus en vogue pour la correction des dysharmonies occlusales est proposée par Clyde H. Schuyler en 1935 et en 1947.

Dans le dernier quart du 20e siècle, l'examen fonctionnel n'est pas écarté mais les troubles de l'occlusion ne sont pas considérés comme la cause première des phénomènes parodontopathiques. La cause première est microbienne. L'examen fonctionnel est toujours à l'ordre du jour parce qu'il permet de mettre en évidence toutes les parafonctions, le bruxisme et les facettes d'usure, les signes d'interférences au cours des différents mouvements de la mandibule, et donc d'identifier les données environnementales qui sont susceptibles de perturber la santé du parodonte. L'analyse des mouvements mandibulaires en latéralité droite et gauche, ainsi qu'en propulsion, sera réalisée afin de mettre bien sûr éventuellement en évidence des surcharges occlusales. Les chirurgiens-dentistes s'efforcent de corriger celles-ci au cours de la thérapeutique initiale mais surtout après traitement parodontal, puisque à ce moment-là, du fait du retour à la normale quand l'inflammation est réduite, la meilleure tonicité des tissus réduit de beaucoup les déplacements dentaires. A la fin du 20e siècle, si les chirurgiens-dentistes accordent beaucoup moins d'importance à l'occlusion dans l'étiologie des maladies parodontales, néanmoins ils continuent à considérer les malocclusions et toutes les parafonctions comme des facteurs aggravants de ces pathologies.

---

654 P. Klewansky, *Abrégé de parodontologie*, op. cit., p. 53

DERNIERES DECADES DU 20^E SIECLE : UNE DEMARCHE DIAGNOSTIQUE PLUS MEDICALE, À VISEE PLUS SYSTEMIQUE

Au cours des trois dernières décennies du vingtième siècle, les cliniciens définissent le parodonte sain à partir de plusieurs critères. Pour être qualifiée de saine, la gencive doit être ferme, rose pâle, présenter un piqueté dit "en peau d'orange", ne pas saigner. Le bord marginal de la gencive se situe entre 0,5 et 2 mm de la jonction amélo-cémentaire, tandis que la crête de l'os alvéolaire se situe à 1 à 2 mm apicalement par rapport à cette dernière. A partir de cette définition du parodonte sain, il reste à observer les phénomènes pathologiques, à les décrire et à évaluer le degré de gravité des maladies parodontales. Cette évaluation a nécessité la création de nombreux indices cliniques spécifiques destinés à quantifier et à qualifier de façon systématique les observations recueillies. Ils permettent d'exprimer les données cliniques en chiffres et de mesurer la présence de plaque, la présence de tartre, le niveau d'attache clinique, la profondeur des poches parodontales. Plusieurs types d'indices ont été retenus, les indices d'hygiène (l'indice d'hygiène buccale de Greene et Vermillon, l'indice de plaque de Loë, l'indice de plaque de O'Leary, l'indice de tartre de Malthaler), les indices d'inflammation (l'indice gingival de Loë et Silness, l'indice de saignement, l'indice PMA de Massler), les indices de besoin en traitement [l'indice parodontal des besoins de traitement (CPITN) et l'indice communautaire des besoins en soins parodontaux].

Pendant les deux dernières décades du 20e siècle, le diagnostic clinique ne va plus être un diagnostic d'école qui délaisserait, soit les questions relatives aux facteurs locaux des parodontopathies, soit celles ayant trait aux facteurs généraux des parodontopathies. Les données des années 1980-2000 sur l'étiopathogénie et l'épidémiologie des maladies parodontales semblent donner raison à ceux qui s'inscrivent dans une démarche diagnostique beaucoup plus médicale et à visée plus systémique.

La démarche épistémologique redevient plus holiste mais cette fois, elle est plus ambitieuse qu'au cours de la première moitié du 20e siècle. En effet, quand les parodontologistes avaient tenté d'élargir leur cadre épistémologique en s'intéressant à l'occlusion et par extension à tout l'ensemble maxillo-facial, leur tentative de sortie de la sphère orale avait été peu productive pour leur épistémè. Cette contre-performance épistémologique s'explique par l'importance accordée aux désordres occlusaux principalement au niveau dentaire dans les phénomènes parodontaux. Cet intérêt pour l'occlusion a maintenu l'art dentaire dans une vision mécanique des phénomènes et avait ainsi ralenti la biologisation de son épistémologie. Par contre, au cours de la seconde moitié du 20e siècle, dès que la parodontologie a repris le chemin de la biologisation, son épistémologisation a connu un rythme plus alerte. Au cours des deux dernières décennies du 20e siècle, si la parodontologie a particulièrement réussi l'extension de son champ épistémologique, c'est parce qu'elle a su, au préalable, approfondir beaucoup plus l'étude des phénomènes et adopter une pensée plus élargie, plus systémique quand elle les a examinés. Cette extension sera conséquente et il s'ensuivra un accroissement substantiel de son épistémè.

En clinique, les parodontologistes vont donc accorder de l'importance à l'évaluation des facteurs de risques qui peuvent être d'ordre environnementaux (malnutrition, tabac, stress), systémiques (diabète, ...), locaux [bactériologiques et anatomiques (poches profondes)]. Même si les connaissances des effets de la nutrition humaine sur le déclenchement de lésions parodontales sont très limitées, les chirurgiens-dentistes savent toutefois qu'une alimentation équilibrée est essentielle à l'intégrité épithéliale, à la maintenance des tissus conjonctifs, ainsi qu'à la réponse immunitaire. Ceci se vérifie aussi pour tous les aspects de la réparation et de la régénération. Les malnutritions entraînent des conséquences négatives sur les tissus du parodonte, elles aggravent en effet considérablement l'action de la plaque bactérienne. Plus particulièrement les avitaminoses A, B, C et D sont toutes reconnues comme susceptibles de provoquer des modifications importantes du parodonte (gencive et os). Cependant, en 1980, Woolfe et coll. semblent vouloir remettre en cause l'association de la "gingivite du scorbut" à la carence en vitamine C. Ils estiment que dans les pays en voie de développement où elle est encore observée, il est difficile de faire la part des choses entre la malnutrition et l'absence d'hygiène. Genco et Loë, en 1993, iront dans le même sens en affirmant que la contribution de la malnutrition au développement des maladies parodontales demande à être confirmée. Par contre, pour ce qui concerne les carences protéiques, il n'est pas contesté que les déficiences protéiques peuvent aussi entraîner des destructions tissulaires tels que la dégénérescence du tissu conjonctif, l'ostéoporose, le ralentissement de la cémentogénèse et de la cicatrisation. Il est clair aussi que les effets systémiques du tabac sont assez bien connus : inhibition de la fonction des leucocytes polymorphonucléaires neutrophiles périphériques et oraux, réduction de la production d'anticorps, altération des rapports de sous-classes de cellules T. Les profils bactériens chez les fumeurs ne semblent pas perturbés, en revanche le pouvoir phagocytant de leurs polymorphonucléaires est significativement réduit.

Les nouvelles connaissances sur les interactions entre système nerveux, système immunitaire et système endocrine, ont incité les parodontologistes à rechercher l'existence de relations entre le stress aigu et certaines formes de parodontopathies. Les hormones de stress pourraient être des facteurs déclenchants des parodontites. En tous les cas, un nouveau champ d'exploration épistémologique s'ouvre de ce côté-là.

De plus, les chirurgiens-dentistes savent combien le diabète est une maladie systémique qui exacerbe significativement les parodontites puisque les patients atteints d'un diabète insulino-dépendant, surtout si le diabète est mal contrôlé, montrent davantage de perte d'os et d'attachement que les sujets contrôlés présentant les mêmes conditions de plaque (Seppala et coll., 1991). D'autres maladies systémiques peuvent entraîner une gingivite plus ou moins sévère qui peut parfois revêtir une forme aiguë, généralisée. C'est le cas de la leucémie, de la maladie d'Addison, de la tuberculose, de l'hémophilie et des maladies entraînant un déficit immunitaire comme le SIDA.

Une démarche diagnostique résolument médicale et à visée plus systémique est certes plus complexe, mais elle est moins réductrice, elle apporte des réponses à plusieurs questions gravitant à la fois autour des facteurs locaux et des facteurs généraux des parodontopathies. Cette démarche diagnostique, dans la parodontologie de ces deux dernières décades du 20e siècle, inclut une approche globale et personnalisée du patient. Si cette démarche est guidée par la pensée complexe, c'est parce que les parodontologistes se sont rendu compte de l'impossibilité de vraiment homogénéiser et réduire les phénomènes.

Au cours des deux dernières décennies du 20e siècle, les partisans de la chirurgie parodontale vont essayer de réconcilier la fonction et l'esthétique. En fait, les options majeures de la chirurgie parodontale demeurent : rétablir la santé parodontale et refaçonner, reconstruire l'architecture parodontale, en ayant le souci d' "économiser" et de préserver les différents tissus et bien sûr de rétablir l'esthétique du sourire.

Bien sûr, sans les apports successifs de l'anatomie, de l'anatomie pathologique, de la physiologie, à la parodontologie, celle-ci n'aurait pas connu un essor épistémologique aussi important. Mais force est de constater aussi que sans la microbiologie, cet essor n'aurait pas non plus été aussi conséquent. En effet, la caténisation des résultats des études sur les effets délétères des microbes sur les tissus parodontaux a, sans aucun doute, incité les chirurgiens-dentistes à approfondir leurs connaissances en anatomie pathologique, en histologie, en physiologie générale et en microphysiologie, mais elle a aussi favorisé le développement de la microbiologie. En fait, l'action conjointe des chercheurs dans tous ces domaines et leur étroite collaboration ont été si fécondes qu'elles ont permis cet essor épistémologique époustouflant de la parodontologie. Finalement, en un siècle, à partir d'un sujet d'étude bien délimité au départ, en l'occurrence le parodonte, la parodontologie a réussi à s'individualiser, à s'imposer comme une discipline à part entière et à parvenir à un développement épistémologique exemplaire. Pour ce faire, la parodontologie a franchi allègrement les barrières disciplinaires sans s'enfermer sur elle-même et elle a su profiter de l'opportunité d'importantes découvertes établies dans des disciplines de différents domaines pour s'affirmer. En particulier, l'histologie et la microbiologie, en offrant à la parodontologie les grilles de lecture de l'infiniment petit, l'ont aidée à mieux comprendre les phénomènes. Les progrès scientifiques dans ces deux disciplines ont été à l'origine de réflexions théoriques et ont favorisé l'émergence de théories particulièrement fécondes. La pathologie générale, la physiologie, l'immunologie, ont contribué elles aussi au développement de la parodontologie. En étant à l'affût des découvertes scientifiques de tous les champs de la médecine et de la biologie, la parodontologie a élargi ainsi, de facto, le champ des connaissances de l'art dentaire. Il est bon de signaler aussi le rôle capital joué par l'instrumentalisation des études microscopiques et l'instrumentalisation des études radiographiques dans l'édification de cette discipline. En effet, sans l'instrumentalisation des unes et des autres, les chirurgiens-dentistes auraient été dans l'incapacité de repousser les limites du visible, de mieux cerner les entités anatomiques et leurs rapports, d'affiner la précision de leurs observations et de faire appel à des études microphysiologiques.

En réussissant le remembrement de l'ensemble des savoirs antérieurs ou contemporains, la parodontologie est devenue une vitrine pour les autres disciplines de l'art dentaire. Elle a montré le chemin de l'émancipation et du renouvellement des connaissances aux autres disciplines de l'art dentaire.

A la fin du 20e siècle, la parodontologie est devenue une discipline incontournable autour de laquelle s'ordonnent une bonne partie des disciplines de l'art dentaire. De plus, les connaissances délivrées par la parodontologie ont ouvert des perspectives d'amélioration des pratiques dans différents domaines de l'art dentaire, comme la chirurgie, la prothèse, l'O.D.F, l'endodontie, l'occlusodontie, …

3-2-6. Rôle de l'anatomie et de la physiologie dans le développement épistémologique de l'endodontie au 20e siècle

3-2-6-1 – Considérations générales sur le concept de complexe pulpo-dentinaire, les recherches anatomiques et physiologiques, le développement épistémologique de l'endodontie

D'emblée, signalons combien l'émergence du concept de complexe pulpo-dentinaire représente un moment important pour l'épistémologie de l'endodontie. Faisons remarquer ensuite, qu'après avoir émergé, le concept de complexe pulpo-dentinaire va s'imposer auprès des cliniciens et se placer au centre des projets de recherche épistémologique à la fois au niveau anatomique et au niveau physiologique. Enfin, notons qu'une fois bien accepté de tous, ce concept constituera un facteur d'accélération de la recherche anatomique et de la recherche physiologique, et, bien sûr, de développement épistémologique de l'endodontie.

Nous ne pouvons donc pas suivre le développement épistémologique de l'endodontie sans prendre acte de la naissance du concept d'entité pulpo-dentinaire au 20e siècle, concept dont la genèse n'a été possible qu'à la suite d'observations anatomiques, anatomocliniques et anatomopathologiques, et de recherches micro-physiologiques. En fait, dès les dernières décades du 19e siècle, au niveau clinique, les chirurgiens-dentistes avaient déjà compris la progression de la maladie carieuse en quatre stades, avec l'atteinte de la pulpe dentaire dans les deux derniers stades. Le rapport étroit entre pathologies des tissus durs et pathologies de la pulpe ne leur avait pas échappé. De plus, à la fin du 19e siècle et au début du 20e siècle, l'application à la dentisterie opératoire des principes d'antisepsie prônés par Pasteur, avait permis aux chirurgiens-dentistes de se rendre compte que des produits caustiques, contenus dans les pansements placés au contact de la dentine, entraînaient des réactions au niveau pulpaire. Les chirurgiens-dentistes avaient pu établir ainsi la diffusion de traces de produits chimiques de la dentine vers la pulpe. Puis, au cours de la première moitié du 20e siècle, à la suite d'observations effectuées dans des situations différentes, les chirurgiens-dentistes vont prendre conscience de l'impossibilité de dissocier la dentine de la pulpe sur les plans biologique et pathologique. Les chirurgiens-dentistes vont alors ébaucher le concept de complexe pulpo-dentinaire. L'éclosion de ce concept ne pourra avoir lieu que lorsque la microbiologie et l'histologie auront pris le relais de la clinique, en montrant la possibilité pour les microbes de diffuser du tissu dentinaire en direction du tissu pulpaire, de passer du premier au second, et en étudiant les modifications histologiques et microphysiologiques au niveau de ces tissus. Alors, une fois bien établi, ce concept conduira les chirurgiens-dentistes à réviser leur approche épistémologique de la physiologie bucco-dentaire et ce, tout au long du 20e siècle. En particulier, le concept pulpo-dentinaire va mettre en évidence le bien-fondé d'une vision holiste de la physiologie bucco-dentaire. En effet, en soulignant les rapports très étroits qui existent entre les tissus durs de la dent et la pulpe dentaire, ce concept permettra aux chirurgiens-dentistes de lancer des hypothèses sur la possible propagation des phénomènes pathologiques des tissus durs au réseau vasculaire de la pulpe et de celui-ci à l'ensemble du réseau vasculaire de l'organisme. Cette propagation ayant été démontrée, il sera alors possible d'en déduire, au niveau clinique, des liens possibles entre pathologies locales et pathologies générales et vice-versa. Toutes les observations macroscopiques et microscopiques de ce complexe pulpo-dentinaire permettront de révéler les différents niveaux d'organisation de l'organe dentaire. Au niveau clinique, ceci aura pour conséquence d'inciter les chirurgiens-dentistes à se soucier de tenir compte, aussi bien du point de vue diagnostique que du point de vue thérapeutique, des rapports entre les différents niveaux d'organisation de l'organe dentaire.

Pour donner vie à ce concept et le développer, les chirurgiens-dentistes vont devoir pousser leurs investigations dans les deux domaines qui nous intéressent, anatomique (aux niveaux macroscopique et microscopique) et physiologique, mais des recherches seront aussi lancées sur les plans microbiologique et immunologique. La première conséquence en sera une incroyable extension du cadre épistémologique de l'art dentaire , elle-même résultant du formidable développement des connaissances en anatomie microscopique et en physiologie de la sphère bucco-dentaire. La seconde conséquence consistera en l'accroissement de l'intérêt porté par les chirurgiens-dentistes aux affections et aux traitements du complexe pulpo-dentinaire, ce qui se traduira par l'émergence d'une branche de la dentisterie thérapeutique qui deviendra majeure au cours du 20e siècle. C'est ainsi qu'à partir des années 1980, cette branche donnera naissance à l'endodontie. En fait, le champ d'étude et d'exploration de l'endodontie sera si vaste que celle-ci sera considérée comme une discipline à part entière. D'ailleurs, en 1983, *l'American Dental Association* donnera de l'endodontie une définition qui récapitule tout le programme épistémologique, mis en place à partir de l'exploitation du concept de complexe pulpo-dentinaire, et soulignera plus particulièrement l'importance de la contribution de l'histologie et de la physiologie à ce programme. Selon elle, l'endodontie est « [...] la branche de la dentisterie qui concerne l'histologie, la physiologie et les pathologies de la pulpe dentaire et des tissus péri-apicaux. Elle inclut donc l'étude des sciences basiques, telles que la biologie de la pulpe normale, l'étiologie, le diagnostic, la prévention et le traitement des désordres et des agressions subies par la pulpe et les tissus péri-apicaux. »[655]

3-2-6-2 – Rôle de l'anatomie macroscopique et de l'anatomie microscopique dans le développement épistémologique de l'endodontie au 20e siècle

En apportant sa contribution à une meilleure connaissance de l'entité pulpo-dentinaire, l'anatomie a certes participé à l'émergence du concept de complexe pulpo-dentinaire mais, ensuite, elle a surtout servi à en vérifier le bien-fondé. De plus, les recherches en anatomie ont aidé au développement

---

655 S. Simon, *La pulpe, cette inconnue,* L'information dentaire n° 16, 22.04/2009, p. 857

de l'endodontie en permettant une réduction significative des échecs des traitements endodontiques. Tout au long du 20e siècle, les endodontistes vont donc revenir à l'une des sources épistémologiques les plus anciennes de l'art dentaire, l'anatomie. Ils vont être conscients de la nécessaire exploration de l'anatomie pulpo-radiculaire afin de parvenir à une meilleure connaissance du complexe pulpo-dentinaire. Dès le début du 20e siècle, certains cliniciens sont convaincus du lien très étroit de cause à effet existant entre la connaissance insuffisante, incomplète de l'anatomie pulpo-radiculaire et les échecs thérapeutiques au cours des traitements endocanalaires. A la suite des déclarations fracassantes des défenseurs de la théorie de l'infection focale à l'encontre des traitements conservateurs en dentisterie opératoire, les partisans des traitements endocanalaires vont donc s'employer à améliorer l'efficacité des obturations endocanalaires afin de limiter les risques d'infection à distance. Pour ce faire, ils décident de se focaliser sur une étude plus détaillée de l'anatomie pulpo-radiculaire car ils posent la connaissance de l'anatomie pulpo-radiculaire comme un préalable indispensable à la réalisation d'un traitement endocanalaire de qualité optimale, non suivi de complications infectieuses. Et effectivement, ce retour à l'un des fondamentaux épistémologiques de l'art dentaire, la recherche anatomique, se soldera, à la fin du 20e siècle, par une connaissance plus fine de l'anatomie du complexe pulpo-dentinaire et, par voie de conséquence, par une nette amélioration de la qualité des traitements endodontiques.

L'ANALYSE DE L'ANATOMIE MACROSCOPIQUE DE LA PULPE RADICULAIRE AU COURS DE LA PREMIERE MOITIE DU 20E SIECLE

Au niveau de l'anatomie de la pulpe radiculaire, les praticiens conservateurs vont d'abord s'appuyer sur les travaux d'anatomistes du début du 20e siècle, ceux de Preiswerk en 1901 et ceux de Miller en 1903, qui démontrent l'extrême variabilité des ramifications pulpaires radiculaires. Ces praticiens tiendront aussi compte des recherches sur la morphologie pulpo-radiculaire entreprises par Guido Fischer en 1908. Fischer avait réalisé ses recherches à partir de moulages en celluloïde du réseau pulpaire, obtenus après digestion chimique de son contenu. En employant la méthode de Fischer, mais en remplaçant la celluloïde par du caoutchouc non vulcanisé, Hess étudiera deux mille huit cent moulages de pulpes dentaires, à raison de deux cents par type de dent. Il classera les pulpes selon le type des dents auxquelles elles appartiennent, selon leur siège (maxillaire supérieur ou maxillaire inférieur) et selon l'âge du patient. Hess tentera de préciser une anatomie moyenne pour chaque type de dent en fonction de ces différents critères de sélection. En 1917, il consignera ses observations et ses conclusions dans sa thèse *L'anatomie des canaux radiculaires des dents permanentes.* Selon Hess, « les canaux ont généralement la même forme que l'extérieur de la racine mais ils peuvent être plus ou moins différenciés par des cloisons dentinaires à l'intérieur des canaux, des ramifications délicates dans la région apicale et des "canaux médullaires" qui à différents niveaux de la racine, font communiquer le canal radiculaire et le périodonte. »[656] Hess insiste sur la possibilité de rencontrer des différenciations sur des dents parfaitement normales extérieurement. Il observe parfois la formation de cloisons dentinaires dans la lumière du canal principal, ce qui entraîne, avec l'âge, la division du canal principal, donc la réduction de son calibre, et peut conduire à son oblitération complète. Hess précise que les racines les plus sujettes à ces modifications sont celles qui sont aplaties : incisives et canines inférieures, racines mésio-vestibulaires des molaires supérieures, racines mésiales des molaires inférieures et prémolaires supérieures. En outre, il montre l'existence de très fines ramifications apicales sur toutes les dents mais la fréquence de ces ramifications est variable selon le type de dent. Ces ramifications sont présentes plus fréquemment sur les dents de sagesse supérieures, les racines mésio-vestibulaires des molaires supérieures, les racines mésiales des molaires inférieures, les prémolaires.

Puisque ses travaux lui ont révélé la complexité de l'anatomie canalaire et radiculaire, Hess préfère la notion de réseau canalaire à celle de canal simple. Ses travaux mettent aussi en évidence la difficulté à obtenir les conditions idéales pour réaliser un nettoyage optimal et une obturation étanche aux bactéries (solidification). Ces conditions seront d'ailleurs retenues par la suite par Schroeder, en 1981, et fixées comme un préalable incontournable pour le succès à long terme de tout traitement endocanalaire. Néanmoins, malgré la pertinence des travaux de Hess, E. Marseillier, le célèbre professeur d'anatomie dentaire humaine et comparée à l'école odontotechnique de Paris, en fait abstraction dans l'édition de 1937 de son ouvrage sur la morphologie des dents humaines. Marseillier se contente d'étudier la topographie pulpaire et les mesures des différents types de dents sans tenir compte des variations interindividuelles. Il est surtout soucieux de définir des moyennes de formes et de mesures. Il le reconnaît d'ailleurs en déclarant : « [...] il reste bien entendu que ces mesures ne représentent que des moyennes, uniquement sur un ordre de grandeur. Il en est de même pour les formes, ce sont des formes moyennes. »[657] Par exemple, pour la première molaire supérieure qui pose tant de problèmes, Marseillier ne mentionne pas, sur le plancher de la chambre pulpaire de cette dent, la présence possible d'un orifice d'entrée pour un deuxième canal mésio-vestibulaire, alors que

656 A. Marmasse, *Dentisterie opératoire – tome 1 – Dentisterie thérapeutique*, Paris, Baillière J.B. et fils éditeurs, 1969, pp. 193-194

657 E. Marseillier, *Les dents humaines – Morphologie*, Editions Gauthier – Villars, Paris, 1967, p. X

c'est assez fréquent. Et pourtant, dès 1925, Hess[658] avait déjà averti les chirurgiens-dentistes de la possibilité de la présence de quatre canaux pour cette dent. En 1969, Weine attribuera le taux élevé d'échecs des traitements endodontiques de cette dent et la nécessité de réinterventions, à la non-détection de ce canal mésio-vestibulaire et, par conséquent, au non traitement de ce canal. En 1990, Stropko et al. estimeront la prévalence de ce deuxième canal mésio-vestibulaire, comprise en 73,2 % et 93 % !

Après Hess, il faudra attendre attendre 1946 et les recherches du docteur Pierre-D. Bernard sur l'électrophorèse de l'ion OH^- pour que l'anatomie pulpo-radiculaire constitue à nouveau un centre d'intérêt pour les chirurgiens-dentistes. Ce praticien met en évidence, in vitro, de multiples foramens et canaux médullaires sur toutes les dents soumises à l'expérimentation. Cette découverte va entraîner une révision de l'anatomie qui va influencer considérablement la façon d'aborder les traitements endocanalaires. Le docteur Pierre-D. Bernard aboutit ainsi à la conclusion de la relative rareté des débouchés canalaires exactement au sommet du cône apical. Il constate aussi la grande fréquence des coudures et des divisions plurielles terminales des canaux radiculaires. De plus, au microscope, les histologistes mettent en évidence la présence d'une infinité de canalicules de un à deux microns de largeur, dans lesquels se trouvent de fins filets pulpaires. L'analyse topographique des dents, grâce aux radiographies, poussera les praticiens à étudier, avant de traiter la pulpe dentaire, les contours canalaires et radiculaires mais aussi l'anatomie du delta pulpaire apical. La radiographie sera d'un grand secours pour les chirurgiens-dentistes, plus particulièrement pendant la seconde moitié du 20e siècle. Pendant la première moitié du 20e siècle, les chirurgiens-dentistes y ont peu recours avant 1920. En effet, même si Weston A. Price démontre, en 1901, que les radiographies permettent d'obtenir des images nettes et précises du contour des racines des dents, la pratique des radiographies se fait rare et les petits tubes radiologiques intra-buccaux lancés en 1903 par Walter Coffin, Gardiner et Charles A. Clark s'avèrent peu pratiques, la durée d'exposition aux rayons X étant en moyenne de cinq minutes. D'ailleurs, en 1909, au congrès de la FDI à Berlin, Dieck reconnaît la difficulté à se familiariser avec ces images radiologiques dont les contours sont souvent grossiers. Connaître la topographie des canaux radiculaires, de cette façon, au cours des soins, demeure donc encore difficile. Aux Etats-Unis, le premier cours de radiologie ne sera donné qu'en 1909 par Howard Riley Raper à l'Indiana

---

658 W. Hess, E. Zurcher, *The anatomy of the root canals of the teeth of permanent and deciduous molars*, New-York, Editions William Wood and Co., 9e éd., 1925, cité dans I. Cochet, *Traitements canalaires – Intérêt du microscope et de la mesure de longueur électronique*, L'information dentaire, Vol. 87, n° 20, 18/05/2005, p. 1175

dental college d'Indianapolis. Le premier livre *Elementary of dental radiography* ne sera publié qu'en 1913, par le même auteur. Entre 1920 et 1930, les chirurgiens-dentistes vont pouvoir disposer d'un nouvel appareil de radiographie transportable, fabriqué par la maison Gaiffe et Gallot en 1922. La prise de clichés sera donc de plus en plus habituelle pour étudier la topographie pulpo-radiculaire. Les précieux renseignements ainsi collectés sur l'anatomie pulpo-radiculaire ont présenté l'avantage de contraindre les chirurgiens-dentistes à abandonner une anatomie trop simplifiée, trop standardisée, source d'échecs thérapeutiques, et à relativiser la fiabilité des normes établies pour l'anatomie pulpo-radiculaire. La norme, pour le réseau canalaire et plus particulièrement pour la région apicale, semble difficile à établir de façon catégorique puisque l'irrégularité, l'inconstance et la multiplicité la caractérisent. Par la suite, ces nouvelles données vont donc conduire les chirurgiens-dentistes à être plus vigilants et plus attentifs à l'anatomie pulpaire et à procéder à l'examen radiologique, pré, per et post-opératoire, lors des traitements endocanalaires.

L'ANALYSE DE L'ANATOMIE MACROSCOPIQUE DE LA PULPE RADICULAIRE AU COURS DE LA SECONDE MOITIE DU 20^E^ SIECLE

Face aux variations anatomiques observées, les chirurgiens-dentistes se rendent compte de la réelle complexité de l'anatomie endodontique. Kuttler, en 1955, va mettre l'accent sur la variabilité de la position de l'apex des dents et sur l'anatomie de cette région. Il donne ainsi une définition du dessin anatomique de l'apex : l'apex est constitué de deux cônes ; l'un, dentinaire, est un long cône bordé de part et d'autre de dentine, l'autre, cémentaire, situé dans la partie la plus apicale, constitue un entonnoir en forme de cône renversé, bordé de cément. Ces deux cônes sont opposés par leur sommet, formant ainsi un rétrécissement, appelé constriction apicale. Le diamètre moyen de la constriction apicale est de 0,3 mm mais il existe une grande variabilité de ce diamètre. De plus, cette constriction apicale apparaît le plus souvent ovalaire, plutôt que circulaire. A partir de celle-ci, le cône cémentaire s'élargit ensuite jusqu'au foramen apical. L'apex physiologique se situe à la jonction de ces deux parties, là où la lumière canalaire est la plus étroite, au niveau de la jonction cémento-dentinaire. En réalité, il vaut mieux parler de zone apicale et Kuttler la situe entre la jonction cémento-dentinaire intracanalaire constituant le foramen mineur et la partie la plus externe de la couche cémentaire, c'est-à-dire le foramen majeur. De plus, il constate que la distance séparant ces deux foramens varie avec l'âge (0,507 mm entre 18 et 25 ans et 0,784 mm à partir de 55 ans). Cette mesure met en évidence d'une part le décalage entre la connaissance théorique établie à partir d'une mesure choisie comme moyenne et la réalité clinique, et d'autre part l'impossibilité de gérer cette variation de distance (de trois dixièmes de mm environ). De plus, Kuttler constate que pour 80 % des dents observées, le foramen majeur est excentré de 0,627 à 3 mm par rapport à l'axe longitudinal de la racine. Il est donc impossible radiologiquement de définir la position apicale. Ultérieurement, en 1960, Green D.[659], puis Pineda, associé à Kuttler[660], confirmeront les résultats de l'étude de Kuttler en pratiquant un nombre considérable d'examens apicaux. La prise en compte de cette excentration du foramen majeur permettra d'éviter bien des déboires au cours des traitements : butées, fausses routes, perforations.

A la suite des travaux de Kuttler, une série de conclusions vont s'imposer aux chirurgiens-dentistes. D'abord, ils prennent conscience de la complexité de l'anatomie endodontique et de la difficulté de maîtriser toutes ces données anatomiques au cours du traitement. Ensuite, ils considèrent l'apex comme l'élément anatomique dont les caractéristiques sont les plus fluctuantes suivant le type de dent et suivant les individus, et donc les plus difficiles à préciser. Les différents termes de foramen apical, de dôme apical, ou d'extrémité de la racine, illustrent d'ailleurs leur difficulté à définir la terminaison de ce pôle apical. Enfin, la connaissance des données anatomiques apicales leur apparaît comme un préalable à l'amélioration de l'obturation endocanalaire sur les derniers millimètres apicaux. L'obturation endocanalaire semble devoir s'arrêter à l'apex physiologique de la dent. Bien connaître la terminaison radiculaire, cette zone apicale, c'est augmenter les capacités pour bien l'aborder et la traiter. A force de s'intéresser à l'anatomie de cette zone apicale, les chirurgiens-dentistes vont lui accorder de plus en plus d'importance. En effet, conscients de sa situation anatomique particulière, puisqu'elle se situe aux confins de l'organe dentaire et se trouve en rapport direct avec le milieu périapical, les chirurgiens-dentistes considèrent qu'elle occupe une position stratégique. Ils vont se pencher sur sa physiologie et se rendre compte, dans le dernier quart du 20e siècle, que la zone apicale est le siège de tous les échanges métaboliques qui participent à la vie de la dent. Physiologiquement, cette zone comprend tous les éléments qui vont permettre la cicatrisation et le maintien à long terme de l'organe dentaire dépulpé sur l'arcade. Cette zone est néanmoins très vulnérable puisqu'elle sera soumise aux stress mécaniques, aux agressions chimiques et bactériennes que subit la dent. Si cette zone est hors de portée par voie coronaire, il faudra donc y accéder par voie chirurgicale apicale et l'endodontie chirurgicale s'imposera.

---

659 D.Green., *Stereomicroscopic study of 700 root apices of maxillary and mandibular posterior teeth*, Oral Surgery, 1960, 13 , pp. 728-733

660 Y. Kuttler, F. Pineda, *Mesiodistal and buccolingual roentgenographic investigation of 7275 canals*, Oral Surgery, 1972, 33 , p. 101

A nouveau, durant le dernier quart du 20e siècle, les chirurgiens-dentistes vont manifester un regain d'intérêt pour l'anatomie pulpaire et ils vont se pencher attentivement sur l'étude de la variabilité du réseau canalaire sur toute sa longueur. Depuis 1975, Q.D. De Deus continue à être la référence pour la connaissance du réseau canalaire secondaire et la description des canaux latéraux, secondaires et accessoires.[661] Deux auteurs, quant à eux, vont étudier les différentes configurations possibles du réseau canalaire principal pour les différents groupes de dents mandibulaires (incisives, canines, prémolaires, molaires) et les regrouper en classes pour mieux les appréhender. Ainsi, en 1977, Weine en distingue quatre types (I, II, III, IV)[662] et Machtou six types (A, B, C, D, E, F)[663], en 1993. Les types I, II, III et IV de Weine correspondent respectivement aux types (A, D, E et B) de Machtou ; ce dernier y adjoindra les types C et F. Weine répertorie donc quatre types de réseau canalaire principal et parmi ceux-ci, le type I correspond à un canal unique, avec une entrée et un foramen. Le type II comprend deux entrées canalaires et un foramen commun ; le type III possède deux canaux distincts, deux entrées distinctes et deux sorties foraminales. Enfin le type IV se présente avec un canal unique se divisant apicalement en deux sorties foraminales. Machtou, pour sa part, décrira deux autres types de configurations canalaires en plus des quatre types présentés par Weine. Le premier type (type C) se caractérise par deux entrées canalaires se réunissant au milieu de la racine en un seul canal qui se divise ensuite en deux canaux se terminant chacun par une sortie foraminale individuelle ; le second type (type F) a une configuration canalaire en "C" ou "cloisonnée en ruban".

Sans nous étendre trop sur les études de toutes les variations anatomiques observées, précisons simplement qu'elles auront servi aux chirurgiens-dentistes à ne pas se fier aveuglément aux normes précédemment établies. Ainsi, par exemple, ces études révèleront la présence de deux canaux au niveau des incisives inférieures pour trente pour cent d'entre elles. Ces études dévoileront aussi que les prémolaires inférieures sont les dents du maxillaire inférieur les plus affectées par des variations anatomiques. La connaissance de ces variétés anatomiques pulpo-radiculaires et la prise de conscience de cette grande diversité anatomique vont rendre les chirurgiens-

---

661 Q.D. De Deus, *Frequency, location, and direction of the lateral, secondary, and accessory canals*, J. Endod., 1975 ; 1 : pp. 361-366

662 F.S. Weine, *Thérapeutique endodontique*, Paris, Editions Julien Prélat, 2e éd., 1977, p. 158

663 P. Machtou., *Endodontie, guide clinique*, cité dans F. Bukiet et L. Pommel, *Anatomie pulpo-radiculaire des dents mandibulaires : conséquences cliniques sur la préparation canalaire*, L'information dentaire, Vol 85, n° 27 du 09/07/2003, p. 1891

dentistes beaucoup plus vigilants par rapport aux données anatomiques. De plus, elles vont permettre aux chirurgiens-dentistes de mieux comprendre et de respecter plus rigoureusement les principes de préparation canalaire lors des traitements endodontiques, et d'anticiper les difficultés opératoires. Enfin, elles vont aussi obliger les chirurgiens-dentistes à relativiser l'importance des canons les plus généraux en accordant plus d'importance au singulier pour tout cas clinique, à opter pour la complexité anatomique plutôt que pour des schémas anatomiques simplistes. Grâce à une meilleure connaissance anatomique du réseau canalaire, les chirurgiens-dentistes seront plus à même de déjouer les pièges liés à l'anatomie et donc d'éviter de créer des butées, ou des perforations, ou une ovalisation foraminale. Pour les dents définitives, ils tiendront aussi compte des variations de volume de la chambre pulpaire en fonction de l'âge. La prévalence des traitements iatrogènes s'en trouvera très nettement diminuée.

Pour ce qui est des dents de lait, jusqu'à la fin de la première moitié du 20e siècle, les chirurgiens-dentistes, au lieu de traiter les dents de lait présentant des problèmes pulpaires, préféraient les extraire, ne prêtant que peu d'intérêt à leur conservation. De ce fait, les chirurgiens-dentistes avaient peu étudié l'anatomie pulpaire des dents de lait. Mais, avec le développement de la pédodontie, au cours de la seconde moitié du 20e siècle, ils vont cesser d'assimiler la configuration pulpaire de la dent de lait à celle de la dent définitive. C'est en établissant, avec le plus de précision possible, les différences morphologiques entre dents de lait et dents définitives que les chirurgiens-dentistes vont abaisser significativement la fréquence des échecs concernant des traitements endodontiques de dents de lait. Au lieu de s'arrêter, comme le fait Marseillier, uniquement sur la morphologie des dents de lait, les deux américains Wheeler[664] et Finn[665], dès le début de la seconde moitié du 20e siècle, ne veulent pas se laisser enfermer dans une approche anatomique formelle. Ils vont la dépasser en s'inscrivant dans une démarche thérapeutique. Les discours de Wheeler et de Finn sont étayés par des considérations physiologiques principalement centrées sur la caducité de la denture temporaire et les phénomènes de résorption radiculaire ; mais ces deux auteurs tiennent aussi compte de la diminution, voire de la perte des possibilités réactionnelles de la pulpe. Pour eux, la réussite d'un traitement endodontique sur une dent temporaire est non seulement inconcevable sans la connaissance et la compréhension de la morphologie pulpaire mais aussi sans celles de la rhizagenèse et des problèmes liés à la résorption radiculaire des dents temporaires. La dent temporaire présente trois stades au cours

664 R.C. Wheeler, *A textbook of dental anatomy and physiology*, Philadelphia, W.B. Saunders Compagny, 1965

665 S.B. Finn, *Morphology of the primary teeth*, in Finn SB et al.,.*Clinical pedodontics*, Philadelphia, W.B. Saunders Compagny.

desquels ses caractéristiques anatomiques se modifient, et ces modifications touchent aussi l'organe dentino-pulpaire.

A la fin du 20e siècle, les clichés radiographiques rétro-alvéolaires pré-opératoires, pris à l'aide d'un long cône selon une incidence orthogonale et des incidences excentrées (mésio ou disto-excentrée), représenteront le moyen le plus sûr d'analyser cette anatomie canalaire et radiculaire. Le préalable à tout traitement endodontique initial, et à plus forte raison à tout retraitement endodontique, est une connaissance optimale de l'anatomie canalaire et radiculaire. En outre, au cours du traitement endodontique, la visualisation directe de certaines données anatomiques sera facilitée en utilisant des aides optiques tels que les loupes binoculaires et, à la fin du 20e siècle, le microscope, qui constitueront une aide précieuse pour les chirurgiens-dentistes.

L'HISTOLOGIE AU SERVICE DE LA COMPREHENSION DES PHENOMENES CLINIQUES PULPO-DENTINAIRES DURANT LA PREMIERE MOITIE DU 20E SIECLE

Au 20e siècle, l'histologie va beaucoup apporter à la compréhension des phénomènes pulpo-dentinaires. La confrontation des images histologiques et de l'expérimentation clinique va s'avérer positive pour l'évolution de la clinique dentaire. La connaissance des tissus, au niveau microscopique, va aider les chirurgiens-dentistes à élaborer des stratégies thérapeutiques plus fiables pour maîtriser l'envahissement des tissus par les microbes. En 1928, Charles F. Bödecker montre que la pénétration bactérienne ne se fait pas entre les prismes comme on l'avait imaginé jusque-là, mais au travers du corps du prisme de l'émail. En 1929, à Londres, John Hampton Hale va étudier dans son laboratoire ce que Fish appelle les tractus morts de la dentine, ainsi que la formation de dentine secondaire. Des chirurgiens-dentistes histologistes expérimentent sur l'animal et sur l'homme : ils ouvrent une dent saine, traitent sa pulpe de telle ou telle façon, referment la dent et suivent ses réactions. Quelques mois après, ils l'extraient et l'examinent bactériologiquement et histologiquement. Ils vont être ensuite en mesure de fournir des connaissances scientifiques, et non plus seulement empiriques, aux praticiens.

Les histologistes vont aussi apprendre quelque chose d'essentiel aux praticiens : "la pulpe est un organe comme les autres, capable de se défendre et de se régénérer". On est loin de la formule de Rebel : "la pulpe est un organe fragile voué à la destruction dès qu'il est touché". Certains praticiens vont donc poser par-dessus la calotte de dentine cariée, dans les cas de caries secondaires à un stade "avancé", le même produit que celui utilisé pour le coiffage direct de la pulpe, c'est-à-dire des produits à base d'hydroxyde de calcium (calxyl, sérocalcium, dentinigène). Du point de vue histologique, Held-Wydler, Baume et Fiore-Donno vont vouloir observer ce qui se passe. Dans 80% des cas observés présentant des caries de second degré "avancé", traitées par coiffage indirect, après une durée de six mois en moyenne, ils vont constater la présence d'une apposition de dentine réactionnelle protégeant la pulpe dentaire. Baume en conclut la supériorité du coiffage indirect sur le coiffage direct de la pulpe : « un coiffage indirect de calxyl et ZnO-Eugénol, sans élimination complète de la carie sur la paroi pulpaire, doit toujours être préféré au coiffage direct qui exigerait une ouverture thérapeutique de la pulpe. »[666] La notion d'entité pulpo-dentinaire se trouve ainsi mise en évidence aux niveaux histologique et chimique et elle le sera encore, au cours des études réalisées tout au long du 20e siècle.

L'HISTOLOGIE AU SERVICE DE LA COMPREHENSION DES PHENOMENES CLINIQUES PULPO-DENTINAIRES DURANT LA SECONDE MOITIE DU 20E SIECLE

Au cours de la seconde moitié du 20e siècle, bénéficiant des résultats des études de leurs prédécesseurs, les histologistes présentent la dent comme un organe partiellement perméable et l'émail, à l'image d'une membrane sélective, capable d'accepter certains ions en suspension dans le milieu buccal. Mais l'augmentation de cette acceptation va de pair avec l'augmentation de la porosité de l'émail, et plus précisément avec sa déminéralisation ; elle se voit donc au cours du processus carieux. Une fois la jonction émail-dentine atteinte, les irritants vont suivre les tubules dentinaires rectilignes qui abritent les prolongements cytoplasmiques des odontoblastes et diffuser facilement jusqu'à la pulpe. Là, ils provoqueront une inflammation de la pulpe. Ainsi, dès 1965, Brännström M. et Lind P.O.[667] étudient la réponse pulpaire à des caries débutantes de l'émail, sous forme de taches blanches, sans cavitation. Ils observent ainsi des pulpites avec rupture de la ligne des odontoblastes, diminution du nombre de ceux-ci, en même temps qu'une accumulation de lymphocytes. L'atteinte carieuse de l'émail a donc un retentissement sur la dentine et sur la pulpe de la dent.

La confrontation de la clinique et de l'histologie pulpaire va donc permettre aux chirurgiens-dentistes de vérifier le bien-fondé du concept de complexe pulpo-dentinaire. En effet, à partir de cette confrontation, il leur a été plus facile de comprendre les réactions de cette entité pulpo-dentinaire, quand

---

666 A. Marmasse, *Dentisterie opératoire – tome 1 – Dentisterie thérapeutique*, op. cit., p. 279

667 M. Brännström, P. O Lind, *Pulpal response to early dental caries*, W.B. Saunders Compagny, J.Dent. Res, 1965, 44 : pp. 1045-1050, cité dans Le chirurgien-dentiste de France, n° 186, 13/11/1983, p. 42

elle est soumise aux agressions extérieures et même intérieures, puis de remettre en cause les procédures thérapeutiques, prophylactiques ou curatives en place. En 1967, lors du Congrès mondial de la fédération dentaire internationale de Paris, Langeland K. et L. vont faire part de leurs recherches sur les changements pulpaires qui interviennent, en réponse à la carie dentaire. A partir de microphotographies, ils montrent au niveau des dents cariées, des changements dans l'évolution des tubuli dentinaires sous-jacents à la carie, la réduction de l'épaisseur de la couche odontoblastique et la présence de cellules inflammatoires au voisinage des odontoblastes. Tous ces changements précèdent l'invasion microbienne. La dentine réactionnelle, contrairement à l'opinion courante, est perméable et elle n'empêche pas la pénétration des médicaments, ni celle des produits irritants produits par les bactéries. Les chirurgiens-dentistes vont ainsi s'intéresser aux traitements au nitrate d'argent des fonds de cavité et se rendre compte qu'ils sont agressifs vis-à-vis de la pulpe puisque le médicament pénètre très en profondeur dans les canalicules dentinaires en provoquant la migration des noyaux odontoblastiques. De plus, ils constatent que l'inflammation pulpaire, de quelque origine qu'elle soit (procédés opératoires ou présence de carie), ne disparaît pas malgré l'application d'anti-inflammatoires. Les effets délétères de certains produits chimiques obturants tels que les ciments au silicate et les résines acryliques, vont conduire les chirurgiens-dentistes à protéger les odontoblastes en utilisant des vernis protecteurs ou une pellicule d'un mélange d'eugénol et d'oxyde de zinc. Pour ce mélange, les chirurgiens-dentistes prennent le soin de le préparer en y incorporant le plus possible d'oxyde de zinc et en le séchant afin de beaucoup réduire la quantité d'eugénol et ainsi d'atténuer la faible causticité de celui-ci. Finalement, L'histologie permet de descendre du macroscopique au microscopique dans la lecture des phénomènes pathologiques atteignant le complexe pulpo-dentinaire.

BILAN FINAL DE L'ETUDE HISTOLOGIQUE DU COMPLEXE PULPO-DENTINAIRE À LA FIN DU 20^E^ SIECLE

Grâce à l'histologie, les chirurgiens-dentistes ont dévoilé le rôle capital joué par les odontoblastes, face à toute agression microbienne. Ils ont aussi montré que les odontoblastes, cellules mésenchytameuses, se trouvent à l'interface dentine-pulpe et leur fonction principale est la formation de dentine. Ils ont observé l'organisation des odontoblastes ; ceux-ci sont disposés en une couche de cellules jointives qui émettent de longs prolongements intra-dentinaires. Les chirurgiens-dentistes ont fait d'autres observations majeures. Les odontoblastes sont les premières cellules rencontrées par les bactéries qui pénètrent dans la dentine, à partir de la cavité buccale. Cette pénétration s'accompagne d'une réduction importante de la synthèse de matrice dentinaire par les odontoblastes et ceux-ci montrent des signes de souffrance cellulaire. Cliniquement, la guérison pulpaire est directement liée à la capacité des odontoblastes à produire une nouvelle couche de dentine, véritable barrière qui va isoler la pulpe, des bactéries présentes dans la zone cariée. En l'absence de cette barrière, la pulpe est colonisée par des bactéries qui provoquent des épisodes infectieux aigus, d'abord localisés, puis généralisés à l'ensemble du tissu, entraînant sa nécrose.

A la fin du 20e siècle, la pulpe apparaît comme un tissu conjonctif dont la disparité tissulaire est à l'image de la complexité de son fonctionnement. Ainsi on trouve toute une diversité de cellules au sein d'une matrice collagénique. Des fibroblastes, des cellules sanguines, des cellules nerveuses, des cellules progénitrices (cellules souches) et une cellule différenciée post-mitotique, l'odontoblaste, sécrétrice de la matrice dentinaire, s'y côtoient. Cette cellule odontoblastique, si complexe, est intéressante à bien des égards car elle possède les paramètres génétiques d'une cellule osseuse, le comportement d'une cellule immunocompétente et la morphologie d'une cellule nerveuse. Elle constitue non seulement la première barrière à l'agression, puisqu'elle protège le parenchyme sous-jacent mais elle représente aussi une cible de choix pour les nouvelles thérapeutiques potentielles destinées à la stimuler pour induire la formation d'une couche de dentine supplémentaire protectrice (dentine tertiaire réactionnelle).

L'histologie va aussi donner aux chirurgiens-dentistes de précieux renseignements sur les phénomènes de fissures dentaires. Divers degrés d'inflammation pulpaire peuvent être remarqués sur les coupes histologiques des dents fissurées. Ainsi, il est mis en évidence la présence de cellules géantes, de macrophages, de micro-abcès et de débris nécrotiques. En 1990, Ehermann et Tyas ont observé une activité dentino-clastique avec résorption en regard de la zone de fissure. Si la dent reste trop longuement exposée, de gros faisceaux de collagène en continuité avec la dentine secondaire sont visibles au niveau pulpaire et correspondent à une fibrose pulpaire. L'histologie va aussi apporter aux cliniciens d'importantes connaissances sur l'induction par la pulpe d'une dentinogenèse de réparation, au cours de son exposition quand on la recouvre d'hydroxyde de calcium, puis sur sa cicatrisation si elle est préservée de toute infection. Les travaux des histologistes vont permettre aussi de remarquer l'irrégularité du pont dentinaire formé sous l'hydroxyde de calcium, utilisé au cours du coiffage pulpaire pour remédier à l'exposition d'une pulpe saine. En 1996, des chercheurs vont observer au niveau de ce pont dentinaire, d'épaisseur inconstante, la présence de "défauts tunnel"[668], véritables passages autorisant la conduction des toxines jusqu'au contact de la pulpe. Ils vont aussi constater, au niveau de la zone lésée, de nombreux polynucléaires signant une inflammation pulpaire superficielle. Ainsi, les cliniciens vont pouvoir en déduire la nécessité d'une barrière physique à toute pénétration bactérienne, plus efficace que celle offerte par l'hydroxyde de calcium. Dans les cas de coiffage pulpaire, les adhésifs sont prometteurs puisqu'ils assurent une étanchéité coronaire et le maintien de la vitalité pulpaire. En 1996, Pitt Ford et coll.[669] vont montrer l'absence systématique d'inflammation au contact d'un autre matériau, le minéral trioxyde agregate (M.T.A). Là encore, l'histologie permet d'établir une ségrégation entre les biomatériaux et de retenir ceux qui sont compatibles avec la vie du complexe pulpo-dentinaire.

L'HISTOLOGIE AU SERVICE DE L'AMELIORATION DES PRATIQUES EN ENDODONTIE

La préparation des canaux avec des instruments rotatifs ou même avec des instruments manuels mécaniques, précédant tout traitement d'obturation endocanalaire s'accompagne d'un dépôt de boue dentinaire (smear layer) sur les parois canalaires. L'examen microscopique de cette boue dentinaire permet d'analyser sa composition. Elle est composée d'une partie organique (protéines coagulées, tissu pulpaire nécrotique, prolongements odontoblastiques, cellules sanguines, bactéries) et d'une partie minérale provenant de la structure dentinaire. En réalité, la formation de boue dentinaire s'observe aussi dans d'autres interventions en art dentaire. Elle se produit aussi en dentisterie restauratrice lors de la préparation des cavités précédant les obturations coronaires. De même, au cours du surfaçage radiculaire en parodontie, la boue dentinaire se dépose également sur les surfaces radiculaires.

A partir des connaissances microscopiques et ultramicroscopiques des tissus du complexe dentino-pulpaire développées par l'histologie, il sera possible aux chirurgiens-dentistes de comprendre ce que provoque cette boue dentinaire et pourquoi il faut l'éliminer en endodontie, en dentisterie opératoire, et en paradontie. Au cours des trois dernières décennies du 20e siècle, les chercheurs vont s'intéresser de plus en plus au problème posé par

---

668 CF. Cox, RK. Subay, E. Ostro, S. Suzuki et SH. Suzuki, *Tunnel defects in dentin bridges : their formation following direct pulp capping*, Oper Dent., 21, 1996, pp. 4-11

669 T. Pitt Ford, M. Torabinejad, D. Mc Kendry, C. Huong et S. Kariyawasam, *Use of mineral trioxide aggregate as a pulp capping material*, J.A.D.A., 1996, 27 , pp. 1491-1493

la boue dentinaire. Ainsi, dès 1973, Brännström M. et Nyborg H.[670] montrent ce qui se passe si l'on choisit de ne pas éliminer la couche de boue dentinaire. En fait, même si, au début, la boue dentinaire semble être fortement adhérente à la dentine, elle devient plus lâche, pour être remplacée en quelques semaines par les bactéries et le fluide dentinaire. Toute la stratégie thérapeutique des chirurgiens-dentistes, face à la possible progression des bactéries, consistera donc à leur barrer la route, à limiter et même à bloquer l'extension des dommages causés aux tissus par les agents infectieux. En dentisterie restauratrice, quand la pulpe dentaire est vivante, cette stratégie devra surtout, ni perturber l'équilibre de la pulpe dentaire, ni provoquer de phénomène inflammatoire à son niveau.

Dans les années 1970, soucieux de la réussite des obturations collées au niveau coronaire, les chirurgiens-dentistes vont donc s'appliquer à éliminer au préalable, le mieux possible, la boue dentinaire des canalicules dentinaires. Et ce, afin d'obtenir l'infiltration la plus grande possible des monomères d'adhésif dans les tubuli dentinaires et dans la dentine intertubulaire, condition nécessaire pour un collage satisfaisant de l'obturation. Le problème de l'élimination de la boue dentinaire semblait résolu grâce au conditionnement acide des systèmes adhésifs mais les chercheurs s'aperçurent des effets incomplets du mordançage. En effet, le mordançage acide élimine la composante minérale de la couche de boue dentinaire mais laisse en place sa phase organique ; l'élimination de la boue dentinaire est donc incomplète. A la fin du 20e siècle, la solution acide s'avérant insuffisante pour éliminer la boue dentinaire, les chercheurs vont mettre au point une solution de nettoyage des surfaces présentant de la boue dentinaire. Cette solution, à base d'éthylène diamine tétracétique (E.D.T.A) sera utilisée pour chélater les ions calciques et solubiliser les protéines. En utilisant une concentration appropriée de ce produit et pendant un temps d'application adéquat, le chirurgien-dentiste obtient l'élimination de la boue dentinaire et la mise à nu de la dentine intacte. Il aura fallu attendre presque deux décennies pour que Brännström et coll.[671], en 1980 et Shortall, en 1981[672], qui avaient décrit l'action de l'E.D.T.A, convainquent entièrement les cliniciens de l'efficacité de celle-ci.

---

670 M. Brännström, H. Nyborg, *Cavity treatment with a microbicidal Fluoride solution : Growth of bacteria and effect on the pulp*, Journal of Prosthetic Dentistry, 1973, 30 , pp. 303-310

671 M. Brännström, K. J. Nordenvall, P-O. Glantz, *The effect of EDTA – containing surface active solution on the morphology of prepared dentin : an in vivo study*, Journal of Dental Research, 1980, 59, p. 1127

672 A. Shortall, *Cavity cleaners in restorative dentistry*, British Dental Journal, 1981, 150 , p. 243

Les découvertes réalisées en dentisterie restauratrice vont bénéficier aussi aux endodontistes qui tombent eux aussi d'accord sur le principe de l'élimination de la boue dentinaire des parois de la chambre pulpaire et de celles des canaux radiculaires préalablement à l'obturation canalaire. Ce consensus sur l'élimination de la boue dentinaire est enfin obtenu dans les dernières années du 20e siècle, et ce, pour deux raisons. D'abord, parce qu'il a été démontré que l'enduit de boue dentinaire contient des bactéries et protège en même temps les micro-organismes qui ont pénétré profondément dans les tubuli dentinaires. Ensuite, parce que cette boue dentinaire diminue l'étanchéité de la future obturation

A l'évidence, ce qui a été déterminant dans un premier temps dans l'évolution épistémologique de l'endodontie, c'est l'émergence du concept pulpo-dentinaire avec, ensuite, la reconnaissance de l'existence de l'entité pulpo-dentinaire. Ainsi, tout au long du 20e siècle, l'étude des pathologies des tissus dentaires (tissus durs et tissu pulpaire) indique un sens, toujours le même, de la propagation des pathologies de ces tissus, des plus superficiels aux plus profonds. De même, la diffusion des bactéries s'opère toujours de la même façon, de l'extérieur vers l'intérieur et des tissus les plus superficiels aux plus profonds. Toute la thérapeutique de ces pathologies va donc viser à empêcher les microbes de pénétrer des plans les plus superficiels aux plans les plus profonds, à barrer la route à l'inflammation et à protéger tous ces tissus dentaires le plus précocement possible. Toute ce programme thérapeutique aura donc été déterminé par les observations effectuées sur le complexe pulpo-dentinaire. Dans ses grandes orientations, ce programme ne variera pas, tout au long du 20e siècle, empêchant ainsi l'émergence de toute nouvelle procédure thérapeutique. Dès le début du 20e siècle, ce programme thérapeutique est mis en place et l'importance accordée à la lutte contre les microbes constitue véritablement une révolution scientifique en art dentaire et plus particulièrement en endodontie. Les principales théories de la fin du 19e siècle sont revisitées, améliorées ou abandonnées en tenant compte d'un impératif fondamental : l'antisepsie. Il en résultera un développement des sciences odontologiques fondamentales et l'émergence de nouveaux traitements.

Si l'histologie a participé à l'émergence puis à la consolidation du concept de complexe pulpo-dentaire, l'histopathologie n'y a pas été non plus étrangère. En effet, l'histopathologie va permettre aux chirurgiens-dentistes de vérifier la justesse de ce concept et de comprendre les phénomènes pulpo-dentinaires. En outre, l'histopathologie va leur offrir la possibilité d'ébaucher des thérapeutiques s'appuyant sur des connaissances scientifiques et de dépasser des démarches uniquement empiriques. Grâce à l'histopathologie, toute la clinique dentaire portant sur le complexe pulpo-dentinaire, va évoluer considérablement. Néanmoins, l'histopathologie n'aurait pas pu jouer un tel rôle si elle avait fait abstraction de la microbiologie. En effet, depuis la démonstration par Miller, en 1894, de l'implication des bactéries dans la majorité des lésions pulpaires et périapicales, c'est avec l'obsession des microbes et la hantise de leur action sur les tissus dentaires que les chirurgiens-dentistes vont donc tout naturellement faire appel à la microbiologie. Celle-ci va les éclairer de mieux en mieux sur les phénomènes pathologiques du complexe pulpo-dentinaire.

Tout au long du 20e siècle, toutes les connaissances mises à jour, d'une part, par l'histologie, sur la structure de l'émail, de la dentine, de la pulpe, et, d'autre part, par l'histopathologie, sur les réactions dentino-pulpaires aux différentes agressions, physiques, chimiques, microbiennes, ont révélé la complexité de l'ensemble pulpo-dentinaire. La meilleure connaissance du complexe pulpo-dentinaire a permis d'aboutir à la découverte de traitements efficaces des pathologies de cet ensemble et à l'optimisation de ces thérapeutiques. Elle a rendu possibles l'anticipation et donc l'évitement des complications post-opératoires, un ensemble d'actions dans le sens de la préservation de la vie du complexe pulpo-dentinaire. Cependant, en présence d'une carie profonde il n'est pas toujours si facile de choisir le traitement idoine, le mieux adapté à la situation, car le chirurgien-dentiste manque souvent de corrélations directement objectivables entre la réalité histologique de la souffrance pulpaire et les signes cliniques de la maladie. Puisque les données cliniques ne permettent pas de préciser clairement la situation histopathologique et d'évaluer précisément le potentiel de cicatrisation de l'organe dentino-pulpaire, les praticiens se trouvent alors confrontés, dans certains cas, à une difficulté de diagnostic. C'est le cas, par exemple, quand ils doivent déterminer s'ils sont bien en présence d'une carie du second degré "avancé".

En exploitant les connaissances histologiques ayant trait au complexe pulpo-dentinaire et aux odontoblastes, les chirurgiens-dentistes ont été amenés à remettre en cause leur manière d'aborder l'épistémologie en art dentaire. Ainsi, ils ont donc cessé d'adopter une approche uniquement mécanique de l'organe dentaire pour lui préférer une approche beaucoup plus biologique tenant compte du pôle de vie majeur que représente le complexe pulpo-dentinaire. Ceci a eu un retentissement en cascade sur la manière d'appréhender les nombreuses disciplines de l'art dentaire où le complexe pulpo-dentinaire est pris en considération.

3-2-6-3 – Rôle de la physiologie macroscopique et de la physiologie microscopique du complexe pulpo-dentinaire dans le développement épistémologique de l'endodontie au 20e siècle

DONNEES DE PHYSIOLOGIE MACROSCOPIQUE AYANT UNE INFLUENCE SUR LA PRATIQUE ENDODONTIQUE

Si la meilleure connaissance de l'anatomie radiculaire des dents permanentes immatures a contribué à l'amélioration notable de la clinique endodontique et des traitements endodontiques, la connaissance des processus de maturation physiologique des dents y a aussi apporté son concours. En observant les différents stades du développement des racines des dents permanentes, les chirurgiens-dentistes vont réaliser l'inachèvement de la formation des racines au moment de l'éruption de ces dents. Seuls, les deux tiers de la longueur des racines de ces dents sont édifiés et la partie apicale de celles-ci ne se minéralise seulement qu'au cours des trois ou quatre années suivantes. C'est dire combien la connaissance de ces particularités anatomiques et physiologiques des racines des dents permanentes immatures éclairera les chirurgiens-dentistes et les préviendra des risques encourus lors des traitements endodontiques sur ces dents. En effet, ces traitements peuvent compromettre le processus de maturation physiologique et il est bon d'en apprécier les risques avant toute décision d'intervention. En fait, si la racine n'est pas totalement formée, il faut mettre en place une thérapeutique spécifique. En effet, le diamètre canalaire de la dent permanente immature est très large et si l'immaturité est très grande, le canal présente des parois divergentes et un diamètre apical supérieur à son diamètre cervical, ce qui rend le parage canalaire particulièrement difficile. En outre, l'absence de constriction apicale pose des problèmes d'étanchéité et d'assèchement et si les parois radiculaires sont très faibles, il y a une nette augmentation des risques de fracture radiculaire. Quand c'est possible (dent vivante et inflammation pulpaire limitée), le traitement visera donc à conserver la vitalité pulpaire partiellement ou totalement afin de favoriser la poursuite physiologique du développement radiculaire.

MICROPHYSIOLOGIE ET ENDODONTIE

Sur le plan microscopique, bien des connaissances anatomo-physiologiques sur le complexe pulpo-dentinaire seront établies tout au long du 20e siècle et, une fois assimilées, aideront à l'évolution épistémologique de l'endodontie.

Ainsi, après avoir relevé bon nombre de données anatomiques relatives à la zone apicale de la dent, les chirurgiens-dentistes vont s'intéresser à l'étude de sa physiologie mais aussi de sa physio-pathologie. La précarité de l'équilibre physiologique de cette zone sera la principale conclusion de cette étude. Ceci conduira les chirurgiens-dentistes à considérer la préservation de la jonction cémento-dentinaire et du tissu du canal cémentaire comme une priorité. Les études physiologiques donneront de nombreuses informations sur la nature de ce tissu du canal cémentaire, montreront à quel point c'est un véritable tissu de connexion, doté d'un "turn-over" cellulaire important garantissant les qualités physiologiques de la barrière apicale. Autrement dit, lors des traitements endodontiques, les chirurgiens-dentistes veilleront à ne pas léser cette zone apicale. Au niveau de cette zone, ils devront s'abstenir de toute manœuvre intempestive — c'est-à-dire soit une mauvaise utilisation des instruments rotatifs, soit un dépôt de corps chimiques — qui engendrerait alors des phénomènes iatrogéniques. Toutes les connaissances anatomiques et physiologiques relatives à cette zone "sensible", véritable pôle stratégique du point de vue physiologique, seront exploitées pour faire évoluer les instruments dentaires, les techniques et donc l'endodontie.

Mais la clinique endodontique ne peut pas se limiter à une thérapeutique curative et de plus en plus de voix vont s'élever pour que la clinique endodontique développe aussi des démarches préventives pour préserver le complexe pulpo-dentinaire. A l'évidence, ceci va pousser les chirurgiens-dentistes à préconiser des recherches physiologiques permettant de comprendre un certain nombre de phénomènes physiologiques désagréables pour le patient et potentiellement à risques pour la pulpe dentaire, et de parer à ces phénomènes. Ainsi, dès le début de la seconde moitié du 20e siècle, la physiologie du complexe dentino-pulpaire va permettre de comprendre les sensibilités post-opératoires après le collage d'obturations coronaires et, en particulier, les odontalgies ressenties par les patients après le collage d'un inlay composite. Ces sensibilités post-opératoires relèvent de la théorie hydrodynamique émise par Branström dans les années 1960. La douleur est déclenchée par l'action, sur les mécano-récepteurs pulpaires, des fluides qui se déplacent à l'intérieur des tubules dentinaires. Si la dentine mordancée est trop sèche, l'épaisse couche de collagène (6 µm) empêche la pénétration de l'adhésif et forme une couche élastique. Le patient ressent alors une douleur, quand il mastique, lors de l'arrêt de la pression. La protection dentino-pulpaire s'impose si l'on veut éviter les sensibilités post-opératoires ; elle est obtenue en réalisant un scellement efficace au niveau de l'interface dent-obturation qui permet d'éviter la prolifération des bactéries à cet endroit. Dans le cas contraire, de deux à quinze pour cent de complications peuvent être enregistrées et, parmi ces complications, il est signalé jusqu'à deux et demi pour cent de nécroses.

A la fin du 20e siècle, un certain nombre de données concernant les potentialités de la pulpe dentaire vont être établies et bien reconnues. Ainsi, la pulpe dentaire est bien la source principale de dentine réparatrice et, sans son réseau vasculaire, il n'y aurait pas de distribution des substances nutritives aux odontoblastes et ceux-ci ne pourraient pas produire continuellement de la dentine physiologique à un taux bas. Ce réseau vasculaire assure en même temps le maintien des propriétés mécaniques de la dent en régulant son taux d'hydratation. De plus, la pulpe saine reste la plus sûre barrière à l'invasion microbienne. En 1993, un certain nombre de chercheurs[673] sont parvenus expérimentalement à induire l'élaboration de dentine réparatrice par la pulpe dentaire. Si, à l'état normal, la pulpe n'est pas minéralisée, en revanche, « dans certaines circonstances (caries agressives, abrasion chronique, vieillissement), elle peut se minéraliser partiellement ou totalement, en élaborant une dentine réactionnelle ou une dentine réparatrice. Sans atteinte pulpaire ou pour une agression modérée, la dentine réactionnelle résulte de la stimulation des odontoblastes. Lorsqu'une atteinte plus profonde entraîne la disparition des odontoblastes, des cellules pulpaires peuvent se différencier en cellules de type osseux ou odontoblastique et produire un tissu minéralisé dit de réparation. »[674] J.-C. Farges et al. précisent que : « face à l'agression bactérienne, la dent cherche à préserver sa vitalité en synthétisant un tissu cicatriciel appelé dentine tertiaire. [...] La synthèse de dentine tertiaire peut être induite par des molécules biologiques intervenant dans le développement embryonnaire de nombreux organes, la différenciation cellulaire et la cicatrisation des tissus lésés. »[675]

Le système nerveux de la pulpe joue aussi un rôle important pour avertir des éventuelles altérations ou variations de l'état de santé de la dent et des pressions exercées sur elle. Par sa sensibilité à ces états, il prévient de l'apparition des fissures et des fractures. A la fin du 20e siècle, le professeur Magloire de l'Université Claude Bernard, à la faculté d'odontologie de Lyon, a émis « l'idée que les odontoblastes pourraient jouer un rôle majeur dans la transduction de signaux au cours de la sensibilité dentaire et il a été ensuite le premier chercheur à identifier et à caractériser des canaux ioniques potassiques mécanosensibles au niveau des odontoblastes humains (KCa et TREK-1). Ces canaux, ouverts par l'étirement de la membrane cellulaire, peuvent être impliqués dans le transfert de l'information entre les

673 H. Lesot, C. Begue-Kirn, M.D. Kubler, J.M. Meyer, A.J. Smith, N. Cassidy, J.V. Ruch, *Experimental induction of odontoblast differentiation and stimulation during reparative processes*, Cells materials, 1993, 3 : pp. 201-217

674 M. Goldberg, J.-J. Lasfargues, Ngampis Six, K. Tomkins, A. Veis, *Effet de molécules ostéogéniques sur la minéralisation pulpaire*, Les cahiers de l'ADF, 1er trimestre 2002, n° 12-13, p. 11

675 J.-C. Farges et al., *Cicatrisation pulpaire, fibronectine et facteurs de croissance*, Le chirurgien-dentiste de France, 2-9 janvier 1997, n° 824/825, p. 26

odontoblastes (par le fluide dentinaire) et les tissus pulpaires environnants. »[676]

Toutes ces données microphysiologiques signent, avec bien d'autres, le rôle joué par la microphysiologie dans l'émancipation préventive de l'endodontie. Si des doutes persistaient à cet égard, il suffirait de donner l'exemple de l'eugénol utilisé comme liant dans la préparation de pâtes endocanalaires. Ainsi, l'eugénol qui jouissait auparavant d'une réputation d'inocuité, est reconnu dans les années 1980 comme très irritant et cytotoxique. Il lui est reconnu un potentiel antigénique remarquable quand il est en contact avec des tissus vivants. Appliqué sans précaution, en topique sur la dentine dénudée ou fraîchement sectionnée, l'eugénol est capable d'induire une réaction pulpaire en regard des tubuli dentinaires intéressés et la pulpite qui en résulte, s'accompagne d'altérations de la paroi vasculaire, d'infiltrations de lymphocytes. Autant dire que si l'on veut obtenir des résultats positifs en endodontie, il faudra se méfier des effets toxiques des médicaments utilisés. D'ailleurs, en 1983, à propos des médicaments utilisés en endodontie, le professeur Mascrès de la faculté de médecine dentaire de Montréal a écrit : « de très nombreux médicaments utilisés en endodontie sont définis, en effet comme des haptènes, c'est-à-dire des antigènes incomplets qui deviennent immunogènes donc actifs, lorsqu'ils entrent en contact avec une protéine. La pulpe ainsi que le périapex constituent une réserve de protéines qui permettent cette transformation. C'est à leur contact que les médicaments, déposés en topique sur une pulpe résiduelle, ou poussés au-delà de l'apex par les instruments endodontiques, vont révéler leur plein pouvoir allergène. »[677] De plus, quand une réaction immunologique cliniquement décelable se déclenche, le problème du dosage des médicaments ou des matériaux utilisés qui en sont à l'origine est soulevé. En effet, un dosage adéquat fait partie des mesures de précaution à prendre pour éviter le départ d'une réaction d'hypersensibilité. Cette dose de médicament ou de matériau doit être non excessive et si possible, non répétée. Si la quantité du médicament ou du matériau importe, sa concentration et sa qualité jouent aussi un rôle dans les réponses immunes. Ces constats montrent combien cette intervention des phénomènes immunologiques nous force à concevoir un lien très étroit entre la physiologie microscopique et la physiologie macroscopique. Elle rend aussi évidentes l'absence de barrière entre la physiologie locale bucco-dentaire et la physiologie générale du corps dans son ensemble, l'importance de la mise

---

[676] C. Baudin, *L'odontoblaste comme passion*, Interview Pr Magloire, in Le C.D.F., 22/09/2005, n° 1225, p. 11

[677] C. Mascrès, *Problèmes immunologiques en endodontie et leurs implications cliniques*, Le Chirurgien-dentiste de France, 1983, n° 186, 13/01/1983, pp. 45-46

en relation de la sphère bucco-dentaire avec l'ensemble de l'organisme. Autrement dit, canaux et périapex forment une entité biologique non dissociable de l'environnement systémique puisqu'ils participent à des réactions immunologiques s'inscrivant dans un schéma plus vaste qui implique le corps humain dans son ensemble. D'ailleurs, dès 1966, Barnes et Langeland[678] avaient démontré chez le singe que le canal pulpaire pouvait être une voie de sensibilisation systémique. Ils avaient scellé dans la chambre pulpaire de ce singe des antigènes représentés par exemple, soit par de l'albumine sérique de bœuf, soit par des érythrocytes de mouton. Ceci avait provoqué chez ce singe la formation d'anticorps circulants spécifiques, dosables au niveau du sang périphérique. Ces deux savants avaient insisté aussi sur la situation anatomique du périapex, sur la trajectoire de cette diffusion, et avaient montré que les lésions observées au niveau de ce périapex en étaient la conséquence directe. Désormais, à la fin du 20e siècle, puisque depuis les années 1980, les chirurgiens-dentistes reconnaissent la voie canalaire comme une voie de sensibilisation systémique, ils ne peuvent se considérer à l'abri de réponses intempestives au cours des traitements endodontiques que s'ils obéissent à trois conditions. La première est de bien maîtriser les connaissances anatomiques et physiologiques relatives au complexe pulpo-dentinaire. La seconde condition est de posséder une bonne connaissance des phénomènes immunologiques fondamentaux. La troisième condition à laquelle les chirurgiens-dentistes doivent répondre, c'est de se garder d'utiliser des médicaments cytotoxiques.

3-2-6-4 – Remarques finales sur l'évolution de la thérapeutique en endodontie au 20e siècle et réflexions ultimes sur les perspectives thérapeutiques d'avenir issues des découvertes anatomiques et physiologiques de la seconde moitié du 20e siècle

Après avoir démontré l'importance à la fois anatomique et physiologique du complexe pulpo-dentinaire, au cours du 20e siècle, les chirurgiens-dentistes ont pu affirmer la protection du complexe pulpo-dentinaire comme le principe de base de tout traitement endodontique. Cette protection repose sur des procédures visant à éviter toute agression mécanique, chimique ou microbienne de ce complexe, et donc de chacun des tissus le composant. En fait, l'endodontie, et les traitements endodontiques en particulier, n'ont pu évoluer que grâce à l'évolution des connaissances anatomiques et physiologiques se rapportant à tous les niveaux d'organisation du complexe pulpo-dentinaire. Sur le plan anatomique, les recherches ont mis en évidence la complexité anatomique du tiers apical du canal pulpaire et la présence de

678 G.-W. Barnes, K. Langeland, *Antibody formation in primates following introduction of antigens into the root canal*, J. Dent. Res. ; 1966, 45 , cité dans Le chirurgien-dentiste de France, n° 186, 13/01/1983, pp. 1111-1114

canaux secondaires et accessoires. Les cliniciens se sont aussi rendu compte que l'intimité de ce tiers apical avec les tissus péri-apicaux (via les foramina apicaux) leur imposait de ne pas malmener cette région et de la connaître parfaitement afin de ne pas entraîner de perturbations physiologiques à son niveau ou même à distance. Comme nous venons de l'indiquer, si les découvertes anatomiques et physiologiques qui se sont succédées au cours du 20e siècle ont contribué à l'amélioration substantielle des traitements endodontiques, elles ont aussi permis, pour certaines d'entre elles, de développer une démarche préventive vis-à-vis du complexe pulpo-dentinaire, d'entrevoir de nouveaux champs de recherche et de nouvelles perspectives pour les thérapeutes. C'est le cas, par exemple, quand les chirurgiens-dentistes se sont rendu compte que les odontoblastes, devenus quiescents dans la dent adulte, pouvaient être réactivés au cours de la déminéralisation carieuse de l'émail et de la dentine pour produire une nouvelle couche de dentine destinée à protéger le tissu conjonctif pulpaire sous-jacent. De même, de nouvelles applications thérapeutiques pulpo-dentinaires ont pu être envisagées puisque dans la pulpe de la dent adulte, dans la dent déciduale et dans la papille dentaire apicale de la dent immature, il a été mis en évidence l'existence de cellules souches pluripotentes. Enfin, les facteurs qui induisent la différenciation des odontoblastes de seconde génération ont commencé à être connus au cours des années 1990. Les chirurgiens-dentistes ont cherché à élucider le rôle joué d'une part, par la fibronectine présente dans la fibrodentine, et d'autre part, par les facteurs de croissance libérés suite à la déminéralisation dentinaire d'origine carieuse. La différenciation des cellules pulpaires en odontoblastes serait due de manière indirecte à la fibronectine mais surtout à l'action des facteurs de croissance qui agiraient sur les cellules par l'intermédiaire de récepteurs membranaires spécifiques. Cette capacité de réactivation de l'odontoblaste, d'un intérêt majeur pour les chirurgiens-dentistes, les a incités à développer un nouveau cadre thérapeutique où prennent place des biomolécules actives capables de stimuler la formation dentinaire. Les chirurgiens-dentistes ont compris que la mise en œuvre de telles biomolécules passe par une meilleure compréhension de la physiologie des odontoblastes, cellules différenciées dont le métabolisme n'est pas facile à appréhender.

Il est clair que les chirurgiens-dentistes, par la découverte de ces biomolécules impliquées dans la différenciation cellulaire et la formation initiale de tissus minéralisés, ont alors pris conscience, à la fin du 20e siècle, du séisme épistémologique que les perspectives, offertes par ces biomolécules, provoquaient. Indubitablement, l'existence de ces biomolécules a été à l'origine de la genèse de nouveaux concepts thérapeutiques. Par exemple, la création de fonds de cavité, incorporant certaines de ces biomolécules et favorisant la formation de dentine réactionnelle ou de dentine réparatrice, est facilement concevable.

L'adoption de thérapeutiques "bioconservatrices", serait alors possible. Ces thérapeutiques seraient capables de favoriser la cicatrisation naturelle du tissu pulpaire sain résiduel par la formation d'une barrière tissulaire, isolant du milieu extérieur le tissu pulpaire dénudé ou partiellement amputé (Jean et coll., 1995).[679]

Ainsi, à la fin du 20e siècle, de nouveaux profils thérapeutiques, en rupture absolue avec la tradition chirurgicale et mécanique de l'art dentaire, se dessinent puisque le moment semble approcher où il sera possible, à la demande, d'induire la formation de dentine réparatrice ou même la minéralisation de l'ensemble de la pulpe radiculaire, ou encore la revascularisation du canal radiculaire !... Alors, l'ingénierie tissulaire pourrait être d'un grand secours dans les démarches des thérapeutiques endodontiques du 21e siècle. Pour les cas de retraitements endodontiques, quand les dents sont déjà dépulpées mais mal obturées, l'ingénierie tissulaire pourrait créer des pulpes artificielles et les faire ensuite se minéraliser. Des biothérapies semblent ainsi possibles pour le 21e siècle et si tel était le cas, il serait fort probable que le médecin-dentiste passât alors plus de temps à régénérer les tissus qu'à les remplacer. Indubitablement, c'est donc une véritable révolution épistémologique de l'art dentaire qui semble être annoncée, mais régénérer les structures dentaires n'est pas un défi simple. Il s'agit en effet d'initier un processus odontogénique pour reproduire la nature et remplacer la structure dentaire perdue par une néo-structure dentaire. L'ingénierie tissulaire semble être prometteuse et constituer une solution de rechange à toutes les interventions archaïques du 20e siècle qui, par des moyens mécaniques, aboutissent inéluctablement à une réduction de l'épaisseur de la dentine, fragilisant ainsi les dents dévitalisées au niveau coronaire et radiculaire et obligeant les chirurgiens-dentistes à coiffer ces dents de couronnes artificielles. Désormais, s'ouvrent ainsi de nouvelles perspectives, vraiment révolutionnaires, tendant à « utiliser et manipuler les ressources du corps pour initier des processus d'auto-réparation ou mieux à exploiter les mécanismes biologiques impliqués dans le développement d'organe pour induire la régénération de tissus. »[680]

Sans l'anatomie et la physiologie, non seulement il n'y aurait pas eu de compréhension possible de la clinique au niveau endodontique, mais il n'y en aurait pas eu non plus au niveau endoparodontal. De plus, l'intelligibilité de chacun de ces deux niveaux a servi à l'intelligibilité de l'autre. En effet, l'intelligibilité de l'espace endoparodontal se base sur le fait que le concept

---

679 J.-C. Farges et al., *Cicatrisation pulpaire, fibronectine et facteurs de croissance*, op. cit., p. 28

680 M. Goldberg, J.-J. Lasfargues, Ngampis Six, K. Tomkins, A. Veis, *Effet de molécules ostéogéniques sur la minéralisation pulpaire*, op. cit., p. 11

endoparodontal n'est pas qu'apical et que l'état de santé de la pulpe dentaire est aussi conditionné par l'état de santé de tout le parodonte de la dent et vice versa. De plus, si la connaissance du complexe pulpo-dentinaire n'avait pas été approfondie, il n'aurait pas été possible d'instaurer une vigilance accrue par rapport à la pulpe et aux tissus durs, d'assurer leur protection et, par conséquent, celle du parodonte. C'est d'ailleurs ainsi que de nouvelles procédures thérapeutiques, plus rigoureuses, ont pu voir le jour. A la fin du 20e siècle, avec l'évolution des connaissances anatomiques et physiologiques se rapportant au complexe pulpo-dentinaire, les chirurgiens-dentistes ont été amenés à revoir leur approche de l'endodontie et même à éviter d'en arriver à l'endodontie en protégeant le complexe pulpo-dentinaire.

Force est de constater que l'apparition progressive de thérapeutiques biologiques durant la seconde moitié du 20e siècle est à l'origine de l'évolution très positive des traitements à la fin du 20e siècle. Les chirurgiens-dentistes ont ainsi été conduits à abandonner la dentisterie invasive, à opter pour une dentisterie interceptive ou à défaut pour une microdentisterie. De la sorte, ils ont remis en question toute la dentisterie conservatrice. Grâce aux recherches effectuées en sciences biologiques sur la pulpe dentaire et le complexe dentino-pulpaire, engagées pour faire face aux échecs de certains traitements dentaires, l'art dentaire a évolué inéluctablement vers une dentisterie régénératrice. Néanmoins, un certain nombre de questions relatives au déclenchement des effets des molécules bioactives et aux limites ou non de ces manifestations dans le temps et l'espace, restent sans réponse, ce qui ralentit bien sûr l'essor de l'ingénierie tissulaire chez l'homme. Malgré ces réserves, les chercheurs en odontologie affichent un certain optimisme à propos de toutes les recherches qui se rapportent au complexe pulpo-dentinaire car elles ont déjà induit une évolution épistémologique conséquente des sciences odontologiques. Cette évolution a été rendue possible parce que ces recherches répondent à la logique de la découverte de toute la biologie dentaire. Celle-ci s'inscrit en effet pendant tout le 20e siècle, dans la perspective d'un déterminisme résolu, fondé sur la connaissance de l'organe dentaire, donc sur l'organicité et les emboîtements qui enchaînent les éléments constitutifs de cet ensemble. Cette évolution épistémologique, parvenue au niveau biomoléculaire, prend donc un caractère matérialiste fort.

Si nous pensons avoir suffisamment montré combien l'anatomie et la physiologie constituent les pièces majeures du moteur qui a permis le développement épistémologique de l'endodontie, nous devons aussi signaler qu'en retour, sans les recherches en endodontie, sans le questionnement épistémologique de ses cliniciens, de ses microbiologistes et de ses histopathologistes, l'approfondissement de la connaissance en anatomie et en physiologie de la dent et de son environnement n'aurait pas été aussi intense.

En outre, l'endodontie a obligé l'art dentaire à considérer son objet d'étude originel, l'organe dentaire, au sein d'un ensemble plus vaste en incitant les chirurgiens-dentistes à tenir compte aussi de tout l'organisme. Ceci aura pour conséquence une révision de la façon d'envisager l'anatomie et la physiologie bucco-dentaire. Malgré la "balkanisation" des recherches anatomiques et physiologiques au niveau de la sphère bucco-dentaire, ces recherches s'intégreront dans une vision holiste de l'organisme. En effet, par exemple, il ne va pas échapper aux chirurgiens-dentistes que pulpe et péri-apex constituent une véritable entité biologique en contiguïté avec l'environnement systémique. Par conséquent, quand cette entité est le siège de phénomènes inflammatoires, ceux-ci se traduisent par des évènements immunologiques qui s'inscrivent eux-mêmes dans un champ épistémologique plus large impliquant le corps humain tout entier. Fort de ces constatations, l'endodontie va explorer les relations entre la sphère bucco-dentaire et l'ensemble de l'organisme, et entraîner avec elle tout l'art dentaire dans cette nouvelle orientation épistémologique. Ainsi, l'endodontie va ouvrir la boucle dans laquelle la spécialisation de l'art dentaire a tendance à l'enfermer alors même que cette spécialisation contribue à son essor épistémologique. Mais que l'on ne s'y trompe pas, ce faisant, en retour, en empêchant l'endodontie et tout l'art dentaire de sombrer dans une spécialisation aveugle, cette ouverture n'annihile pas la spécialisation de l'art dentaire, elle l'enrichit au contraire.

Finalement, autant nous avons souligné à quel point le concours de l'anatomie et de la physiologie s'est avéré essentiel pour le développement épistémologique de l'endodontie, autant nous tenons à préciser que ce concours a permis l'enclenchement de grands bouleversements épistémologiques qui s'affirment en ce début de 21e siècle. Sans nul doute, ces bouleversements épistémologiques ainsi engendrés par l'anatomie et la physiologie solliciteront à leur tour de nouvelles recherches en anatomie microscopique et en microphysiologie.

CONCLUSION

Au terme de ce long périple dans l'histoire de l'anatomie et de la physiologie en art dentaire, de l'Antiquité à la fin du 20e siècle, il nous est possible de dresser le bilan de leur développement épistémologique respectif. Indiscutablement, l'anatomie et la physiologie ont chacune leur propre processus de développement épistémologique. Ce processus se singularise par son intensité et sa vitesse ; il est aussi différent suivant la période durant laquelle il a lieu. Ainsi, l'essor épistémologique de l'anatomie et celui de la physiologie nous sont apparus décalés dans le temps. De plus, le suivi de l'histoire de l'anatomie de la sphère bucco-dentaire et celui de l'histoire de la physiologie de la sphère bucco-dentaire nous ont révélé le caractère irrégulier de leurs évolutions épistémologiques respectives.

De l'Antiquité à la fin du Moyen-Âge, peu de progrès ont été enregistrés en anatomie de la sphère bucco-dentaire mais les hommes de l'art ont continué à porter de l'intérêt pour les connaissances anatomiques relatives à cette sphère. Par contre, en physiologie, aucun progrès n'a été relevé et la physiologie est restée, durant cette période, telle qu'elle était avec Galien. Pour l'anatomie, il n'en a pas été vraiment de même puisque, malgré la très forte prégnance de l'influence de Galien sur les anatomistes du Moyen Âge, l'anatomie a quelque peu pu se dégager de la tutelle intellectuelle de Galien grâce aux travaux des savants arabes. En effet, durant le Moyen-Âge, les Arabes ont fait l'inventaire des connaissances anatomiques en place et ont réalisé quelques découvertes anatomiques importantes. Mais, la réprobation générale, affichée par le monde des savants vis-à-vis des anatomistes qui s'étaient écartés du chemin épistémologique tracé par Galien, explique pourquoi ces découvertes ont été ignorées et réduites à l'oubli. Malgré tout, les écrits des Arabes ont ravivé l'intérêt des occidentaux pour l'anatomie et, dans les années 1200-1300, des chirurgiens comme Mondeville, puis comme Guy de Chauliac, ont su donner à l'anatomie la place qu'elle devait avoir en chirurgie bucco-dentaire. La pratique de la dissection reprenant à la fin du Moyen-Âge, il s'en est suivi un vif regain d'intérêt pour l'anatomie. Finalement, de l'Antiquité à la fin du Moyen Âge, le renouvellement épistémologique de l'anatomie et de la physiologie a été quasi-inexistant et l'étude de leurs épistémologies respectives n'offre que peu d'intérêt. Néanmoins, il était indispensable d'aborder cette période comme une période d'introduction et de fondements pour l'histoire de l'anatomie et de la physiologie. De plus, cette première période de l'histoire de l'art dentaire nous a donné l'opportunité de saisir à quel point toute approche anatomique a toujours une arrière-pensée physiologique et combien, tout au moins en ce début de leur développement, il était difficile de fixer des limites bien définies à l'anatomie et à la physiologie.

Puis, avec la Renaissance, l'anatomie a pris un véritable essor et a gardé un fort régime de développement épistémologique jusqu'au 19e siècle. A partir du 16e siècle, l'anatomie et la physiologie de la sphère bucco-dentaire ont connu une évolution épistémologique, mais celle-ci s'est avérée inégale selon l'objet d'étude pris — l'anatomie ou la physiologie — et selon le siècle retenu dans la période allant du 16e à la fin du 20e siècle. Le 16e siècle a été, à proprement parler, le siècle de la renaissance de l'anatomie mais il n'a représenté que les premiers balbutiements de la physiologie.

Dès le 17e siècle, des philosophes comme Descartes, avec son assimilation de l'homme à une machine, ont fait que progressivement le corps humain s'est inscrit de plus en plus dans une vision mécaniciste dont l'anatomie et la physiologie naissante se sont inspirées de plus en plus au fil des siècles suivants. Avec Descartes, la physiologie a fait véritablement son entrée sur la scène épistémologique mais, au niveau de la sphère bucco-dentaire, la physiologie n'émergera plutôt qu'au 18e siècle. Le 18e siècle a constitué un moment privilégié du développement épistémologique de l'anatomie et de la physiologie en ce sens qu'il a été pour les chirurgiens-dentistes le siècle de l'observation, du recueil inlassable des observations, de la systématisation du rassemblement d'un certain nombre d'observations pour un même objet d'étude. Aussi, ne serait-ce que pour ces raisons, le 18e siècle est censé avoir été un siècle capital durant lequel s'est affirmée l'approche scientifique en anatomie et en physiologie. Et si l'on doutait encore de cette affirmation, pour s'en convaincre il suffirait de s'en référer à ce qu'écrit Cassirer à propos de la science. « La description scientifique d'un objet donné part d'un grand nombre d'observations qui ne forment, à première vue, qu'un agglomérat inconsistant de faits séparés. Mais plus nous progressons, plus ces phénomènes particuliers tendent à prendre une forme déterminée et à constituer un tout systématique. Ce que la science recherche, ce sont les caractères essentiels d'un objet donné à partir desquels pourront être déduites toutes ses qualités particulières. »[681] Néanmoins, au 18e siècle, encore peu enclins à accepter l'appauvrissement du réel, les chirurgiens-dentistes ont réalisé des tableaux d'observations encore trop touffus. Les chirurgiens-dentistes étaient donc en difficulté quand il était question d'abstraction, donc de répondre pleinement aux critères qui définissent une démarche vraiment scientifique. En fait, en physiologie, les chirurgiens-dentistes ne parviendront à acquérir une démarche absolument scientifique

---

681 E. Cassirer, *Essai sur l'homme - Le sens commun*, Paris, Les éditions de minuit, 1975, p. 205

que dans les dernières décades du 19e siècle quand ils dépasseront le stade de la description des observations et effectueront de véritables expérimentations.

En tous les cas, ce qui est sûr, c'est qu'au 18e siècle la physiologie bucco-dentaire s'est tout de même bien éveillée et elle y est parvenue en répondant aux principes du mécanisme cartésien. Mais, il n'en est pas moins vrai aussi qu'elle est restée néanmoins fidèle aux grandes lignes de la physiologie humorale — physiologie humorale qui a survécu jusqu'à la fin du 18e siècle — ce qui l'a empêché d'élargir significativement son champ épistémologique avant le 19e siècle. En conséquence, durant le 18e siècle et les quatre-vint premières années du 19e siècle, le développement épistémologique de la physiologie de la sphère bucco-dentaire ne sera que modéré. Pour ce qui est du développement épistémologique de l'anatomie de la sphère bucco-dentaire aux 17e et 18e siècles, il a continué sa progression et, au 19e siècle, il a atteint son apogée. Si l'essentiel du développement épistémologique de l'anatomie a eu lieu durant la période s'étendant du 16e siècle à la fin du 19e siècle, la physiologie bucco- dentaire ne s'est vraiment enrichie, du point de vue épistémologique, qu'à partir des deux dernières décennies du 19e siècle, période durant laquelle elle a commencé à occuper une place cruciale au sein du registre épistémologique de l'art dentaire. Puis, au 20e siècle, la physiologie bucco-dentaire a connu l'acmé de son développement épistémologique et a détenu une place de premier plan dans le registre épistémologique de l'art dentaire. Durant les deux dernières décades du 19e siècle et tout le 20e siècle, le développement épistémologique de la physiologie bucco-dentaire n'a été rendu possible que parce que les chirurgiens-dentistes ont mis au centre de leurs projets épistémologiques l'étude du vivant et ont entamé un processus de mathématisation dans leurs disciplines. Bien que Virchow ait émis sa théorie cellulaire au début de la seconde moitié du 19e siècle, les chirurgiens-dentistes n'ont fait appel à elle pour l'étude du vivant qu'à partir des années 1880. Cette théorie leur a ouvert la porte de la microphysiologie en les encourageant à observer les évènements qui se produisent à l'intérieur de la cellule, « évènements qui protègent la vie lorsqu'ils fonctionnent bien et provoquent la maladie dans le cas contraire. »[682] Ce faisant, Virchow a incité les chirurgiens-dentistes à prêter attention à la constitution des tissus sains et malades et, par voie de conséquence à l'anatomie pathologique.

Après avoir établi le bilan chronologique de l'activité épistémologique en anatomie et en physiologie de la sphère bucco-dentaire, il nous reste à ajouter quelques remarques sur la façon dont s'est faite la progression des connaissances en anatomie et en physiologie, et s'est défini leur champ

---

682 S. B. Nuland, *Les héros de la médecine*, op. cit., p. 302

d'étude épistémologique respectif. En premier lieu, ce qui apparaît nettement c'est le caractère irrégulier de la progression des connaissances en anatomie et en physiologie. Au début, cette progression s'est opérée de façon fragmentée et discrète à partir de la résolution d'un nombre de questions assez restreint. Puis, avec le temps, malgré la multiplication des questions et des axes de recherche, les anatomistes et les physiologistes de la sphère bucco-dentaire sont parvenus à tout mettre en ordre. Nous avons remarqué à quel point l'anatomie et la physiologie bucco-dentaire se trouvaient constituées d'unités "de procès", "de recherche", assez autonomes les unes par rapport aux autres. Nous avons constaté combien ces unités gardaient souvent entre elles d'étroits rapports et ne couvraient bien sûr pas tout le champ de chacune des disciplines dont elles relevaient. Toutes ces unités de procès, d'abord peu nombreuses au 18e siècle, plus nombreuses à la fin du 19e siècle, ont été très nombreuses à la fin du 20e siècle. Et à la fin du 20e siècle, les chirurgiens-dentistes ont donc été obligés de rassembler toutes ces connaissances parcellaires — ce qui n'a pas été toujours aisé — afin de mieux les exploiter. Le dernier quart du 20e siècle a particulièrement été fécond pour la physio-pathologie en art dentaire puisque l'origine endogène des pathologies a été démontrée et incontestée. Ce qui a permis cette démonstration, ce sont toute une série de travaux qui, pour la plupart, sont d'ordre physiologique, ou en sont plus ou moins proches. Ainsi, est-ce le cas des études de Pavlov (1849-1936) sur les réflexes conditionnés, des études sur l'activité psychique inconsciente de Freud (1856-1939), des études d'Addison et de Brown-Seaquard sur les fonctions des glandes endocrines et enfin des études de Hans Selye (1907-1982) et de René Leriche (1879-1955) sur le système nerveux neuro-végétatif. Autrement dit, la physiologie bucco-dentaire n'a pu évoluer qu'en prenant en considération la physiologie générale, essentielle pour comprendre l'origine endogène des pathologies.

D'un point de vue épistémologique, toute cette recherche laborieuse, en anatomie comme en physiologie, a conduit, à la fin du 20e siècle, à mieux mettre en évidence les grands axes de recherche et à rendre plus visibles les manifestations du progrès. Néanmoins, afin de montrer combien le chemin du progrès était semé d'embûches, était long et tortueux, nous ne nous sommes privé ni de montrer les palinodies qui ont accompagné l'évolution épistémologique de l'anatomie et de la physiologie de la sphère bucco-dentaire, ni de dévoiler les erreurs qui se sont glissées dans le registre épistémologique de chacune de ces deux entités. En montrant les erreurs et les hésitations qui ont jalonné ce parcours épistémologique, nous avons obtenu un tableau non lissé de l'histoire épistémologique de l'anatomie et de la physiologie en art dentaire où ressortent malgré tout leurs conquêtes épistémologiques. Notre volonté de ne dissimuler ni ces erreurs, ni ces hésitations, s'explique par le fait que nous nous doutions, comme l'a expliqué Gaston Bachelard, qu'elles seraient très instructives. Et, effectivement, elles nous ont permis de mieux discerner l'emprunt de nouvelles pistes épistémologiques. De plus, l'examen des erreurs épistémologiques relevées en anatomie et en physiologie de la sphère bucco-dentaire, au cours de l'histoire de l'art dentaire, nous a montré que l'activité épistémologique, aussi bien en anatomie qu'en physiologie, ne peut être assimilée à un processus cumulatif allant du plus simple au plus complexe, de façon linéaire. Si l'on s'était essayé à figurer en fonction du temps historique, d'une part, l'activité épistémologique de l'anatomie, d'autre part, celle de la physiologie, on aurait obtenu, pour chacune de ces deux activités, une courbe globalement ascendante, nous signalant une certaine progression de ces activités. Cependant, un examen plus détaillé de chacune de ces courbes nous aurait révélé le caractère quelque peu discontinu de cette progression par la présence de petits plateaux, de petites inflexions, de petites brisures de courbe, nous dévoilant ainsi l'existence de stagnations voire même parfois de régressions de l'activité épistémologique de l'anatomie ou de celle de la physiologie. En outre, d'une façon générale, nous ne pouvons donc pas nier que nous avons été témoin le plus souvent « de l'accroissement des connaissances, donc du passage d'une connaissance moins bonne ou plus pauvre à un savoir plus riche (en compréhension et en extension). »[683]

Nous venons d'établir des éléments de conclusion concernant le suivi de l'évolution épistémologique de deux des principaux déterminants du développement épistémologique de l'art dentaire — l'anatomie et la physiologie — mais, il nous faut maintenant conclure aussi à propos de l'implication de ces deux déterminants dans l'évolution et le développement de l'épistémologie de l'art dentaire et de ses disciplines. Ces deux déterminants étaient déjà fort impliqués dans le développement épistémologique de l'art dentaire, avant même que les disciplines soient mises en place dans les années 1880. Dans un premier temps, le développement épistémologique de l'anatomie et celui de la physiologie ont permis à l'art dentaire de définir le normal et le pathologique. A partir des années 1880, en s'appuyant sur ces deux pôles dynamiques de la vie (l'anatomie et la physiologie) et en faisant appel à leurs connaissances, les disciplines dentaires se sont mises en place. Une fois nées, ces disciplines ont à leur tour demandé à l'anatomie et à la physiologie d'engager des investigations pour leur compte, ce qui a donné un nouveau souffle au développement épistémologique de l'anatomie et de la physiologie. Dans un premier temps, il en a été ainsi des disciplines dentaires les plus classiques

683 J. Piaget, *L'épistémologie génétique*, Paris, P.U.F., 1996, p. 8

— la prothèse, l'orthodontie et la dentisterie — puis, dans un second temps, ce sont toutes les disciplines dentaires, y compris les nouvelles, qui ont fait appel à l'anatomie et à la physiologie. Ce recours à l'anatomie et à la physiologie a bien sûr favorisé l'expansion épistémologique de ces disciplines. Pour ce qui est de la physiologie, les disciplines de l'art dentaire n'ont pu vraiment faire appel à ses connaissances qu'après son lancement effectif, au 19e siècle. En fait, ce n'est qu'à la fin du 19e siècle que le modèle bernardien d'une physiologie physico-chimique et expérimentale a permis à l'épistémologie de la physiologie bucco-dentaire de rebondir et d'entamer un nouveau développement en s'appuyant sur la chimie. Alors seulement, la physiologie bucco-dentaire a réussi à acquérir un nouveau rythme de croissance épistémologique qui n'a atteint son plein régime qu'au 20e siècle et permis un important développement épistémologique des disciplines dentaires. De plus, au 20e siècle, la définition puis l'étude d'entités anatomiques comme l'endodonte et le parodonte mais aussi l'analyse des phénomènes physiologiques se déroulant à leur niveau ont abouti à la collecte de nombreuses connaissances sur ces deux entités et à l'émergence de deux disciplines, en l'occurrence l'endodontie et la parodontologie.

De même, en ce 20e siècle, une fonction complexe, celle de l'occlusion, a fait appel à tant de connaissances issues d'horizons divers qu'elle a été à l'origine d'une composition originale regroupant différents foyers de recherche. Les travaux de ce pôle de recherche ont finalement conduit à la genèse d'une entité au caractère quasi-disciplinaire, l'occlusodontologie. Grâce à l'étude de la fonction occlusale, il a été possible de connaître parfaitement le mécanisme de l'occlusion et les dysfonctions occlusales. L'étude de la fonction occlusale a, en outre, incité les chirurgiens-dentistes de toutes les grandes disciplines dentaires à s'intéresser au problème des dysfonctions occlusales, ce qui a provoqué un bouleversement des concepts en art dentaire. Avec l'émergence de l'occlusodontie, c'est la topologie provisoire de l'épistémè en art dentaire qui s'est trouvée modifiée. Il s'en est suivi un déplacement des frontières posées un peu arbitrairement pour délimiter les disciplines de l'art dentaire. La constitution de l'occlusodontie s'est manifestée par la volonté « d'organiser systématiquement la diversité des éléments reconnus solidaires »[684] dans l'occlusion.

En outre, durant la seconde moitié du 20e siècle, les chirurgiens-dentistes se sont de plus en plus préoccupés des modifications anatomiques et physiologiques liées au temps qui passe. Ils ont cherché à mieux connaître deux âges de la vie qui se distinguent par leur anatomie et leur physiologie : celui de l'enfance et celui de la vieillesse. En fait, les chirurgiens-dentistes

[684] D. Parrochia, *La raison systématique*, Paris, Librairie philosophique J. Vrin, 1993, p. 81

ne se sont pas penchés arbitrairement sur ces deux âges de la vie. Si la nécessité de le faire s'est imposée à eux, c'est parce que ces deux âges de la vie se singularisent particulièrement des autres mais aussi parce qu'ils se différencient l'un de l'autre par certaines pathologies, certains comportements, certaines variations physiologiques, voire même anatomiques, en bref, par un certain nombre de données. Les écarts morphologiques et physiologiques entre ces deux âges de la vie, la reconnaissance de ces différences anatomiques et physiologiques, ont ainsi obligé les chirurgiens-dentistes à ne plus reconnaître la généralisation première des caractères anatomiques et physiologiques à tous les individus ou plutôt à la réserver à des individus jeunes et d'âge moyen et à distinguer ensuite, d'autre part, une généralisation seconde pour l'enfance et, d'autre part, une autre généralisation seconde pour les personnes âgées. La pédodontie et la gérodontologie ont ainsi vu le jour et ont presque acquis le statut de spécialités dentaires, même si elles ne sont pas reconnues officiellement en tant que telles.

A la fin du 20e siècle, le bilan épistémologique de l'art dentaire nous montre à quel point l'anatomie et la physiologie ont influencé et inspiré toutes les disciplines de l'art dentaire. Malgré la distance temporelle qui sépare l'Antiquité de la fin du 20e siècle, l'anatomie et la physiologie ont gardé leur statut de référentiels épistémologiques pour la chirurgie bucco-dentaire, en particulier, et pour tout l'art dentaire, en général, tout au long de leur parcours. L'anatomie et la physiologie se sont complétées pour permettre à l'art dentaire de progresser dans sa conquête scientifique puisque, comme l'a expliqué Freud, « le véritable commencement de toute activité scientifique consiste plutôt dans la description de phénomènes, qui sont ensuite rassemblés, ordonnés, et insérés dans des relations. »[685]De plus, elles ont aussi fait passer le monde de l'art dentaire « du monde de l' "à-peu-près" à l'univers de la précision. »[686], pour reprendre le titre d'une étude d'Alexandre Koyré. L'anatomie et la physiologie en art dentaire ont, en outre, à partir du 19e siècle et jusqu'à la fin du 20e siècle, alimenté les bases de connaissances des disciplines dentaires. En réalité, le champ épistémologique de chacune des disciplines dentaires a été, et a continué à être traversé par le champ épistémologique de l'anatomie et par celui de la physiologie. De plus, l'anatomie et la physiologie ont aussi constitué pour toutes ces disciplines un modèle d'expression, de communication, d'élaboration et d'anticipation, d'un point de vue épistémologique. En outre, elles ont donné une leçon d'humilité à toutes les disciplines de l'art dentaire dans leur approche de

---

685 J. Perdijon, *La mesure – histoire, science et philosophie*, Paris, Editions Dunod, 2004, p. 71

686 A. Koyré, *Du monde de l'à peu près à l'univers de la précision*, Critique, n° 28, 1948, pp. 806-823

l'épistémologie en leur montrant que « là, comme ailleurs, il y a caducité, il y a caducité assez dramatique de tout ce que nous produisons. »[687] L'essor épistémologique de l'anatomie et de la physiologie a aussi aidé les chercheurs des différentes disciplines dentaires à prendre conscience de leur "ignorance", c'est-à-dire des limites de leurs connaissances. Cette connaissance de leur "ignorance" a gagné « en spécificité comme en précision » et, en stimulant ces chercheurs, elle a ensuite représenté un véritable moteur pour le développement épistémologique des disciplines dentaires. Durant les trois derniers siècles de notre histoire, quand nous avons examiné, d'une part, ces deux matrices épistémologiques que sont, pour l'art dentaire, l'anatomie et la physiologie, et, d'autre part, les emprunts de l'art dentaire à ces deux matrices, force est de constater combien l'art dentaire — pour paraphraser Bernard Gonseth — « n'est pas une chose déjà faite, c'est un ensemble de disciplines encore en voie de structuration et de déploiement, on ne saurait donc en parler comme d'un objet déterminé. »[688] L'art dentaire est toujours en devenir et le lien providentiel qui s'est établi entre, d'un côté, l'anatomie et la physiologie, et, de l'autre, l'art dentaire, nous a renseigné et nous a éclairé sur l'évolution de chacun des champs épistémologiques ainsi mis en présence. Ce lien nous a, d'une certaine façon, aidé à révéler l'existence d' « une réelle "communication entre les territoires" de la connaissance » qui contredit toute possibilité d'isolement (l'oasis)[689]. Il nous a fait assister « [...] à la compénétration, à la traversée incessante de flux et d'influences qui échappent à toutes les barrières. »[690] Ce lien nous a mis sur la piste pour vérifier ce qu'écrit encore F. Dagognet : « Impossible d'enclore quoi que ce soit et de le soustraire à toute influence extérieure ! Impossible d'éviter les confluences, les divisions, les superpositions ! »[691] D'ailleurs, comment aurions-nous pu croire en l'étanchéité de l'épistémologie bucco-dentaire quand la situation anatomique de la bouche, son histologie (la contiguïté des tissus de la bouche avec les autres), la physiologie générale et l'étude des grands systèmes (nerveux, circulatoire, respiratoire, digestif), nous démontrent qu'il est manifestement insensé de proclamer l'existence de barrières épistémologiques. L'anatomie et la physiologie ont été les premières à nous convaincre des bienfaits, en épistémologie, d'une philosophie ouverte. En promouvant cette philosophie, elles ont, d'une certaine façon, favorisé des échanges incessants entre les disciplines dentaires.

---

687 J. Bouveresse, *Le philosophe et le réel*, op. cit., p. 246

688 F. Gonseth, *Le problème de la connaissance en philosophie ouverte*, Lausanne, Editions l'Age d'Homme, 1990, p. 189

689 F. Dagognet, *Le trouble*, Le Plessis Robinson, Editions Synthélabo, les empêcheurs de tourner en rond, 1994, p. 73

690 Ibid.

691 Ibid., p. 60

Tout au long du 20e siècle, en explorant de nouvelles aires de recherche épistémologique, aussi bien au niveau anatomique que physiologique, les chirurgiens-dentistes ont étendu leur champ de recherche épistémologique. Ils ont dû alors poser de nouvelles balises sur l'ensemble du champ épistémologique de l'art dentaire et renoncer à bon nombre de leurs anciennes divisions. Le brouillage des lignes, conséquence de ces conquêtes épistémologiques, a conduit à des recompositions disciplinaires et a obligé les chirurgiens-dentistes à revoir la distribution de ses disciplines. Comme nous l'avons déjà mentionné, c'est ainsi que l'anatomie et la physiologie ont été à l'origine de l'émergence de la parodontologie, de l'occlusodontie et de l'endodontie.

Les progrès enregistrés en anatomie et en physiologie en art dentaire ont donné à l'art dentaire le sentiment même de progrès et l'ont encouragé à croire en la force du progrès. Cette foi dans le progrès a constitué pour l'art dentaire un vrai catalyseur de sa dynamique de recherche, dynamique qui s'est soldée par l'obtention de résultats positifs au niveau épistémologique. Grâce à l'effervescence épistémologique de l'anatomie du 16e au 19e siècle et au formidable développement de la physiologie en art dentaire aux 19e et 20e siècles, l'art dentaire est entré au 20e siècle dans une ère de bouillonnement épistémologique et a pu enfin se développer sans complexe. Sans l'anatomie et la physiologie, l'art dentaire n'aurait pas pu sortir de sa minorité par rapport aux autres spécialités médicales et atteindre sa majorité, il n'aurait pas pu développer son originalité épistémologique.

En plus de notre détermination à réaliser une étude historique et épistémologique de l'anatomie et de la physiologie en art dentaire, à la fois archéologique et généalogique, nous avons tenu à faire une étude archéologique et généalogique des disciplines dentaires, parce que nous voulions montrer à quel point l'anatomie et la physiologie avaient été impliquées dans l'édification des disciplines dentaires. Deux raisons nous expliquent pourquoi l'anatomie et la physiologie ont représenté deux déterminants particulièrement importants du développement épistémologique de l'art dentaire. La première raison, c'est que, ces deux composantes de la biologie ont joué un rôle suffisamment tôt, et en particulier l'anatomie, pour qu'elles figurent en bonne place parmi les objets d'étude reconnus comme légitimes. La seconde raison, c'est qu'elles ont acquis un prestige tel que celui-ci a rejailli favorablement sur leur développement épistémologique et ensuite, par voie de conséquence, sur celui de l'art dentaire.

Nous avons tracé dans un premier temps les grandes lignes de conclusion relatives à l'histoire et à l'épistémologie de l'anatomie et de la physiologie en art dentaire, de l'Antiquité à la fin du 20e siècle, et dans un second temps celles relatives à l'implication de l'anatomie et de la physiologie dans le processus d'épistémologisation de l'art dentaire et de ses disciplines. Il nous reste maintenant à considérer pourquoi cette longue histoire épistémologique de l'anatomie et de la physiologie en art dentaire constitue une source d'enseignements et de réflexion. Plusieurs raisons nous inclinent à le penser. La première raison, c'est que l'histoire épistémologique de l'anatomie et de la physiologie en art dentaire nous a offert une leçon de prudence et d'humilité en nous familiarisant avec les écueils, les erreurs, qui parsèment tout chemin de recherche, en nous convaincant de la nécessité de remettre en question ce que l'on pourrait croire définitivement établi. La seconde raison, c'est que cette histoire épistémologique de l'anatomie et de la physiologie nous a aussi montré que l'anatomie et la physiologie ont été à l'origine de la mathématisation et de la scientifisation de l'étude du vivant en art dentaire. En effet, en autorisant et même en favorisant la mesure, elles ont démontré qu'il n'y avait pas de médecine dentaire sans opérations métrologiques. A partir de l'anatomie et de la physiologie, les chirurgiens-dentistes se sont posé des questions sur de nombreux phénomènes et se sont évertués à en révéler les invariants. La physiologie ne s'est pas arrêtée à une simple métrique puisqu'elle a poursuivi sa mathématisation en faisant appel ensuite aux statistiques et aux probabilités. En particulier, au 20e siècle, cette mathématisation de la physiologie a permis d'analyser de façon beaucoup plus fine les phénomènes bucco-dentaires et de dévoiler ainsi de nouvelles connaissances en biologie dentaire. L'anatomie et la physiologie ont donc permis la mise en place, au niveau des sciences odontologiques, d'une stratégie fondamentalement scientifique.

Le premier enseignement qui peut être tiré de cette longue histoire épistémologique de l'anatomie et de la physiologie, c'est que l'utilisation d'un certain nombre d'outils épistémologiques est absolument nécessaire pour assurer l'efficience de toute démarche épistémologique. Nous avons ainsi pu vérifier qu'en utilisant à bon escient tous les outils épistémologiques qui constituent la triade épistémologique si bien définie aujourd'hui par François Dagognet — « le graphe (ou l'image), le mot et la classe »[692] — les anatomistes et les physiologistes ont, d'une certaine façon, pratiquement élaboré une méthode épistémologique et procuré aux chirurgiens-dentistes de bonnes habitudes épistémologiques. Ces derniers ont alors insufflé cet esprit d'ordre épistémologique à toutes les disciplines dentaires. Indéniablement, la parodontologie, l'endodontie, la prothèse, l'orthopédie

[692] F. Dagognet, *Les outils de la réflexion*, op. cit., p. 72

dento-faciale, l'occlusodontie, n'auraient pas pu évoluer comme elles l'ont fait au 20e siècle si elles ne s'étaient appropriées ce sens de l'instrumentalisation des différents éléments de cette triade épistémologique. Les éléments de cette triade ont constitué des instruments de choix pour mener à terme le parcours épistémique de chaque discipline dentaire. En effet, comme le souligne François Dagognet, « ces trois substituts de l'objet ne se bornent pas à l'alléger et donc à pouvoir le transporter (l'échanger aussi dans les discussions) ; ils permettent de le mieux concevoir. »[693]

En outre, parmi les enseignements que nous livre l'histoire épistémologique de l'anatomie et de la physiologie, il y a le fait que durant la période s'étendant du 18e au 20e siècle, l'approche générale des connaissances a connu des changements et, en particulier, elle a pris une démarche intégrative en ce qui concerne l'anatomie et la physiologie de la sphère bucco-dentaire.

Indéniablement, du 18e au 20e siècle, grâce à l'anatomie et à la physiologie, les chirurgiens-dentistes ont revu leur façon générale d'approcher la connaissance. Tout en continuant à explorer la sphère bucco-dentaire au niveau macroscopique, ils se sont résolus à l'investir au niveau microscopique. Ils sont passés de l'étude de l'agencement des surfaces visibles, au début du 18e siècle, — appelé structure d'ordre un par François Jacob — à l'étude de "l'organisation", structure d'ordre deux, celle « qui sous-tend organes et fonctions et finit par se résoudre en cellules »[694] à la fin du 18e siècle. Notons, pour être complet, que les structures d'ordre trois et d'ordre quatre, décrites par François Jacob, sont aussi celles sur lesquelles les chirurgiens-dentistes se sont penchés successivement pour approfondir leur connaissance anatomique et physiologique des mondes microscopique et ultramicroscopique. Ainsi, au début du 20e siècle, ils se sont intéressés d'abord à la structure d'ordre trois, celle des chromosomes et des gènes, puis, au milieu du 20e siècle, ils ont accordé leur attention à celle d'ordre quatre, la molécule d'acide nucléique.[695]

Finalement, en anatomie, comme en physiologie, les chirurgiens-dentistes ont commencé par l'exploration macroscopique de la sphère bucco-dentaire et c'est seulement ensuite qu'ils ont pu investir les niveaux microscopique et ultramicroscopique, adoptant ainsi une nouvelle manière de considérer les objets. Progressivement, les chirurgiens-dentites ont donc adopté cet ordre

---

693 F. Dagognet, *Les Dieux sont dans la cuisine –Philosophie des objets et objets de la philosophie*, op. cit., p. 70

694 F. Jacob, *La logique du vivant – Une histoire de l'hérédité*, op. cit., p. 25

695 Ibid.

de la découverte qui les a fait passer du surfaciel à la profondeur, du plus global au plus élémentaire. En suivant une démarche intégrative pour leur épistémologie, l'anatomie bucco-dentaire et la physiologie bucco-dentaire ont dévoilé aux chirurgiens-dentistes une série d'organisations emboîtées les unes dans les autres, correspondant elles-mêmes à une série de modules de développement épistémologique s'emboîtant eux aussi les uns dans les autres. Ainsi, si l'anatomie s'est intéressée au niveau macroscopique à l'étude de la structure, elle a ensuite emprunté le chemin de l'étude de la microstructure, puis celui de l'étude de l'ultrastructure. De même, l'existence de la macrophysiologie, de la microphysiologie et de l'ultramicrophysiologie prouve la similitude du parcours de la physiologie. Cette démarche intégrative, définie à l'origine par Lamarck au début du 19e siècle, met en évidence un problème que Gérard Nissim Amzallag souligne : « les lois de chaque échelle d'organisation ne dérivent pas de façon déterministe des lois de l'échelle la précédant directement. C'est la raison pour laquelle la vie est, d'un côté, réductible au mouvement des atomes ou même des particules, mais de l'autre, ces mêmes entités élémentaires ne sont nullement capables d'en laisser dégager les propriétés d'ensemble, celles qui justement caractérisent le vivant. »[696] Tenant compte de la loi pascalienne affirmant que le tout est plus que la somme des parties, les chirurgiens-dentistes ont pu reprendre chaque niveau d'organisation, ainsi reconnu par l'anatomie et la physiologie bucco-dentaire, dans chaque discipline dentaire, sans considérer qu'une vision additive des différents niveaux d'organisation était suffisante pour se faire une juste idée de la réalité. Non seulement, les chirurgiens-dentistes se sont attelés à l'étude de la normalité, de la pathologie, et à la recherche thérapeutique dans chacun de ces niveaux d'organisation, mais ils sont restés fortement attachés à une vision holiste des phénomènes. C'est ainsi que les chirurgiens-dentistes ont réussi à lever le voile sur le monde réel.

Un autre enseignement de cette histoire épistémologique de l'anatomie et de la physiologie en art dentaire, c'est justement qu'elles n'ont pu, ni l'une, ni l'autre, échapper aux difficultés à capturer le réel. Au fil de l'histoire de l'art dentaire, l'examen conjoint de l'anatomie et de la physiologie en art dentaire nous a montré à quel point la "capture de la réalité" dans ces deux disciplines odontologiques a été rendue difficile par un certain nombre de problèmes identifiés par des philosophes et rappelés par Daniel Parrochia : "l'instabilité du devenir" pour Platon, "l'infinitude des divisions empiriques" pour Kant, "l'irrationalité relative du monde" pour Hegel, "la complexité et

---

696 G. Nissim Amzallag, *La raison malmenée, de l'origine des idées reçues en biologie moderne*, Paris, CNRS Editions, 2002, p. 200

l'enchevêtrement des relations interindividuelles" pour Spinoza.[697] La première conséquence de ce constat est ce que nous avons observé tout au long de l'évolution épistémologique de l'anatomie et de la physiologie de la sphère bucco-dentaire, de l'Antiquité à la fin du 20e siècle, c'est-à-dire une réelle recomposition des connaissances pour ces deux disciplines. Cette recomposition s'est produite selon différents modes de développement possibles, allant d'une inertie relative à de véritables phases de bouillonnement épistémologique. A l'évidence, le remodelage épistémologique de ces deux disciplines n'est pas arrivé à terme à la fin du 20e siècle et, à l'instar du corps humain qui se transforme au cours du temps, la connaissance dans les domaines anatomique et physiologique, n'est pas restée pétrifiée. La fluidité de la pensée des savants de ces deux domaines a permis au cadre épistémologique de chacun de ces deux domaines de ne pas être rigide et de s'étendre. En même temps, elle a donné la possibilité à l'art dentaire d'élargir considérablement son propre cadre épistémologique et aux chirurgiens-dentistes de prétendre saisir la multiplicité du réel.

Au terme de notre histoire et épistémologie de l'anatomie et de la physiologie en art dentaire, un autre enseignement peut être tiré. Il apparaît ainsi que l'évolution épistémologique de l'anatomie et celle de la physiologie se sont accompagnées d'une lente mutation du registre causal des phénomènes bucco-dentaires. Pour que cette mutation puisse se produire, il a fallu passer de la description, c'est-à-dire de l'anatomie et de la morphologie, ou de la taxonomie, à l'explication, c'est-à-dire faire de plus en plus appel aux connaissances physiologiques pour ne plus se contenter de décrire les phénomènes mais pour en indiquer les causes. Alors, il a été possible de constater à quel point les progrès enregistrés en physiologie ont permis une lente mutation du registre causal des pathologies bucco-dentaires et, par voie de conséquence, l'amélioration progressive de la clinique bucco-dentaire dans son ensemble et de la thérapeutique bucco-dentaire. Cette quête des causes s'est faite sur un modèle unicausal jusqu'au 20e siècle. Ensuite, au cours du 20e siècle, les chirurgiens-dentistes se sont engagés sur des pistes de logiques multicausales et ce, principalement grâce à la physiologie. En faisant intervenir divers domaines de connaissance pour expliquer les phénomènes, la physiologie a montré aux chirurgiens-dentistes combien il fallait mettre en avant différents schémas de causalité. Par exemple, nous avons vu comment, en intégrant des données psychologiques dans son bagage épistémologique, la physiologie avait amorcé son passage d'une logique unicausale à une logique multicausale. Dans d'autres situations, c'est en accordant une importance accrue à tout ce qui est contextuel que les chirurgiens-dentistes se sont engagés dans des logiques

[697] D. Parrochia, *La raison systématique*, op.cit., p. 305

multicausales. C'est par l'introduction de médiations que sont ainsi apparues les chaînes causales complexes. Au niveau bucco-dentaire, pour les physiologistes, il était temps de prêter attention aux chaînes causales complexes. Ils ont aussi mis en évidence le rôle d'interactions dans l'explication de certains phénomènes. Par l'intermédiaire de la notion d'interaction, les chirurgiens-dentistes sont alors sortis du cadre linéaire pour entrer dans la logique de la causalité circulaire et ceci a, bien entendu, conduit les chirurgiens-dentistes à imprégner leur discours d'une logique qui débouche sur la mise en avant de la notion de système. Puisque tout système développe des relations avec d'autres systèmes, il est facile de concevoir à quel point la prise en considération de la notion de système a poussé les chirurgiens-dentistes à explorer d'autres champs disciplinaires afin de bénéficier de leurs connaissances, a été féconde pour l'enrichissement épistémologique de la physiologie bucco-dentaire. De plus, en entretenant la croyance en l'hypothèse causaliste, la physiologie a pu mettre en évidence la multiplicité des facettes de la réalité et établir une double constatation : « d'une part, rien n'explique tout », mais aussi, « d'autre part, si quelque chose n'explique pas tout, cela ne signifie pas que ce quelque chose n'explique rien. »[698]. Finalement, la physiologie, en fonction du niveau d'organisation du vivant d'où elle partait, a pu déployer une véritable panoplie d'explications causales, élargissant ainsi considérablement le champ épistémologique de l'art dentaire. En fait, comme l'explique Michel Morange, « différents schémas de causalité sont nécessaires pour rendre compte des phénomènes vivants dans leur richesse et leur diversité. »[699] Au niveau bucco-dentaire, on retrouve toute cette diversité du monde vivant, de la cellule, de la bactérie, de l'individu en général, diversité aussi des organites cellulaires et bactériens, diversité enfin des niveaux d'organisation : organite, cellule, tissu, organe, organisme, population. Finalement, à la fin du 20e siècle, la causalité linéaire n'est plus de mise.

Un dernier enseignement, quelque peu abordé précédemment dans notre évocation de la lente mutation du registre causal des phénomènes bucco-dentaires, c'est que la notion de système a fortement contribué à l'émancipation et à l'expansion épistémologique de l'anatomie et de la physiologie et ce, principalement au cours du 20e siècle. En fait, pour en arriver là, il a fallu, au préalable, que l'anatomie et la physiologie approfondissent leur champ épistémologique respectif. Logiquement, l'anatomie et la physiologie auraient pu adopter plus tôt la notion de système

---

698 F. Durand-Dastès, *les géographes et la notion de causalité*, in L. Viennot et C. Debru (sous la dir. de), *Enquête sur le concept de causalité*, op. cit., p. 151

699 M. Morange, *Biologie : une causalité éclatée*, in L. Viennot et C. Debru (sous la dir de), *Enquête sur le concept de causalité*, op. cit., p. 173

puisque, comme le déclarait Condillac en publiant son *Traité des systèmes* (1749-1754), « il n'y a point de science ni d'art où l'on ne puisse faire des systèmes. »[700] Mais, au 18e siècle, l'art dentaire n'était pas prêt à faire sienne une pensée systémique. Pour y parvenir, à la fin du 19e siècle, il lui a donc fallu d'abord accumuler de très nombreuses observations. Au 20e siècle, enfin, l'anatomie et la physiologie en art dentaire se sont développées sur un modèle polysystémique et la pensée dentaire dans son ensemble n'a plus été aliénée aux parties. L'architecture de l'ensemble épistémologique de l'art dentaire a subi cette influence et a présenté elle aussi un caractère polysystémique, et ce, du niveau le plus macroscopique au niveau le plus élémentaire. Ne manquons pas de rappeler combien l'approche systémique de la connaissance, en anatomie, en physiologie et dans l'ensemble de l'art dentaire, en montrant son extraordinaire faculté de décodage, a joué un rôle très positif dans l'activation et l'intensification de leur épistémologisation respective. Cette approche systémique a, de plus, eu pour conséquence l'installation résolue de l'épistémologie de l'art dentaire, dans son ensemble, dans la complexité.

Enfin, au risque de nous répéter, il nous faut, bien sûr revenir sur le 20e siècle et lui réserver les réflexions finales de cette conclusion car il représente, du point de vue épistémologique, le siècle le plus fécond de toute l'histoire de l'art dentaire. En effet, durant ce siècle, l'anatomie et la physiologie en art dentaire, d'une part, et l'art dentaire et ses disciplines, d'autre part, ont connu un développement épistémologique impressionnant. Aussi, allons-nous tenter de récapituler certaines avancées significatives de l'épistémologie de l'anatomie et de la physiologie qui ont eu lieu et ont particulièrement amélioré le tableau épistémologique de l'anatomie, de la physiologie, de l'art dentaire et de ses disciplines, à la fin du 20e siècle. Ce développement épistémologique époustouflant a été rendu possible au 20e siècle au prix d'un extraordinaire travail d'extension du champ épistémologique de l'anatomie et de la physiologie en art dentaire et de celui de tout l'art dentaire.

Dès la fin du 19e et tout au long du 20e siècle, les clôtures du champ d'étude bucco-dentaire se sont mises à tomber les unes après les autres, et ce, grâce à la sagacité des chirurgiens-dentistes. En effet, ces derniers ont su profiter des nouveaux éclairages épistémologiques que leur procuraient l'anatomie et la physiologie, ou d'innovations épistémologiques déjà en place aux siècles

---

700 D. Lecourt (sous la dir. de), *Dictionnaire d'histoire et philosophie des sciences*, Paris, Editions Quadrige/PUF, 2003, p. 901

précédents et dont l'exploration ou l'exploitation s'était peu développée jusqu'à la fin du 19e siècle. Ainsi, par exemple, l'anatomie des systèmes, ébauchée par William Harvey, d'une part, et la physiologie du milieu interne, lancée par Claude Bernard, d'autre part, ont familiarisé les chirurgiens-dentistes avec un modèle holiste du vivant et les ont incités à prendre en compte l'importance des relations entre la sphère bucco-dentaire et l'organisme dans son ensemble. L'anatomie des systèmes et la physiologie du milieu interne ont particulièrement mis en évidence le non-sens qu'aurait représenté le fait de se contenter d'une limitation stricte du champ d'étude de l'anatomie et de la physiologie à la sphère bucco-dentaire et, par conséquent, le grave préjudice que cette position épistémologique aurait porté à l'épistémologie de l'art dentaire. En conséquence, l'intérêt d'une nécessaire ouverture épistémologique de leur champ d'étude n'a échappé ni à l'anatomie, ni à la physiologie de la sphère bucco-dentaire. Elles ont toutes deux montré l'exemple à suivre aux disciplines de l'art dentaire qui n'ont pas hésité à laisser traverser leurs champs d'étude épistémologique par ceux de l'anatomie et de la physiologie. Cette ouverture épistémologique a été particulièrement sensible en O.D.F. En effet, dans son développement épistémologique, par exemple, l'O.D.F a dû réserver une place importante à la physiologie de la croissance osseuse et là, bien entendu, la complexité de cette physiologie a obligé l'O.D.F à intégrer de très nombreuses connaissances et à remettre en question tout son édifice épistémologique. Comme l'indique Philippe Meyer, la physiologie de la croissance osseuse est « une affaire compliquée, plurifactorielle, dans laquelle interviennent hormones de croissance, cellules de formation osseuse et cellules de destruction, protéines et calcium alimentaires eux-mêmes dépendants de données alimentaires et d'une absorption intestinale partiellement soumise à des influences génétiques, ainsi qu'à des incitations provoquées par certaines vitamines (vitamines D) qui sont issues de chemins métaboliques complexes pour partie activés par des radiations solaires. »[701] En conséquence, les orthodontistes ont dû admettre l'impossibilité d'étudier valablement tous les phénomènes auxquels ils étaient confrontés, sans adopter le paradigme de la complexité. A la fin du 20e siècle, ce sont toutes les disciplines de l'art dentaire qui, comme l'anatomie et la physiologie de la sphère bucco-dentaire, ont assuré un franc succès au paradigme de la complexité, en l'intégrant dans leurs démarches épistémologiques.

L'adoption du paradigme de la complexité s'est alors accompagnée de la prise en considération d'une vision holiste des phénomènes , d'une vision globalisante. La physiologie en art dentaire n'a pas échappé à cette vision holiste. En fait, en adoptant le modèle du processus épistémologique de l'anatomie, celui de la décomposition en parties, la physiologie en art

701 P. Meyer, *Leçons sur la vie, la mort et la maladie*, op. cit., p. 176

dentaire est, comme nous l'avons vu, descendue de plus en plus dans l'infiniment petit pour en arriver à la microphysiologie et aux biomolécules, au 20e siècle. Une fois cet immense travail de décomposition effectué, les chirurgiens-dentistes ont pris conscience de la véracité d'une pensée pascalienne à propos de la connaissance, c'est-à-dire l'impossibilité « de connaître les parties sans connaître le tout, non plus que de connaître le tout sans connaître particulièrement les parties. »[702] A partir de la seconde moitié du 20e siècle, une vision globalisante s'est alors emparée des chirurgiens-dentistes. Ainsi, la physiologie bucco-dentaire a donc vu son cadre épistémologique s'accroître considérablement durant toute la seconde moitié du 20e siècle. A l'instar de la physiologie, c'est tout l'art dentaire qui s'est mis à appliquer cette pensée pascalienne. Puisque « le tout a des qualités ou propriétés qui ne se trouveraient pas dans les parties si elles étaient isolées les unes des autres et certaines qualités ou propriétés des parties peuvent être inhibées par les contraintes issues du tout »[703], l'art dentaire s'est vu dans l'obligation de revoir son épistémologie. Il s'est résolu à considérer toute son épistémologie en tenant compte non seulement des parties, du tout, mais aussi des relations qui s'établissent entre les parties et le tout. En effet, comme l'indiquent Miguel Benasayag et Pierre-Henri Gouyon, « les multiples qui composent le soubassement d'un ensemble organique possèdent entre eux un lien de "corrélation critique" : chaque partie est liée pour et par l'autre dans un rapport très particulier entre le global et le local, où chaque "local", dans son agir, influence immédiatement le global et vice versa. »[704] Autrement dit, désormais, l'art dentaire s'est mis à adhérer à une épistémologie de la complexité qui n'exclut pas une vision holiste des phénomènes. En faisant leur la pensée complexe, les chirurgiens-dentistes ont remplacé « une pensée qui sépare et qui réduit par une pensée qui distingue et qui relie. »[705] Ils ont aussi voulu mettre en valeur le lien existant entre unité et multiplicité. De plus, par leurs observations, ils ont compris « [...] que le corps vivant relève de l'ordre physique par "sa racine hylétique", mais qu'il outrepasse la physico-chimie, au sens où il est une genèse, un comportement, c'est-à-dire un espace-temps spécifique. »[706]. Au cours du dernier quart du 20e siècle, ils ont reconnu définitivement la

702 B. Pascal, *Pensées*, texte établi par Léon Brunschwig, Paris, Editions Garnier-Flammarion, 1976, 342 p., cité dans E. Morin, *Les sept savoirs nécessaires à l'éducation du futur*, Paris, Editions Le Seuil, 2000, p. 37

703 E. Morin, *Les sept savoirs nécessaires à l'éducation du futur*, Paris, Editions Le Seuil, 2000, p. 37

704 M. Benasayag, P.H. Gouyon, *Fabriquer le vivant ?*, Paris, Editions La Découverte, 2012, p. 98

705 E. Morin, *Les sept savoirs nécessaires à l'éducation du futur*, op. cit., p. 48

706 P. Dupond, *La question du corps et de l'esprit dans la philosophie de Merleau Ponty*, in L. Cournarie., P. Dupond et I. Pietri, *Le corps et l'esprit – L'esthétique, Locke, Bergson, Quine*, op. cit., p. 50

pertinence d'une vision holistique de la physiologie bucco-dentaire et dénoncé la ségrégation entre corps et psyché. En mettant un terme à la myopie savante qui les avait écartés de la psychologie, les chirurgiens-dentistes ont fini par adopter une approche épistémologique moins portée sur la généralité et plus sur la singularité, acceptant le principe d'une réalité plus diverse. Mais si les chirurgiens-dentistes se sont rendu compte combien le psychisme pouvait influer sur le corps, ils savaient aussi combien on exagère quand on rattache la psychologie à l'étude du cerveau. Pour eux, désormais, « le visible est creusé d'invisible ou de sens », et « [...] il est structuré par des invariants, des "essences charnelles", que la perception reconnaît infailliblement (comme on reconnaît un visage sans pouvoir le décrire analytiquement). »[707] L'introduction de la psychologie dans les recherches épistémologiques de la physiologie en art dentaire n'a pas été la seule en cause dans le retour d'une vision globalisante de toute l'épistémologie de l'art dentaire à la fin du 20e siècle. Comme nous l'avons déjà noté, l'anatomie et surtout la physiologie, en soulignant les relations existant entre la sphère bucco-dentaire et l'organisme dans son ensemble, y ont aussi largement contribué.

Un autre point marquant de la fin du 20e siècle est que l'évolution épistémologique de l'anatomie et de la physiologie en art dentaire et l'abolition de la ségrégation entre corps et psyché ont, à elles deux, réussi à établir une vision moins portée sur la généralité et plus sur la singularité. En effet, comme l'indique Edgar Morin, « tout humain porte en lui anatomiquement et physiologiquement mais aussi génétiquement l'espèce humaine et en même temps sa propre singularité à la fois génétique, anatomique, physiologique. »[708] De plus, les caractères psychologiques de l'être humain viennent accentuer cette singularité et Edgar Morin n'oublie pas de le rappeler : « Tout être humain porte en lui cérébralement, mentalement, psychologiquement, affectivement, intellectuellement, subjectivement, des caractères fondamentalement communs et en même temps il a ses propres singularités cérébrales, mentales, psychologiques, affectives, intellectuelles, subjectives... »[709] Cette attention portée à la singularité en anatomie et en physiologie s'est accentuée au fur et à mesure que les chirurgiens-dentistes ont descendu les différents niveaux d'organisation en allant du macroscopique au microscopique et elle s'est progressivement imposée à tout l'art dentaire. Comme ils ont acquis de plus en plus le pouvoir de déceler la variabilité des données anatomiques et physiologiques, les chirurgiens-dentistes ont de plus en plus attaché d'importance à la singularité. En retour, ceci a donc entraîné un grand

707 Ibid., p. 51

708 E. Morin, *Les sept savoirs nécessaires à l'éducation du futur*, op. cit., p. 59

709 Ibid.

changement dans l'approche épistémologique de l'anatomie et de la physiologie en art dentaire. Ce changement ne s'est pas borné à l'anatomie et à la physiologie, il s'est manifesté aussi, par la suite, dans toutes les disciplines de l'art dentaire. S'inscrivant d'ailleurs dans un environnement culturel où l'individualisme et la singularité sont portés aux nues, ce changement a donc bénéficié de conditions favorables à son déroulement. Cette remise en question des vieux schémas, dans lesquels l'unité du multiple était mise en avant, ce bouleversement culturel, ont commencé à se manifester dès la seconde moitié du 20e siècle. Alors, la multiplicité de l'un a obligé l'épistémologie de l'art dentaire dans son ensemble à prendre en considération autant ce qui rassemble que ce qui diversifie. Ce mouvement de prise en compte de la multiplicité de l'un a été d'autant plus marqué que la génétique l'a renforcé, comme l'avait déjà fait avant la psychologie pour la clinique dentaire. Il s'en est suivi une extension de l'épistémologie de l'art dentaire dans son ensemble. Cette épistémologie a puisé sa richesse et son originalité dans sa volonté de ne pas disloquer l'humain, de ne pas réduire l'unité humaine à un substrat purement bio-anatomique, de « saisir "ce qui est tissé ensemble", c'est-à-dire selon le sens originel du terme, le complexe. »[710]

Finalement, à partir de ce long examen de notre histoire et épistémologie de l'anatomie et de la physiologie en art dentaire, de l'Antiquité à la fin du 20e siècle, nous avons suivi consciencieusement le cheminement de la pensée des savants de ces deux disciplines, savants qui se sont évertués à discerner le vrai et à accéder à la connaissance. Après avoir pris la précaution et le temps de lire les réflexions et les positions des savants les plus reconnus en anatomie et en physiologie, après les avoir analysées, nous avons aussi montré combien il est difficile de soutenir une réelle ségrégation entre l'anatomie et la physiologie. En nous appuyant sur tous ces textes, nous avons proposé à nos lecteurs une synthèse — élaborée avec un grand souci de respecter les textes historiques et la pensée de leurs auteurs — sur la nature des connaissances anatomiques et physiologiques et sur celle de leurs rapports réciproques. En outre, nous avons aussi tenté de dévoiler la manière dont l'art dentaire a évolué au cours de son histoire, dans ses rapports à l'anatomie et à la physiologie, en passant d'une attitude morphologiste et descriptive à une vision plus physiologiste et expérimentale. De plus, de l'ensemble de notre examen de l'histoire et épistémologie de l'anatomie et de la physiologie en art dentaire, il ressort la problématique si caractéristique de l'art dentaire, celle de l'équilibre entre destruction et édification

710 E. Morin, *Les sept savoirs nécessaires à l'éducation du futur*, op. cit., p. 42

organique. Notre livre trahit notre préoccupation constante et simultanée vis-à-vis des deux dimensions de notre démarche, la dimension scientifique et la dimension épistémologique. En outre, ce livre révèle à quel point, à partir de la Renaissance, l'ingénium vincien a marqué de son empreinte l'épistémologie de l'anatomie, de la physiologie, et de l'art dentaire de tous les siècles qui se sont succédés jusqu'au 21e siècle. Effectivement, jusqu'à la fin du 20e siècle, l'épistémologie de l'anatomie, de la physiologie, et celle de l'art dentaire, sont demeurées ainsi fortement attachées à l'ingénium vincien, c'est-à-dire à cette faculté mentale définie au début du 18e siècle par Giambattista comme celle « [...] qui permet de relier de manière rapide, appropriée et heureuse des choses séparées. »[711] Ce faisant, grâce aux ouvertures épistémologiques multiples suscitées par cet ingénium vincien, l'anatomie, la physiologie, et l'art dentaire dans son ensemble ont connu une véritable ascension épistémologique, tout au long de leur histoire.

711 J.-L. Le Moigne, *Les épistémologies constructivistes*, Paris, P.U.F., 1999, p. 50

BIBLIOGRAPHIE

- ACOT P., *L'histoire des sciences*, Paris, Editions PUF, 1999, 127 p.
- ADLER, M. et H., *Traité dentaire*, Paris, Librairie (chez les auteurs), 1879, 68 p.
- ALBERTI L. B., *De la peinture*, trad. française J.L. Schefer, Paris, Editions Macula, 1992 (éd. originale 1435), 269 p.
- ARISTOTE, *De l'âme*, trad. J. Tricot, II, 1, 412a10, Paris, Vrin, 1995, 236 p.

  ARISTOTE, *Métaphysique*, trad. J. Tricot, Paris, Editions J. Vrin, 1974, Vol. 1 : 309 p., Vol. 2 : 314 p., cité dans LE NY M., *Opinion, connaissance et vérité*, Paris, Editions Quintette, 2002, 79 p.
- ARNHEIM R., *La pensée visuelle*, Paris, Editions Flammarion, 1976, 350 p.
- ATLAN H., *Les étincelles de hasard, Tome 2 – Athéisme de l'écriture*, Paris, Editions du Seuil, 2003, 431 p.
- AUBERT H., "Réflexion sur le chemin de rétrusion et la notion de glissement harmonieux", *Le chirurgien-dentiste de France*, n° 595, 23/01/1992, pp. 55-58
- BACHELARD G., *Epistémologie*, Paris, PUF, 2001, 7e éd., 216 p.

  BACHELARD G., *La formation de l'esprit scientifique*, Paris, Librairie philosophique J. Vrin, 1999, 256 p.
- BALCEROWIAK S., *Médecine : futur antérieur ou les perspectives d'avenir inspirées par deux grandes découvertes du 19e siècle : la théorie microbienne et les rayons X*, Université de Reims (faculté de médecine), Reims, 2003, Thèse de Doctorat en médecine, n° 3, 169 p.
- BARNES G.-W., LANGELAND K., "Antibody formation in primates following introduction of antigens into the root canal", *J. Dent. Res.* ; 1966, 45 : pp.1111-1114, cité dans *Le chirurgien-dentiste de France* n° 186, 13/01/1983, p. 42
- BAUDART A., *La Renaissance*, pp. 105-148, in J. RUSS (sous la dir. de), *Histoire de la Philosophie – 2-L'invention du monde moderne*, Paris, Masson et Armand Colin éditeurs, 1997, 319 p.
- BAUDIN C., L'odontoblaste comme passion, (interview du Pr Magloire), *Le chirurgien-dentiste de France* n° 1225, 22/09/2005, pp. 9-13

- BEAUNE J-C., *Philosophie des milieux techniques, La matière, l'instrument, l'automate*, Seyssel, Editions Champ Vallon, 1998, 616 p.
- BENASAYAG M. et GOUYON P. H., *Fabriquer le vivant ?,* Paris, Editions La découverte, 2012, 167 p.
- BENSAUDE-VINCENT B., *La science contre l'opinion, Histoire d'un divorce*, Paris, Editions Les empêcheurs de tourner en rond, 2003, 290 p.
- BENZARTI N. et coll., "Classification des maladies parodontales : controverses actuelles et perspectives d'avenir", *L'information dentaire*, Vol. 83, n° 42, 05/12/2001, pp. 3667-3681
- BERGSON H., *L'évolution créatrice*, Œuvres, Paris, P.U.F., 1959, 372 p.
- BERLIOZ D. (coordonné par), *Berkeley, Langage de la perception et art de voir*, Paris, P.U.F., 2003, 213 p.

  BERLIOZ D., *Introduction*, p. 11, in BERLIOZ D. (coordonné par), *Berkeley, Langage de la perception et art de voir*, Paris, P.U.F., 2003, 213 p.
- BERNARD C., *Introduction à l'étude de la médecine expérimentale*, Paris, Editions Garnier-Flammarion, 1966, 318 p.

  BERNARD C., *Leçon sur le diabète* (1877), cité dans M. Tubiana, *Histoire de la pensée médicale, les chemins d'Esculape*, Paris, Editions Flammarion, 1995, 713 p.
- BERNARD J., *Le sang des hommes*, Paris, Editions Buchet/Chastel, 1981, 223 p.
- BERTERETCHE M.-V., "L'équilibration en prothèse complète", *A.O.S. (sous la dir.de Benoist M.),* n° 196, déc.1996, Paris, Editions C.D.P, 1996, pp. 559- 579.
- BESOMBES A., *L'art dentaire du Moyen-Age au 18e siècle*, pp. 53-81, in MARTINY M., POULET J. et SOURNIA J.C., *Histoire de la médecine, de la pharmacie, de l'art dentaire et de l'art vétérinaire*, tome 6, Paris, Edition Albin Michel/Laffont/Tchou, 1979, 390 p.
- BLANDIN PF., Anatomie du système dentaire considérée dans les hommes et les animaux, Paris, 1836, 254 p.
- BOURDIN J-C., *Les matérialistes au 18e siècle*, Paris, Editions Payot et Rivages, 1996, 353 p.
- BOUVERESSE J. et ROSAT J-J. (sous la dir. de), *Philosophies de la perception, Phénoménologie, grammaire et sciences cognitives*, Paris, Editions Odile Jacob, 2003, 317 p.

- BOUVERESSE J., *Le philosophe et le réel*, Paris, Hachette littératures, 1998, 262 p.
- BON H., *Le dentiste de soi-même ou l'art dentaire expliqué et commenté au point de vue de la nouvelle école,* Bruxelles, Librairie de Henri Manceaux, 1873, 61 p.
- BOUCHARD P., "Classification des maladies parodontales", *L'information dentaire* – Vol. 76, - n° 28, 14/07/1994, pp. 2434-2445
- BOURDET E., *Recherches et observations sur toutes les parties de l'art du dentiste*, Paris, Librairie Jean-Thomas Hérissant, 1757, (tomes 1 et 2), 650 p.

  BOURDET E., *Soins faciles pour la propreté de la bouche et pour la conservation des dents*, Paris, Librairie Jean-Thomas Hérissant, 1759, 131 p.
- BRÄNNSTRÖM M., LIND P.O., "Pulpal response to early dental caries", *J. Dent. Res*, 1965, 44 : pp. 1045-1050, in *Le chirurgien-dentiste de France,* n°186, 13/11/1983, p. 42.
- BRÄNNSTRÖM M., NORDENVALL K.J., GLANTZ P.O., "The effect of EDTA – containing surface active solution on the morphology of prepared dentin : an in vivo study", *Journal of Dental Research,* 1980, 59, p. 1127.
- BRÄNNSTRÖM M., NYBORG H., "Cavity treatment with a microbicidal Fluoride solution : Growth of bacterior and effect on the pulp", *Journal of Prosthetic Dentistry*, 1973, 30 : pp. 303-310.
- BRILLE M., *L'art dentaire du 18e siècle à nos jours*, pp. 643-658, in LAIGNEL-LAVASTINE, *Histoire générale de la médecine, de la pharmacie, de l'art dentaire et de l'art vétérinaire*, tome 3, Paris, Edition Albin Michel, 1936, 815 p.
- BRUNNER F., HUET A. et PHILIPPE J., *Deux siècles d'orthodontie autour de l'Atlantique, Two centuries od orthodontics around the Atlantic*, Paris, Editions du 6e congrès international d'orthodontie, 2005, 75 p.
- BUKIET F., POMMEL L., "Anatomie pulpo-radiculaire des dents mandibulaires : conséquences cliniques sur la préparation canalaire", *L'information dentaire*, Vol 85, n° 27, 09/07/2003, pp. 1891-1897.
- BUNON R., *Essay sur les maladies de dents, où l'on propose les moyens de leur procurer une bonne conformation dès la plus tendre enfance, et d'en assurer la conservation pendant tout le cours de la vie*, Paris, Libraires Briasson, Chaubert et De Hansy, 1743, 237 p.

- CANGUILHEM G., *Du développement à l'évolution au XIXe siècle*, Paris, Editions PUF "Quadrige", 2003, 119 p.

  CANGUILHEM G., *Ecrits sur la médecine,* Paris, Editions du Seuil, 2002, 125 p.

  CANGUILHEM G., *Etudes d'histoire et de philosophie des sciences, concernant les vivants et la vie*, Paris, Editions Librairie philosophique J. Vrin, 1994, 430 p.

  CANGUILHEM G., *Idéologie et rationalité, dans l'histoire des sciences de la vie*, Paris, Librairie philosophique J. Vrin, 2000, 144 p.

  CANGUILHEM G., *La connaissance de la vie*, Paris, Librairie philosophique J. Vrin, 2003, 255 p.

  CANGUILHEM G., *Le normal et le pathologique*, Paris, Editions Quadrige/PUF, 2003, 224 p.

- CANGUILHEM G., LAPASSADE G., PIQUEMAL J., ULMANN J., *Du développement à l'évolution au 19e siècle*, Paris, Editions Quadrige/PUF, 2003, 119 p.

- CAPRA F., *La toile de la vie, Une nouvelle interprétation scientifique des systèmes vivants*, Monaco, Editions du Rocher, 2003, 370 p.

- CARRANZA F., SHKLAR G., *History of periodontology,* Chicago, Quintessence publishing Co, 2003, 172 p.

- CASSIRER E., *Essai sur l'homme, Le sens commun*, Paris, Les éditions de minuit, 1975, 336 p.

  CASSIRER E., *La philosophie des formes symboliques, La phénoménologie de la connaissance*, Paris, Les éditions de minuit, 1972, 609 p.

  CASSIRER E., *Logique des sciences de la culture*, Paris, Les éditions du Cerf, 1991, 232 p.

- CATANIA S., *La découverte de l'anatomie de la dent du papyrus d'Ebers à l'aube du 19e siècle*, Université Claude Bernard (U.F.R. d'odontologie de Lyon), Lyon, 1988, Thèse de Doctorat n° 88 LYO1.D.108, 89 p.

- CHANGEUX J.-P. (sous la dir. de), *La Lumière, au siècle des Lumières et aujourd'hui*, Paris, Editions Odile Jacob, 2005, 347 p.

  CHANGEUX J.-P., *Raison et plaisir*, Paris, Editions Odile Jacob, 1994, 220 p.

- CHAPUT A., *Stomatologie*, Paris, Editions médicales Flammarion, 1967, 1140 p.
- CHARLES S., *Science et épistémologie selon Berkeley*, Laval, Les Presses de l'université, 2004, 177 p.
- CHARON J., MOUTON C., *Parodontie médicale*, Rueil-Malmaison, Editions CDP, 2003, 434 p.
- CHAUVIN R., L'odontologie, *Revue d'Odontologie*, Paris, nov 1886
- CHAZAL G., *L'ordre humain ou le déni de la nature*, Seyssel, Editions Champ Vallon, 2006, 285 p.

  CHAZAL G., *Les médiations théoriques*, Seyssel, Editions Champ Vallon, 2004, 257 p.
- CLARK RA., PAGE RC., WILDE G., "Defective neutrophil chemotaxis in juvenile periodontitis", *Infect Immun*, 1977, 79 :18, p. 694-700.
- COLLIN D., *La matière et l'esprit, Science, philosophie et matérialisme*, Paris, Armand Colin, 2004, 221 p.
- COURNARIE L. DUPOND P. et PIETRI I. (sous la dir. de), *Le corps et l'esprit, L'esthétique, Locke, Bergson, Quine*, Collection Skepsis, Paris, Edition Delagrave, 2003, 143 p.
- COURTOIS H.-G., *Le dentiste observateur ou recueil abrégé d'observations*, Paris, Libraire chez Lacombe, 1775, 342 p.
- COX C.F., SUBAY R.K., OSTRO E., SUSUKI S., SUSUKI S.H., "Tunnel defects in dentin bridges : their formation following direct pulp capping", *Oper. Dent.* 21, 1996, pp. 4-11.
- CYRULNIK B., *De la parole comme d'une molécule*, Paris, Editions Eshel, 1991, 136 p.

  CYRULNIK B., *L'ensorcellement du monde*, Paris, Editions Odile Jacob, 1997, 310 p.
- D'ALEMBERT, *Discours préliminaire à l'encyclopédie*, Paris, Editions Odile Jacob, 1996, 62 p.
- DACHEZ R., *Histoire de la médecine de l'Antiquité au 20e siècle*, Paris, éditions Tallandier, 2004, 634 p.
- DAGOGNET F., *Changement de perspective, Le dedans et le dehors*, Paris, Editions de la Table Ronde, 2002, 190 p.

  DAGOGNET F., *Corps réfléchis*, Paris, Editions Odile Jacob, 1990, 270 p.

DAGOGNET F., *Faces, surfaces, interfaces*, Paris, Editions J. Vrin, 1982, 214 p.

DAGOGNET F., *L'animal selon Condillac*, Paris, Librairie philosophique J. Vrin, 2004, 157 p.

DAGOGNET F., *Le catalogue de la vie*, Paris, Editions P.U.F., 1970, 243 p.

DAGOGNET F., *Les dieux sont dans la cuisine, philosophie des objets et objets de la philosophie*, Le Plessis Robinson, Editions Synthélabo Groupe, 1996, 124 p.

DAGOGNET F., *Le trouble*, Le Plessis Robinson, Editions Synthélabo, les empêcheurs de tourner en rond, 1994, 194 p.

DAGOGNET F., *Penser le vivant, L'homme, maître de la vie ?* Paris, Bordas, 2003, 239 p.

DAGOGNET F., *Philosophie d'un retournement*, Fougères La Versanne, Editions Encre marine, 2001, 115 p.

DAGOGNET F., *Préface*, pp. 9-21, in Bernard C., *Introduction à l'étude expérimentale,* Paris, Editions Garnier-Flammarion, 1966, 318 p.

DAGOGNET F., *Savoir et pouvoir en médecine*, Le Plessis Robinson, Editions Institut synthélabo pour le progrès de la connaissance, 1998, 288 p.

- DAMASIO A. R., *Spinoza avait raison, Joie et tristesse, le cerveau des émotions*, Paris, Editions de poche Odile Jacob, 2005, 369 p.

- DEBRU C., *Georges Canguilhem, Science et non-science*, Paris, Editions rue d'Ulm/Presse de l'Ecole normale supérieure, 2004, 105 p.

  DEBRU C., *Philosophie moléculaire, Monod, Wyman, Changeux*, Paris, Librairie philosophique J. Vrin, 1987, 235 p.

- DECHAUME M., HUARD P., IMBAULT-HUART ,M.J., "Jacques René Tenon, odontologiste et stomatologiste", *A.O.S. (sous la dir. de Cernéa P.)*, n° 122, juin 1978, Paris, Editions J. Prélat, 1978, pp. 221-233.

- DE DEUS QD, "Frequency, location and direction of the lateral, secondary, and accessory canals", *J. endod.*, 1975 ; 1 : pp. 361-366.

- DE LA ROCHE M., PETIT-RADEL M., *Encyclopédie méthodique (Chirurgie Tome 1)*, Paris, Librairie Panckoucke, 1790

- DELABARRE C. F., *Odontologie ou observations sur les dents humaines,* Paris, Librairie Le Normant, 1815, 75 p.

DELABARRE C.F. , *Traité de la partie mécanique de l'art du chirurgien-dentiste*, Paris, Libraires Croullebois, Gabon, Méquignon-Marvis, 1820, (tome 1 : 322 p.), (tome 2 : 45 p.)

- DESCARTES R., *Discours de la méthode, Introduction, dossier et notes par Denis Moreau*, Paris, Librairie générale de France, 2000, 251 p.

DESCARTES R, *Traité de l'Homme*, AT XI Œuvres et lettres, Paris, Gallimard, La Pléiade, 1953, 1423 p.

- DUCHESNEAU F., *Les modèles du vivant de Descartes à Leibniz*, Paris, Librairie philosophique Jean Vrin, 1998, 402 p.
- DUCOL J., *La philosophie matérialiste de Paul Valéry*, Paris, L'Harmattan, 2004, 255 p.
- DUPOND P., *La question du corps et de l'esprit dans la philosophie de Merleau Ponty*, pp. 42-52, in COURNARIE L., DUPOND P. et PIETRI I. (sous la dir. de), *Le corps et l'esprit, L'esthétique, Locke, Bergson, Quine*, Collection Skepsis, Paris, Edition Delagrave, 2003, 143 p.
- DURAND-DASTES F., *Les géographes et la notion de causalité*, pp. 145-160, in VIENNOT L. et DEBRU C. (sous la dir. de), *Enquête sur le concept de causalité*, Paris, P.U.F., 2003, 207 p.
- ESCURE S., "Enregistrement de l'occlusion en prothèse amovible", *Les cahiers de l'ADF*, n° 8, 2e trimestre 2000, pp. 24-35.
- FARGES J.C., BLEICHER F., MELIN M., JOFFRE A., COUBLE M.L. et MAGLOIRE H., "Cicatrisation pulpaire, fibronectine et facteurs de croissance", *Le chirurgien-dentiste de France*, 2 et 9/01/1997, n° 824/825, pp. 26-29.
- FAROUKI N., *La métaphysique*, Paris, Editions Flammarion, 1995, 125 p.
- FAUCHARD P., *Le chirurgien-dentiste ou traité des dents*, Paris, Librairie chez Pierre-Jean Mariette, 1746, tome 1 (494 p.), tome 2 (425 p.)
- FERRY L., L'Homme-Dieu, Paris, Editions Grasset, 1996, 256 p
- FINN S.B., *Morphology of the primary teeth*, in FINN S.B. et al., *Clinical pedodontics*, Philadelphia, WB Saunders Co., 1967, 704 p.

FINN S.B. et al., *Clinical pedodontics*, Philadelphia, WB Saunders Co., 1967, 704 p.

- FOUCAULT M., *Dits et écrits I, 1954-1975*, Paris, Editions Gallimard, 2001, 1707 p.

FOUCAULT M., *Dits et écrits II, 1976-1988*, Paris, Editions Gallimard, 2001, 1735 p.

FOUCAULT M., *Leçons sur la volonté de savoir*, Paris, Editions Gallimard, 2011, 274 p.

FOUCAULT M., *L'archéologie du savoir*, Paris, Editions Gallimard, 1969, 275 p.

FOUCAULT M., *L'ordre du discours*, Paris, Editions Gallimard, 1971, 82 p.

FOUCAULT M., *Les mots et les choses*, Paris, Editions Gallimard, 1966, 398 p.

FOUCAULT M., *Naissance de la clinique*, Paris, Editions Quadrige/PUF, 2003, 214 p.

- FOX J., *Histoire naturelle et maladie des dents de l'espèce humaine*, Paris, Librairie Bechet jeune, 1821, 269 p.
- FRANK R.M. et al., *Histoire de la faculté de chirurgie dentaire de Strasbourg*, Strasbourg, Editions la Nuée bleue, 2004, 230 p.
- GAUDILLIERE J-P., *La médecine et les sciences - XIXe-XXe siècles*, Paris, Editions La découverte, 2006, 121 p.
- GERAUDLY, *L'art de conserver les dents*, Paris, Libraire Lemercier, 1737, 161 p.
- GODDARD J-C., *Le corps*, Paris, Librairie philosophique J. Vrin, 2005, 255 p.
- GODON C., *L'évolution de l'art dentaire, l'école dentaire, son histoire, son action, son avenir*, Thèse de Doctorat en médecine, faculté de médecine de Paris (présentée en 1900), Paris, Librairie J.-B. Baillière et fils, 1901, 366 p.
- GOLBERG M., LASFARGUES J-.J., SIX N., TOMKINS K., VEIS A., "Effet de molécules ostéogéniques sur la minéralisation pulpaire", *Les cahiers de l'ADF*, 1er trimestre 2002, n° 12-13, pp. 10-17.
- GONSETH F., *Le problème de la connaissance en philosophie ouverte*, Lausanne, Editions l'Age d'Homme, 1990, 235 p.
- GOODSON J.M., "Prostaglandins : potential mediators of periodontal disease", *Den Res*, 1972, 51 : p. 375.
- GRAVES DT, "The potential role of chemokines and inflammatory cytokines in periodontal disease progression", *Infect Dis*, 1999 ; 28 : pp. 482-490.

- GREEN D., "Stereomicroscopic study of 700 root apices of maxillary and mandibular posterior teeth", *Oral surgery*, 1960, 13 : pp. 728-733.
- GRONTHOS S., *Applications en régénération parodontale et osseuse : les nouvelles pistes – Caractérisations des cellules souches mésenchymateuses postnatales multipotentes*, pp. 282-284, in J.- L. Giovannoli (sous la dir. de), *Quintescence du congrès 2006,* Paris, ADF, 2006, 366 p.

  GRONTHOS S., *Perspective de la régénération tissulaire et applications cliniques*, pp. 171-172, in J.- L. Giovannoli (sous la dir. de), *Quintescence du congrès 2006,* Paris, ADF, 2006, 366 p.
- GROS Gilles, *Histoire des liaisons épistémologiques entre l'art dentaire et la chimie*, Paris, Editions L'Harmattan, 2013, 394 p.

  GROS Gilles, *Ecrits épistémologiques sur l'anatomie du 16ᵉ au 19ᵉ siècle*, Paris, Editions L'Harmattan, 2014, 344 p.
- GRMEK M.D., "Réflexions inédites de Claude Bernard sur la médecine pratique", *Médecine de France*, 1964, n°150, p. 7; cité dans CANGUILHEM.G., *Etudes d'histoire et de philosophie des sciences, concernant les vivants et la vie*, Paris, Editions Librairie philosophique J. Vrin, 1994, 430 p.
- GUENANCIA P., *Descartes, Bien conduire sa raison*, Paris, Editions Gallimard, 1996, 128 p.
- GYSEL C., "Appréciation d'Urbain Hémard et de sa « recherche de la vraye anatomie des dents »", in *A.O.S (sous la dir. de Benoist M.),* n° 139, sept 1982 Paris, 1982, pp. 395-409.

  GYSEL C., "Bernardin Martin et sa dissertation sur les dents", in *A.O.S (sous la dir. de Benoist M.),* n° 129, mars 1980, Paris, Editions Julien Prélat, 1980, pp. 59-70.

  GYSEL C., "L'évolution de Bunon (1743) à Schange (1841) du concept de « dysharmonie dento-maxillaire »", in *A.O.S (sous la dir. de Benoist M.),* n° 187, 1994, Paris, Editions CDP, 1994, pp. 345-367.

  GYSEL C., "Le conflit à propos de la parotide entre Nicolas de Sténon (1638-1686) et Gérard Blasius (1625-1682)", in *A.O.S (sous la dir. de Benoist M.),* n° 196, déc. 1996 Paris, Editions CDP, 1996, pp. 529-547.

  GYSEL C, "Les contributions à l'anatomo-physiologie bucco-dentaire de Duverney", in *A.O.S, (sous la dir. de Cernéa P.),* n° 112, déc. 1975, Paris, Editions Julien Prélat, 1975, pp. 499-512.

GYSEL C., "L'odontologie à la fin de la Renaissance, sous le règne de Galien et des deux Riolan", in *A.O.S (sous la dir. de Benoist M.),* n° 135, sept.1981, Paris, Editions CDP, 1981, pp.373-389.

GYSEL C., "Michel de Montaigne (1533-1592), la médecine et les dents", in *A.O.S. (sous la dir. de Benoist M.),* n° 185, mars 1994, Paris, Editions CDP, 1994, pp. 9-25.

- HAIK MEYER P., *L'histoire de la prothèse en rapport avec l'évolution des techniques et des matériaux*, Université de Paris VII (faculté de chirurgie dentaire), Paris, 1991, Thèse de Doctorat n° 3230, 181 p.
- HAMOU P., *Microscopes et minima visuels : Berkeley critique de l'autopsie instrumentale*, pp. 103-126, in CHARLES S., *Science et épistémologie selon Berkeley*, Laval, Les Presses de l'université, 2004, 177 p.
- HEBERT M., *Le citoyen dentiste,ou l'art de seconder la nature pour se conserver les dents et les entretenir propres*, Lyon, Rosset Louis, libraire, 1778, 95 p.
- HEMARD U., *Recherche de la vraye anathomie des dents, nature et propriété d'icelles*, Lyon, Libraire Rigaud Benoist, 1581, 90 p.
- HENOQUE, *Esculape et Thémis ou les dentistes au 19e siècle*, Paris, Librairie au Palais Royal (chez Coulon-Pineau), 1854, 61 p.
- HENRY M., *De la phénoménologie, Phénoménologie de la vie (tome 1)*, Paris, P.U.F., 2003, 209 p.
- HERZLICH C. et PIERRET J., *Maladies d'hier, malades d'aujourd'hui*, Paris, Editions Payot, 1991, 300 p.
- HESS W., ZURCHER E., *The anatomy of the root canals of the teeth of permanent and deciduous molars*, New-York, Editions William Wood and Co., 9e éd., 1925, 199 p.
- HORTON JE, et al., "Bone resorbing activity in supernatant fluid from cultured human peripheral blood leukocytes", *Science,* 1972 ; 177 : pp. 793-795.
- HUBINOIS P., *Petite philosophie de la chirurgie*, Paris, Edition Michalon, 2006, 306 p.
- INSERM (expertise collective), *Maladies parodontales, Thérapeutiques et prévention*, Paris, Editions INSERM, 1999, pp. 1-18 - http://ist.inserm.fr/BASIS/elgis/fqmr/rapp/DDD/662.html

- IVANY L., LEHNER T., "Stimulation of lymphocyte transformation by bacterial antigens in patients with periodontal disease", *Arch Oral Biol,* 1970, 15 : pp. 1089-1096.
- JACOB F., *La logique du vivant - une histoire de l'hérédité*, Paris, Editions Gallimard, 1970, 354 p.
- JANKELEVITCH V., *Henri Bergson*, Paris, Quadrige/PUF, 1999, 299 p.
- JAQUET C., *Le corps*, Paris, Editions P.U.F., 2001, 356 p.
- JOLINON J.C., *Une femme autour du monde,* pp. 251 à 275, in Changeux J.P. (sous la dir. de), *La lumière au siècle des lumières et aujourd'hui,* Paris, Editions Odile Jacob, 2005, 347 p.
- JONAS H., *Le phénomène de la vie, Vers une philosophie biologique,* Bruxelles, Editions De Boeck Université, 2001, 288 p.
- JOUBERT L., *Erreurs populaires au fait de la Médecine et Régime de santé*, Bordeaux, S. Millanges imprimeur du Roi, 1578, 660 p.
- KAPLAN F., *La vérité, Le dogmatisme et le scepticisme*, Paris, Editions Armand Colin, 1998, 215 p.
- KERSZBERG P. (sous la dir. de), *Penser la vie*, Revue philosophique Kairos 23, Toulouse, Presses universitaires du Mirail, 2004, 254 p.
- KOYRE A., *Etudes d'histoire de la pensée philosophique*, Paris, Editions Gallimard, 1971, 364 p.
- KLEWANSKY P., *Abrégé de parodontologie*, Paris, Edition Masson, 1981, 182 p.
- KUNTZ T., *Les auto-transplantations dentaires ou greffes dentaires autogènes,* pp. 53-55, in M.Degrange (sous la dir. de), *Quintescence du congrès 2007,* Paris, ADF, 2007, 416 p.
- KUTTLER Y., PINEDA F., "Mesiodistal and buccolingual roentgenographic investigation of 7275 canals", *Oral Surgery*, 1972, 33 : p. 101.
- LABORIT H., *L'agressivité détournée*, Paris, Union générale d'éditions, 1970, 191 p.

  LABORIT H., *La légende des comportements*, Paris, Editions Flammarion, 1994, 318 p.
- LAFORGUE L., *L'Art du dentiste*, Paris, Librairie Crouillebois, 1802, an X, 386 p.

- LAIGNEL-LAVASTINE (sous la dir. de), *Histoire générale de la médecine, de la pharmacie, de l'art dentaire et de l'art vétérinaire*, Paris, Edition Albin Michel, 1936, tome 1, 681 p. ; tome 2, 670 p. ; tome 3, 815 p.
- LAMBRICHS L-L., *La vérité médicale, Claude Bernard, Louis Pasteur, Sigmund Freud : légendes et réalités de notre médecine*, Paris, Editions Robert Laffont, 1993, 468 p.
- LAMOTHE M-J. et VELTER A., *Les outils du corps*, Paris, Editions Hier et demain, 1978, 303 p.
- LANEYRIE-DAGEN N. et DIEBOLD J., *L'invention du corps, La représentation de l'homme du Moyen Age à la fin du 19e siècle*, Paris, Editions Flammarion, 2006, 287 p.
- LÄSSIG H. E. et MÜLLER R. A., *L'Art dentaire* –Histoire – Art – Culture, Paris, Editions Jacques Legrand, 1989, 219 p.
- LAVOISIER A., SEGUIN, *Premier mémoire sur la respiration des animaux*, Paris, pp. 688-703, *dans Mémoires de l'Académie des Sciences*, Année 1789, p. 185
- LE BLANC G., *Canguilhem et les normes*, Paris, P.U.F., 1998, 126 p.
- LECOURT D. (sous la dir. de), *Dictionnaire d'histoire et philosophie des sciences*, Paris, Editions Quadrige/PUF, 2003, 1032 p.
- LEFEBURE C., *Une histoire de l'art dentaire*, Toulouse, Editions Privat, 2001, 155 p.
- LE GALL M. G., LAURET J.-F., "Réalité de la mastication – nouvelle démarche clinique", *Les cahiers de Prothèse,* n° 103, sept. 1998, pp. 23-29.
- LE MAIRE J., *Le dentiste des dames*, Paris, Editions chez l'auteur, 1818, 246 p.
- LE MOIGNE J.-L., *Le constructivisme, Modéliser pour comprendre*, Paris, Editions L'harmattan, 2003, 335 p.
- LE NY M., *Opinion, connaissance et vérité*, Paris, Editions Quintette, 2002, 79 p.
- LESOT H., BEGUE-KIRN C., KUBLER M.D., MEYER J.M., SMITH A.J., CASSIDY N., RUCH J.V., "Experimental induction of odontoblast differentiation and stimulating during reparative processes", *Cells materials*, 1993, 3 : pp. 201-217.

- LEVINE E. et TOUBOUL P. (textes choisis et présentés par), *Le corps*, Paris, Editions Flammarion, 2002, 234 p.
- LITTRE E., *La science au point de vue philosophique*, *Corpus des œuvres philosophiques en langue française*, Paris, Librairie Arthème Fayard, 1997, 584 p.
- LITTRE E., ROBIN CH., *Dictionnaire de Médecine, Chirurgie, Pharmacie, de l'Art vétérinaire et des sciences qui s'y rapportent*, Paris, Editions J. Baillière et fils, 1873, 1836 p.
- LOMBARD J., *Aristote et la médecine*, *Le fait et la cause*, Paris, Editions L'Harmattan, 2004, 158 p.
- LOREILLE J.P. et al, *Céphalométrie et orthodontie*, Paris, editions S.N.P.M.D., 1992, 315 p.
- MACCURDY E., *Les carnets de Léonard de Vinci*, tome 1, trad. L. Servicen, Paris, Editions Gallimard, 1942, 667 p.
- MALPIGHI M., *De pulmonibus seguito dalla Risposta apologetica*, Editions S. Baglioni, Rome, 1944, cité dans P. Rossi, *Aux origines de la science moderne*, Paris, Editions du Seuil, 1999, 392 p. MACHTOU P., *Endodontie, guide clinique*, Paris, Editions CDP, 1993, 266 p.
- MAKZOUME J., "Les troubles phonétiques en prothèse adjointe complète", *Les cahiers de prothèse (revue trimestrielle)*, n° 103, sept. 1998, pp. 31-36.
- MANDL L., *Mémoire sur la structure intime des cartilages, des os et des dents,* pp. 111-125, in MANDL L., *Mémoires divers sur des questions d'anatomie,* Paris, J.-B. Baillière, libraire de l'Académie royale de médecine, 1838, 305 p.

  MANDL L., *Mémoires divers sur des questions d'anatomie,* Paris, J.-B. Baillière, libraire de l'Académie royale de médecine, 1838, 305 p.
- MARMASSE A., *Dentisterie opératoire, Tome 1 – Dentisterie thérapeutique*, Paris, Baillière J.B. et fils éditeurs, 1969, 655 p.

  MARMASSE A., *Dentisterie opératoire, Tome 2 – Dentisterie restauratrice*, Paris, Baillière J.B. et fils éditeurs, 1969, 677 p.
- MARSEILLIER E., *Les dents humaines – Morphologie*, Paris, Edition Gauthier-Villars, 2e édition, 1967, (1re édition 1937), 137 p.
- MARTIN B., *Dissertation sur les dents*, Paris, Librairie chez Denys, 1679, 133 p.

- MARTINY M., POULET J., SOURNIA J-C. (sous la dir. de), *Histoire générale de la médecine, de la pharmacie, de l'art dentaire et de l'art vétérinaire,* Paris, Edition Albin Michel/Laffont/Tchou, 1979, tome 2, 392 p. ; tome 6, 390 p. ; tome 8, 341 p.
- MARTRETTE J.-M., "Effets de différentes contraintes environnementales sur la structure des muscles oro-faciaux", *Le chirurgien-dentiste de France*, n° 1273, 05/10/2006, pp. 44-45.
- MASCRES C., "Problèmes immunologiques en endodontie et leurs implications cliniques", *Le Chirurgien-dentiste de France,* n° 186 du 13/01/1983, pp. 42-47.
- MAURY F., *Traité complet de l'art du dentiste, d'après l'état actuel des connaissances*, première et deuxième parties, Paris, Gabon, Libraire des sciences médicales de Just Rouvier E. Le Bouvier , 1833, 311 p.
- MAZLIAK P., *Descartes*, *De la science universelle à la biologie*, Paris, Editions Vuibert/Adapt, 2005, 213 p.
- MERLEAU-PONTY M., *La nature*, Notes. Cours du Collège de France, (établi et annoté par Dominique Séglard), Paris, Editions du Seuil, 1994, 380 p.
- MEYER P., *Leçons sur la vie, la mort et la maladie*, Paris, Editions Hachette littérature, 1998, 214 p.
- MONTAIGNE M. DE, *Essais*, livre II, chapitre12, in Œuvres complètes, Paris, Editions du seuil, 1964, 1824 p.
- MONTEBELLO P., *Vie et phénomène de vie*, pp. 75-104, in P. Kerszberg (sous la dir. de), *Penser la vie*, Revue philosophique Kairos 23, Toulouse, Presses universitaires du Mirail, 2004, 254 p.
- MORANGE M., *Biologie : une causalité éclatée*, p. 161-177, in DEBRU C. et VIENNOT L., *Enquête sur le concept de causalité*, Paris, P.U.F., 2003, 207 p
- MORIN E., *Introduction à la pensée complexe*, Issy-Les-Moulineaux, ESF éditeur, 1990, 158 p.

  MORIN E., *La méthode*, *Tome 3 – La connaissance de la connaissance*, Paris, Editions du Seuil, 1986, 243 p.

  MORIN E., *Les sept savoirs nécessaires à l'éducation du futur*, Paris, Editions Le Seuil, 2000, 131 p.
- MORIN E., WEINMANN H., *La complexité humaine*, Paris, Editions Flammarion, 1994, 380 p.

- MOSES C. H., "Biologie emphasis in prosthodonties", *J.P.D.*, juillet-août 1962, pp. 695-710.
- MOUNT G. J., HUME W.R., *Préservation et restauration de la structure dentaire*, Bruxelles, Editions De Boeck Université, 2002, 280 p.
- NICOLAS R., NICOLAS J.-P., JACQUART G., "Immunité humorale et maladie parodontale", *A.O.S. (sous la dir. de Cernéa P.),* Editions Julien Prélat, n° 122, juin 1978, pp. 283-296. NISSIM AMZALLAG G., PICHOT A., *La raison malmenée, de l'origine des idées reçues en biologie moderne*, Paris, CNRS Editions, 2002, 216 p.
- NORMAND DE LA TRANCHADE I, NANCY J., "Biologie moléculaire de l'éruption dentaire : mise au point", in *Médecine buccale, Chirurgie buccale*, Vol.9, n°2, Année 2003, pp. 95-103.
- NULAND S-B., *Les héros de la médecine*, trad. AUTHIER D., LAHANA J., Paris, Presses de la Renaissance, 1989, 461 p.
- ORTHLIEB J.-D. et al., *Occlusodontie pratique*, Rueil-Malmaison, Editions CDP, 2000, 213 p.
- ORTHLIEB J.-D., LAPLANCHE O., *Description de l'occlusion*, pp. 2-22, in ORTHLIEB J.-D. et al., *Occlusodontie pratique,* Rueil-Malmaison, Editions CDP, 2000, 213 p.
- PAROT F. et RICHELLE M., *Introduction à la psychologie*, *Histoire et méthodes*, Paris, Presses universitaires de France, 1992, 431 p.
- PARROCHIA D., *La raison systématique*, Paris, Librairie philosophique J. Vrin, 1993, 320 p.

  PARROCHIA D., *Sciences exactes et sciences de l'homme : les grandes étapes*, Paris, Ellipses, 1997, 126 p.
- PASCAL B., *Pensées*, texte établi par Léon Brunschwig, Paris, Editions Garnier-Flammarion, 1976, 342 p.
- PASHLEY D.H., LIVINGSTON M.J., GREENHILL J.D., "Regional resistances to fluid flow in human dentin in vitro", *Archives of Oral Biology,* 1978, 23 : pp. 807-810.

  PASHLEY D.H., LIVINGSTON M.J., REEDER O.W., HOMER J.A., "Effects of the degree of tubule occlusion on the permeability of human dentin in vitro", *Archives of Oral Biology,* 1978, 23 : pp. 1127-1133.
- PASHLEY D.H., MICHELICH V., KEHLT T., "Dentin permeability : effects of smear layer removal", *Journal of Prosthetic Dentistry*, 1981, 46 : pp. 531-537.

- PENA R., *Petite histoire de la thérapeutique orthodontique, fonctionnelle : origine et évolution*, Université Claude Bernard, Lyon 1 (U.F.R. d'odontologie), Lyon, 1993, Thèse de Doctorat n° 93 LYO.1D061, 78 p.
- PERDIJON J., *La mesure. Histoire, science et philosophie*, Paris, Editions Dunod, 2004, 137 p.
- PERRU O., *Le vivant – Approches pour aujourd'hui*, Paris, Les éditions du Cerf, 2005, 228 p.
- PETIT H., *Parodontologie – Notions fondamentales et problèmes pratiques*, Paris, Editions Masson et Cie et Julien Prélat, 1968, 380 p.
- PHILIPPE J., *Histoire de l'orthodontie*, Paris, Editions S.I.D., 2003, 191 p.
- PIAGET J., *L'épistémologie génétique*, Paris, P.U.F., 1996, 126 p.
- PICHOT A., *Histoire de la notion de vie*, Paris, Editions Gallimard, 1993, 973 p.
- PIGNARRE P. (sous la dir. de), *Histoire de la lutte contre la maladie*, Le Plessis Robinson, Institut Synthélabo pour le progrès de la connaissance, 1999, 524 p.
- PITT FORD T., TORABINEJAD M., Mc KENDRY D., HUONG C., KARIYAWASAM S., "Use of mineral Trioxide Agregate as a pulp capping material", *J.A.D.A.*, 1996, 27 : pp. 1491-1493.
- POLONOVSKI M., *Biochimie médicale*, Paris, Editions Masson, 1968, 9e éd., 268 p.
- PRETERRE A., *Les dents, leurs maladies, leur traitement et leur remplacement*, Paris, Editions chez l'auteur (Préterre A.), 1889, 295 p.
- QUINCEROT Ch. L., *Manuel de thérapeutique dentaire spéciale et de matière médicale appliquée à l'art dentaire*, Paris, Vigot Frères éditeurs, 1899, 86 p.
- RACADOT J. , WEILL R., *Histologie dentaire, Structure et développement de l'organe dentaire*, Paris, Editeurs Masson et Cie et Julien Prélat, 1966, 229 p.
- RAUCH A., *Histoire de la santé*, Paris, P.U.F., 1995, 127 p.
- RENAULT A., *Préface,* pp. 3-45, dans, E. Kant, *Anthropologie du point de vue pragmatique*, Paris, Flammarion, 1993, 349 p.
- RICOEUR P., *Soi-même comme un autre*, Paris, Editions du Seuil, 1990, 424 p.

- ROUOT J., *L'art dentaire dans l'Antiquité*, pp. 123-137, in MARTINY M., POULET J., SOURNIA J-C. (sous la dir. de), *Histoire générale de la médecine, de la pharmacie, de l'art dentaire et de l'art vétérinaire*, tome 2, Paris, Edition Albin Michel/Laffont/Tchou, 1979, 392 p.
- ROSSI P., *Aux origines de la science moderne*, Paris, Editions du Seuil, 1999, 392 p.
- RUSS J. (sous la dir. de), *Histoire de la philosophie, 2 L'invention du monde moderne*, Paris, Masson et Armand Colin éditeurs, 1997, 319 p.
- RUSSEL B., *La connaissance humaine, sa portée et ses limites*, Paris, Librairie philosophique J. Vrin, 2002, 561 p.
- SAINT-SERNIN B., *Cournot*, Paris, Librairie philosophique J. Vrin, 1998, 192 p.

  SAINT-SERNIN B., *La raison*, Paris, P.U.F., 2003, 126 p.
- SAMAMA G. (sous la dir. de), *La connaissance des choses : définition, description, classification*, Paris, Ellipses édition, 2005, 180 p.

  SAMAMA G., *Une mutation dans le regard : observer au lieu de spéculer*, pp. 5-53, in SAMAMA G. (sous la dir. de), *La connaissance des choses : définition, description, classification*, Paris, Ellipses édition, 2005, 180 p.
- SASSIER P., *L'art dentaire du Moyen-Âge au 19e siècle*, pp. 571-586, in LAIGNEL-LAVASTINE (sous la dir. de), *Histoire générale de la médecine, de la pharmacie, de l'art dentaire et de l'art vétérinaire*, tome 2, Paris, Edition Albin Michel, 1936, 670 p.
- SCHANGE JMA., Précis sur le redressement des dents, Paris, Bechet et Labé, 1841, 178 p.
- SEBESTIK J., *Postface*, pp. 91-142, in Jean Cavaillès, *Sur la logique de la théorie de la science,* Paris, Librairie philosophique J. Vrin, 1997, 158 p.
- SERRES M., *Eclaircissements*, Paris, Editions Françoise Bourin, 1992, 297 p.

  SERRES M., *Hominescence*, Paris, Editions Le Pommier, 2001, 339 p.

  SERRES M., *Rameaux*, Paris, Editions Le Pommier, 2004, 236 p.
- SHAPIN S., *La révolution scientifique*, Paris, Editions Flammarion, 1998, 260 p.
- SHORTHALL A., "Cavity cleaners in restorative dentistry", *British Dental Journal*, 1981, 150 : p. 243.

- SICARD D., *Hippocrate et le scanner, Réflexions sur la médecine contemporaine*, Paris, Editions Desclée de Brouwer, 1999, 171 p.
- SIMON J., *Contribution à l'étude de l'histoire de l'art dentaire dans la 2e moitié du 19e siècle*, Université Claude Bernard, Lyon, 1975, Thèse de Doctorat n° 468, 125 p.
- SIMON S., "La pulpe, cette inconnue", *L'information dentaire, Vol. 91, n° 16, 22/04/2009,* pp. 857-859.
- STENGERS I., *L'invention des sciences modernes*, Paris, Editions Flammarion, 1995, 207 p.
- TAYAC D.A., *Les progrès de l'art dentaire, Historique et description de l'art du dentiste*, Paris, Librairie J.-B. Baillière et fils, 1890, 204 p.
- THUILLIER P., *D'Archimède à Einstein, Les faces cachées de l'invention scientifique*, Paris, Editions Fayard, 1988, 414 p.
- TOMES C.S., Traité de chirurgie dentaire, Trad. G. Darin, Paris, 1873, cité dans PHILIPPE J., Histoire de l'orthodontie, Paris, Editions S.I.D., 2003, 191 p.
- TREVELO A., DUBREUIL J., "Articulateurs et prothèse adjointe totale", pp. 113-132, in "Spécial prothèse totale" *A.O.S. (sous la dir. de Trévelo A.)*, n° 177, Paris, mars 1992, 247 p.
- TODOROV T., *Le jardin imparfait, La pensée humaniste en France*, Paris, Editions Grasset et Fasquelle, 1998, 350 p.
- TUBIANA M., *Histoire de la pensée médicale, Les chemins d'Esculape*, Paris, Editions Flammarion, 1995, 713 p.
- VARELA F., *Quel savoir pour l'éthique ? Action, sagesse et cognition*, Paris, Editons La Découverte, 2004, 121 p.
- VARELA F., COUTINHO A., *Immuknowledge*, New-York, J. Brockman (éd.), Doing Science, Prentice-Hall, 1991, cité dans CAPRA F., *La toile de la vie, Une nouvelle interprétation scientifique des systèmes vivants*, Monaco, Editions du Rocher, 2003, 370 p.
- VIENNOT L. et DEBRU C. (sous la dir. de), *Enquête sur le concept de causalité*, Paris, P.U.F., 2003, 207 p.
- VIGARELLO G., *Le propre et le sale, l'hygiène du corps depuis le Moyen-Âge*, Paris, Le Seuil, 1985, 285 p.
- VILLEMUR DE, *De l'altération des dents, des moyens de la prévenir et d'y remédier*, Paris, Edition chez l'auteur, 1838, 23 p.

- VINCI L. DE, *La peinture,* trad. A.. Chastel, Paris, Libraire Hermann, 1964, 199 p.

  VINCI L. DE, *Traité de la peinture*, Paris, chez Déterville, Libraire, 1796, 333 p.

- WEINE F. S., *Thérapeutique endodontique*, Paris, Editions Julien Prélat, 2e édition, 1977, 511 p.

- WHEELER R.C., *A textbook of dental anatomy and physiology*, WB Saunders Co., Philadelphia, 1965, 415 p.

- WISE GE, HUANG H., QUE BG, "Gene expression of potential tooth eruption molecules in the dental follicle of the mouse", *Eur J. Oral Sci*, 1999, 107 : pp. 482-486.

- WUNENBURGER J-J., *Imaginaires et rationalité des médecines alternatives*, Paris, Editions Les belles lettres, 2006, 287 p.

  WUNENBURGER J-J., *Philosophie des images*, Paris, P.U.F., 1997, 322 p.

- ZITTOUN R., *Pour une philosophie de la médecine,* pp. 5-20, in Dupont BM. et Zittoun R. (coordonnateurs), *Penser la médecine, Essais philosophiques*, Paris, Editions ellipses, Paris, 2002, 272 p.

- ZITTOUN R. et DUPONT B.M. (coordonnateurs), *Penser la médecine, Essais philosophiques*, Paris, Editions ellipses, 2002, 272 p.

TABLE DES MATIERES

L'HARMATTAN ITALIA
Via Degli Artisti 15; 10124 Torino

L'HARMATTAN HONGRIE
Könyvesbolt ; Kossuth L. u. 14-16
1053 Budapest

L'HARMATTAN KINSHASA
185, avenue Nyangwe
Commune de Lingwala
Kinshasa, R.D. Congo
(00243) 998697603 ou (00243) 999229662

L'HARMATTAN CONGO
67, av. E. P. Lumumba
Bât. – Congo Pharmacie (Bib. Nat.)
BP2874 Brazzaville
harmattan.congo@yahoo.fr

L'HARMATTAN GUINÉE
Almamya Rue KA 028, en face
du restaurant Le Cèdre
OKB agency BP 3470 Conakry
(00224) 657 20 85 08 / 664 28 91 96
harmattanguinee@yahoo.fr

L'HARMATTAN MALI
Rue 73, Porte 536, Niamakoro,
Cité Unicef, Bamako
Tél. 00 (223) 20205724 / +(223) 76378082
poudiougopaul@yahoo.fr
pp.harmattan@gmail.com

L'HARMATTAN CAMEROUN
BP 11486
Face à la SNI, immeuble Don Bosco
Yaoundé
(00237) 99 76 61 66
harmattancam@yahoo.fr

L'HARMATTAN CÔTE D'IVOIRE
Résidence Karl / cité des arts
Abidjan-Cocody 03 BP 1588 Abidjan 03
(00225) 05 77 87 31
etien_nda@yahoo.fr

L'HARMATTAN BURKINA
Penou Achille Some
Ouagadougou
(+226) 70 26 88 27

L'HARMATTAN SÉNÉGAL
10 VDN en face Mermoz, après le pont de Fann
BP 45034 Dakar Fann
33 825 98 58 / 33 860 9858
senharmattan@gmail.com / senlibraire@gmail.com
www.harmattansenegal.com

L'HARMATTAN BÉNIN
ISOR-BENIN
01 BP 359 COTONOU-RP
Quartier Gbèdjromèdé,
Rue Agbélenco, Lot 1247 I
Tél : 00 229 21 32 53 79
christian_dablaka123@yahoo.fr

Achevé d'imprimer par Corlet Numérique - 14110 Condé-sur-Noireau
N° d'Imprimeur : 119447 - Dépôt légal : juillet 2015 - *Imprimé en France*

www.ingramcontent.com/pod-product-compliance
Lightning Source LLC
LaVergne TN
LVHW021152061026
849535LV00002B/444